U0387023

科学出版社普通高等教育案例版医学规划教材

供医学检验技术等专业使用

案例版

临床基础检验技术

主　编　郑　磊　邓小燕

副主编　孙德华　粟　军　王剑飚　吴　茅

编　委　（按姓氏笔画排序）

王剑飚　上海交通大学医学院	尹小毛　暨南大学附属广州红十字会医院
邓小燕　广州医科大学金域检验学院	刘　瑜　深圳市人民医院
许绍强　广东三九脑科医院	阮　杰　广东医科大学
孙德华　南方医科大学南方医院	李小龙　温州医科大学附属第一医院
吴　茅　浙江省人民医院	吴文婧　西安交通大学第一附属医院
吴新忠　广州中医药大学第二附属医院	欧俐苹　重庆医科大学
金英玉　哈尔滨医科大学附属第一医院	郑　磊　南方医科大学南方医院
唱　凯　陆军军医大学第一附属医院	彭　亮　广州医科大学附属第五医院
（西南医院）	粟　军　四川大学华西临床医学院
谢晓英　中山大学孙逸仙纪念医院	廖红艳　四川大学华西临床医学院
黎毓光　广州市番禺区何贤纪念医院	

科学出版社

北京

郑 重 声 明

图书在版编目（CIP）数据

临床基础检验技术 / 郑磊，邓小燕主编. -- 北京：科学出版社，2024. 12.（科学出版社普通高等教育案例版医学规划教材）. -- ISBN 978-7-03-080295-8

I. R446.1

中国国家版本馆 CIP 数据核字第 2024S1D749 号

责任编辑：胡治国/责任校对：周思梦
责任印制：张　伟/封面设计：陈　敬

科学出版社 出版

北京东黄城根北街 16 号
邮政编码：100717
http://www.sciencep.com

北京中科印刷有限公司印刷
科学出版社发行　各地新华书店经销

＊

2024 年 12 月第 一 版　开本：787×1092　1/16
2024 年 12 月第一次印刷　印张：22
字数：650 000
定价：118.00 元
（如有印装质量问题，我社负责调换）

科学出版社普通高等教育案例版医学规划教材

（医学检验技术专业）

丛书编写委员会

前　言

2012 年 9 月，教育部正式颁布了《普通高等学校本科专业目录（2012 年）》，该目录的最大变化是构建了新的目录体系，体现了既统一稳定又相对开放的特点，使高校依法自主办学在专业设置上有了实质性的进展。其中，医学检验专业由原属的临床医学与医学技术类专业归于新建立的一级学科——医学技术类中，专业名称改为医学检验技术，学制由原来的五年制改为四年制，学位由医学学位改为理学学位。

医学检验专业的这一重要变化是医学检验专业适应社会需求、反映职业特点及明确人才培养规格的重要转变，为检验医学教育提出了新的任务——专业技术能力培养。为了切合教育部对专业设置的调整变化，完善新形势下医学检验技术专业的培训体系，我们编写了面向医学检验技术四年制本科生的一套完整的检验教材，以便更好地服务医学检验技术专业新的培养目标。

《临床基础检验技术》（案例版）立足于检验技师的培养目标，贴近临床、注重实践，以四年制医学检验技术本科生为受众群体，教材更偏重检验技术的内容，如检验的质量控制、技术操作、仪器和项目原理、检验报告单的审核等，使学生对检验项目的应用有一定的理解。此外，本教材在保留本学科教学大纲规定的知识内容体系的基础之上，模拟临床检验工作路径调整知识的逻辑顺序，由标本的采集处理，到标本检验分析的仪器，再到检验报告复检的手工操作方法进行知识重构，实现课程教学与临床实践的有效衔接，缩短课程教学与临床实践的距离。正文编写上通过临床案例及其检验报告实现对教学内容的引导性和启发性学习；本教材所选案例皆紧扣教学内容，案例后设置问题导航，通过案例提出检验技术上的问题，将临床案例与理论基础充分融合，以提高学生对教学内容的兴趣；知识模块后设置二维码，提供相应的问题导航供参考，有助于学生对知识的理解；还设置了知识拓展部分，引导学生积极主动寻求答案，实现教学内容的外延。除此之外，每章教学内容最后还会对相关案例进行分析、讨论和总结，培养学生举一反三、融会贯通的科学思维。

本教材的成功出版要衷心感谢医学检验领域各位前辈的大力支持，是他们的辛勤劳动成果为本教材提供了基石。同时也要感谢各位编者，是他们的不辞劳苦和真诚合作使得本教材得以同大家见面。各位编者对教材的编写提出了大量建设性意见，在此一并表示感谢！

本版教材的编者来自全国多所医学高等院校，均是有丰富的教学、临床和科研经验的医学检验领域的骨干，他们的努力付出为本版教材的编写打下了坚实的基础。由于编者水平有限，本教材难免有疏漏和不当之处，敬请各位同行、专家和广大师生不吝赐教，提出宝贵意见，以便后续完善。

郑　磊　邓小燕　孙德华

2024 年 5 月

目　　录

第一章　血标本采集

　　正确规范地采集和处理血标本是获得准确、可靠和有效检验结果的前提，是分析前质量控制的重要内容。2018年《中国末梢采血操作共识》（刊登于《中华医学杂志》）、2020年中华人民共和国卫生行业标准 WS/T 661—2020《静脉血液标本采集指南》及中华人民共和国国家标准 GB/T 38576—2020《人类血液样本采集与处理》的发布与实施，均促进了我国血标本采集的标准化和规范化。

案例 1-1

　　采集外科患者血标本一套。检验结果显示，该患者三系细胞减低，血红蛋白低至 35g/L，伴随大量凝血因子消耗，生化结果显示电解质平衡紊乱，且钙离子浓度严重降低。实验室结果初步分析提示该患者处于病危边缘，随即联系相关科室了解情况。该患者因骨折住院，已处于稳定恢复期，生命体征良好，但为什么检验结果与临床表现出现如此大的偏差？

　　检查血标本外观呈现稀释状，血细胞比容严重下降。于是，为进一步了解标本采集情况，在再三询问下，值班护士终于说出缘由是患者血管较为难找，便从留置针处采集血标本，并且标本采集时，该患者仍在输液。可见是标本稀释导致的检验结果异常，随即停止该患者本次血标本的其余检测项目，并在已做结果上备注"标本输液同侧抽取血标本"。

　　第二天，再次抽血检验显示大多数检验指标结果正常，与病情相符，证实前一天的血标本采集不合格，导致结果出现异常。

　　问题：

　　1. 患者输液的同时能否采集血标本？遇到此类情况如何正确采集血标本？

　　2. 如何识别不合格血标本？对不合格血标本如何处理？

　　3. 临床上还可能存在哪些导致血标本不合格的原因？

二维码知识导图 1-1 血标本采集

问题导航 1-1

　　1. 本案例用于"三系细胞减低"项目检测的血标本属于哪一种类型？还有其他哪些血标本采集方法？

　　2. 本案例患者做了血常规、凝血试验和电解质等生化检测，多管采血时应按何顺序采集血液？

　　3. 简述静脉血标本采集的主要方法及采血时的注意事项。

第一节　血标本采集

　　根据临床血液检验的目的和方法，所需血标本的量和类型不同，血标本的采集方法也不一样。

一、血标本类型

（一）全血

　　1. **静脉血（venous blood）**　含氧量少，含二氧化碳量较多，呈暗红色，应用最广泛，主要用于红细胞沉降率（血沉）、血常规、血液黏度检测等。

2. 动脉血（arterial blood） 含氧量较多，含二氧化碳量较少，呈鲜红色，主要用于血气分析、乳酸含量检测等。

3. 末梢全血（peripheral whole blood） 即毛细血管血液，包括微动脉血、微静脉血和少量组织液，主要用于全血细胞分析、血型鉴定、血糖含量检测和新生儿筛查等仅需微量血液的检验项目。

（二）血浆

血浆（plasma）为血液的液体成分，血细胞悬浮于其中，水分占90%，其他10%以溶质血浆蛋白为主，并含有电解质等重要组成部分。血浆是在血液中加入抗凝剂，经离心后分离出的上层液体，主要用于化学成分测定和凝血项目检测等。因为采血后可即时分离出血浆，因此可用于急诊检查。

（三）血清

血清（serum）是血浆中去除纤维蛋白原等分离出来的淡黄色透明液体，主要用于生化和免疫学等检验。

（四）血细胞

某些特殊的检验项目需要分离或浓集特定的细胞成分，如相对浓集的粒细胞、纯化的淋巴细胞、分离的单个核细胞、富集的血小板、浓集的白血病细胞等。

二、血标本的采集

任何一种血液采集技术和方法均要求保持血标本的完整性和代表性。血标本的采集方法按采集部位可分为末梢采血法、静脉采血法和动脉采血法。

（一）末梢采血法

末梢采血（capillary blood collection）法又称皮肤穿刺采血法，临床上通常在手指或足跟特定部位穿刺，采集毛细血管血液（即末梢血）进行检验。随着检验医学技术的不断发展和日益完善，末梢血的应用也越来越广泛。

1. 器材准备 根据受试对象及检测项目所需采血量选择不同型号的末梢采血器（表 1-1）、激光采血仪、微量采血吸管、末梢采血管和消毒用品等。

表 1-1　常用采血器规格与外径的对应关系及预期采血量

规格	外径（mm）	外径范围（mm）	预期采血量（μl）
21G	0.800	0.800～0.830	100～250
22G	0.700	0.698～0.730	100～250
23G	0.600	0.600～0.673	100～250
24G	0.550	0.550～0.580	20～100
25G	0.500	0.500～0.530	20～100
28G	0.360	0.349～0.370	5～20

（1）末梢采血器：是由三棱针、柳叶针发展到目前具有安全性、简单性、微痛性、可靠性的安全采血器，包括触压式末梢采血器、按压式末梢采血器和专门针对足跟采血的足跟采血器。世界卫生组织推荐使用安全采血器，其具有穿刺深度恒定、针头不暴露、出血量充分和使用一次性等特点。

（2）激光采血仪（laser blood sampling equipment）：一种利用激光脉冲作用于末梢指端皮肤，使得表皮组织瞬间溶解、气化形成穿孔，从而实现采集血标本目的的医疗仪器。这种采血仪形成的伤口极小，采血的深度可根据受试者的皮肤状况进行调节，因其与受试者皮肤没有任何接触，可避免医源性交叉感染，但激光采血仪采血时会发出"噼啪"的爆裂声和散出轻微的皮肤烧焦气味，可能令受试者感到不安。

2. 部位 一般选择手指采血，推荐选择中指或无名指指尖两侧。对于早产儿、新生儿及 6 个月以内不适用于指尖采血的婴儿，推荐选择足跟内侧或外侧采血，见表 1-2。应选择温度正常，无伤疤、伤口、瘀伤、皮疹、烧伤或感染的健康皮肤部位穿刺。

表 1-2 受试者末梢采血穿刺部位和穿刺深度推荐

受试者	穿刺部位	穿刺深度要求（mm）
早产儿	足跟	≤0.85
新生儿	足跟	≤2.0
6 个月以内不适用于指尖采血的婴儿（体重为 3～10kg）	足跟	≤2.0
28 天以上较大婴幼儿及儿童（体重＞10kg）	指尖	≤2.0
8 岁以上	指尖	≤2.4

3. 采血步骤

（1）受试者准备：受试者情绪稳定，取舒适体位，充分暴露采血部位。

（2）采血人员准备：①核对受试者信息。②做好受试者的采血管唯一标识，清点采血相关物品。③按《世界卫生组织—医疗活动中手卫生指南》规范进行手消毒。

（3）按摩采血部位：采血前轻轻按摩或热敷采血部位，促进局部组织血液循环。

（4）穿刺点消毒：使用含 75% 乙醇溶液的消毒棉签或棉片对穿刺点进行消毒，待其干燥。

（5）皮肤穿刺：紧握受试者手指或足部，①末梢采血器法：按照生产厂家说明，启动末梢采血器进行穿刺，采血结束后弃于锐器盒中。②激光采血仪：将激光手柄垂直置于一次性防护罩上方，垂直对准、紧贴采血部位，按下"触发"键，将防护罩推出，血液自行流出或稍加挤压后流出。

（6）去除第一滴血：第一滴血因含有过量的体液而影响检测结果，多弃去不用，除非即时检测装置说明书中要求检测第一滴血。

（7）标本采集：从采集点的下方捏住穿刺位点，轻柔、间歇性地对周围组织施加压力，增加血流量。采集采血管说明书中要求的适宜血量，若同时采集多个末梢血标本时，则按以下顺序：乙二胺四乙酸（EDTA）抗凝全血标本、使用其他添加剂的全血或血浆标本、血清标本。

（8）标本混匀：采集标本后应封闭抗凝管帽，上下颠倒混匀或轻弹混匀，防止血标本凝固或溶血。

（9）穿刺后止血：采血结束后立即使用消毒棉片或棉球对穿刺点进行按压，指尖采血后的受试者应稍微抬起采血手臂，足跟采血后的婴儿应将足抬高到高于身体的位置，按压穿刺点直至止血。

（10）采血后工作：再次核对受试者信息及采集的标本，并告知患者或陪同者将止血棉球置入医疗垃圾桶内。

4. 注意事项 ①采血时要严格进行消毒和生物安全防范。②不可在同一位点立即重复穿刺。③取血时可稍加挤压，但切忌用力挤压，以免混入过多组织液。④采血要迅速，防止流出的血液发生凝固。⑤禁止在易燃易爆性气体环境中使用激光采血仪。使用过程中，禁止眼睛直视激光束，或将激光窗口对准采血部位以外的位置。采血时防护罩要紧贴采血部位，不能倾斜或悬空，以免影响血标本采集效果。激光采血仪的透镜使用一段时间后（一般工作 50 次后）需要清洁一次。

（二）静脉采血法

静脉采血法（venipuncture for blood collection）是临床上广泛应用的采血方法，具有采集血量多、受干扰因素较少、结果重复性好、可进行多次复查等优点。国际血液学标准化委员会（ICSH）

推荐真空采血法，具有定量准确、封闭无菌、标识醒目、刻度清晰、传送方便、容易保存等优点，符合生物安全标准。

1. 器材准备　真空采血系统或注射器、转注装置、止血带、消毒用品、锐器盒等。

真空采血系统（vacuum blood collection system）：是运用真空负压原理，通过特定的连接装置将人体静脉血液转移至标本盛装容器的器械组合。核心组件包括真空采血管、采血针和持针器。

（1）真空采血管：是一种一次性的、可实现定量采血的负压真空管。其管盖上按国际通用的色标分为红、黄、绿、蓝、紫等不同颜色，标记分明，易于区分不同用途的采血管。

（2）采血针（blood collection needle）：用于穿刺静脉和真空采血管管盖，将血液注入真空采血管的针具，主要包括直式采血针和蝶翼式采血针，分别简称为直针和蝶翼针。

（3）持针器（needle holder）：用于固定直式采血针，供采血人员持握进行静脉穿刺的器具。使用时确保穿刺真空采血管管盖侧的针在保护套内，避免穿刺真空采血管管盖时误伤采血人员。

2. 部位选择　采血部位首选臂肘前区静脉，优先顺序依次为正中静脉、头静脉和贵要静脉，次选手背的浅静脉、颈部浅静脉或股静脉等部位。

3. 采血步骤

（1）采血准备：①采血员做好个人防护规范。②清点采血物品。③确认患者身份与准备情况。④做好采血管信息标记。

（2）绑扎止血带：选择好采血部位，在其上方 5.0～7.5cm 的位置绑扎止血带，使静脉充盈暴露。

（3）消毒：以穿刺点为圆心，以涂圈方式自内向外进行消毒，消毒范围直径为 5cm，消毒 2 次，待自然干燥。

（4）静脉穿刺：①若使用真空采血系统，按照说明书的要求组装采血针和持针器；如使用注射器采血，宜在采血前确保注射器内空气已排尽，针头斜面对准针筒刻度。②在穿刺部位下方握住患者手臂，拇指于穿刺点下方 2.5～5.0cm 处向下牵拉皮肤、固定静脉，避免触碰消毒区。③保持针头斜面向上，使采血针与手臂成 30° 左右的角度刺入静脉。穿刺成功后，可在静脉内沿其走向适当推进，保持采血针的稳定性。

（5）标本采集：①使用真空采血系统时，将第一支采血管推入持针器/连接到采血针上（直针采血时捏住持针器的侧突可防止采血针在静脉中移动）。等待采血管真空耗竭、血流停止后从持针器/采血针上拔出采血管，以确保采血量的充足和正确的血液与添加剂比例。继续采集时，可将下一支采血管推入持针器/连接到采血针上，并重复上述采血过程。②使用注射器采血时，宜缓慢匀速回抽针栓杆直到注射器末端刻度。③含有添加剂的采血管在血液采集后宜立即轻柔颠倒混匀。

不同采血管的采集顺序：①血培养瓶。②柠檬酸钠抗凝采血管。③血清采血管，包括含有促凝剂的采血管。④含有或不含分离胶的肝素抗凝采血管。⑤含有或不含分离胶的 EDTA 抗凝采血管。⑥葡萄糖酵解抑制采血管。

特殊情况可适当调整采血管的顺序：①用于分子检测的采血管宜置于肝素抗凝采血管前采集，避免肝素污染引起聚合酶链反应（PCR）受抑。②用于微量元素检测的采血管宜充分考虑前置采血管中添加剂是否含有所检测的微量元素，必要时单独采集，不宜使用注射器采血。③使用蝶翼针且仅采集柠檬酸钠抗凝标本时，宜弃去第一支采血管。被弃去的采血管用于预充采血组件的管路，无须完全充满。

（6）拔针与穿刺点止血：①先松开止血带。②从持针器/采血针上拔出最后一支采血管。③从静脉拔出采血针。④迅速在穿刺部位覆盖无菌棉球等，按压穿刺点 5min，止血功能异常的患者宜适当延长时间，直至出血停止。

（7）采血后工作：①将采血针弃入锐器盒中。②告知患者或陪同者将止血棉球置入医疗垃圾桶内。③再次核对受试者信息及采集的标本，记录采血时间。

4. 注意事项

（1）根据检验项目、所需采血量选择真空采血管。使用真空采血管前应仔细阅读使用说明书，严格按照说明书要求操作。使用前勿松动一次性真空采血管盖塞，以防采血量不准。

（2）严格执行无菌操作。

（3）尽量选粗大的静脉进行穿刺。宜在开始采集第一管血时松开止血带，使用时间不宜超过1min。

（4）消毒剂与皮肤保持接触至少30s才能发挥作用，待自然干燥后穿刺。

（5）带乳胶套的采血针刺塞端须从真空采血管的胶塞中心垂直穿刺。刺塞端的乳胶套能防止拔除采血管后继续流血，达到封闭采血、防止污染环境的目的，因此，不可取下乳胶套。

（6）严禁从输液、输血的针头内抽取血标本。需要抗凝时应与抗凝剂轻轻颠倒混匀，切忌用力振荡试管。

（7）注射器采血时，严禁将针栓往回推，以免空气进入血液循环而形成气栓。

（三）动脉采血法

1. 器材准备　动脉血气针或预充肝素注射器、橡皮塞、消毒用品等。

2. 选择动脉　理想的部位应该是比较表浅、易触及、穿刺方便、体表侧支循环较多、远离静脉和神经的动脉。通常选桡动脉、肱动脉、股动脉、足背动脉，婴幼儿可选择头皮动脉。

3. 采血　以血气分析标本为例，常规消毒穿刺点及其附近皮肤、操作者左手示指和中指，以左手绷紧皮肤，右手持采血器，用左手示指和中指触摸动脉搏动最明显处，并固定，以30°～45°进针。动脉血压力较高，血液会自动注入针筒内，至预设血量后拔出针头，用消毒干棉签用力按压采血处（穿刺点）止血10～15min，立即用橡皮塞封闭针头，以隔绝空气，搓动采血器，使血液和肝素混匀。

4. 注意事项

（1）采血器准备：先将动脉采血器的针栓推到底，再拉到预设位置；成人及儿童采血量根据各医院具体血气分析标本需要量决定。

（2）隔绝空气：抽血后若针筒内有气泡，要及时排出，并封闭针头斜面，恰当混匀标本。

（3）立即送检：血气分析宜在30min内完成检测，否则会因为全血中有活性红细胞代谢，不断消耗O_2、产生CO_2而影响结果准确性。如不能立即送检，应将标本置于冰水中保存，最多不超过2h。

二维码知识聚焦 1-1

知识拓展 1-1

1. 末梢血采集操作过程中遇到紧急情况如何处理？

2. 静脉血标本采集前患者需做哪些准备？

3. 神舟十二号载人飞船飞行乘组航天员聂海胜、刘伯明、汤洪波在太空中如何采血？

4. 采血机器人采血的原理是什么？其成功率比医护人员高吗？

问题导航 1-2

1. 案例中凝血因子检测应选择哪种采血管？其抗凝机制是什么？

2. 采血管应用了哪些添加剂？其临床用途是什么？

3. 溶血标本是否要拒收？

4. 血标本采集后应该如何处理？

第二节　血标本的运送、处理和保存

标本自离体到检测需要经历运送、签收、处理及保存等关键环节，其中的每一个环节对分析前质量都至关重要。

一、血标本添加剂

真空采血管中的添加剂主要包括抗凝剂、分离胶、促凝剂、稳定剂和防腐剂。采血管中添加剂的选择取决于待测物、所需进行的检测项目及采样体积。临床使用全血或血浆做检测时，需在采血管中加入抗凝剂，去除或抑制某种凝血因子的活性，以阻止血液凝固。为了快速获得血清，可在血标本中加入促凝剂或分离胶，如在塑料真空采血管中加入凝血酶、硅藻土、聚乙烯吡咯烷酮等有机化合物，启动并加速凝血过程。分离胶为惰性材料的高黏度液体、填充剂或增稠剂，可在血清（浆）和血细胞之间形成隔离，达到分离目的，有利于标本的冷藏保存。

目前使用的真空采血管根据管盖颜色及其在临床上的用途，添加了不同的抗凝剂或促凝剂，见表 1-3，凡是有添加剂的采血管采血后均需轻轻地上下颠倒混匀。

表 1-3　真空采血管的种类和适用范围

管盖颜色	试管类型	添加剂	作用方式	适用检测范围
红色	促凝管	血凝活化剂	促进血液凝固	临床生化检测、临床免疫学检测、交叉配血试验
深黄色	血清分离管	血凝活化剂、分离凝胶	促进血液凝固、凝胶用以分离血清	临床生化检测、临床免疫学检测
深绿色	肝素锂抗凝管	肝素锂	灭活凝血因子 Xa、IIa	血氨检测、血液流变学检测
浅绿色	血浆分离管	肝素锂、分离凝胶	灭活凝血因子 Xa、IIa，凝胶用于分离血浆	临床生化检测
棕色	肝素钠抗凝管	肝素钠	灭活凝血因子 Xa、IIa	临床生化检测、细胞遗传学检测
紫色	EDTA-K_2 或 EDTA-K_3 抗凝管	EDTA-K_2 或 EDTA-K_3	螯合钙离子	血液学检测、交叉配血试验
浅灰色	草酸盐或 EDTA 或肝素/氟化物管	氟化物和抗凝剂	抑制葡萄糖酵解	葡萄糖检测
浅蓝色	血凝管	柠檬酸钠 1:9	螯合钙离子	凝血功能检测、血小板功能检测
黑色	红细胞沉降率管	柠檬酸钠 1:4	螯合钙离子	红细胞沉降率检测
黄色	ACD 管	柠檬酸、葡萄糖	灭活补体	HLA 组织分型、亲子鉴定、DNA 检测等
黄色	CPDA 管	柠檬酸、磷酸、葡萄糖、腺嘌呤	灭活补体、细胞营养	细胞保存
深蓝色	微量元素检测管	EDTA 或肝素锂或血凝活化剂	因添加物不同而异	微量元素检测

特殊情况下可采用物理方法获得抗凝血标本，如将血液注入有玻璃珠的器皿中，并不停转动，使纤维蛋白缠绕于玻璃珠上，从而阻止血液凝固，此方法常用于血液培养基的羊血采集。另外，可用竹签搅拌去除纤维蛋白，以达到物理抗凝的目的，此方法主要用于结果易受抗凝剂影响的血标本抗凝，如用于狼疮细胞检查等。血标本采集后应及时离心分离血清或血浆。分离血清时，可先将其置于室温或 37℃ 水浴箱内，待血块部分收缩，出现少许血清时再离心分离。

二、血标本运送

血标本正确采集并标记后，应在规定的时间和温度范围内，根据需要使用适宜的保存剂或添加剂，采用密闭容器尽快地安全运送到实验室进行检验。在此过程中，应最大限度维持标本离体前的状态或确保采集后标本的稳定性，从而保证检验结果能够代表患者体内的实际状况。

1. 标本运送方式　可采用人工运送、智能机器人运送、轨道传送或气压管道运送等方式。运送过程中应避免剧烈振荡。

2. 标本运送原则　需遵循运送标本的包装规范、唯一标识、生物安全和尽快送检原则。不同标本采集后送检时间如表 1-4 所示。

表 1-4　不同标本采集后送检时间

送检时间	送检标本
立即送检	血气分析、血氨检测（冰浴）、血小板功能、促肾上腺皮质激素（冰浴）、乳酸（冰浴）、酸性磷酸酶、各种细菌培养尤其是厌氧菌培养
0.5h 内送检	糖、电解质、血液或体液细胞学、凝血酶类测定
2h 内送检	各种蛋白质、色素类、激素、脂类、酶类、抗原、抗体测定等

3. 标本运送条件　对于需要特殊条件保存运送的检测项目，如体温（37℃）、冷藏（2～8℃）、冰冻（–20℃）、避光、隔绝空气等，宜参考行业标准、相关文献报道的保存条件，或进行稳定性评估，部分特殊标本送检条件如表 1-5 所示。

表 1-5　特殊标本送检条件

送检条件	送检项目
体温	冷球蛋白、冷凝集素检测等
冷藏	儿茶酚胺、血氨、促肾上腺皮质激素、乳酸等
避光	维生素 A、维生素 B_6、β 胡萝卜素、卟啉检验等
隔绝空气	血气分析、乳酸含量测定等

三、血标本签收

实验室应建立送检标本验收制度和流程，对质量不符合要求的标本应有拒收标准和流程。接收标本时，应主要核查以下要素：①标本包装及运输温度等条件符合有关检测项目要求。②标本所用容器正确，无破损。③标本的唯一性标识正确无误，与检验申请单相符。④标本的外观及标本量正常，无溶血、脂血现象，抗凝血中无凝块。⑤标本的采集时间、送检时间符合相关规定。

经评估，可判断血标本是否合格，对不合格标本，根据实际情况又可分为拒收标本和让步标本，处理方式如下：

1. 合格标本　标本接收人员对合格标本进行签收，记录签收时间等相关信息。

2. 拒收标本　对不合格标本，经与护士站或采血者确认不属于让步标本后，将该标本作为不合格标本按规定妥善处理，并利用实验室信息系统（laboratory information system，LIS）将标本信息退回，便于重新采集，做好标本相关信息及不合格原因等记录。

3. 让步标本　识别为不合格标本后，如果标本为珍贵标本、不可再次获取的标本，或由于患者本身因素（病理性溶血、脂血、黄疸等）引起的不合格标本，则按让步标本处理，临床医生仍然需要检验人员对标本进行检验，但让步标本的检测结果仅供临床医生参考。

四、血标本的处理及保存

1. 血标本检测前预处理

（1）离心：除全血检测标本外，血标本采集后宜在 2h 内完成送检及离心分离（血清/血浆/血细胞）。血清标本在离心前必须完全凝固。在离心时，应盖好采血管的管盖，离心机必须加盖；采血管应根据采血管使用说明书中的推荐离心条件（离心力、离心时间、离心机类型）进行离心。

（2）分杯：为避免潜在的交叉污染，除非有急诊检验，需优先进行分子生物学检测或分杯。

2. 血标本保存　不能及时检验及分析后的血标本应适当保存，保存原则是在有效的保存期内确保被检测物质不会发生明显改变。

（1）室温保存：血液分析仪分析全血标本宜室温保存，最多不超过 8h。

（2）冷藏保存：特定项目的血标本需低温保存，如促肾上腺皮质激素（ACTH）、生长激素（GH）、降钙素（CT）、甲状旁腺激素（PTH）、胰岛素（INS）、C 肽（C-P）等，如不能立即检测，需分离血清置 –20℃下保存。

（3）冷冻保存：核糖核酸（RNA）极不稳定，RNA 相关检测应在标本采集后尽快进行，若无法及时完成检测，则需要将血浆标本保存在 –80℃。

二维码知识聚焦 1-2

3. 血标本检测后处理　遵循《医疗卫生机构医疗废物管理办法》和《血源性病原体职业接触防护导则》（GBZ/T 213—2008）要求，检测后废弃的血标本应由专人负责处理，将操作、收集、运输、处理血标本及处理废弃物危险减至最低；将其对环境的有害作用减至最低。

知识拓展 1-2

1. 为什么要对未及时检查的血标本进行适当处理保存？

2. 建立血标本生物库时，如何处理标本？

3. 血标本运送过程中的注意事项有哪些？

问题导航 1-3

1. 为什么血标本采集需要重视生物安全管理？

2. 患者静脉输液时能否采集静脉血？

3. 如何避免采血操作不当对检验结果的影响？

第三节　血标本采集的质量保证

血标本分析前环节众多，包括标本采集、转运、接收、前处理及检测前保存等，参与人员复杂，包括患者、临床医师、护士、标本运送人员、检验人员等。临床实验室应关注到检验前过程因素的复杂性、隐蔽性、不可控性和责任不确定性，做好宣传和指导，把好标本验收关，及时沟通反馈，重视检验标本质量，采集具有代表性，能真实、客观反映患者当前状态的检验标本，向临床提供高质量的检验报告和信息。

一、血标本采集的要求

（一）采血环境要求

采血环境应该人性化设置，空间宽敞，光线明亮，通风良好，血标本采集的台面高低和宽度适宜，座位舒适。采用紫外线灯定时对标本采集的周边环境和空气进行消毒，并采用消毒液擦拭台面。

（二）生物安全管理

在标本采集过程中严格遵守生物安全制度，建议：①使用真空采血管采血，所有生物标本采集于密闭、防渗漏容器中。②采血应使用一次性用品，包括压脉带、铺巾、消毒用品等，防止交叉感染。③医护人员做好个人防护，规范操作，减少潜在血液暴露风险和针刺伤危险性。按使用说明书开启安全装置，将使用完的采血针弃入锐器盒中；禁止将针头重新套上保护鞘，或弯曲、折断、剪断针头，也不应从注射器上卸下。一旦发生意外，应按职业暴露事故处理程序执行。

（三）患者采血准备

医护人员应选择合适的时间，让患者处于合适的状态下采集血标本，使所采集的标本符合检验要求。这需要患者积极配合了解采血前的准备工作及注意事项，避免饮食及药物等影响，消除患者在采集标本时的恐惧与紧张情绪。

（四）采血过程要求

1. 检验项目申请 由临床医师根据就诊者主诉、症状或病情变化作出决定并提出检验申请。检验申请单应遵循信息齐全规范、容易识别、简单方便等原则，内容包括患者姓名、性别、年龄、申请科室、住院号或门诊病历号、住院病房号及床位号、临床诊断、样本类型、检验项目、申请时间、申请医师签名等。

2. 标本的采集 实验室制订程序化管理方案，明确规定血标本的采集要求如下。

（1）标本具有唯一性标识。

（2）选择最具代表性采集时间。

（3）合适标本采集量。

（4）正确选择抗凝剂，并保证抗凝剂与血标本比例准确。

（5）避免溶血和容器污染。

（6）防止过失性采样。

3. 标本的转运 实验室制订程序化管理流程监控标本运送，确保符合以下要求。

（1）运送时间符合申请检验性质和实验室专业特点。

（2）保证标本完整性，符合收集、处理标本所需特定条件和温度范围等。

（3）确保标本运送者、公众和接收实验室安全，遵循生物安全规范。

4. 标本的处理 血标本运送至实验室后，并不是所有标本都能够立即被检测。因此，实验室应对能够即时检测的标本接收时间、不能即时检测的标本保存和处理方式进行规定，并对实验室相关人员进行培训。

二、血标本采集对检测结果的影响因素

（一）患者状态

患者生活习惯、饮食状况、生理状态等对检验结果的影响及应对措施见表1-6。

表 1-6 患者状态对检验结果的影响及应对措施

因素	影响	应对措施
年龄	年龄的变化会影响检验结果的项目，如ALP	针对不同年龄段制订不同的参考区间
性别	性别差异可能由于肌肉质量的不同、激素水平及器官特异性不同而引起检验结果的不同	根据不同性别制订不同的参考区间
昼夜生物节律	主要影响激素类检测项目，如生长激素、促肾上腺皮质激素、皮质醇、睾酮、促甲状腺激素、醛固酮、肾素、肾上腺素、去甲肾上腺素等	根据节律变化，尽量保持采集时间恒定
月经和妊娠	与生殖有关的激素（雌二醇、黄体酮等）在月经周期会产生不同的变化。妊娠期血容量增加导致血液稀释，总蛋白、白蛋白含量减低；甲胎蛋白、甲状腺激素含量增加等	参考区间随月经周期不同而不同；注意与病理情况相区别
运动和精神	精神紧张、激动和运动可使醛固酮、血管紧张素、儿茶酚胺、皮质醇、白蛋白、纤维蛋白原、血糖、胰岛素、乳酸、白细胞计数、中性粒细胞等增高	采血前24h，不宜剧烈运动；采血前避免情绪激动，静息至少5min。若需运动后采血，则遵循医嘱，并告知检验人员

因素	影响	应对措施
饮食	一次标准餐后，三酰甘油将增高 50%，血糖增加 15%，ALT 及血钾增加 10%。高蛋白膳食可使血液尿素、尿酸及血氨增高。高脂饮食可使三酰甘油大幅度增高。高核酸食物（如动物内脏）可致尿酸明显增高	空腹采血，采血前不宜改变饮食习惯
饥饿	空腹时间过长（超过 16h）可使血浆蛋白质、胆固醇、三酰甘油、载脂蛋白、尿素等降低；血肌酐、尿酸等增高	禁食至少 8h，但不超过 16h
饮酒	短期影响发生于饮酒后 2～4h，与乙醇代谢有关，受影响的项目包括醛固酮、三酰甘油、骨钙素、抗利尿激素、皮质醇等。长期影响是由乙醇引起的肝脏损伤导致，受影响的项目主要包括 AST、ALT、GGT、总胆固醇、三酰甘油、低密度脂蛋白胆固醇、雌二醇、皮质醇、平均红细胞体积等	24 h 内应避免饮酒，于次日 7：00～9：00 采集为佳
吸烟	脂肪酸、肾上腺素、胆固醇、皮质醇、脂蛋白、白细胞数及一些酶类、激素、维生素、肿瘤标志物、重金属等均受烟草摄入的影响，且与吸烟量及烟龄有关	采集前避免吸烟
其他	某些诊疗活动可影响检验结果，如外科手术、输液或输血、穿刺或活检、透析、OGTT、服用某些药物、使用细胞因子等	按医嘱采血

注：ALP，碱性磷酸酶；ALT，丙氨酸转氨酶；AST，天冬氨酸转氨酶；GGT，γ-谷氨酰转移酶；OGTT，口服葡萄糖耐量试验。

（二）药物对检验结果的影响

药物对检测的干扰可分两大类：一是药物影响生理功能，如药物性肝、肾损伤引起的肝、肾功能实验室检测异常；抑制骨髓造血使血细胞减少及红细胞损伤引发的溶血等；应用糖皮质激素和抗肿瘤药物导致的免疫系统功能的抑制，肾上腺、甲状腺激素引起的血糖升高等。二是药物本身及其代谢产物对检测的影响，如具有还原性或氧化性的药物常造成采用氧化还原方法的检测项目误差；使用利尿剂导致血液浓缩，使检测结果升高。遇到此类情况时，应停药后采样或在用药前采集。如必须采集，实验室应记录患者所服用药物种类和剂量，便于后期结果解读及纠正。

（三）采血操作

1. 采血时机　采血时机不当会对部分检测项目结果造成影响，如应空腹采血的项目没有空腹或空腹时间不够、输液的同时采血等。医嘱信息不明确、采血人员对一些特殊状态和时间点的标本采集缺乏认识是导致标本采集时机不当的原因。建议临床医生在下达医嘱时应明确医嘱信息，特殊检验项目需有明确医嘱条目，对采血人员应依据相关指南进行采血操作培训及考核。一般建议采血前应至少禁食 8h，以 12～14h 为宜，但不宜超过 16h，7：00～9：00 采血较为适宜（急诊项目及部分特殊项目除外）。常规情况下，应避免在输液时采血。如必须采集，应在输液的对侧肢体采集，并加以注明。

2. 采血部位　不宜选用手腕内侧的静脉，因为其穿刺疼痛感明显且容易损伤神经和肌腱。不宜选用足踝处的静脉，否则可能会导致静脉炎、局部坏死等并发症。其他不宜选择的静脉包括：乳腺癌根治术后同侧上肢的静脉（3 个月后，无特殊并发症可恢复采血），化疗药物注射后的静脉，血液透析患者动静脉造瘘侧手臂的血管，穿刺部位有皮损、炎症、结痂、瘢痕的血管。

3. 采血体位　体位变化可引起血液许多指标发生变化。从仰卧位改变至坐位时，由于有效滤过压增高，水及小分子物质从血管内转移到组织间隙，成人血浆容积降低约 10%，可导致血液浓缩及血压降低，影响血液中多种成分及与血压调节相关的活性物质浓度，从而导致多种血液学、生化学指标升高 5%～15%，尤其肾素、肾上腺素、去甲肾上腺素升高可达 50%～70%。因此，患者在采血前应保持同一体位至少 15min，且每次采血尽量保持相同体位。门诊患者建议采用坐位采血，病房患者如采用卧位采血，结果解释时需考虑到两种采血体位间的检测结果差异。

4. 止血带的使用 静脉穿刺时，止血带的使用有利于定位血管，但长时间绑扎常常导致血液浓缩，可使清蛋白、血清钾、血清铁、血清钙、ALP、AST、胆固醇等增高。同时，由于氧消耗增加，无氧酵解加强，乳酸增加，血 pH 降低。建议止血带绑扎时间不超过 1min，同时避免反复握拳。如果使用静脉血检测乳酸（首选动脉血检测），宜在不绑扎止血带的情况下采血，或穿刺成功后松开止血带待血液流动至少 2min 后采集。

5. 采血针规格 采血针过粗或过细均可引起溶血，应根据静脉的特点、位置、采血量选择适宜的采血针针号，一般宜选用 22G 的采血针。凝血功能与血小板功能相关检测、采血量大于 20ml 时，宜使用 21G 及以下的采血针。此外，对于采血针选择，建议常规使用直针；儿童、老人等血管条件差的患者，或血培养标本采集时使用蝶翼针。

6. 采血顺序 采血顺序不当可导致抗凝剂交叉污染及发生潜在的化学反应，影响离子、碱性磷酸酶及凝血功能的检测结果。如血常规管在血浆管前采集，血浆管中引入的 EDTA 可与血液中钙、镁、铁等二价离子直接螯合，并释放出钾离子，导致血清中游离的钙、镁、铁等二价离子的检测结果被低估，相反钾离子浓度会假性增高，可能掩盖真实的低钾血症；含促凝剂的血清管在血凝管前采集，血凝管中引入的促凝剂可干扰标本凝固，影响凝血检测结果。因此，多管采血时应按规定顺序留取标本。此外，应依据条形码上的信息正确选择与检测项目相匹配的真空采血管，避免因采血管选用不当而引起的标本类型错误。

7. 标本混匀 抗凝标本混匀不充分可导致凝集，影响血常规等检测结果的准确性。为保证添加剂与标本充分混匀，标本采集完成后应立即以 180° 颠倒，恰当混匀，以避免纤维蛋白丝、微小凝块及血凝块的形成，同时应避免混匀力度过大造成的血细胞损伤/溶血、血小板激活或凝血的发生。

（四）标本运输

运输对标本质量的影响较为复杂，与容器选择、运输时间、运输温度、管理制度等都有一定的关系。例如，人工运输时运输箱选择不当或气动运输参数设置不合理，导致标本运输途中损坏；一些对运输时间较敏感的检测指标，如总胆固醇、总睾酮、游离睾酮、碱性磷酸酶、总胆红素等，标本采集后没有在规定时间内将标本运送至实验室；氨、乳酸、丙酮酸盐、胃泌素、同型半胱氨酸、甲状旁腺激素、冷凝集素、冷球蛋白等指标对运输温度有特殊要求，标本在运输过程中没有做好温度控制；标本管理制度不健全或标本接收人员疏忽大意，导致标本丢失等。预防运输相关因素对标本质量的影响，需要采取综合措施，包括人工运输时需选用具有防水、防漏、防震作用的运输箱；采用气动物流运输时，必须定期评估标本的完整性；制定或完善标本运输相关控制标准，配置带有温度控制装置的标本运输设备；实施标本电子化全程交接管理，实时监控标本状态；运输人员定期接受培训、考核等。

（五）其他

1. 输液 要尽可能避免在输液过程中采血，因为输液不仅使血液稀释，而且输注的成分可能干扰检验结果。最常见的干扰项目是葡萄糖和电解质，宜在输液结束 3h 后采血；输注成分代谢缓慢且严重影响检测结果（如脂肪乳剂）时，宜在下次输注前采血。紧急情况下必须要在输液过程采血时，宜在输液的对侧肢体或同侧肢体输液点的远端采血，并告知检验人员。

2. 溶血 血细胞内外各种成分有浓度梯度差，如乳酸脱氢酶（LDH）、AST、ALT、钾离子等，发生溶血时应重新抽血。因此，在采集、运送、处理和保存血标本时应尽量避免溶血。预防标本溶血的注意事项如下：①消毒后穿刺部位自然干燥。②不可穿过血肿部位采血。③如使用注射器采血，宜确保针头牢固地安装在注射器上以防出现泡沫。④使用注射器时避免过度用力抽拉针栓。⑤轻柔颠倒混匀含有添加剂的标本。

3. 采血管质量

（1）采血管负压过大，容易引起标本溶血。

（2）采血管中抗凝剂添加不足或分布不均，容易引起抗凝标本凝集。

（3）聚对苯二甲酸乙二醇酯（polyethylene terephthalate，PET）材质的采血管，无法有效阻止液体抗凝剂蒸发，容易引起标本-抗凝剂比例不当等。不同品牌的采血管质量差异较大，为了避免采血管质量对血标本质量的影响，建议选购高质量的产品。

本章小结

　　血标本的采集方法按采集部位可分为末梢采血法、静脉采血法和动脉采血法。标本采集前，应根据使用要求决定采血方法、所需血量及添加剂。静脉血含有丰富的病理信息，是临床最常用的标本类型之一，目前推荐使用真空采血法，真空采血系统核心组件由真空采血管、采血针（包括直针和蝶翼针）和持针器三部分组成。采血管内预置了一定量的负压和各种添加剂，易于采血操作，可满足临床的多项综合血液检测，安全、封闭、转运方便。

　　影响血标本质量的因素较为复杂，主要包括标本采集、标本运输、患者生理及治疗药物等相关因素。根据各影响因素的特点，可通过实验室制定质量管理体系、培训相

二维码知识聚焦 1-3

关医护人员、告知及指导患者、引入先进设备等措施加以规范。要求相关医护人员视每一份标本都是唯一、无法重新获得的标本，严格按操作规程进行血标本采集与处理的每一个环节，确保检验质量。

知识拓展 1-3

　　1.为了提升血标本的质量或合格率，实验室可采取哪些改进措施？

　　2.如何管理不合格的静脉血标本？

　　3.目前有哪些新技术可用于静脉血标本质量管理？

案例 1-1 分析

　　接收标本时，首先仔细核对标本的唯一性标识是否正确无误；外观及标本量是否正常，有无溶血、脂血现象，抗凝血有无凝块；标本包装是否完整，容器有无破损、渗漏；运送时间与温度等条件是否符合项目检测要求。

　　经评估，根据实际情况对不合格标本进行拒收或让步检验，让步标本的检测结果须注明，仅供临床医师参考。

　　对于外观无明显异常或不能识别的标本，如本案例标本，因输液同时采集的不合格血标本，可通过检验后结果的审核发现问题。这就需要检验者具备扎实的专业知识和一定的工作经验，发现问题后，积极与临床医师沟通，分析是否为不合格标本，结果是否受干扰因素的影响，再根据实际情况，制订具体的处理方案，最终为临床提供可靠的检验依据。

（阮　杰）

第二章　血液的一般检验

血液分析仪是临床血常规分析检测的筛检仪器。随着检测原理逐渐完善、检测技术不断创新，血液分析仪的检测功能越来越强大，自动化程度越来越高，检测速度更快，检测参数更多，还具有异常提示功能，可通过图形、报警信号及文字等方式提示标本特征，以及是否存在异常形态细胞和仪器无法计数的异常细胞。有的仪器还将精密检测、结果筛查、推片染色、细胞识别组成一体化血液分析工作站，降低了人员操作的误差，提高了检测结果的准确度，加快了检测速度。

二维码知识导图 2-1 血液分析仪检验

第一节　血液分析仪检验

血液分析仪（hematology analyzer），也称血细胞分析仪，是用于对血标本的有形成分进行定量分析，并提供相关信息的仪器。全自动血液分析仪（automated hematology analyzer，AHA）具有机内稀释功能，分析步骤实现了自动化，包括试剂和标本的添加及互相反应、结果分析和导出等，是目前临床血常规检测最常用的仪器，其检测的优势在于：①随着分析原理的持续完善以及检测技术的日益更新，全自动血液分析仪的检测功能和检测速度不断提升。②配置异常提示功能，通过报警信号、图形及文字等提示标本存在形态异常和仪器无法计数细胞，以及特定的样品特征。③现代化全自动血液分析仪还将精密检测、结果筛查、推片、染色、阅片集于一体，组成血液分析工作站，减少了人员操作的误差，提高了检测速度和结果准确度。

案例 2-1

患者，男，25 岁，因"反复肝功能异常 9 年余，加重伴皮肤、巩膜黄染 1 周"入院。血常规检查结果如下：

*** 医院检验报告

姓名：**	患者 ID 号：***	申请单号：*********	标本状态：合格
性别：男	科别：** 科	申请医生：***	标本类型：全血
年龄：25 岁	床号：**	临床诊断：*********	检验项目：血常规

项目名称	结果	提示	单位	参考区间
红细胞计数（RBC）	4.03	↓	$\times 10^{12}/L$	4.30～5.80
血红蛋白浓度（Hb）	79	↓	g/L	130～175
血细胞比容（HCT）	0.24	↓	L/L	0.40～0.50
平均红细胞体积（MCV）	59.6	↓	fl	82.0～100.0
平均红细胞血红蛋白含量（MCH）	19.6	↓	pg	27.0～34.0
平均红细胞血红蛋白浓度（MCHC）	329		g/L	316～354
红细胞体积分布宽度标准差（RDW-SD）	57.9	↑	fl	37.0～54.0
红细胞体积分布宽度变异系数（RDW-CV）	29.8	↑	%	11.5～14.5
血小板计数（PLT）	67	↓	$\times 10^{9}/L$	125～350
白细胞计数（WBC）	9.00		$\times 10^{9}/L$	3.50～9.50

续表

中性分叶核粒细胞百分率（NEUT%）	71.7		%	40.0～75.0
淋巴细胞百分率（LYMPH%）	14.1	↓	%	20.0～50.0
单核细胞百分率（MONO%）	12.9	↑	%	3.0～10.0
嗜酸性粒细胞百分率（EO%）	1.1		%	0.4～8.0
嗜碱性粒细胞百分率（BASO%）	0.2		%	0.0～1.0
中性分叶核粒细胞绝对值（NEUT#）	6.45	↑	$\times 10^9$/L	1.80～6.30
淋巴细胞计数（LYMPH#）	1.27		$\times 10^9$/L	1.10～3.20
单核细胞计数（MONO#）	1.16	↑	$\times 10^9$/L	0.10～0.60
嗜酸性粒细胞计数（EO#）	0.10		$\times 10^9$/L	0.02～0.52
嗜碱性粒细胞计数（BASO#）	0.02		$\times 10^9$/L	0.00～0.06

备注：参考区间使用中华人民共和国卫生行业标准 WS/T 779—2021

采集时间：*****	接收时间：*****	报告时间：*****
检验者：**	批准者：**	检验仪器/方法：*** 血液分析工作站

问题：

1. 全自动血液分析仪血红蛋白的检测原理是什么？
2. 全自动血液分析仪血小板计数的检测原理是什么？
3. 全自动血液分析仪白细胞相关参数的检测原理是什么？

问题导航 2-1

1. 报告中血红蛋白主要用什么方法检测？其检测原理是什么？
2. 报告中通过全自动血液分析仪检测血小板计数及相关参数可用哪些方法？
3. 报告中通过全自动血液分析仪检测白细胞相关参数的技术和原理是什么？

一、检测原理及技术

血液分析仪的检测原理主要分为电学和光（化）学两类。电学检测原理包括电阻抗法和射频电导法。现代血液分析仪的五分类技术也采用与流式细胞仪相同的先进技术，如激光散射技术、鞘流技术、荧光染色技术等。

（一）电学检测原理及技术

1. 电阻抗法　电阻抗原理（principle of electrical impedance）又称为库尔特原理（Coulter principle），由华莱士·H. 库尔特于 20 世纪 50 年代中期提出，并据此发明了库尔特计数器：仪器的小孔管设置内、外两个电极，当注入等渗缓冲液并加载低频直流电（direct current，DC）后，内、外电极与缓冲液即构成电流回路。悬浮在电解液中的颗粒因负压吸引通过小孔管上的宝石计数小孔时，血细胞具有相对非导电的特性，导致小孔感应区内外电极间电阻瞬时增大，产生电位脉冲信号。脉冲信号的强弱与颗粒大小成正比，频率则反映颗粒数目。这些脉冲信号经过放大、阈值调节、甄别、整形、计数及自动控制保护系统，完成对血细胞的计数和体积测定（图 2-1，图 2-2）。三分类血液分析仪多采用电阻抗原理。

2. 射频电导法　射频（radio frequency，RF）指射频电流，是每秒变化大于 10 000 次的高频交流电磁波，能通过细胞膜，据此设计高频电磁探针可检测细胞电导性。不同细胞内部化学成分、颗粒成分（大小、密度）、细胞核和细胞质比（核质比）等不同，其电导性有差异，据此进行细胞分类（图 2-3）。

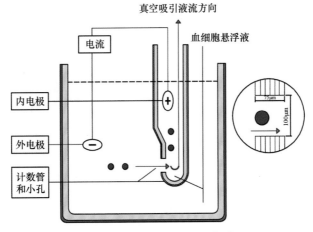

图 2-1　电阻抗法血细胞计数原理

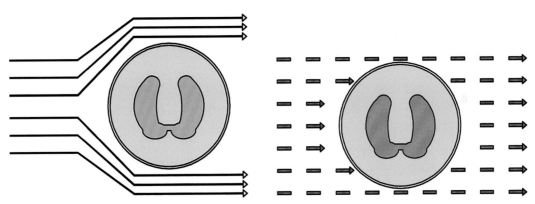

图 2-2　低频直流电检测原理　　　　图 2-3　射频电导法检测原理

（二）光（化）学检测原理及技术

1. 流式细胞术 – 鞘流技术 – 激光散射法　光散射是指光在介质中传播时，由于传播介质的不均匀性，引起光波偏离原有方向而向四周传播的现象。应用激光散射法检测时，经过稀释、染色和球形化处理的细胞悬液注入鞘液流中央（图 2-4），细胞沿着悬液和鞘液流两股液流呈单个整齐排列，并以恒定流速定向通过检测区。细胞在检测区被激光束照射时，由于自身的特征（如体积、染色程度、细胞内容物大小及多少、细胞核密度等）可阻挡或改变激光束的方向，产生能反映其特征的各种角度的散射光（图 2-5），如低角度的前向角散射光信号，反映细胞的数量和体积大小；高角度散射光的侧向角散射光信号，反映细胞内部颗粒、细胞核等内含物的复杂性。

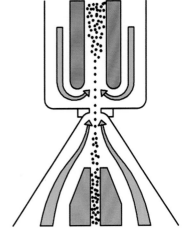

图 2-4　鞘流技术

激光散射法结合染色技术，可检测染色后的细胞，常用染料包括荧光染料和非荧光染料。荧光染料，如聚次甲基、噁嗪、碱性槐黄、噻唑橙、碘化丙啶等，主要用于核酸染色。细胞经过溶血素处理后，荧光核酸染料可快速进入细胞质和细胞核，对核酸进行染色，细胞内的荧光染料经激光激发后可产生一定的荧光强度，与细胞的核酸含量呈正相关。非荧光染料，如亚甲基蓝（用于核酸染色）、过氧化物酶试剂（红细胞被溶解后，白细胞可与过氧化物酶试剂反应，颜色深浅与过氧化物酶活性呈正相关）等，细胞被染色部分发生光吸收

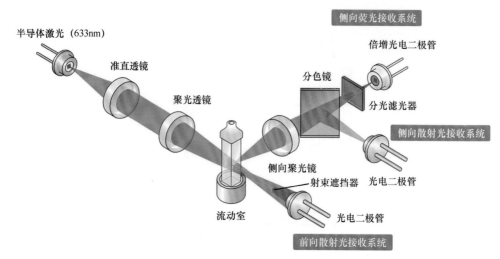

图 2-5   流式细胞术检测通道和光路系统

现象，使散射光强度发生变化。不同类型的细胞被染料着色的强弱不同，产生的散射荧光及散射光变化也不同，据此可准确区分细胞类型。

2. 分光光度法   主要应用于血红蛋白浓度测定。通过与十二烷基硫酸钠等反应，形成血红蛋白衍生物，在特定波长下比色，遵循朗伯-比尔（Lambert-Beer）定律，吸光度与血红蛋白含量成正比，可直接反映血红蛋白浓度。

（三）组合应用电学和光（化）学检测技术

1. 白细胞五分类计数及相关参数检测

（1）激光与细胞化学染色技术：结合激光散射和过氧化物酶染色技术，完成血细胞计数和白细胞分类计数。

（2）体积、电导、光散射法：即 VCS 技术，包括①体积（volume，V）测量技术：应用电阻抗原理测量细胞体积。②电导（conductivity，C）技术：应用高频电磁探针测量细胞内部结构，通过核质比、细胞内颗粒的大小和密度，辨别细胞体积相同但分类不同的细胞群体，如淋巴细胞和嗜碱性粒细胞。③光散射（scatter，S）技术：应用激光照射后细胞散发的不同角度的光散射信号反映细胞特性（如体积、胞内颗粒度和内部结构复杂程度等），对细胞进行分类计数。

（3）电阻抗与射频法：采用电阻抗和射频等电学方法联合检测。需搭配使用特定溶血剂，保持待检测目的细胞的完整性，令其他细胞溶解、萎缩或出现形态改变，再通过计数电路产生的脉冲信号计数细胞。

（4）多角度偏振光散射法：当单个细胞通过激光束时，从 4 个角度测定散射光的密度：① 0°前角度光散射（1°～3°）可粗略反映细胞大小。② 10° 狭角度光散射（7°～11°）可反映细胞内部结构相对特征。③ 90° 垂直光散射（70°～110°）反映细胞核分叶情况，对细胞内部颗粒和细胞成分进行检测。④ 90° 消偏振光散射（70°～110°）可区分嗜酸性粒细胞与其他白细胞。通过这 4 个角度同时对单个白细胞进行测量，将白细胞五分类为中性粒细胞、嗜酸性粒细胞、嗜碱性粒细胞、淋巴细胞和单核细胞。

2. 红细胞计数及相关参数检测   组合应用流式细胞术-光散射-电阻抗法、流式细胞术-光散射法等。通过低角度前向激光测量单个细胞体积与总数，高角度激光测量单个细胞的折射指数（反映细胞内容物的浓度），根据单个细胞体积及折射指数，区分红细胞和血小板，并获得相关检测参数。

3. 血小板计数及相关参数检测   组合应用流式细胞术-光散射-荧光核酸染色-电阻抗法、流式细胞术-光散射法、流式细胞术-光散射-电阻抗-单克隆抗体荧光染色散射法等。

4. 网织红细胞计数及相关参数检测　组合应用荧光核酸（RNA）染色-光散射法。根据荧光强度，将网织红细胞分为低荧光强度网织红细胞比率（LFR）、中荧光强度网织红细胞比率（MFR）和高荧光强度网织红细胞比率（HFR）三种成分。幼稚网织红细胞属于高吸收荧光强度网织红细胞。

5. 有核红细胞计数及相关参数检测　应用激光散射（VCS）法、流式细胞术-荧光核酸（DNA）染色-光散射法等。

二维码知识聚焦 2-1

案例 2-1 中患者红细胞直方图见图 2-6；血小板直方图见图 2-7；白细胞分类检测散点图见图 2-8。

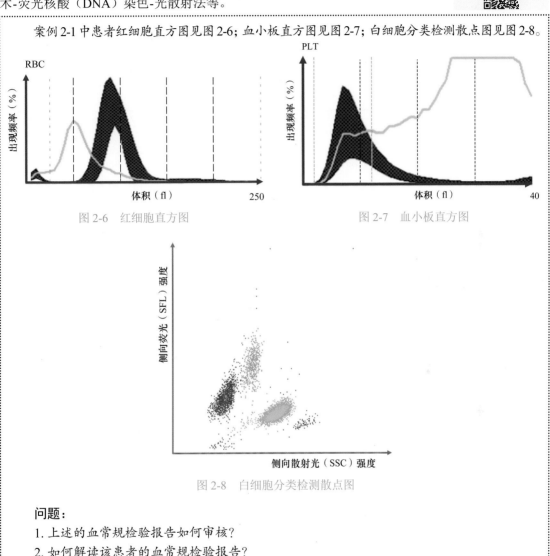

图 2-6　红细胞直方图

图 2-7　血小板直方图

图 2-8　白细胞分类检测散点图

问题：

1. 上述的血常规检验报告如何审核？

2. 如何解读该患者的血常规检验报告？

问题导航 2-2

1. 案例 2-1 中红细胞相关的参数包括哪些？

2. 图 2-6 的红细胞直方图可反映哪些红细胞参数？结合血常规检验报告分析，临床意义是什么？

3. 图 2-7 的血小板直方图可见哪些异常？可能原因是什么？

4. 如图 2-8 所示，白细胞分类检测（WDF）散点图，浅蓝色散点代表哪一类细胞？其区分原理是什么？

二、检测参数和临床意义

血液分析仪除了能够完成全血细胞计数和白细胞分类外，还能对幼稚粒细胞、网织红细胞、幼稚血小板、有核红细胞、外周血造血干细胞等进行检测，并提供大量有价值的检测参数，供临床报告和研究。

（一）检测参数

不同类型血液分析仪检测参数不尽相同，主要分为可报告参数和研究参数两类。

1. 可报告参数　是指经国家认可或美国食品药品监督管理局（FDA）批准可用于临床报告的血液分析仪参数，见表 2-1。

表 2-1　血液分析仪临床报告参数

检测参数	英文全称	缩写	单位
红细胞相关参数			
红细胞计数	red blood cell count	RBC	$\times 10^{12}$/L
血红蛋白浓度	hemoglobin	Hb	g/L
血细胞比容	hematocrit	HCT	L/L
平均红细胞体积	mean corpuscular volume	MCV	fl
平均红细胞血红蛋白含量	mean corpuscular hemoglobin	MCH	pg
平均红细胞血红蛋白浓度	mean corpuscular hemoglobin concentration	MCHC	g/L
红细胞体积分布宽度变异系数	red cell volume distribution width	RDW-CV	%
红细胞体积分布宽度标准差	red blood cell distribution width	RDW-SD	fl
单个红细胞平均血红蛋白量	corpuscular hemoglobin content	CH	pg
单个红细胞平均血红蛋白浓度	corpuscular hemoglobin concentration mean	CHCM	g/L
红细胞血红蛋白分布宽度	hemoglobin concentration distribution width	HDW	g/L
球形红细胞平均体积	mean sphered cell volume	MSCV	fl
有核红细胞计数	nucleated red blood cell count	NRBC#	$\times 10^9$/L
网织红细胞相关参数			
网织红细胞计数	reticulocyte count	RET#	$\times 10^9$/L
网织红细胞百分率	reticulocyte count percentage	RET%	%
网织红细胞平均体积	mean reticulocyte volume / mean corpuscular volume of reticulocyte	MRV / MCVr	fl
网织红细胞血红蛋白含量	reticulocyte hemoglobin equivalent	RET-He	pg
网织红细胞平均血红蛋白含量	mean hemoglobin content of reticulocyte / corpuscular hemoglobin concentration mean of reticulocyte	CHr / CHCMr	pg
网织红细胞血红蛋白浓度分布宽度	reticulocyte cellular hemoglobin concentration distraction width	HDWr	g/L
未成熟网织红细胞比率	immature reticulocyte fraction	IRF	%
低荧光强度网织红细胞比率	low fluorescence reticulocyte ratio	LFR / RETL	%
中荧光强度网织红细胞比率	middle fluorescence reticulocyte ratio	MFR / RETM	%
高荧光强度网织红细胞比率	high fluorescence reticulocyte ratio	HFR / RETH	%

续表

检测参数	英文全称	缩写	单位
网织红细胞相关参数			
平均荧光强度（网织红细胞）	mean fluorescence intensity	MFI	%
低吸光度网织红细胞百分率	low absorption reticulocytes percent	LRET%	%
中吸光度网织红细胞百分率	medium absorption reticulocytes percent	MRET%	%
高吸光度网织红细胞百分率	high absorption reticulocytes percent	HRET%	%
高散射光网织红细胞计数	high light scatter retic count	HLR#	$\times 10^9$/L
高散射光网织红细胞百分率	high light scatter retic percent	HLR%	%
白细胞相关参数			
白细胞计数	white blood cell count	WBC	$\times 10^9$/L
中间细胞群计数	middle cell count	MID#	$\times 10^9$/L
中间细胞群百分率	middle cell percent	MID%	%
淋巴细胞群计数	lymphocyte count	LYM#	$\times 10^9$/L
淋巴细胞群百分率	lymphocyte percent	LYM%	%
粒细胞群计数	granulocyte count	GRAN#	$\times 10^9$/L
粒细胞群百分率	granulocyte percent	GRAN	%
单核细胞计数	monocyte count/absolute concentration	MONO#	$\times 10^9$/L
单核细胞百分率	monocyte percentage of WBC's	MONO%	%
单核细胞分布宽度	monocyte distribution width	MDW	fl
淋巴细胞计数	lymphocyte count/absolute concentration	LYMPH#	$\times 10^9$/L
淋巴细胞百分率	lymphocyte percentage of WBC's	LYMPH%	%
中性分叶核粒细胞绝对值	neutrophil count/absolute concentration	NEUT#	$\times 10^9$/L
中性分叶核粒细胞百分率	neutrophil percentage of WBC's	NEUT%	%
嗜酸性粒细胞计数	eosinophil count/absolute concentration	EO#	$\times 10^9$/L
嗜酸性粒细胞百分率	eosinophil percentage of WBC's	EO%	%
嗜碱性粒细胞计数	basophil count/absolute concentration	BASO#	$\times 10^9$/L
嗜碱性粒细胞百分率	basophil percentage of WBC's	BASO%	%
幼稚粒细胞计数	immature granulocyte absolute count	IG#（IMG#）	$\times 10^9$/L
幼稚粒细胞百分率	immature granulocyte percent	IG%（IMG%）	%
造血干细胞计数	hematopoietic progenitor cell absolute count	HPC#	$\times 10^9$/L
造血干细胞百分率	hematopoietic stem cell percent	HPC%	%
大型未染色细胞计数	large unstained cell count	LUC#	$\times 10^9$/L
大型未染色细胞百分率	large unstained cell percent	LUC%	%
平均过氧化物酶活性指数	mean peroxidase activity index	MPXI	
$CD3^+$ T 细胞计数	absolute number of T-cells（$CD3^+$lymphocytes）	$CD3^+$T	$\times 10^9$/L
$CD3^+CD4^+$ T 细胞计数	absolute number of T-helper/inducer cells（$CD3^+CD4^+$ lymphocytes）	$CD3^+CD4^+$T	$\times 10^9$/L
$CD3^+CD8^+$ T 细胞计数	absolute number of T-suppressor/cytotoxic cells（$CD3^+CD8^+$ lymphocytes）	$CD3^+CD8^+$T	$\times 10^9$/L

续表

检测参数	英文全称	缩写	单位
白细胞相关参数			
CD3+ T 细胞百分率	percentage of lymphocytes that are T-cells（CD3+lymphocytes）	CD3+%	%
CD3+CD4+ T 细胞百分率	percentage of lymphocytes that are T-helper/inducer cells（CD3+CD4+lymphocytes）	CD3+CD4+%	%
CD3+CD8+ T 细胞百分率	percentage of lymphocytes that are T-suppressor/cytotoxic cells（CD3+CD8+lymphocytes）	CD3+CD8+%	%
CD3+CD4+/CD8+ T 细胞比率	ratio of T-helper/inducer cells to T-suppressor/cytotoxic cells（ratio of CD3+CD4+lymphocytes to CD3+CD8+lymphocytes）	CD3+CD4+/CD8+	—
血小板相关参数			
血小板计数	platelet count	PLT	$\times 10^9$/L
血小板计数（光学法）	platelet count-optical method	PLT-O	$\times 10^9$/L
血小板计数（荧光法）	platelet count-fluorescent method	PLT-F	$\times 10^9$/L
平均血小板体积	mean platelet volume	MPV	fl
幼稚血小板比率	immature platelet fraction	IPF	%
分化抗原 61（血小板）	cluster of differentiation 61	CD61	%
体液标本的相关参数			
红细胞数	red blood cell count-body fluid	RBC-BF	/L
白细胞数	white blood cell count-body fluid	WBC-BF	/L
单个核细胞百分率	mononuclear cell percent	MN%	%
单个核细胞计数	mononuclear cell count	MN#	/L
多形核白细胞百分率	polymorphonuclear eukocyte percent	PMN%	%
多形核白细胞计数	polymorphonuclear eukocyte count	PMN#	/L
有核细胞总数	total nucleated cell count	TNC	/L

2. 研究参数　与红细胞、白细胞和血小板相关但暂未被纳入可报告参数范围的检测参数，随着检验原理、技术发展和临床应用证据的建立，研究参数（表 2-2）有可能转为临床应用的可报告参数。

表 2-2　血液分析仪研究参数

研究参数	英文全称	缩写	单位
小红细胞贫血因子	microcytic anemia factor	MAF	%
红细胞体积因子	red cell size factor	RSF	fl
网织红细胞体积分布宽度	volume distribution width of reticulocyte	RDWr	%
中性粒细胞平均体积	mean channel of neutrophil volume	MNV	fl
中性粒细胞平均光散射	mean channel of neutrophil light scatter	MNS	
血小板比容	plateletcrit	PCT	%
血小板体积分布宽度	platelet volume distribution width	PDW-CV	%
大血小板比率	platelet larger cell ratio	P-LCR	%
异型淋巴细胞绝对值	atypical lymphocyte count	AL#	/L
体液中高荧光细胞	high fluorescence cell-body fluid	HFC-BF	/L
高荧光淋巴细胞	high fluorescence lymphocyte count	HFLC	$\times 10^9$/L

（二）结果显示

包括检测参数的数据显示、图形显示和报警等。在临床报告中通常检测参数均以列表的形式显示，在检测结果的数据旁附有相应参数的参考区间和单位。若某一检测参数结果超出参考区间时，通常给予符号提示，用↑表示增高，↓表示减低。图形显示主要包括直方图和散点图。

1. 直方图　血液分析仪采用电阻抗法计数细胞的同时，能提供细胞群体体积分布曲线图形，称作细胞直方图（cell histogram），横坐标为细胞体积大小，纵坐标为不同体积细胞的相对频率，可反映细胞体积大小异质性。标本中不同类型的细胞计数有不同的直方图，如红细胞、白细胞、血小板直方图。同时应注意，由于不同类型、不同厂家的仪器所设置的参数和应用的试剂不同，提供的直方图可能存在差异。即使是同一份标本，在不同仪器上检测其直方图形状也不完全相同。细胞直方图可直观反映检测结果，并为检验人员监控仪器工作状态及检测结果提供可视的直观图形。

（1）白细胞直方图：血液分析仪通常在 35～450fl 范围内分析白细胞。根据正常白细胞与溶血剂作用后的体积大小，将正常白细胞分为三群：小细胞群是位于正常白细胞直方图（图 2-9）的左侧又高又陡的峰，跨越 35～90fl，以成熟小淋巴细胞为主要特征细胞；大细胞群是位于最右侧又低又宽的峰，跨越 160～450fl，以中性粒细胞为主要特征细胞，包含杆状核细胞和晚幼粒细胞；位于左右两峰之间较平坦的谷区域，分布在 90～160fl 范围内，为中间细胞群，以单核细胞为主要特征细胞，也包含嗜酸性粒细胞、嗜碱性粒细胞及白血病细胞等。由于正常血液中的白细胞以淋巴细胞、中性粒细胞和单核细胞为主，白细胞直方图显示为有三个峰的光滑曲线，而且在这三群细胞分布区域的交界处均存在一个低谷（即报警监测点）。

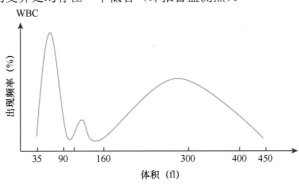

图 2-9　白细胞直方图

当白细胞分类的比例出现异常或有异常细胞存在时，直方图会出现异常，包括曲线峰的高低、数量和低谷区的特征等变化，常伴随相应区域的报警信号，如"H"（high，高）或"L"（low，低）分别提示检测结果高于或低于参考区间。其他常见报警符号及其提示的可能原因见表 2-3。

表 2-3　异常直方图报警符号及其提示的可能原因

报警符号	异常区域	可能原因
R1	淋巴细胞峰左侧	有有核红细胞、未溶解红细胞、白细胞碎片、血小板聚集、巨大血小板、蛋白质或脂类颗粒
R2	淋巴细胞峰与单个核细胞峰之间	有异型淋巴细胞、浆细胞、非典型细胞、原始及幼稚淋巴细胞，嗜酸性粒细胞增多、嗜碱性粒细胞增多
R3	单个核细胞区与中性粒细胞峰之间	有幼稚粒细胞、嗜酸性粒细胞增多
R4	中性粒细胞峰右侧	中性粒细胞绝对值增多
RM	出现多部位警报	同时存在 2 种或 2 种以上的异常
MO/MID	单个核细胞区	单核细胞增多、嗜酸性粒细胞增多、有幼稚粒细胞

白细胞直方图主要可以指导检验人员做好血液分析仪的质量控制及判断检测结果是否需要涂片复检。当白细胞计数受到干扰，直方图发生变化，其产生的报警符号可提示白细胞计数和分类结果均不准确，需要复查。

（2）红细胞直方图：仪器通常在 35～250fl 范围内分析红细胞，横坐标表示红细胞体积，纵坐标表示红细胞相对数量。正常红细胞主要分布在 50～150fl 范围内，从红细胞直方图上看形似两侧对称的正态分布曲线（图 2-10）。当红细胞的体积发生改变，峰可左移（MCV 变小）或右移（MCV 变大），或出现双峰（存在两个不同体积的红细胞群，RDW 也变大）。如存在大红细胞和网织红细胞，则主峰右侧可形成延伸。

红细胞直方图结合检测参数分析，在判断贫血的类型和可能原因时具有重要价值。缺铁性贫血的红细胞直方图曲线峰左移，峰底变宽，显示小细胞不均一性，经铁剂治疗后，在 3 周左右时出现"双峰"状图形，峰底较宽，说明治疗有效；轻型地中海贫血直方图曲线峰左移，峰底变窄，显示小细胞均一性；铁粒幼细胞贫血的直方图曲线峰左移，可呈"双峰"形，峰底变宽；巨幼细胞贫血治疗前的直方图曲线峰变低、右移，峰底明显变宽，显示明显的大细胞不均一性，是叶酸或维生素 B_{12} 缺乏引起巨幼细胞贫血的重要直方图特征；经叶酸或维生素 B_{12} 治疗后，正常红细胞群逐步释放进入外周血，而病理性红细胞并未完全消亡，检测的红细胞直方图可呈"双峰"形，说明治疗有效；急性失血性贫血的直方图曲线峰变低，其他特点与正常红细胞直方图一致。

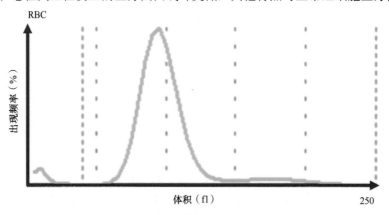

图 2-10　红细胞直方图

知识拓展 2-1

请分析下列各类红细胞直方图（图 2-11a～f）的临床意义。

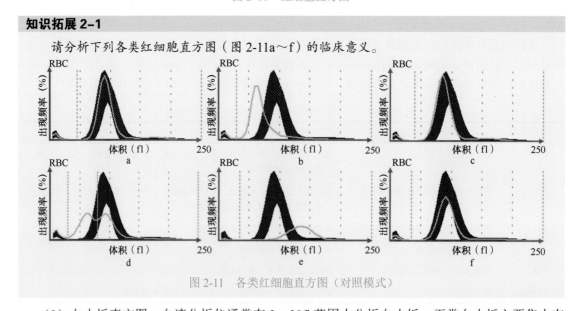

图 2-11　各类红细胞直方图（对照模式）

（3）血小板直方图：血液分析仪通常在 2～30fl 范围内分析血小板。正常血小板主要集中在

2～15fl 范围内，在 25～30fl 之间的某一点与横坐标重合，直方图呈左偏态分布。正常血小板直方图见图 2-12。

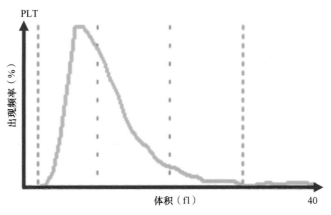

图 2-12 血小板直方图

由于红细胞和血小板在同一通道内检测，正常情况下两者体积差异明显，可通过对仪器设定阈值进行区分，但红细胞群体中的小红细胞或细胞碎片可落在血小板的阈值内，巨大血小板或聚集的血小板也可被仪器误认为红细胞，这些均可从血小板直方图上反映出来。另外，乳糜微粒、冷球蛋白颗粒和红细胞冷凝集等也可干扰血小板计数结果，但血小板直方图无明显的变化。

知识拓展 2-2

请分析下列各类血小板直方图（图 2-13）的临床意义。

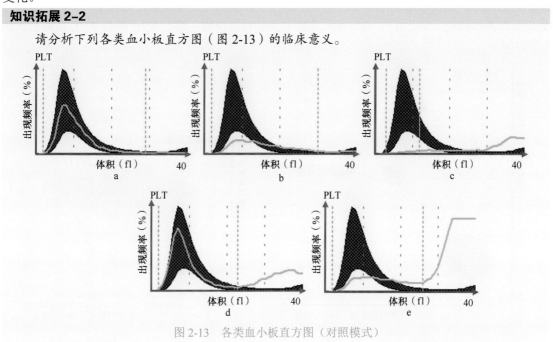

图 2-13 各类血小板直方图（对照模式）

2. 散点图 散点图（scattergram，scatterplot）上的每一个点代表被测定的一个细胞或颗粒，具有对应的横、纵坐标数值，代表细胞或颗粒的特征参数。由于细胞或颗粒类型不同，坐标数值也不同，如用不同颜色的点代表不同类型细胞或颗粒，则在二维散点图上可见不同区域彩色散点，从而加以区分细胞或颗粒类型。某些型号仪器还可根据同时获取的三种参数（前向散射光、侧向散射光、侧向荧光），构成三维散点图。五分类血液分析仪均采用激光散射法和散点图来表示测定的结果，因不同型号的仪器检测原理组合不同，坐标上的散点所在象限平面

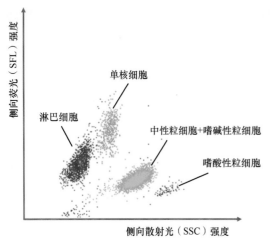

图 2-14　白细胞分类检测（WDF）散点图

图上的位置或散点群的疏密，与不同类型的细胞特性或数量相关，散点图表达形式也有显著差别。当存在病理性或非病理性干扰因素影响时，散点图可出现异常，需要结合临床和检验过程综合分析。

（1）白细胞相关：包括①白细胞分类检测（WDF）通道散点图：红细胞和血小板被溶解，白细胞膜仅部分溶解，荧光核酸染料进入白细胞内，使 DNA、RNA 和细胞器着色，着色后荧光强度与细胞内核酸含量成正比，所以幼稚粒细胞、异常细胞荧光强，成熟白细胞荧光相对弱，从而得到 WDF 散点图（图 2-14）。②白细胞/嗜碱性粒细胞（WBC/BASO）通道散点图：除嗜碱性粒细胞外的所有其他细胞均被溶解或萎缩，经流式细胞术计数，可得到 WBC/BASO 百分率和绝对值及 WBC/BASO 散点图（图 2-15）。③幼稚粒细胞（WPC）通道散点图：WPC 通道溶血素中的表面活性剂使红细胞及血小板溶血、溶解，并在白细胞的细胞膜上打孔。此后，荧光染料进入细胞内，将核酸等染色，根据细胞内核酸量不同，检出白细胞及异常细胞。根据疾病不同，所出现的原始细胞和淋巴系的异常细胞具有的性质也各不相同，它们在与 WPC 通道溶血素试剂中的表面活性剂和荧光染料的反应中，会产生与正常细胞不同的结果，包括形态变化和染色性等，这种差异被散射光强度和荧光强度所反映，从而区分出异型淋巴细胞（偏上方）、白细胞（中间）和幼稚粒细胞（偏下方），得到 WPC 通道散点图（图 2-16）。

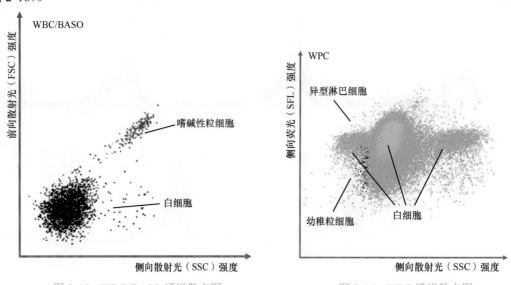

图 2-15　WBC/BASO 通道散点图　　　　　图 2-16　WPC 通道散点图

（2）红细胞相关：包括红细胞体积/血红蛋白浓度（V/HC）九分区散点图（图 2-17）、网织红细胞（RET）散点图（通过荧光核酸染色区分成熟红细胞与网织红细胞，并对后者进行分类）（图 2-18）、WBC/BASO 通道（图 2-15）与有核红细胞（NRBC）通道整合的 WNR 通道散点图（可同时对嗜碱性粒细胞、除嗜碱性粒细胞外的其他白细胞及有核红细胞进行分类）（图 2-19）等。

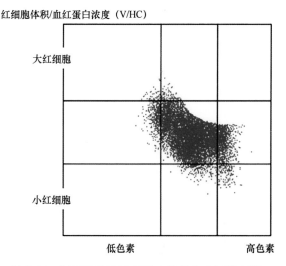

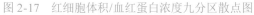

图 2-17　红细胞体积/血红蛋白浓度九分区散点图

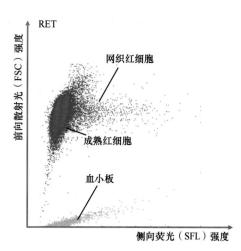

图 2-18　网织红细胞散点图

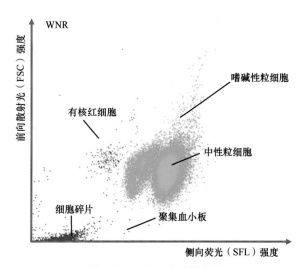

图 2-19　WNR 通道散点图

（3）血小板相关：包括网织红细胞通道（网织红细胞的染色液也可作用于血小板，该通道可同时报告 RET 及 PLT 相关参数），RET 通道报告的血小板计数主要以血小板光学法（PLT-O）散点图（图 2-20）、单克隆荧光抗体检测散点图、血小板体积折射率散点图等表示。某些厂家仪器还包括低值血小板（PLT-F）通道（图 2-21），主要采用流式细胞术及特殊荧光染料，能特异性地与血小板中的线粒体 DNA 及核糖体 RNA 结合，因此比 PLT-O 计数更准确。

3. 报警（flag）　是指当所检测的标本不能满足仪器的设定标准或不能满足用户所设定的检测标准时，血液分析仪所出现的提示。报警的意义在于提示仪器已经无法确定检测结果是否正确，或提示检验人员必须对检测结果作进一步复核后才能出具报告。常见的报警方式主

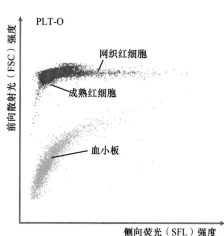

图 2-20　血小板光学法散点图

要有报警符号和文字提示。仪器型号不同，可能对同样报警内容采用不同的报警表达方式，需根据操作手册理解正确释义。

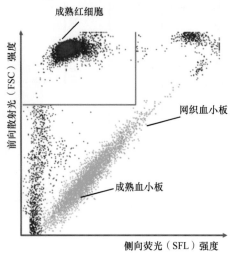

图 2-21　低值血小板通道散点图

（1）报警符号：常见的报警符号见表 2-4，不同仪器的具体信息应参见其相关的操作手册。

表 2-4　血液分析仪常见的报警符号

符号	含义	符号	含义
+,-	提示结果数据超出了标记界限，红色的 + 或红色的-提示数据超出了病理决定界限	PLT&	提示报告的结果是光学法检测的 PLT（PLT-O 或 PLT-F）
@	提示数据超出了线性界限	WBC&	提示 WBC 数据纠正了有核红细胞
*	提示数据不可靠	LYMPH#&	提示 LYMPH# 数据纠正了有核红细胞
----	提示因为分析错误没有数据显示	LYMPH%&	提示 LYMPH% 数据纠正了有核红细胞
++++	提示数据超过了显示界限	&	在显示结果后出现 & 提示数据经过校正

（2）文字提示：常见的报警信息及含义见表 2-5。

表 2-5　血液分析仪常见的报警信息及含义

报警信息	含义	报警信息	含义
白细胞			
WBC Abn Scattergram	白细胞散射图异常	Neutropenia	中性粒细胞减少
Immature Gran	幼稚粒细胞	Neutrophilia	中性粒细胞增多
Blasts	原始细胞	Lymphopenia	淋巴细胞减少
Left Shift	左移	Lymphocytosis	淋巴细胞增多
Abn Lympho	原始淋巴细胞	Monocytosis	单核细胞增多
Atypical Lympho	异型淋巴细胞	Eosinophilia	嗜酸性粒细胞增多
Leukocytopenia	白细胞减少	Basophilia	嗜碱性粒细胞增多
Leukocytosis	白细胞增多		

报警信息	含义	报警信息	含义
红细胞			
Nucleated RBCS	有核红细胞	Anisocytosis	红细胞大小不一
Dimorphic RBC Pop	红细胞群双峰异常	Microcytosis	小红细胞增多
Micro RBCs/RBC Fragments	小红细胞/红细胞碎片	Macrocytosis	大红细胞增多
RBC Agglutination	红细胞凝集	Poikilocytosis	红细胞形态不整
Anemia	贫血	Erythrocytosis	红细胞增多
Hypochromia	低色素	Pancytopenia	全血细胞减少
Iron Deficiency	缺铁性贫血	Turbidity/Hb Inter	乳糜/Hb 干扰
Fragments	碎片	Reticulocytosis	网织红细胞增多
血小板			
Platelet Clumps	血小板凝集	Small Platelet	小血小板
Giant Platelet	巨大血小板	Thrombocytopenia	血小板减少
Large Platelet	大血小板	Thrombocytosis	血小板增多
PLT Abn Scattergram	血小板散射图异常	PLT Abn Distribution	血小板直方图异常

（三）临床意义

血液分析仪检测参数 RBC、Hb、WBC、白细胞分类计数、RET 的临床应用同手工法，其他的可报告参数和研究参数的临床意义举例介绍如下。

1. 可报告参数

（1）红细胞参数

1）红细胞体积分布宽度（RDW）：是反映红细胞体积异质性的参数，通常包括 RDW-CV 和 RDW-SD 两个参数。RDW 及相关参数与平均红细胞体积（MCV）结合分析，有助于诊断和鉴别贫血类型及其可能原因。Bessman 根据 MCV/RDW 将贫血分为 6 类，见表 2-6。

表 2-6　Bessman 贫血形态学分类

贫血类型	MCV	RDW	常见疾病
小细胞均一性贫血	↓	N	轻型 β-珠蛋白生成障碍性贫血
小细胞非均一性贫血	↓	↑	缺铁性贫血、HbH 病、铁粒幼细胞贫血
正细胞均一性贫血	N	N	再生障碍性贫血、慢性病贫血、急性失血性贫血
正细胞非均一性贫血	N	↑	早期缺铁性贫血
大细胞均一性贫血	↑	N	骨髓增生异常综合征
大细胞非均一性贫血	↑	↑	巨幼细胞贫血、恶性贫血

注：N：正常。

2）血细胞比容（HCT）：指红细胞占全血的容积比值，可间接反映红细胞数量大小及体积。

3）平均红细胞血红蛋白含量（MCH）：是反映单个红细胞血红蛋白含量的参数，由血红蛋白含量除以红细胞计数得到。

4）平均红细胞血红蛋白浓度（MCHC）：单个红细胞平均血红蛋白浓度，一般由血红蛋白含量除以血细胞比容得到。

5）红细胞血红蛋白分布宽度（HDW）：是反映红细胞内血红蛋白含量异质性的参数，用单个红细胞内血红蛋白含量的标准差来表示。遗传性球形红细胞增多症时 RDW 和 HDW 可明显增高，属于小细胞不均一性高色素性贫血。HDW 对镰状细胞贫血、轻型 β-珠蛋白生成障碍性贫血也有一定的诊断意义。

6）有核红细胞计数（NRBC）：有核红细胞一般不出现在正常人外周血中，新生儿和胎儿除外。外周血中有核红细胞的出现和疾病（如溶血性贫血、骨髓增生性疾病等）不良的预后有关。新生儿外周血中的 NRBC 可用于评估其宫内发育迟缓并发症的病情。重症监护室（ICU）患者在治疗过程中，外周血存在有核红细胞，且伴随 RET% 增高，提示骨髓增生较活跃，预后较好。

7）球形红细胞平均体积（MSCV）：正常人的 MSCV 比 MCV 大，但当 MSCV＜MCV 时，诊断遗传性球形红细胞增多症的灵敏度为 100%，特异性为 93.3%。

8）红细胞碎片（FRBCs）：是红细胞受机械损伤后形成的碎片，增多见于心血管疾病如心内膜炎、手术如人工瓣膜置换和微血管病变（如血栓性血小板减少性紫癜、溶血尿毒症综合征、弥散性血管内凝血）等，有助于微血管病变的早期诊断和治疗。同时，FRBCs 增多时，可干扰红细胞和血小板相关参数的检测，需注意综合分析，以对被干扰因素的改变做出合理解释。

（2）网织红细胞参数

1）未成熟网织红细胞比率（IRF）：指含高 RNA 的网织红细胞（包括 HFR 和 MFR）与总网织红细胞的比值。IRF 是评价红系增生活性有价值的指标，可在铁代谢指标与细胞形态变化不典型时，提示骨髓增生状态，辅助鉴别贫血的类型，如缺铁性贫血患者的 IRF 水平较高，而恶性肿瘤和肾性贫血患者的往往较低。IRF 也是放、化疗时反映骨髓抑制和恢复情况较敏感的指标。

2）网织红细胞成熟指数（RMI）：RMI 根据公式 RMI＝（MFR+HFR)/LFR×100 计算得到，其临床意义同 IRF。

3）网织红细胞血红蛋白含量（RET-He）和网织红细胞平均血红蛋白含量（CHr）：可直接反映新生红细胞中血红蛋白合成水平，可作为辅助诊断铁缺乏的指标，功能性缺铁患者 RET-He 和 CHr 通常会减低。

4）网织红细胞平均体积（MRV）：是观察促红细胞生成素疗效的一个稳定且较灵敏的指标。

（3）白细胞参数

1）幼稚粒细胞百分率和计数（IG%/#）：此类参数中幼稚粒细胞包括早幼粒细胞、中幼粒细胞、晚幼粒细胞和中性杆状核粒细胞。已知大量血液系统疾病及非血液系统疾病和 IG 计数密切相关。IG 检出可有效避免早期白血病的漏检，同时研究表明，感染或血培养阳性患者的 IG 明显高于未感染或血培养阴性的患者，当 IG%＞3% 时，被认为是诊断脓毒血症的特异性指标。

2）造血干细胞（HSC）：该参数与 CD34$^+$ 细胞计数相关性好。HSC 的快速检测能够为外周血造血干细胞移植过程中确定最佳采集时机提供信息。

（4）血小板参数

1）平均血小板体积（MPV）：是指外周血中血小板体积的平均值。①用于鉴别 PLT 减低病因：骨髓增生功能良好而外周血血小板破坏过多导致的血小板减低性疾病，如原发免疫性血小板减少症、脾功能亢进、系统性红斑狼疮等，MPV 正常或增高；再生障碍性贫血时，MPV 正常或减低；骨髓病变引起的血小板减低如急性白血病、艾滋病等，MPV 减低。②用于评估骨髓造血功能恢复情况：败血症时，骨髓造血功能受抑，MPV 减低；白血病缓解时，MPV 增高；如 MPV 和 PLT 持续减低，为骨髓造血衰竭征兆。MPV 越小，骨髓受抑制越严重。骨髓造血功能恢复时，MPV 先增高，PLT 随后逐渐增高。③用于评估血小板功能：胶原和凝血酶诱导的血小板聚集，其速度及程度随 MPV 增大而增高，有出血倾向者 MPV 显著低于无出血倾向者。

2）幼稚血小板比率（IPF）：是反映血小板群体中尚未成熟的部分，与骨髓血小板生成活性相关。与网织红细胞计数相似，循环血液中的 IPF 定量可作为骨髓造血活跃程度的一个参考指标。IPF 在血小板减少性疾病的鉴别诊断中具有价值，如骨髓血小板生成减少，IPF 则减低；如血小板破坏或消耗增加，IPF 则增加。

2. 研究参数

（1）小红细胞贫血因子（MAF）：由红细胞大小和血红蛋白含量得出的参数，对小红细胞贫血分类有一定价值。MAF 可作为血液透析患者促红细胞生成素（EPO）治疗反应的预测指标。

（2）非典型淋巴细胞（AL）：又称异型淋巴细胞，是淋巴细胞在病毒、原虫等感染，药物反应，结缔组织病，免疫系统强应激状态或过敏原等因素刺激下增生并发生形态变化的淋巴细胞。

（3）体液中高荧光细胞（HFC-BF）：用体液模式检测标本时，WDF 散点图上出现在高荧光强度区域的颗粒计数为 HFC-BF。该参数对体液中可能存在的恶性细胞具有提示意义，可提高常规镜检的阳性率。

二维码知识聚焦 2-2

案例 2-2

患者，女，36 岁，因"鼻出血、心悸 7 天，黑便 3 天"就诊。患者血常规仪器检测原始结果如下。

*** 医院检验报告

姓名：**	患者 ID 号：***	申请单号：*********	标本状态：合格
性别：女	科别：** 科	申请医生：***	标本类型：全血
年龄：36 岁	床号：**	临床诊断：*********	检验项目：血常规

项目名称	结果	提示	单位	参考区间
红细胞计数（RBC）	2.76	↓	×10¹²/L	3.80～5.10
血红蛋白浓度（Hb）	86	↓	g/L	115～150
血细胞比容（HCT）	0.25	↓	L/L	0.35～0.45
平均红细胞体积（MCV）	88.8		fl	82.0～100.0
平均红细胞血红蛋白含量（MCH）	31.2		pg	27.0～34.0
平均红细胞血红蛋白浓度（MCHC）	351		g/L	316～354
红细胞体积分布宽度标准差（RDW-SD）	46.0		fl	37.0～54.0
红细胞体积分布宽度变异系数（RDW-CV）	14.2		%	11.5～14.5
血小板计数（PLT）	9	↓	×10⁹/L	125～350
白细胞计数（WBC）	1.56	↓↓	×10⁹/L	3.50～9.50
中性分叶核粒细胞百分率（NEUT%）	50.0		%	40.0～75.0
淋巴细胞百分率（LYMPH%）	37.9		%	20.0～50.0
单核细胞百分率（MONO%）	12.1		%	3.0～10.0
嗜酸性粒细胞百分率（EO%）	0.0		%	0.4～8.0
嗜碱性粒细胞百分率（BASO%）	0.0		%	0.0～1.0
中性分叶核粒细胞绝对值（NEUT#）	0.70	↓	×10⁹/L	1.80～6.30
淋巴细胞计数（LYMPH#）	0.53	↓	×10⁹/L	1.10～3.20
单核细胞计数（MONO#）	0.17		×10⁹/L	0.10～0.60
嗜酸性粒细胞计数（EO#）	0.00		×10⁹/L	0.02～0.52
嗜碱性粒细胞计数（BASO#）	0.00		×10⁹/L	0.00～0.06

备注：参考区间使用中华人民共和国卫生行业标准 WS/T 779—2021

采集时间：*****	接收时间：*****	报告时间：*****
检验者：**	批准者：**	检验仪器/方法：*** 血液分析工作站

该患者红细胞直方图见图 2-22；血小板直方图见图 2-23；白细胞散点图见图 2-24；外周血涂片细胞形态见图 2-25。仪器报警提示：IG 报警。

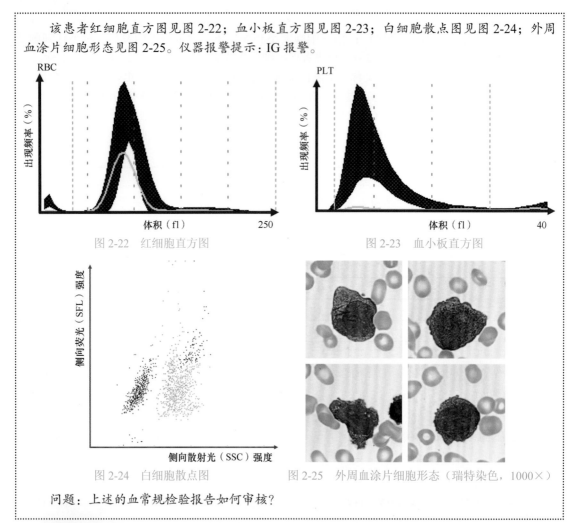

图 2-22 红细胞直方图

图 2-23 血小板直方图

图 2-24 白细胞散点图

图 2-25 外周血涂片细胞形态（瑞特染色，1000×）

问题：上述的血常规检验报告如何审核？

问题导航 2-3

1. 以上仪器检测的原始结果可以直接审核吗？还需要进行何种处理？为什么？
2. 血细胞分析复检规则有哪些？其制定原则是什么？
3. 本例患者仪器检测的原始结果提示触犯了哪些复检规则需要复检？
4. 本例患者血涂片复检时，显微镜下查见图 2-25 所示细胞，其最可能的诊断是什么？

三、复 检 规 则

自动血液分析仪在计数白细胞、红细胞、血小板和分类正常典型（成熟）白细胞方面具有优势，而显微镜检查可根据形态特征的微小差异进行细胞鉴别，对未成熟细胞的分类具有优势，因此显微镜检查是血常规工作中重要的复检手段，与仪器检测结果相辅佐，以便为临床提供全面正确的血常规报告。

采用显微镜检查等人工方法的复检标准应基于病理生理学方面的考虑，如当白细胞计数正常时，存在幼稚细胞的可能性要远远小于白细胞计数异常，尤其是明显增高时。复检标准还应考虑到自动血液分析仪的局限性，如仪器提示异常细胞的存在，需要进一步复核，以便特异识别细胞类型，实现更准确分类计数。

2005 年，国际实验血液学组织（The International Society for Laboratory Hematology，ISLH）提出了 41 条复检规则（表 2-7），以有效地降低假阴性率和假阳性率，进而提高临床实验室血常

表 2-7　国际实验血液学组织推荐的复检规则（共 41 条）

编号	参数	符合条件	措施 1	措施 2	措施 3
1	新生儿	首次检测标本	涂片镜检		
2	WBC、RBC、Hb、PLT、Retics	超出仪器线性范围	稀释标本后重新测定		
3	WBC、PLT	低于实验室确认的仪器线性范围	按实验室标准操作规程处理		
4	WBC、RBC、Hb、PLT	仪器未能检测出数值/无结果	检查该标本有无凝块	再上机检测	如仍维持不变，换检测方法
5	WBC（×10⁹/L）	首次结果＜4.0 或＞30.0	涂片镜检		
6	WBC（×10⁹/L）	＜4.0 或＞30.0，在 3 天以内且 Delta 核查失控	涂片镜检		
7	PLT（×10⁹/L）	首次结果＜100 或＞1000	涂片镜检		
8	PLT（×10⁹/L）	Delta 核查失控的任何测定值	涂片镜检		
9	Hb（g/L）	＜70 或＞年龄、性别参考区间上限 20	涂片镜检	确认标本是否合格	
10	MCV（fl）	24h 内标本的首次结果＜75 或＞105（成人）	涂片镜检		
11	MCV（fl）	24h 以上标本结果＞105（成人）	涂片镜检观察大红细胞相关变化	若未见大红细胞相关变化，取新鲜血再检测	若无新鲜标本，则在报告中备注
12	MCV	24h Delta 核查失控的任何测定值	确认标本是否符合要求		
13	MCHC	≥参考区间上限 20g/L	检查有无脂血、溶血、红细胞凝集、球形红细胞		
14	MCHC	＜300g/L 和 MCV 正常或升高	检查是否有静脉输液污染或其他特殊原因		
15	RDW（%）	首次结果＞22	涂片镜检		
16	未分类或分类结果不全		手工分类并涂片镜检		
17	中性粒细胞计数（×10⁹/L）	首次结果＜1.0 或＞20.0	涂片镜检		
18	淋巴细胞计数（×10⁹/L）	首次结果＞5.0（成人）或＞7.0（＜12 岁）	涂片镜检		
19	单核细胞计数（×10⁹/L）	首次结果＞1.5（成人）或＞3.0（＜12 岁）	涂片镜检		
20	嗜酸性粒细胞计数（×10⁹/L）	首次结果＞2.0	涂片镜检		
21	嗜碱性粒细胞计数（×10⁹/L）	首次结果＞0.5	涂片镜检		
22	有核红细胞计数（×10⁹/L）	首次结果出现任何测定值	涂片镜检		

续表

编号	参数	符合条件	措施 1	措施 2	措施 3
23	网织红细胞绝对值（×10⁹/L）	首次结果＞0.100	涂片镜检		
			报警标志		
24	怀疑性报警（除外 IG 杆状核报警提示）	首次成人结果出现阳性报警	涂片镜检		
25	怀疑性报警	首次儿童结果出现阳性报警	涂片镜检		
26	WBC 不可信报警	阳性报警	验证标本是否合格并重测标本	检查仪器状态	如需要进行涂片镜检及手工分类
27	红细胞碎片	阳性报警	涂片镜检		
28	双相性红细胞	首次出现阳性报警	涂片镜检		
29	红细胞难溶解	阳性报警和任何报警	复查 WBC 直方图/散点图	按实验室标准操作规程验证（考虑网织红细胞计数有误）	血涂片复检观察是否有异常形态的红细胞
30	PLT 聚集报警	任何计数值	检查标本有无凝块	血涂片复检（评估血小板数）	如血小板仍凝集，按实验室标准操作规程处理
31	PLT 报警	PLT 和 MPV 报警（除 PLT 聚集外）	涂片镜检		
32	IG 报警	首次结果阳性报警	涂片镜检		
33	IG 报警	有以前确认的阳性报警结果和 WBC Delta 核查失控	涂片镜检		
34	左移报警	阳性报警	按实验室标准操作规程处理		
35	不典型/异型淋巴细胞	首次结果阳性报警	涂片镜检		
36	不典型/异型淋巴细胞	有以前确认的阳性报警结果和 WBC Delta 核查失控	涂片镜检		
37	原始细胞报警	首次结果阳性报警	涂片镜检		
38	原始细胞报警	有以前确认的阳性报警结果和 WBC Delta 核查通过	按实验室标准操作规程处理		
39	原始细胞报警	有以前确认的阳性报警结果和 WBC Delta 核查失控	涂片镜检		
40	NRBC 报警	报警阳性	涂片镜检	若阳性，计数 NRBC，校正 WBC 数	
41	Ret	异常散点图/直方图	检查仪器状态是否正常	若为吸样问题则重复测定	如继续异常，则行涂片镜检

规分析水平。各实验室应在这41条复检规则的基础上建立符合自身条件且满足临床需求的复检规则，保证报告的正确性，有效避免漏检并降低假阳性率。

案例 2-3

某医院检验科安装了一条新的血细胞分析流水线。

问题：该新流水线在正式投入临床使用之前，还需要对仪器做什么以确保检测质量合格？

问题导航 2-4

1. 哪些情况下需要对血液分析仪进行校准？
2. 血液分析仪的性能评价主要包括哪些参数？
3. 血液分析仪的室内质控和室间质评的检测意义是什么？

四、校准、性能评价和质量控制

血液分析仪检测结果的准确性对疾病的诊断和治疗监测有直接影响，质量控制的目标就是要监测、检出和排除各类可能危害患者的风险因素。每台血液分析仪的质量首先由生产厂商通过正规方案进行确认，然后由实验室用户进行验证。校准（calibration）是指在规定的条件下，为确定测量仪器或测量系统所指示的量值，与对应的由标准所复现的量值之间关系的一组操作。在血液分析仪精密度良好的前提下，仪器校准是保证检测结果准确的关键步骤。

（一）校准

为保证血液分析仪检测结果准确，在以下情况时应对仪器进行校准：①血液分析仪在投入使用前（新安装或旧仪器重新启用）。②仪器维修后，可能影响检测结果的准确性时。③仪器搬动后，需要确认检测结果的可靠性时。④室内质量控制显示检测结果有漂移，并已排除仪器故障和试剂的影响因素后。⑤对于开展常规检测的实验室，应对仪器进行定期校准，要求每半年至少进行一次。

1. 校准物的来源

（1）商品化全血校准物：通常是稳定化的校准物，由血液分析仪的生产厂商提供，只适宜于配套的试剂和仪器，且已经过参考方法定值。

（2）新鲜血液校准物：其定值要求直接或间接地溯源至国际标准，可作为商品化全血校准物的替代或二者联合使用。使用非配套检测系统的实验室，只能使用新鲜血液校准物进行仪器校准。

2. 校准方法

（1）仪器准备：需先对仪器进行保养和清洁，确认仪器性能达到要求，如背景计数、携带污染率、精密度和线性要求等均应符合仪器说明书所标示的要求，同时应满足临床需求时，方可进行校准。否则须查找原因，必要时对仪器进行检修。

（2）校准的环境条件：环境温度应在18~25℃范围内。

（3）校准物测定：如果使用厂商提供的配套校准物（保存于2~8℃冰箱中），须在室温（18~25℃）条件下放置约15min，使其温度恢复至室温。轻轻地将校准物反复颠倒混匀，并置于两手掌间慢慢搓动，使校准物充分混匀，将两管校准物合在一起，混匀后再分装于2个管内，其中一管用于校准物的检测，连续检测11次，第一次检测结果弃去，以防止携带污染，取第2~11次的检测结果计算均值和与定值相差的百分数（不计正负号）；另一管用于校准结果的验证。如果使用新鲜血液作为校准物，则需采集新鲜血液分装于3个试管中，取其中一管连续测定11次，计算第2~11次测定结果的均值作为新鲜血液的定值；其他两管新鲜血液作为定值的校准物，用于仪器的校准及校准结果的验证。有自动校准功能的血液分析仪，仪器可自动计算出上述相关参数。

（4）校准结果验证：校准结果验证是为了确认当前校准是否有效。如校准验证确认有效，即完成校准工作。如达不到要求，须请维修人员进行检修。

（二）性能评价和验证

1. 性能评价　目前，血液分析仪的性能评价主要依据国际血液学标准化委员会（ICSH）细胞测定专家组制定的方案（表 2-8），以及美国临床和实验室标准化研究所（CLSI）推荐的 H26-A2 方案。

表 2-8　ICSH 规定的血液分析仪性能评价内容

项目	分析测量区间	精密度	携带污染	相关性	准确度	标本老化	干扰
血细胞计数	+	+	+	+	+	+	+
白细胞分类计数	+	+	+	+	+	+	+
网织红细胞计数	−	+	+	+	+	+	+
流式细胞仪检测免疫标志物	−	+	+	−	−	+	−

注：+ 为推荐完成的性能评价要素；− 为未作相应推荐

目前血液分析仪的性能评价主要包括以下要素。

（1）空白检出限：通常被称为"本底"，是由试剂或电子噪声所致，表现为仪器检测结果假阴性增高。仪器方法确认的核心问题是准确定量及区分极低浓度的 WBC 和 PLT 与仪器的本底。

（2）携带污染（carryover）：指由测量系统将一个检测样品反应携带到另一个检测样品反应，由此错误地影响了另一个检测样品的表现量的分析物不连续的量。通常用携带污染率（%）表示，一般应＜ 3%。用于评价携带污染的高值和低值标本通常取自临床，具体标本浓度分布范围见表 2-9。

表 2-9　用于评价携带污染的高值和低值标本相关成分的浓度值

指标	高值	低值
WBC（×10^9/L）	＞90	0～3
RBC（×10^{12}/L）	6.20	0～1.5
Hb（g/L）	220	0～50
PLT（×10^9/L）	900	0～30

（3）精密度（precision）：指在规定的条件下，同一实验室用同种方法在多次独立检测中分析同一样品所得结果的一致程度，包括批内精密度、日间精密度等。精密度的度量通常以不精密度（imprecision）表示，即同一实验室用同种方法在多次独立检测中分析同一样品所得结果的离散程度。血液分析仪的精密度结果需要包含全部病理范围，因此在选择标本时要兼顾高、中、低值。好的精密度是保证获得良好准确度的先决条件。

（4）准确度（accuracy）：指单次检测结果与参考值或真值间的符合程度，以误差表示。

（5）线性（linearity）：即分析测量区间（analytical measuring interval，AMI），是指检测标本时，在一定范围内可以直接按比例关系得出分析物含量的能力。

（6）检测下限（lower limit of detection，LLoD）和定量检测下限（lower limit of quantitation，LLoQ）：LLoD 指在一定概率下标本可被检测出来的最低浓度，在血液学中，指可与本底区分开的最低血细胞浓度值。LLoQ 指标本中能够准确定量的最低浓度值，且定量结果在可接受的精密度和准确度范围内，满足分析性能目标的最低 WBC 和 PLT 浓度。LLoD 和 LLoQ 主要反映对极低浓度 WBC 和 PLT 的准确定量能力。

（7）可比性（comparability）：指使用不同的检测程序测定某种分析物获得的检测结果间的一致性。结果间的差异不超过规定的可接受标准时，可认为结果具有可比性。

2. 性能验证（实验室的工作）　在常规使用前，实验室应从制造商或方法开发者获得相关信息，对血液分析仪的性能进行独立验证。目的是要验证厂家所述的性能与实验室具体的仪器所测结果是否相符。验证过程证实的性能指标应与检验预期用途相关。实验室应将验证程序文件化，并记录验证结果。验证结果应由授权人员审核并记录审核过程。目前临床实验室对血液分析仪性能验证的内容主要包括：本底计数、携带污染、批内精密度、日间精密度、线性、正确度、不同吸样模式的结果可比性、实验室内的结果可比性、准确度等。

（1）本底计数：本底即空白检出限。血液分析仪本底计数的结果应符合表 2-10 的要求。用稀释液作为标本在分析仪上连续检测 3 次，3 次检测结果的最大值应在允许范围内。一旦通过验证，每天都要进行本底核查以保证反应试剂微粒和电极噪声没有变化。

表 2-10　血液分析仪本底计数的检验要求

检测项目	WBC	RBC	Hb	PLT
指标范围	$\leq 0.5 \times 10^9/L$	$\leq 0.05 \times 10^{12}/L$	$\leq 2g/L$	$\leq 10 \times 10^9/L$

（2）携带污染：针对不同检测项目，各取一份高浓度和一份低浓度的临床标本，分别混匀后连续测定 3 次。按如下公式计算携带污染率（carryover ratio，CR）。

$$CR = \frac{L_1 - L_3}{H_3 - L_3} \times 100\%$$

式中，L_1：低浓度标本的第 1 次测定值；L_3：低浓度标本的第 3 次测定值；H_3：高浓度标本的第 3 次测定值。

携带污染率验证标本的浓度要求见表 2-11。

表 2-11　携带污染率验证标本的浓度要求

检测项目	WBC	RBC	Hb	PLT
高浓度值	$>90 \times 10^9/L$	$>6.20 \times 10^{12}/L$	$>220g/L$	$>900 \times 10^9/L$
低浓度值	$(0\sim3) \times 10^9/L$	$(0\sim1.50) \times 10^{12}/L$	$0\sim50g/L$	$(0\sim30) \times 10^9/L$

（3）批内精密度（within-run precision）：又称为重复性，是指在相同的检测条件下，对同一被测物进行连续测量所得结果间的一致程度，以变异系数作为评价指标。检测要求见表 2-12。

表 2-12　批内精密度检测要求

检测项目	检测范围	变异系数
WBC	$(4.0\sim10.0) \times 10^9/L$	$\leq 4.0\%$
RBC	$(3.5\sim5.5) \times 10^{12}/L$	$\leq 2.0\%$
Hb	$110\sim160g/L$	$\leq 1.5\%$
HCT	$0.35\sim0.55$	$\leq 3.0\%$
PLT	$(100\sim300) \times 10^9/L$	$\leq 5.0\%$
MCV	$80\sim100fl$	$\leq 2.0\%$
MCH	$27\sim34pg$	$\leq 2.0\%$
MCHC	$320\sim360g/L$	$\leq 2.5\%$

（4）日间精密度（inter-day precision）：指不同天内对同一被测物进行重复测量所得结果间的一致程度，以室内质控在控结果的变异系数作为评价指标。检测要求见表 2-13。

表 2-13　日间精密度检测要求

检测项目	WBC	RBC	Hb	HCT	PLT	MCV	MCH	MCHC
变异系数	≤6.0%	≤2.5%	≤2.0%	≤4.0%	≤8.0%	≤2.5%	≤2.5%	≤3.0%

（5）线性：常用的颗粒计数参数（WBC、RBC 和 PLT）和相关检测量 Hb 等都可以用统计学线性回归来估计线性，要求线性回归方程的斜率在 1 ± 0.05 范围内，相关系数 $r \geq 0.975$ 或 $r^2 \geq 0.95$，各项目满足要求的线性范围在使用说明书规定的范围内。

（6）正确度（trueness）：一系列检测结果的均值与靶值之间的一致程度，以偏倚（bias）作为评价指标，指同一实验室用同种方法在多次独立检测中分析同一样品所得结果的均值与靶值之间的差异。靶值可以是参考方法测定值、有证标准物质定值或其他适当定值，如室间质量评价计划的统计值。偏倚一般通过分析有证标准物质及其他适当参考物质、与参考方法或已知准确度的其他方法（如公认的指定比对方法）比对而获得，可用绝对值或相对值表示，有方向性，即可能是正偏倚或负偏倚。正确度验证的允许偏倚见表 2-14。

表 2-14　正确度验证的允许偏倚

检测项目	WBC	RBC	Hb	HCT	PLT	MCV	MCH	MCHC
偏倚	≤5.0%	≤2.0%	≤2.5%	≤2.5%	≤6.0%	≤3.0%	≤3.0%	≤3.0%

（7）不同吸样模式的结果可比性：同一台血液分析仪不同吸样模式检测标本的结果比较。同一台血液分析仪不同吸样模式的结果可比性应符合要求，见表 2-15。

表 2-15　血液分析仪不同吸样模式的结果可比性要求

检测项目	WBC	RBC	Hb	HCT	MCV	PLT
相对差异	≤5.0%	≤2.0%	≤2.0%	≤3.0%	≤3.0%	≤7.0%

（8）实验室内的结果可比性：以相对偏差作为评价指标。其可比性验证的允许偏差及比对标本的浓度要求见表 2-16。

表 2-16　可比性验证的允许偏差及比对标本的浓度要求

检测项目	浓度范围	标本数量所占比例	相对偏差
WBC（×10⁹/L）	<2.0	10%	≤10.0%
	2.0～5.0	10%	≤7.5%
	5.1～11.0	45%	
	11.1～50.0	25%	
	≥50.1	10%	
RBC（×10¹²/L）	<3.00	5%	≤3.0%
	3.00～4.00	15%	
	4.01～5.00	55%	
	5.01～6.00	20%	
	≥6.01	5%	
Hb（g/L）	<100	10%	≤3.5%
	100～120	15%	
	121～160	60%	

续表

检测项目	浓度范围	标本数量所占比例	相对偏差
Hb（g/L）	161～180	10%	≤3.5%
	≥181	5%	
PLT（×10⁹/L）	<40	10%	≤15.0%
	40～125	20%	
	126～300	40%	
	301～500	20%	≤12.5%
	501～600	5%	
	≥601	5%	
HCT	—	—	≤3.5%
MCV	—	—	≤3.5%
MCH	—	—	≤3.5%
MCHC	—	—	≤3.5%

注："—"表示对该项目无要求。

（9）准确度（accuracy）：指单次检测结果与参考值间的一致程度，以误差作为评价指标，用相对偏差表示。准确度验证的允许偏差见表 2-17。

表 2-17 准确度验证的允许偏差

检测项目	WBC	RBC	Hb	HCT	PLT	MCV	MCH	MCHC
允许偏差	≤15.0%	≤6.0%	≤6.0%	≤9.0%	≤20.0%	≤7.0%	≤7.0%	≤8.0%

（三）质量控制

为了给临床提供客观准确的检验信息，检验人员必须时刻关注血液分析仪质量控制的全过程，保证其符合国际和国内程序性文件的规范和标准。血液分析仪质量控制包括分析前、分析中和分析后的全过程。

1. 分析前 血液分析仪在分析检测前应确保各类变化因素符合检测要求，包括检验人员素质、仪器工作环境、仪器性能、配套试剂、合格的标本等，其中静脉或毛细血管血的采集是质量控制的基础。

（1）合格的检验人员：检验人员是仪器的操作者，应做到：①上岗前接受专业规范的技术和操作培训，掌握仪器原理、参数设置、试剂准备、操作程序，具有良好的医德医风、高度的责任心和质量意识，严格遵守各种规章制度和仪器的各项技术操作规程。②能解释和处理仪器和检测结果的数据、图形、报警等显示的含义和可能存在的检测干扰因素。③了解仪器内部结构，掌握仪器基本调试、日常保养维护和校正方法。④通过相关资格考试，取得上岗证。

（2）合适的检测环境：血液分析仪是精密的电子仪器，其安装环境有特殊要求，应按照仪器手册的说明，满足仪器对空间、温度、湿度、电源、抗电磁、抗热源、抗震动、光线、通风、防尘等基本条件的要求。任何环境因素的变化都可能影响仪器的稳定性，从而影响检测结果的精密度和准确度，因此要经常观察并做好记录，有问题及时纠正。

（3）合格的血液分析仪：新仪器安装后或每次维修后，必须按照我国关于临床血液学检验常规项目行业标准的分析质量要求，对血液分析仪进行技术性能评价和验证，包括仪器测试标本的精密度、准确度、线性范围、携带污染率等。有条件的可与其他性能稳定、运行良好、结果具有可溯源性的仪器进行比对，同时做好相应记录和管理工作。

（4）合格的配套试剂：不同厂家、不同型号的血液分析仪对试剂的要求不完全相同，不同的试剂，即使配方相同，内在的参数也不完全相同，包括试剂的 pH、电导率、渗透压和离子强度等，而血液分析仪对以上参数的细微变化都非常敏感。为保证检测结果的准确性和可靠性，推荐使用与仪器配套、在有效期内和批号一致的稀释液、溶血剂、洗涤液、染液、质控品、校准物。

（5）合格的检测标本：使用 ICSH 推荐的 EDTA-K$_2$（含量为 1.5~2.2mg/ml 血）抗凝的静脉血，尽可能使用真空采血系统采集静脉血，避免皮肤穿刺采血，采集足够量的血并尽可能于室温（18~22℃）2h 内完成检测。当血标本不能及时转运和检验时，应在较低温度（4℃）下保存，并尽快完成分析。

2. 分析中　应严格按照血液分析仪的标准操作规程（SOP）进行操作，同时做好校准和室内、室间质量控制。

（1）仪器启动：严格遵循 SOP，全面检查电源、试剂，一切准备就绪，予以开机。开机后要检查电压、气压等各种指标在仪器自检后是否在规定范围内。

（2）室内质控：在检测临床标本前，必须先做室内质控，确定各项检测参数在允许的 $\bar{x} \pm 3s$ 以内。间隔 2h 后，再做 1 次质控，如结果仍在 $\bar{x} \pm 3s$ 内，可继续检测患者标本；如超过 $\bar{x} \pm 3s$ 时，应查找失控原因并纠正后，才能继续检测，并填写失控报告。注意日间和批间检测的质控精密度，其决定了当天检测结果是否准确。质控品使用前，需充分颠倒混合，保证有形成分分布均匀。室内质控方法如下。

1）质控品室内质控法：质控品是用于质量控制的以商品的方式获得的液体、冰冻或冻干的物质，它与校准物质相似，但是质控物要通过校准后的仪器和稳定的血标本校准物质进行转换赋值。用质控品进行质量控制是将质控物测定值画在质控图上，用质控规则对数据进行直观的描述和解释。用于血液分析仪的质控品需要两个水平的分析浓度（正常值和高值），不推荐使用稀释的、低值的（如白细胞减少的和血小板减少的）和来源于血液系统肿瘤的质控物。

2）患者标本室内质控法：很多血液实验室使用"3 规则"评价特定患者标本红细胞计数（RBC）相关被测量的值，规则如下：3（RBC）= Hb（如 $5.0×10^{12}/L×3 ≈ 15g/dl =150g/L$）；3（Hb）= HCT[如 10g/dl（100g/L）×3 ≈ 30%]，一般允许结果误差在 3% 以内。因此，在没有红细胞形态学异常的情况下，如果 Hb 的值为 100g/L，则预期的 HCT 值范围在 29.1%~30.9%。如果没有红细胞形态异常（如正常的细胞大小，正常的平均红细胞血红蛋白含量和没有异形红细胞），这些细胞计数比例的不一致性提示存在一个或多个被测量参数的分析误差。例如，混浊的标本可能由于混浊干扰产生假性增高的 Hb 结果；这种情况下 HCT/Hb 明显地小于 3，而 Hb/RBC 明显地大于 3。

特定患者标本的 MCV、MCH 和 MCHC 的检测是相似的，并能够检测出随机误差。由于 MCHC 的变异范围很小，异常的 MCHC 经常能够提示潜在的错误结果，所以 MCHC 在很多自动分析仪中是最有用的。真正的 MCHC 增高见于球形红细胞贫血，降低见于缺铁性贫血，如果这类异常的红细胞在血涂片中未见，则与 RBC 相关的一个或多个被测量参数可能存在错误。错误结果可能来源于仪器故障或者标本自身，包括冷凝集、脂质或血浆副蛋白使得 MCV 和 MCHC 假性增高；白血病使得 MCHC 降低；渗透压变化如高脂血症改变了 MCV。MCHC 对同一患者来说十分恒定，因此可用差值检查法检测这类指数以提供基于患者数据的仪器故障和标本错误标识的检出。

3）室内质量控制的室间评价法：是指多个临床实验室对同一型号血液分析仪使用相同质量控制品的结果进行定期比较，以反映不同实验室检测结果的一致性和准确性。

（3）标本检测：应保证血标本无凝血、溶血；仪器吸样前，标本要充分混匀。

（4）仪器清洁：在分析过程中，应注意保证血液污染仪器处的清洁。分析完成后，除了仪器自动洗涤外，必须按照 SOP 进行清洁保养，使用配套的关机清洗液，并处理检测废液和清洁仪器外部。

3. 分析后 血标本测定完毕，应在低温下留存适当时间，以备对检测结果有疑惑，对可能存在的干扰因素进行复查、核对时使用。分析后质量控制主要包括以下环节。

（1）仪器结果分析：根据直方图及参数变化确定计数结果是否准确及是否需要复检，分析有密切关联的参数之间的关系，相互参照，对保证质量有重要价值，如 RDW 与红细胞形态一致性的关系；RBC、HCT、Hb 与 MCV、MCH、MCHC 之间的变化关系；白细胞与白细胞分类计数之间的关系等，以判断仪器运转是否正常。血液分析仪的检测结果受到患者血标本中多种因素的干扰，所以在分析检测结果时要综合考虑，才能得到合理、正确的结论。

（2）血涂片复检：按照 ISLH 的复检规则，并结合实验室的自身情况，设定规则对报警和异常标本进行血涂片的显微镜形态学复检。

（3）结合临床情况做相关分析：检测结果出现异常时，如已排除检测中影响因素的可能性，则可结合患者的临床资料予以合理解释。临床医生对实验室结果的评价是质量控制的重要环节，实验数据是否符合临床实际也是衡量结果正确与否的重要依据之一。因此，实验室要经常定期听取临床医生的意见以不断完善临床标本的分析检测工作。

二维码知识聚焦 2-4

（廖红艳　粟　军）

第二节　血涂片制备与染色

案例 2-4

患儿男性，3 岁，因面色苍黄 1 月余，加重伴咳嗽 3 天入院，1 个月前患儿无明显诱因出现面色苍黄，家长未予重视，未曾诊治，3 天前面色苍黄加重，伴咳嗽，不剧烈，以白天为主。查体：发育正常，营养良好，急性面容，意识清楚。面色苍黄、无发绀，无皮疹及皮下出血点，腹平软、无移动性浊音。患儿母亲有轻度贫血（原因不明）。主诊医师开具血常规检验，检验结果如下。

*** 医院检验报告

姓名：**	患者 ID 号：***	申请单号：*********		标本状态：合格
性别：男	科别：儿一科	申请医生：***		标本类型：全血
年龄：3 岁	床号：**	临床诊断：贫血黄疸查因		检验项目：血常规

项目名称	结果	提示	单位	参考区间
红细胞计数（RBC）	3.17	↓	$\times 10^{12}$/L	4.0～5.5
血红蛋白浓度（Hb）	75	↓	g/L	112～149
血细胞比容（HCT）	0.235	↓	L/L	0.340～0.430
平均红细胞体积（MCV）	73.9	↓	fl	76.0～88.0
平均红细胞血红蛋白含量（MCH）	23.6	↓	pg	24.0～30.0
平均红细胞血红蛋白浓度（MCHC）	320		g/L	310～355
红细胞体积分布宽度变异系数（RDW-CV）	25.9	↑	%	11.5～14.5
血小板计数（PLT）	321		$\times 10^9$/L	188～472
白细胞计数（WBC）	10.4		$\times 10^9$/L	4.4～11.9
中性分叶核粒细胞百分率（NEUT%）	38.1		%	22.0～65.0

续表

淋巴细胞百分率（LYMPH%）	55.8	%	23.0～69.0
单核细胞百分率（MONO%）	3.2	%	2.0～11.0
嗜酸性粒细胞百分率（EO%）	1.9	%	0.0～9.0
嗜碱性粒细胞百分率（BASO%）	1.0	%	0.0～1.0
中性分叶核粒细胞绝对值（NEUT#）	4.0	$\times10^9$/L	1.2～7.0
淋巴细胞计数（LYMPH#）	5.8	$\times10^9$/L	1.8～6.3
单核细胞计数（MONO#）	0.30	$\times10^9$/L	0.12～0.93
嗜酸性粒细胞计数（EO#）	0.20	$\times10^9$/L	0.00～0.68
嗜碱性粒细胞计数（BASO#）	0.10 ↑	$\times10^9$/L	0.00～0.07

备注：参考区间使用中华人民共和国卫生行业标准 WS/T 779—2021（儿童）

采集时间：*****　　接收时间：*****　　报告时间：*****

检验者：**　　批准者：**　　检验仪器/方法：*** 血液分析工作站

问题：

1. 该患者的血涂片检查可能会有何种异常？
2. 检验人员如何保证血涂片的质量？
3. 如何解读该患者的血常规检验报告？

问题导航 2-5

1. 案例中的患者需要进行血涂片检查吗？检验人员应该如何正确制备血涂片？
2. 血涂片常用的染色方法有哪些？
3. 如何保证血涂片的染色质量？

一、血涂片制备

在血液一般检验中，自动血液分析仪在分类正常典型（成熟）白细胞方面具有优势，而血涂片显微镜检查可根据形态特征的微小差异进行细胞鉴别，因此显微镜检查是血常规工作中重要的复检手段，以便为临床提供全面正确的血常规报告。血涂片的显微镜检查临床应用广泛，特别是对于各种血液病的诊断和鉴别诊断，具有不可替代的价值。如果血涂片制备不良或染色不佳，常使血细胞的形态学诊断面临困难，譬如血膜过厚而使细胞重叠变形，染色不佳而导致细胞辨认不清等。因此，制备厚薄适宜、头体尾分明、染色良好的血涂片，是血液学检查的基本技术之一。

（一）载玻片准备

制备血涂片所需的载玻片要求清洁干燥。通常新购载玻片附有碱性物质，须用清洗剂或1mol/L 盐酸溶液浸泡 24h，再用清水彻底冲洗，干燥后备用。注意使用载玻片时，切勿用手触摸载玻片表面，以保持载玻片干净无油脂。

（二）血涂片制备方法

血涂片的制备方法很多，常用的有手工推片法、自动推片法等。手工推片法仍是目前临床应用最广泛的制片方法。血涂片既可直接用未抗凝静脉血或毛细血管血，也可用 EDTA 抗凝的血标本制备。

1. 手工推片法　取充分混匀的血标本 1 滴，置于载玻片一端接近 1/3 处。左手拇指及中指握住载玻片两端，右手持推片从血滴前方向后移动接触血滴，使血滴沿推片与载玻片的接触缘展开，展开至距载玻片边缘约 5mm 时，保持推片与载玻片呈 30°～45°，以均匀、平稳的速度向前推进，便制成血涂片；然后将血膜在空中晃动，使其迅速干燥。

需注意疟原虫检查时通常是把厚、薄血膜涂在一张载玻片上，将推片左下角的血滴涂于载玻片的中央区域，取 4～5μl 血，由里向外划圈涂成直径 0.8～1.0cm 的圆形厚血膜，厚度以 1 个油镜视野内可见到 5～10 个白细胞为宜。用干棉球抹净推片左下角上的血渍，然后取 1～1.5μl 血，将推片下缘平抵载玻片的中线，当血液在载玻片与推片之间向两侧扩展至约 2cm 宽时，使两张载玻片保持 25°～35°，从右向左迅速向前推成舌状薄血膜（图 2-26）。厚血膜制作后 1 天内染色无须溶血，超过 1 天的应溶血。先将干燥的厚血膜滴加蒸馏水，溶解红细胞，脱去血红蛋白，待干燥后，再与薄血膜一起染色。

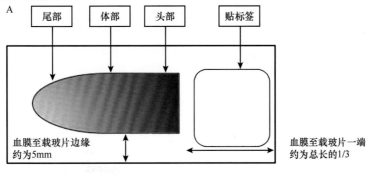

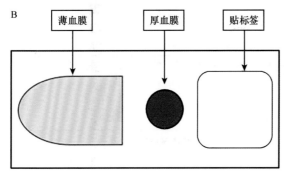

图 2-26　血涂片制作示意图

A. 普通血涂片；B. 疟原虫检查血涂片

2. 自动推片法　某些自动血液分析仪配套有自动推片机和染色仪，自动推片机原理是以机械手臂模拟人工方式对载玻片上血标本进行涂片。仪器可以按照操作模式完成自动送片、取血、推片、标记至染色等步骤，以解决血液学实验室样本数量的日益飙升问题。

（三）方法学评价

1. 手工推片法　使用血量少，操作简单，临床应用最广，主要用于观察血细胞形态及仪器法检测结果异常时的复查。

2. 自动推片法　制作涂片中细胞分布均匀、形态保持良好；可根据血细胞比容自动调整推片角度，且推片机与染色仪可与血液分析仪联机使用，适用于大批量标本的处理。仪器法可提供高质量的检测结果和高水平的检测效率，也有推染片、单独推片、单独染片等多种操作模式可选，可根据实验室需求调整推片、染片条件，但相对费用较高。

（四）质量控制

1. 血涂片质量要求　良好血涂片制备的标准主要包括：①血膜长度至少为 25mm，距离载玻片两侧边缘至少为 5mm，且边缘光滑。②血膜整体厚薄适宜，从头部向尾部应由厚到薄渐变，并且头、体、尾分明，末端呈舌形或羽毛状。③血膜中间无颗粒、空隙或划线。④在镜检区域内，血细胞形态无人为异常改变。除部分淋巴细胞增生性疾病外，镜检区域内破损白细胞量应<2%。

2. 血涂片制备质量保证

（1）操作前：①载玻片：载玻片和推片应符合要求，载玻片需清洁、干燥、中性、无油腻，切勿用手触及载玻片表面。②标本：未抗凝的毛细血管血、静脉血或 EDTA-K$_2$ 抗凝静脉血均可，但抗凝血需在 4h 内制备血涂片，否则细胞形态可能发生改变。需要注意选择合适的抗凝剂，如草酸盐可使血小板聚集，并影响白细胞形态；肝素过量可引起白细胞聚集，不适合做白细胞分类。此外，肝素抗凝血不适用于制作血涂片，因瑞特染色后出现深蓝色背景，影响显微镜检查。

（2）操作中：①制备厚薄适宜的血涂片：血涂片的厚薄与血滴的大小、推片与载玻片之间的角度、推片时的速度及血细胞比容均有关。血滴大、角度大、速度快则血膜厚，反之则血膜薄。如血细胞比容降低的患者，血液较稀，采用较大角度和较快的速度推片效果好。②制备分布均匀的血涂片：血膜分布不均主要是推片边缘不齐、用力不均和载玻片不清洁所致。各种常见的血涂片制备效果见图 2-27。

（3）操作后：①制备好的血涂片应在空气中晃动，使其尽快干燥。天气寒冷或潮湿时，应置于 37℃ 恒温箱中促进干燥，以免细胞变形缩小。②血涂片制备好后要标记。③制备好的血涂片应在 1h 内染色，或于 1h 内用无水甲醇固定后再染色，否则细胞形态会发生改变。

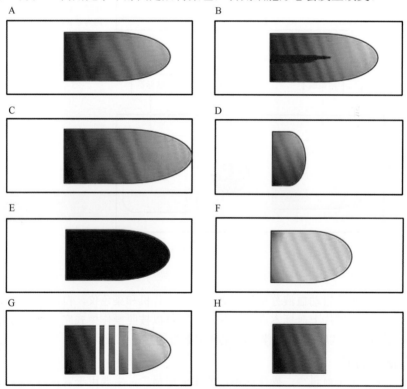

图 2-27　各种血涂片制备效果模式图

A. 良好的血涂片；B. 血涂片有气泡；C. 血涂片过长；D. 血涂片过短；E. 血涂片过厚；F. 血涂片过薄；G. 血涂片呈不规则间断；H. 血涂片无尾部

3. 血涂片的常见质量问题、可能原因及解决办法　见表 2-18。

表 2-18　各种血涂片常见质量问题、可能原因及解决办法

血涂片常见质量问题	可能原因	解决办法
过长或过短	推片角度不佳或血滴大小不恰当	调整推片角度或血滴大小

血涂片常见质量问题	可能原因	解决办法
过厚或过薄	推片角度不佳或血滴大小不恰当	调整推片角度或血滴大小
两侧无空隙	推片太宽，血滴展开太宽	选择有切角的推片，展开血滴的时间应适当缩短
无尾部	血滴太大或推片未推到载玻片另一端即停止	减少血量；推片必须推到载玻片的另一端，不可中途停止
不规则间断	推片时用力不均，推片与载玻片贴得过紧	推片与载玻片适当接触即可，不宜贴得过紧
有空泡	载玻片上有油脂	清洗载玻片，或换成洁净载玻片

二、血涂片染色

为了使血细胞着色，血涂片需要进行染色，即用染料将细胞膜、细胞质、细胞核等染成不同的颜色，便于在显微镜下观察识别。血涂片的染色方法很多，但大多是从罗氏染色（Romanowsky stain）演变而来的，常用的有瑞特染色（Wright stain）、吉姆萨染色（Giemsa stain）和瑞-吉复合染色（Wright-Giemsa stain）等。瑞特染色的主要特点是可以较好地区分细胞质特异性颗粒，而吉姆萨染色则对细胞核染色质具有良好的着色效果，瑞-吉复合染色则兼具两者之长。另外，还有细胞化学染色（cytochemical stain），即利用化学反应显示细胞内各种酶类、铁、蛋白质、脂类、糖类及核酸等，多用于血液病的诊断，以及对细胞抗原标志物进行定位或定量的免疫组织化学染色（immunohistochemical stain，IHC）等。

（一）常用染料

1. **碱性染料**　即阳离子染料，如噻嗪类染料亚甲蓝（methylene blue）、天青、苏木素等，其有色部分为阳离子，可与细胞内的酸性成分如DNA、RNA、特异的中性颗粒基质、某些细胞质蛋白等结合，主要用于细胞核染色。

2. **酸性染料**　即阴离子染料，主要为伊红（eosin），又名曙红，通常为伊红钠盐，其有色部分为阴离子，可与细胞内碱性成分如血红蛋白、嗜酸性颗粒及细胞质中某些蛋白质等结合而染色。

3. **复合染料**　即同时具有阴离子型、阳离子型的染料。阴离子染料伊红Y或伊红B常与噻嗪类染料（如亚甲蓝、天青等）作对比染色，将两种染料混合，可使细胞红蓝分明，易于辨识，如瑞特染色、吉姆萨染色等。

（二）染色方法

1. **瑞特染色**

（1）染色原理：①物理吸附及化学亲和作用：不同的细胞由于其所含化学成分不一样，对染料的亲和力也不一样，因此瑞特染色后各种细胞及细胞成分会呈现不同的颜色，各种血细胞成分的着色原理及染色后的着色效果见表2-19。②甲醇可使伊红和亚甲蓝溶解并解离为离子状态（E^- 和 M^+），其具有很强的脱水能力，可将红细胞固定为一定的形态，并且可使蛋白质被沉淀为网状或颗粒状，提高细胞对染液的吸附作用，增强染色效果。③甘油可防止甲醇蒸发，可使细胞着色更清晰。

表 2-19　各种血细胞成分瑞特染色的原理及染色后的着色效果

细胞成分	着色原理	着色效果
血红蛋白及嗜酸性颗粒等	为碱性物质，与酸性伊红结合	红色
淋巴细胞细胞质、嗜碱性颗粒、原始红细胞和早幼红细胞细胞质等	为酸性物质，与碱性亚甲蓝结合	蓝色
中性颗粒	为中性，与伊红、亚甲蓝均可结合	淡紫红色
细胞核	pH6.4~6.8条件下DNA、RNA带正电荷，组蛋白为强碱性物质，两者均可和伊红结合；同时细胞核还含有少量弱酸性物质，可与亚甲蓝结合，但蓝色反应较弱	紫红色

（2）试剂：①瑞特染液：由酸性染料伊红和碱性染料亚甲蓝组成复合染料溶于甲醇而成。亚甲蓝和伊红在水溶液中生成一种疏水的伊红化亚甲蓝中性沉淀物（MCl+NaE ⟶ ME↓+NaCl），即瑞特染料。甲醇可溶解瑞特染料，使其解离为带正电荷的亚甲蓝（M^+）或天青和带负电荷的伊红离子（E^-），血细胞内的不同成分可以选择性地吸附和亲和染料而着色。②磷酸盐缓冲液（phosphate buffer saline，PBS）：其 pH 保持在 6.4～6.8，使染色环境在相对恒定的酸碱度内，使细胞着色稳定。瑞特染液和磷酸盐缓冲液的配方见表 2-20 和表 2-21。

表 2-20　瑞特染液的配制

成分	用量
瑞特染粉	0.1g
甲醇（AR）	60ml

表 2-21　磷酸盐缓冲液的配制

成分	用量
磷酸二氢钾（KH_2PO_4）	0.3g
磷酸氢二钠（Na_2HPO_4）	0.2g
蒸馏水（dH_2O）	加至 1000ml

（3）操作步骤：①划线：待血涂片充分干透以后，用蜡笔在血涂片一端编号，并在血膜两端划线，以防染色时染液外溢。②加瑞特染液：将血涂片平放于染色架上，滴加瑞特染液 3～5 滴，以覆盖整个血膜为度，固定 0.5～1min。③加磷酸盐缓冲液：滴加与瑞特染液等量或稍多的缓冲液，轻轻摇动载玻片或用洗耳球对准血涂片吹气使其与染液充分混合，室温下染色 5～10min。④冲洗：平持血涂片，用细小流水缓缓冲去染液，从头部冲向尾部，直至冲洗干净。⑤干燥：直立血涂片于载玻片架上，使其自然干燥或用吸水纸吸干。

2. 吉姆萨染色

（1）染色原理：吉姆萨染液由天青和伊红组成。染色原理和结果与瑞特染色法基本相同。吉姆萨染色法加强了天青的作用，提高了噻嗪类染料的染色效果。

（2）操作步骤：①固定：将血涂片用甲醇固定 3～5min。②染色：将固定好的血涂片置于已稀释的吉姆萨染液中浸染 10～30min，取出后以流水冲洗，干燥后镜检。

3. 瑞-吉复合染色　该复合染色法结合了瑞特染色和吉姆萨染色的优点。在瑞特染色过程中，以稀释吉姆萨染液代替缓冲液，或先用瑞特染液染色后，再用稀释的吉姆萨染液复染；或者在瑞特染液配方的基础上，每 1.0g 瑞特染料添加 0.3g 吉姆萨染料，其染色步骤同瑞特染色。

（三）方法学评价

血涂片的几种染色方法各有其优缺点，其方法学评价见表 2-22。

表 2-22　常用血涂片染色的方法学评价

方法	方法学评价
瑞特染色	最常用，对细胞质成分及中性颗粒等染色效果好，但对细胞核的染色效果不如吉姆萨染色
吉姆萨染色	对细胞核和寄生虫等着色良好，染色过程易控制，不易被污染；但对细胞质颗粒着色稍逊，且染色时间较长，费用较高
瑞-吉复合染色	结合了瑞特染色和吉姆萨染色的优点，对细胞质、颗粒、细胞核均着色清晰，对比鲜明；但此法染液变性快、易被污染

（四）质量控制

血涂片的染色效果与血涂片制备、染液质量、染色时间、染液浓度、pH 等多种因素密切相关，主要体现在染色前、染色中和染色后三个环节。

1. 染色前

（1）血涂片制备：①载玻片：需采用清洁、干燥、中性、无油腻的载玻片。②血涂片应厚薄适宜、长度合适。③固定血膜：刚推制好的血膜可用洗耳球吹干，也可在空气中挥动载玻片，加速干燥。一定要保证干透，否则在染色及冲洗过程中，血膜容易脱落。④尽量在涂片后 1h 内染色，可用无水乙醇固定后染色。

（2）染液质量：①新配制的染液往往偏碱性，染色效果较差，因此需在室温下储存一定时间后，待染液"成熟"后再使用。染液成熟的过程主要是亚甲蓝逐渐转变为天青 B 的过程，在密封条件下，储存时间越久，转化的天青 B 越多，染色效果越好。瑞特染液的质量除了用实际染色效果来评价外，还可采用吸光度比值（absorbance ratio，RA）即成熟指数作为瑞特染液的质量评价指标，$RA = A_{650nm}/A_{525nm}$，新配制的染液 RA 接近于 2，待 RA 降至 1.3 ± 0.1 方可使用。②染液应储存于棕色瓶中，并注意盖严瓶口，以免甲醇挥发或氧化成甲酸。③pH：瑞特染色主要通过酸碱结合而着色，因此环境酸碱度对染色结果影响很大。细胞各种成分均含大量蛋白质，蛋白质是两性电解质，所带正负电荷的数量随溶液 pH 变化而变化。对某一蛋白质而言，如环境 pH＜pI（pI 为该蛋白质的等电点），该蛋白质带正电荷增多，易与酸性伊红结合，染色偏红色；当环境的 pH＞pI 则该蛋白质带负电荷增多，易与亚甲蓝结合，染色偏蓝色。因此，要求染色缓冲液 pH 在 6.4～6.8 为佳。

2. 染色中 ①染液用量：染液用量以刚好覆盖血膜为宜，若用量过多，会造成深染；若过少，会导致血涂片局部难以着色，或易干而使染料沉积。②混匀：染液与缓冲液需充分混匀，否则细胞着色不均。③染色时间：环境温度越低、细胞越多，染色时间越长；反之亦然。④冲洗：应用细小水流，避开血膜，将染液漂浮并冲洗干净，不能先倒掉染液再用水冲洗，以免染料颗粒沉着于血涂片上，干扰形态观察。⑤复染：若染色过浅，可以复染。复染时需先加缓冲液再加染液，或加两者的混合液，不可先加染液再加缓冲液。⑥脱色：若染色过深，可用甲醇适当脱色，或用清水浸泡脱色。

3. 染色后 血涂片染色后需要评价染色效果，对染色不佳的涂片要寻找原因并及时进行纠正。

（1）血涂片染色效果的评价：正常情况下，经瑞特染色后血膜外观呈淡紫色。于显微镜下红细胞呈粉红色圆盘状；白细胞细胞核染成紫红色，核染色质结构清楚，细胞质中颗粒清楚，并显示出各种细胞特有的色彩，如中性粒细胞的颗粒染成紫红色，嗜碱性粒细胞颗粒染成深紫色，嗜酸性粒细胞颗粒染成橘红色，淋巴细胞细胞质染成淡蓝色；而血小板染成紫红色等。

（2）染色效果不良的常见原因及补救措施见表 2-23。

表 2-23 血涂片染色效果不良的常见原因及补救措施

染色效果	常见原因	补救措施
染色偏浅	染色时间偏短、冲洗时间过长	规范操作，可以复染
染色偏深	染色时间偏长、冲洗时间过短	可用甲醇适当脱色，或用清水浸泡脱色
染色偏蓝	新载玻片未用酸处理、新配制染液，或冲洗用水的 pH 过高、稀释染液未用缓冲液、储存的染液暴露于阳光下	更换染液、载玻片，或用含 1% 硼酸的 95% 乙醇溶液冲洗 2 次，再用中性蒸馏水冲洗，待干后镜检
染色偏红	染液质量不佳（被氧化）、冲洗用水的 pH 过低、血涂片干燥前加封片	保证染液质量，规范操作，使用中性蒸馏水冲洗
蓝色背景	固定不当、血涂片未固定而储存过久，或使用肝素抗凝血	注意血涂片的固定，使用 EDTA 抗凝血
染料沉积	染液未过滤、冲洗方法不当	更换染液、规范操作，或用甲醇冲洗 2 次，并立即用水冲掉甲醇，待干后复染

知识拓展 2-3

　　1. 如何规范血涂片的制备？

　　2. 血涂片瑞特染色的原理是什么？

　　3. 血涂片瑞 - 吉复合染色有什么优点？

问题导航 2-6

1. 血细胞计数板的原理是什么？

2. 血细胞计数板与血液分析仪的优缺点各有哪些？

3. 若采用手工法红细胞计数如何保证其质量？

第三节　血细胞计数器材

一、改良纽鲍尔血细胞计数板

（一）计数板的结构

1. 大体结构　改良纽鲍尔血细胞计数板由优质厚玻璃制成。每块板由"H"形凹槽分为上、下两个相同的计数室（池），计数室两侧各有一条支持柱（支持堤），其表面比计数室平面高出 0.10mm。将特制的专用盖玻片覆盖其上，即可形成高 0.10mm 的计数池（图 2-28）。

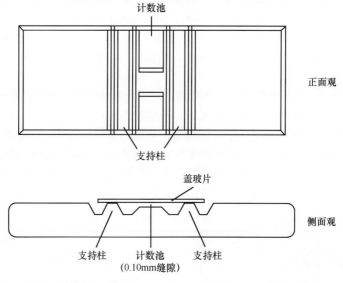

图 2-28　改良纽鲍尔血细胞计数板结构图

2. 区域划分　每个计数池划分为 9 个大方格（图 2-29），且均呈正方形，大方格边长为 1mm，其面积为 $1.0mm^2$，加盖玻片后计数池的深度为 0.1mm，因此每一大方格的容积为 $0.1mm^3$（即 $0.1\mu l$）。每个计数池四角的 4 个大方格用单线等分为 16 个中方格，作为白细胞计数用；中央大方格用双线等分为 25 个中方格，每个中方格又用单线等分为 16 个小方格，中央大方格内位于四角的 4 个及中间 1 个（共 5 个）中方格为红细胞和血小板计数区域。计数池大方格每边长度的误差应在 ±1% 以内，盖玻片与计数池间隙深度的误差应在 2% 以内。

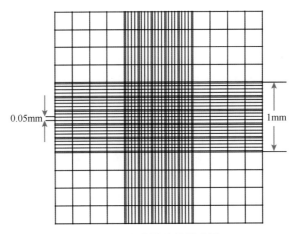

图 2-29　计数池分格模式图

3. 盖玻片　改良纽鲍尔血细胞计数板专用盖玻片（血盖片）长 24mm、宽 20mm、厚 0.6mm，要求其表面平整光滑，不平整度的误差应在 ± 0.002mm 以内。

（二）计数板的使用

1. 器材准备　准备好洁净干燥的血细胞计数板，采用推压法从计数板下缘向前平推盖玻片，将其覆盖在计数室上，以形成真正的计数池。

2. 稀释血液　取洁净干燥试管一支，加血细胞稀释液如红细胞稀释液 2.0ml 或白细胞稀释液 0.38ml，再加入抗凝血 10μl 或 20μl，充分混匀备用。

3. 充池　再次将小试管中的细胞悬液混匀，用微量吸管吸取细胞悬液适量或玻璃棒蘸取细胞悬液 1 滴，充入改良纽鲍尔血细胞计数板的计数池中。然后静置 2～3 分钟，待细胞充分下沉。

4. 显微镜计数　首先观察计数池内细胞分布是否均匀，然后在高倍镜下计数中央大方格内四角 4 个及中间的共 5 个中方格内的红细胞数，在低倍镜下计数四角的 4 个大方格内的白细胞数。计数时，需按照一定的顺序（通常以"城垛式"移动视野，对压线细胞则遵守"数上不数下、数左不数右"的原则），避免重复或遗漏（图 2-30、图 2-31）。

5. 计算　将所数得的红细胞数或白细胞数，根据相应的换算公式，计算出每升血液中的红细胞数或白细胞数。

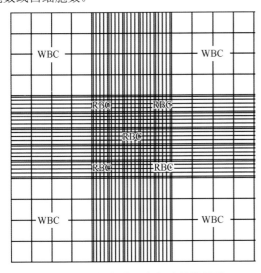

图 2-30　红细胞、白细胞计数区域

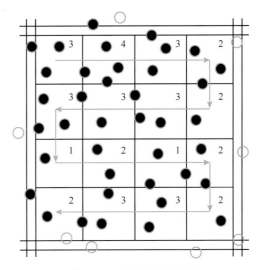

图 2-31　血细胞计数原则

实心圆表示计数的细胞，空心圆表示不计数的细胞

（三）质量控制

1. 改良纽鲍尔血细胞计数板

（1）计数板鉴定：在细胞计数中要求计数室平面光滑、分格清晰，各方格面积准确，因此计数板在启用前及使用后每隔 1 年都要进行鉴定，以防计数板不合格或磨损而影响计数结果的准确性。①计数室深度：将微米千分尺尾部垂直架在计数板两柱上，移动微米千分尺尾部，多点测量计数池的高度，其误差应在 ± 2%（ ± 2μm）以内。②计数室边长：应采用严格校正的目镜测微器测量计数室的边长，每个大方格边长的误差应小于 1%。

（2）盖玻片：①盖玻片检查：其包括厚度和平整度，要求盖玻片应平整、光滑、无裂痕，厚薄均匀。厚度检查使用微米千分尺对盖玻片的厚度进行多点测量，最少测 9 个区，每区测 2 个点，要求区域间厚度差<2μm；平整度检查可采用平面平晶仪、卡尺测量、吸附法以及彩环法等，若使用平面平晶仪检查盖玻片两表面的干涉条纹，其条纹细密均匀或微弯曲为符合要求；也可将洁净的盖玻片紧贴于干燥的平面玻璃上，若能吸附一定时间不脱落，落下时呈弧线旋转，表示盖玻片平整、厚薄均匀；另外，合格的盖玻片放置在计数室表面后，与支持柱紧密接触的部位可见到彩环（即 Newton 环）。②盖玻片使用：WHO 推荐采用推压法，此法较盖式法更能保证充池的体积准确。

（3）计数板和盖玻片的维护：使用中勿用手指接触计数板或盖玻片表面，防止污染，以免充池时产生气泡。计数板和盖玻片使用后应依次用 95%（*V/V*）乙醇、蒸馏水棉球擦拭，最后用清洁纱布拭净。切记勿用粗糙织物擦拭，以免磨损计数室刻线。

2. 充池

（1）充池前：应再次振荡细胞悬液 30s，使其充分混匀，但注意避免产生过多气泡，以免影响准确计数，也要防止剧烈振荡导致细胞被破坏。

（2）充池中：应一次充满，如充液过少、有气泡或出现溢出，应清洗计数板及盖玻片后重新操作，且操作中不能移动盖玻片。

（3）充池后：不能移动盖玻片。

3. 计数

（1）细胞分布：如果在计数前，观察到计数池中细胞明显分布不均，应重新充池。若进行白细胞计数时，各大方格的细胞数不得相差 8 个以上；两次重复计数误差不超过 10%。

（2）计数原则：压线的细胞应按照"数上不数下、数左不数右"的原则，避免漏数或重复计数。注意辨别细胞与非细胞成分。

4. 计数误差
血细胞显微镜计数的误差主要有技术误差和固有误差两大类。

（1）技术误差（technical error）：由于操作不正规或使用器材不准确造成的误差。这类误差可通过熟练的操作及仪器的校正而显著减小甚至避免，属于系统误差。导致技术误差的常见原因见表 2-24。

表 2-24　血细胞计数板技术误差的常见原因

技术误差	常见原因
器材误差	移液管、微量吸管或计数板超过各自允许误差，未经校正；盖玻片不平整；稀释液未过滤，杂质太多等
采血部位不当	凡创伤、炎症、紫癜及其他循环不良部位采血，均可影响检验结果，推荐静脉血标本
稀释倍数不准	吸取稀释液或者血液的量不准确；稀释液放置过久，水分蒸发浓缩等
取血量不准	吸血时产生气泡、未擦去管外余血或血液发生凝固等
充池不当	充池前细胞悬液未充分混匀，充池过多或过少、充液不连续、计数室内有气泡，充池后移动盖玻片等
细胞计数不准确	压线细胞计数时，未遵守计数原则；辨认细胞有误或计数过程不准确等
其他细胞影响	如外周血出现较多有核红细胞，可对白细胞计数结果产生影响，须校正

（2）固有误差（inherent error）：主要指计数域误差或分布误差，是由于计数室内每次血细胞分布不可能完全相同所造成的误差，属于偶然误差。根据统计学原理，血细胞在计数室内分布的不均一性符合泊松分布（Poisson distribution），即标准差 $s=\sqrt{m}$，其中 m 为计数池内重复计数的均值，则变异系数 CV（%）$=s/m\times100\%=\sqrt{m}/m\times100\%=1/\sqrt{m}\times100\%$。可见计数范围越大，计数的细胞越多，计数域误差越小。以白细胞计数为例，若白细胞计数太低（一般 $<3\times10^9/L$），可增加计数范围（如计数 8 个大方格内的白细胞数）或降低稀释倍数（如采集 40μl 血液）；若白细胞计数太高（$>15\times10^9/L$），可适当增加稀释倍数（如采集 10μl 血液或取 0.78ml 稀释液）。

（四）方法学评价

血细胞计数板显微镜计数法设备简单、方便易行、价格低廉，在严格规范条件下，可用于校准自动化分析仪及其结果异常的复查，也适用于日常标本量较少的基层医疗机构和教学单位等。其缺点是费时、费力，受器材质量、操作者水平、计数域误差等多种因素的影响，精确度不够高。为了进行个人技术考核与室间质量评价，计数板细胞计数可采用以下两种考核方法。

1. 两差比值法　即随机抽取 1 份标本进行重复计数，该份标本在短时间内两次计数结果之差的绝对值与两次计数结果之和的平方根之比，即为两差比值。两差比值以 r 表示，分别以 x_1、x_2 代表两次计数所得的细胞数。

$$r=\frac{|x_1-x_2|}{\sqrt{x_1+x_2}}$$

若两差比值 >1.99，则两次结果有显著性差异，则失分系数为（100–60）/1.99=20.1。根据两差比值可以计算其质量得分，质量得分 $=100-(r\times20.1)$，并可按照质量得分进行质量评价，如 <60 分为不及格，60～69 分为及格，70～79 分为中，80～89 分为良，90～100 分为优。

2. 双份计数标准差评价法　该方法需准备多个标本，每个标本均作两次计数，用每个标本的两次计数之差来计算标准差，然后求得变异系数及质量得分。以 n 表示标本数，分别以 x_1、x_2 代表同一标本两次计数的结果。质量得分 $=100-(CV\times2)$，根据质量得分进行质量评价，方法同两差比值法。

$$\bar{x}=\frac{\sum x_1+\sum x_2}{2n}$$

$$s=\frac{\sqrt{\sum(x_1-x_2)^2}}{2n}$$

$$CV（\%）=\frac{s}{\bar{x}}\times100\%$$

二维码知识聚焦 2-6

知识拓展 2-4

1. 如何减少血细胞计数板的技术误差？
2. 血细胞计数板的鉴定方法有哪些？

二、微量吸管

微量吸管即一次性使用微量采血吸管。常用的 20μl 及以下的微量采血吸管，是与带孔乳胶吸头配合，从患者手指定量采集血液的一次性使用器材，可供血红蛋白浓度、红细胞计数、白细胞计数等常规检验用。乳胶吸头是帮助用吸管采集和从吸管内挤出血样的器具。其原理为通过挤压乳胶吸头，使刻度微量吸管内产生负压而吸取液体。

（一）微量吸管的结构

微量吸管按公称容量（最大刻度容量）分为 10μl 和 20μl 两种规格。按标线数量分为单标线和双标线两种，同时有 10μl 标线和 20μl 标线的吸管为双标线吸管。微量吸管具有采血端和配合端，采血端即吸管用于在采血部位采集血液的一端；配合端即吸管与乳胶吸头连接的一端。

（二）微量吸管的使用

1. 准备吸管　将乳胶吸头套在微量吸管上，注意两者连接处应严密不漏气。

2. 加稀释液　取试管 1 支，加红细胞稀释液 2ml。

3. 持管吸血　右手拇指和中指夹住吸管与乳胶吸头交接处，以示指盖住乳胶吸头小孔。三指轻微用力，排出适量的气体使管内形成负压。将吸管尖部插入抗凝血中，将血液吸入微量吸管内。

4. 拭净管外余血　用干棉球沿吸管口方向拭净管外余血，并检查血量是否达到规定刻度。

5. 释放血液　将吸管插入含红细胞稀释液的试管底部，慢慢排出吸管内的血液，再用上清液清洗管内余血 3 次，最后将管内残余液体完全排出。

6. 洗涤吸管　使用过的吸管依次用蒸馏水清洗，以 95%（V/V）乙醇脱水，乙醚干燥。如为一次性微量吸管，可省略该步骤。

（三）质量控制

1. 吸管的要求

（1）20μl 标线的容量允差应为 ± 0.50μl，10μl 标线的容量允差应为 ± 0.30μl。

（2）首先观察吸管管壁应无色、透明，内外表面应清洁、无气泡和明显可见的机械杂质，吸管采血端应平滑、整齐、无缺口。

（3）标线应均匀、无间断，并垂直于吸管轴线，标线宽度应不大于 0.3mm；标线的颜色应在正常使用条件下易于观察；标线应牢固，用脱脂棉蘸 80%（V/V）乙醇擦拭标线 3 次而不应脱落；在正常使用时，吸管标线以外可用于观察的长度应不小于 5mm。

2. 吸管的使用

（1）准备吸管时吸管和乳胶吸头连接处应严密不漏气，挤压乳胶吸头力度应适宜。

（2）持管吸血时动作宜轻而慢，防止血液吸入乳胶吸头内；避免产生气泡。

（3）吸血后拭净管外余血以保证血量准确。

3. 吸管的校正　为保证血标本量的准确性，必须定期对微量吸管进行校正，通常以容量误差小于 ± 1% 为合格。常用的方法有水银称量法、微量吸管校正仪法、HiCN 比色法和高铁氰化钾比色法等。如高铁氰化钾比色法，用经水银法校正过的微量吸管（即 S 管）和待校正微量吸管（即 T 管）吸取上液，10μl 段吸取 8% 高铁氰化钾，20μl 段吸取 4% 高铁氰化钾，并分别加到 5ml 蒸馏水中，每段做三管测定，于波长 420nm 条件下，以蒸馏水作空白，在分光光度计上比色，求得吸光度的均值并代入公式计算，待测微量吸管实际容量（μl）= 待测管吸光度（TA）÷ 水银校正管吸光度（SA）× 水银校正管实际容量（μl）。四种校正方法的精确性相似，其中水银称量法较准确，微量吸管校正仪法操作最简便，高铁氰化钾比色法既实用又简便，各实验室应根据自己具备的条件来选择使用。

（四）方法学评价

微量吸管是血细胞显微镜计数法所必备的器材，但是微量吸管的生产厂家众多，其质量参差不齐，部分吸管容量不准确，精确度不够高，需要进行校正。

三、显微镜

显微镜是利用光学或电子光学原理，将观察样品放大成像，以显示其细微形态结构信息的仪器。光学显微镜在生物和医学科学研究中应用广泛，也是目前临床检验最常用的显微镜。

（一）显微镜的原理

光学显微镜（light microscope）是利用光学原理，把肉眼所不能分辨的微小物体放大成像，供人们提取物质细微结构信息的光学仪器。从本质上讲，显微镜是由两组会聚透镜所组成的光学折射成像系统。通常，我们把靠近观察物体的具有较短焦距且成实像的透镜组称为物镜；把靠近眼睛的具有较长焦距且成虚像的透镜组称为目镜。显微镜是利用凸透镜的放大，被观察物体位于物镜的前方，被物镜进行第一级放大后成一倒立的实像，而目镜再将该实像进行第二级放大，从而得到最终放大的倒立虚像，呈现于观察者的目视距离处。物镜的焦距决定实像的位置和大小，目镜的焦距决定虚像的放大倍数和位置，为了充分利用放大倍数和保证清晰成像条件，被观察物体要放在物镜前焦点以外的近处，这个距离条件是靠机械调焦系统（包括粗调和细调装置）来实现的。

（二）显微镜的结构

一般光学显微镜包括机械装置和光学系统两大部分，如图 2-32 所示。

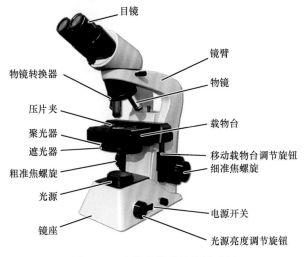

图 2-32 光学显微镜结构模式图

1. 机械装置

（1）镜座：即位于显微镜最底部的构造，为整个显微镜的基座，用以支持整个镜体，起稳固作用。

（2）镜柱：为垂直于镜座上的短柱，用以支持镜臂。

（3）镜臂：为支持镜筒和镜台的呈弓形结构的部分，是取用显微镜时持握的部分。镜筒直立式光镜在镜臂与其下方的镜柱之间有一倾斜关节，可使镜筒向后倾斜一定角度以方便观察，但使用时倾斜角度不应超过 45°，否则显微镜由于重心偏移过大容易翻倒。

（4）调节器：也称准焦螺旋，为调节焦距的装置，位于镜臂的上端（镜筒直立式光镜）或下端（镜筒倾斜式光镜），分粗调节器（即粗准焦螺旋）和细调节器（即细准焦螺旋）两种。粗准焦螺旋可使镜筒或镜台做较快或较大幅度的升降，能迅速调节好焦距，适于低倍镜观察时调焦。细准焦螺旋可使镜筒或镜台缓慢或较小幅度地升降，适用于在低倍镜下用粗准焦螺旋找到物体后，在高倍镜和油镜下进行焦距的精细调节，借以对物体不同层次、深度的结构作细致观察。

（5）镜筒：位于镜臂的前方，它是一个齿状脊板与调节器相接的圆筒状结构，上端装载目镜，下端连接物镜转换器。根据镜筒的数目，光镜可分为单筒式光镜和双筒式光镜。单筒式光镜又分为直立式和倾斜式两种，镜筒直立式光镜的目镜与物镜的光轴在同一直线上；而镜筒倾斜式光镜的目镜与物镜的中心线互成45°，在镜筒中装有使光线转折45°的棱镜；双筒式光镜的镜筒均为倾斜式。

（6）物镜转换器：又称旋转盘，位于镜筒下端的一个可旋转的凹形圆盘上，一般装有2~4个放大倍数不同的物镜，旋转它就可以转换物镜。转换器边缘有一定卡，当旋至物镜和镜筒呈直线时，就发出"咔"的响声，这时就可以观察到玻片标本。

（7）载物台：是位于镜臂下面的平台，用以盛放玻片标本。载物台中央有一圆形的通光孔，光线可以通过它由下向上反射。

（8）压片夹：为两片装有弹簧的金属片，用于固定玻片标本。

2. 光学系统

（1）光源：显微镜的光源有自然光源和电光源两大类。传统光学显微镜常用反射照明，可同时使用凹面或平面反射镜，但光源是自然光。由于自然光源亮度较局限，目前多用电光源，电光源中常用的是白炽灯、氙灯以及汞灯等，其发光效率更高、亮度更强。

（2）聚光器：也叫集光器，位于标本下方的聚光器支架上。聚光器和物镜一样，由数片透镜组成，目的是消除球差和色差等。聚光器可分为明视场聚光器（普通显微镜配置）和暗视场聚光器等。

（3）遮光器：是在聚光器底部的一个圆环状结构，其上有许多大小不一的光圈，可以旋转以调节通光孔的进光量。

（4）目镜：装在镜筒上端，其上一般刻有放大倍数（在镜体上刻有数字，如4×、10×）。目镜内常装有一指示针，用以指示标本上需要重点观察的某一点。

（5）物镜：装在物镜转换器上，一般可分为低倍镜、高倍镜和油镜三种。低倍镜镜体较短，放大倍数较小；高倍镜镜体较长，放大倍数较大；油镜镜体最长，放大倍数最大（低倍镜一般有4×、10×，高倍镜一般有20×、40×，油镜一般是100×）。显微镜放大倍数的计算：目镜放大倍数 × 物镜放大倍数 = 显微镜对实物的放大倍数。

（三）显微镜的使用

1. 低倍镜的使用

（1）准备显微镜：把显微镜放于桌面靠操作者左侧，镜座应距桌沿6~7cm，以镜臂对向操作者胸前。用手转动粗准焦螺旋，使镜筒上升，然后旋转物镜转换器，使低倍镜对准镜台中央圆孔，当转动到听见"咔"声，或感到有阻力时立即停止转动，说明物镜已与镜筒呈一直线。

（2）对光：操作者应同时睁开双眼，用左眼在目镜上观察，旋转载物台下方的遮光器，调到最大光圈，同时对好光源。注意使视野达到完全均匀明亮状态。

（3）放置玻片：取待观察的玻片标本放于载物台上，注意将玻片正面朝上。将玻片两端以压片夹夹住，然后移动载物台，使玻片上要观察的标本对准中央通光孔。

（4）调节焦距（即对焦）：首先转动粗准焦螺旋，使低倍镜距玻片标本0.5mm左右。注意从显微镜侧面观察物镜与玻片的距离，观察的同时转动粗准焦螺旋，以防镜头压碎玻片。用左眼从目镜上观察，同时慢慢转动粗准焦螺旋下降镜台，当视野中出现物像时，停止转动粗准焦螺旋，再微微调节细准焦螺旋，直到视野中出现清晰物像为止。

2. 高倍镜的使用

（1）需先在低倍镜下找到要观察的标本物像，并把要放大的部分移至视野正中，同时调节到最清晰程度之后，才能进行高倍镜的观察。

（2）旋转物镜转换器，使高倍镜转到镜台中央圆孔处。注意转换高倍镜时速度要慢且仔细，并从侧面进行观察，以防止高倍镜碰撞玻片。如果高倍镜碰到玻片，说明低倍镜的物距没有调节好，应重新转换到低倍镜下操作。

（3）调节焦距：转换好高倍镜后，用左眼在目镜上观察。这时物像往往不清楚或要观察的部分不在视野中，可用细准焦螺旋慢慢向上或向下转动即能清楚看到物像，注意此时物镜离玻片很近，切勿使用粗准焦螺旋，以免物镜与玻片相碰撞，此时一般只需稍微转动细准焦螺旋半圈或一圈即可。在高倍镜下，视野相对较暗，可适当调节光源及遮光器，使通光量增加，提高视野亮度。

3. 油镜的使用

（1）转换油镜镜头：于低倍镜及高倍镜下观察选择好涂片上的适当区域后，使涂片暂时移开物镜头，在目标位置滴加香柏油1~2滴，转动物镜转换器将油镜镜头调至光路中央。观察油镜时，通常将聚光器上升至最高，调聚光器孔径光阑至合适位置，调节光亮度至合适。

（2）调节焦距：从侧面观察涂片，旋转粗准焦螺旋使油镜镜头缓缓接近涂片，直至油镜的前透镜浸没在香柏油中，但未直接接触玻片。然后，一边从目镜中观察，一边缓慢旋转细准焦螺旋使载物台缓慢下降（或物镜头缓慢上升），待初见到物像后，再稍微旋转细准焦螺旋至观察到清晰物像为止。

（四）质量控制

1. 持镜时要一手紧握镜臂，一手托住镜座，不能单手提起显微镜放置，以防目镜从镜筒滑出或反光镜脱落。

2. 注意轻拿轻放，不要把显微镜放置在实验台边缘，防止掉落。

3. 显微镜的光学部件要用专用的清洁擦镜纸轻轻擦拭，切勿以手抹或用粗糙纸巾揩擦。

4. 放置玻片时要对准载物台正中央，并且使盖玻片在上，若标本玻片反放时，在高倍镜下会看不到物像，并容易压坏玻片或物镜。

5. 使用时应先用低倍镜调节光线。观察活体标本或染色较浅的标本时，要适当关小遮光器，使视野变暗，才能看得清楚。根据需要调节孔径光阑的大小或聚光器的高低，使光线符合要求，通常将低倍镜换成高倍镜观察时，视野要稍变暗一些，所以需要调节光线强弱。

6. 在观察标本时应按照先低倍视野观察，再转高倍镜、油镜的顺序操作，不应直接用高倍镜或油镜观察；同时，一边观察一边调节细准焦螺旋，直至物像变清晰。

7. 调焦时应严格按照调焦程序来操作，防止压坏载玻片或碰坏物镜头，在调节焦距过程中动作要缓慢仔细，否则不易找到观察目标；从低倍镜到高倍镜转换时最好先将镜筒升高后再转换高倍镜头，然后按低倍视野的调焦方法，重新调焦。注意高倍镜头的工作距离通常为0.5mm左右。

8. 显微镜的维护

（1）显微镜使用完毕后，先用绸布擦拭显微镜的机械部分，光学部分应用专用擦镜纸轻轻地拭去灰尘，避免口吹、手抹或用粗布擦拭。如有污物、油渍或手印等，需要用擦镜纸蘸取清洁剂，轻轻擦拭去除。

（2）油镜使用后一定要及时擦拭，否则香柏油会牢牢黏附于镜头，很难擦净。

（五）方法学评价

显微镜检查仍是临床血液一般检验中不可缺少的复检手段，如血细胞计数、血细胞形态学检查等，也包括寄生虫、病原微生物等的检查。其简便易行，不需昂贵仪器，但较费时，重复性和准确性受微量吸管和计数板的质量、细胞分布及操作者技术水平等因素的影响。

知识拓展 2-5

1. 如何保证用显微镜进行血细胞计数的准确性？

2. 简述显微镜法血细胞计数的优缺点。

（欧俐苹）

第四节　红细胞检验

红细胞是血液中数量最多的有形成分，其主要功能是作为携带氧气或二氧化碳的呼吸载体、传递信息、参与细胞免疫、维持体内酸碱平衡等。通过检测红细胞数量、形态和结构等相关参数，可对某些疾病进行诊断或鉴别诊断。红细胞参数检测项目主要包括：红细胞计数、血红蛋白质量、血细胞比容、平均红细胞体积、平均红细胞血红蛋白质量、平均红细胞血红蛋白浓度、红细胞体积分布宽度、网织红细胞计数等。

案例 2-5

青年女性，27 岁，因疲乏无力 1 个月就诊。患者喜素食，查体轻度贫血貌。主诊医师开具血常规检验，检验结果如下。

（截取血常规与案例相关检测部分）

*** 医院检验报告

姓名：**	患者 ID 号：***	申请单号：*********		标本状态：合格
性别：女	科别：** 科	申请医生：***		标本类型：全血
年龄：27 岁	床号：**	临床诊断：*********		检验项目：血常规

项目名称	结果	提示	单位	参考区间
红细胞计数（RBC）	4.14		$\times 10^{12}$L	3.80～5.10
血红蛋白浓度（Hb）	85	↓	g/L	115～150
血细胞比容（HCT）	0.29	↓	L/L	0.35～0.45
平均红细胞体积（MCV）	70.0	↓	fl	82.0～100.0
平均红细胞血红蛋白含量（MCH）	20.5	↓	pg	27.0～34.0
平均红细胞血红蛋白浓度（MCHC）	293	↓	g/L	316～354
红细胞体积分布宽度标准差（RDW-SD）	43.1		fl	37.0～54.0
红细胞体积分布宽度变异系数（RDW-CV）	17.2	↑	%	11.5～14.5

备注：参考区间使用中华人民共和国卫生行业标准 WS/T 405—2012

采集时间：*****	接收时间：*****	报告时间：*****
检验者：**	批准者：**	检验仪器 / 方法：*** 血液分析工作站

问题：

1. 该患者血红蛋白浓度减少，但红细胞计数结果正常，结果如何解读？
2. 该患者红细胞参数有何特点？常见于哪些疾病？
3. 该患者红细胞体积小，会对血常规的检测产生哪些干扰？如何解决？
4. 建议进一步进行哪些检查？
5. 如何进行结果报告？

二维码知识导图 2-2 红细胞检验

---- 问题导航 2-7

1. 案例中的患者需要进行红细胞计数，作为检验人员可以通过哪些方法进行计数？哪种方法为临床常用的检测方法？
2. 案例中的患者红细胞计数结果在正常参考区间范围内，是否可以排除贫血？
3. 红细胞计数结果会受到哪些分析前因素的影响？

一、红细胞计数

红细胞计数（red blood cell count，RBC）是红细胞检验最基础的项目之一，用于红细胞增多症的诊断，或与血红蛋白浓度（hemoglobin，Hb）和血细胞比容（hematocrit，HCT）联合用于贫血的诊断。

（一）检测方法及原理

1. 手工计数法　需采用血细胞计数板、红细胞等渗稀释液、显微镜等来完成。血细胞计数板作为医生和生物学家的必备工具已有超过上百年的历史，1852 年，德国科学家 Karl Vierdordt 通过应用毛细管、玻璃板和配备刻度目镜的显微镜，发明了第一个精确计数红细胞的方法。随后，从 19 世纪到 20 世纪早期，血细胞计数板经历了一系列的重大改进和发展，在结合了 Karl Bürker 的双计数室和纽鲍尔（Neubauer）的网格设计后，发展成为如今应用最为广泛的改良纽鲍尔血细胞计数板。

红细胞等渗稀释液主要有阿扬（Hayem）液、枸橼酸钠甲醛盐水溶液、生理盐水、1% 甲醛生理盐水等（表 2-25）。手工计数法是用红细胞等渗稀释液，将血标本稀释一定倍数后，均匀充入改良纽鲍尔血细胞计数板中，在显微镜下计数一定区域或一定体积内的红细胞数量，经换算求出每升血液中红细胞数量。具体步骤如下。

（1）稀释红细胞：取一洁净透明试管，加入红细胞稀释液 2ml，再加入待测的新鲜静脉抗凝血 10μl，立即混匀。

（2）充池：准备一洁净改良纽鲍尔血细胞计数板，盖好盖玻片，将充分混匀的稀释后样品充入计数板内，室温下静置 2～3min，待细胞下沉。

（3）计数：高倍镜下计数中央大方格内 4 个角和正中间方格一共 5 个中方格内的红细胞数，记为 N。

（4）计算：红细胞数（L）$= N \times \dfrac{25}{5} \times 10 \times 201 \times 10^6 \approx N \times 10^{10} = \dfrac{N}{100} \times 10^{12}$

表 2-25　常用红细胞计数稀释液组成与作用

稀释液	组成	作用
Hayem 液	NaCl、Na$_2$SO$_4$ 和 HgCl$_2$	NaCl 调节渗透压，Na$_2$SO$_4$ 提高比重、防止红细胞粘连、增加红细胞悬浮性，HgCl$_2$ 防腐，但在高球蛋白血症时，易造成蛋白质沉淀而使红细胞凝集
枸橼酸钠甲醛盐水溶液	NaCl、枸橼酸钠和甲醛	NaCl 维持等渗，枸橼酸钠抗凝，甲醛固定和防腐。配制简单，稀释数小时后红细胞形状不变
生理盐水	NaCl	维持等渗，应急使用
1% 甲醛生理盐水	NaCl 和甲醛	NaCl 维持等渗，甲醛固定和防腐

2. 仪器计数法　通过血液分析仪进行计数，多采用电阻抗法、流式细胞术-激光散射法等，详见第二章第一节"血液分析仪检验"。采用仪器计数法计数红细胞的具体步骤，按照仪器具体操作规程来进行。

（二）方法学评价

目前临床实验室多采用仪器计数法进行红细胞计数，当结果可疑时可用手工计数法进行复核。红细胞的手工计数法和仪器计数法各有其优势和局限性，见表 2-26。

表 2-26　红细胞计数的方法学评价

方法	优点	缺点
手工计数法	检测成本低，不需要特殊设备。可用于血液分析仪异常检查结果的复查	操作复杂，耗时长，重复性差，易受红细胞稀释液的种类或质量、人员操作等因素影响，不适合大批量标本的检测
仪器计数法	操作简单，检测速度快，精密度高，易于标准化。适用于大批量标本的检测	检测成本高于手工计数法，需专用仪器设备，环境条件要求较高，当白细胞计数过高（>100×10^9/L）、遇红细胞聚集等情况时可干扰仪器计数法进行红细胞计数

（三）质量控制

分析前、分析中、分析后因素均可对红细胞计数结果产生影响，在临床工作中需要注意。

1. 分析前　分析前影响因素主要包括生理因素、药物因素和标本因素等。

（1）生理因素：红细胞数量受到许多生理因素影响，但与相同年龄、性别人群的参考区间相比，一般在 ±20% 以内。生理性增多主要见于：①缺氧，血氧饱和度降低导致红细胞生成素代偿性增加，进而使红细胞计数增多，可见于新生儿、高山居民、登山运动员、剧烈运动的人员和进行体力劳动的人员等。②雄激素增多，雄激素能促进肾脏红细胞生成素的产生，可导致红细胞计数增高，如成年男性红细胞计数一般高于成年女性。③精神因素，兴奋、恐惧等可导致肾上腺皮质激素分泌过多从而引起红细胞暂时性增多。生理性减低主要见于：①生长发育过快，导致造血原料相对不足，如 6 个月～2 岁婴幼儿。②造血功能减退，如老年人。③血容量增加，如妊娠中晚期血浆量明显增多，红细胞被稀释而减少等。

（2）药物因素：一些药物的使用可导致红细胞增多，如肾上腺素可引起血液浓缩，从而使红细胞生成增加；糖皮质激素可刺激红细胞生成等。同时，一些药物也可使红细胞数量减少甚至引起贫血，如：①可能引起骨髓抑制的药物，如阿司匹林、噻嗪类、两性霉素 B 等。②可能引起全血细胞减少的药物，如抗癫痫药、乙琥胺、洋地黄等。③可能引起再生障碍性贫血的药物，如甲丙氨酯、苯妥英钠、乙琥胺、甲基多巴、洋地黄、链霉素等。④可能引起铁吸收障碍的药物，如皮质类固醇等。⑤可能引起维生素 B_{12}、叶酸吸收障碍导致巨幼细胞贫血的药物，如巴比妥酸盐、苯妥英钠、雌激素、口服避孕药、氨基水杨酸、新霉素等。⑥可能引起溶血性贫血的药物，如头孢类、磺胺类药、氯丙嗪、苯妥英钠、甲基多巴、氨基糖苷类抗生素、抗过敏药、水杨酸类、维生素 A/K 等。

（3）标本因素：①标本的唯一性：需仔细核对患者姓名、性别、年龄、科室、检测项目等，防止因采错标本而引起结果的无效性。②采血方式：毛细血管血的测定结果比静脉血增高（增高10%～15%）。③采血部位不当，如在输液侧采血，会导致红细胞计数结果偏低。④由于过分挤压采血部位（组织液过多）、采血动作缓慢等均造成血液凝固，影响红细胞计数结果。⑤采血量过多或过少都可能导致红细胞计数结果受到影响。⑥当患者白细胞数量 >100×10^9/L 时，可对红细胞计数结果产生影响。⑦当冷凝集素和球蛋白增高时可造成红细胞凝集，影响计数结果，如案例 2-6所示。

案例 2-6

青年女性，42 岁，体检检验结果如下。

（截取血常规与案例相关检测部分）

*** 医院检验报告

姓名：**	患者 ID 号：***	申请单号：*********	标本状态：合格
性别：女	科别：** 科	申请医生：***	标本类型：全血
年龄：42 岁	床号：**	临床诊断：*********	检验项目：血常规

项目名称	结果	提示	单位	参考区间
红细胞计数（RBC）	0.98	↓	$\times 10^{12}$/L	3.80～5.10
血红蛋白浓度（Hb）	105	↓	g/L	115～150
血细胞比容（HCT）	0.094	↓	L/L	0.350～0.450
平均红细胞体积（MCV）	95.9		fl	82.0～100.0
平均红细胞血红蛋白含量（MCH）	107.1	↑	pg	27.0～34.0
平均红细胞血红蛋白浓度（MCHC）	1117	↑	g/L	316～354

采集时间：*****	接收时间：*****	报告时间：*****	
检验者：**	批准者：**	检验仪器 / 方法：*** 血液分析工作站	

案例 2-6 解析 1：仪器检测结果显示，RBC 结果非常低，而 MCHC 远超参考区间上限，检查患者标本时，发现采血管管壁上有细沙样颗粒附着。考虑可能出现红细胞冷凝集现象。红细胞冷凝集是指血液离体之后，在低于体温环境的试管内发生肉眼可见的凝集现象，当恢复至体温条件时，凝集现象基本可解除。

将血标本置于 37℃水中温育后再次上机检测，得到结果如下。

（截取血常规与案例相关检测部分）

*** 医院检验报告

姓名：**	患者 ID 号：***	申请单号：*********	标本状态：合格
性别：女	科别：** 科	申请医生：***	标本类型：全血
年龄：42 岁	床号：**	临床诊断：*********	检验项目：血常规

项目名称	结果	提示	单位	参考区间
红细胞计数（RBC）	3.51	↓	$\times 10^{12}$/L	3.80～5.10
血红蛋白浓度（Hb）	106	↓	g/L	115～150
血细胞比容（HCT）	0.325	↓	L/L	0.350～0.450
平均红细胞体积（MCV）	92.6		fl	82.0～100.0
平均红细胞血红蛋白含量（MCH）	30.2		pg	27.0～34.0
平均红细胞血红蛋白浓度（MCHC）	326		g/L	316～354

采集时间：*****	接收时间：*****	报告时间：*****	
检验者：**	批准者：**	检验仪器 / 方法：*** 血液分析工作站	

案例 2-6 解析 2：温育后重新检测患者的 RBC 比初次检验结果大幅上升，HCT、MCH、MCHC 等结果接近或恢复正常，说明温育可纠正导致红细胞凝集的干扰因素，红细胞冷凝集会干扰红细胞计数结果，使 RBC、HCT 假性降低，MCH、MCHC 假性升高，造成血常规检验结果不准确。

　　1.哪些患者易出现红细胞冷凝集？
　　2.如何识别红细胞冷凝集样本？

　　2. 分析中　分析中影响因素主要包括检测方法、室内质量控制、设备与试剂性能、环境因素以及操作的规范性等。

　　（1）手工计数法

　　1）检测方法：手工计数法检测重复性较差，由于稀释后的血细胞每次被充入计数池后，其分布不会完全相同，即便操作完全正确并且使用同一稀释血样本进行多次充液计数，每次的计数结果也会存在一定的差异。

　　2）设备与试剂性能：用于计数的器材（如计数板、盖玻片、吸管等）不准确、不精密；红细胞稀释液成分变质、被污染、放置时间过长导致挥发浓缩等都可影响红细胞计数结果。

　　3）操作的规范性：人员操作的规范性对检测结果影响较大，如稀释倍数不准确，稀释血液时未充分混匀，充液不当（充液过多、过少、不连续，计数池内有气泡、充液后盖玻片移动等），器材处理及使用不当和细胞识别错误、计算错误等均可导致检测结果受到影响。

　　（2）仪器计数法

　　1）检测方法原理：采用电阻抗法在红细胞通道内进行计数时，是根据红细胞体积大小，采用浮动界标法将红细胞与血小板进行区分，红细胞大小异常可能对红细胞计数产生影响，在使用中应关注红细胞直方图及仪器报警信息，如 MCV 过小时，可能影响红细胞计数结果。

　　2）室内质量控制：不同的血液分析仪由于厂家不同、型号不同、内部构造不同、性能不同、检测原理不同等因素，可能会导致同一血标本在不同仪器上的检测结果存在一定的差异。因此，需进行高效的室内质量控制（internal quality control，IQC）来保证检验结果的准确性、一致性和可比性。

　　3）环境因素：环境温度和湿度均应在厂家规定的范围内，过低或过高的温、湿度均会对仪器性能产生影响，进而影响检测结果。

　　4）设备与试剂性能：血液分析仪需定期进行维护、校准，吸样针应保证无堵塞、无污染、无偏移。尽可能使用仪器原装配套试剂，并确保其在有效期范围内。

　　5）操作的规范性：实验室应制定标准化操作规程并对人员进行培训，人员按操作规程的具体要求进行操作。标本上机前应充分进行混匀，检查标本有无凝块，防止吸样针堵塞；保证标本量符合要求，防止吸样量不足而影响红细胞计数结果。

　　3. 分析后　检验结果的审核和发放是确保检验报告准确可靠的最后防线，其环节主要体现在结果审核与发布、检验结果的解释与临床沟通以及标本的保存管理。

　　（1）结果审核与发布：在保证分析前和分析中质量控制均在控的情况下，可对结果进行审核。审核报告时注意出现异常计数、警示标志、异常图形等情况时需对结果进行确认，同时关注检测结果与历史结果的一致性、不同检验结果之间的关联性、与临床的一致性等内容，并制订显微镜复检程序，按照程序进行复检。可通过标本质量检查、仪器复检、显微镜复检、重新采血复检等多种方式确认检测结果的可靠性。在确保检测结果准确可靠后方可对结果进行审核与发布。

　　（2）检验结果的解释与临床沟通：若出现异常检验结果，在排除实验室因素后及时与临床医师进行沟通，获取临床相关信息，进行综合分析并及时复查，确保结果的可解释性以及与临床诊断的符合性。

　　（3）标本的保存管理：血标本检测后需保存一段时间，以备复查。

（四）参考区间（表 2-27）

表 2-27　红细胞计数参考区间

年龄	静脉血（×10¹²/L）		末梢血（×10¹²/L）	
	男	女	男	女
28 天～6 个月	3.3～5.2*		3.5～5.6*	
6 个月～6 岁	4.0～5.5*		4.1～5.5*	
6～13 岁	4.2～5.7*		4.3～5.7*	
13～18 岁	4.2～5.9*	4.1～5.3*	4.5～6.2*	4.1～5.7*
成人	4.3～5.8**	3.8～5.1**	—	—

* 来自中华人民共和国卫生行业标准 WS/T 779—2021《儿童血细胞分析参考区间》；

** 来自中华人民共和国卫生行业标准 WS/T 405—2012《血细胞分析参考区间》。

（五）临床意义

红细胞计数是血细胞分析的一项重要检查项目，主要用于红细胞增多症和贫血的筛查。

1. 红细胞病理性增多　主要分为相对性增多和绝对性增多。

（1）相对性增多：由于剧烈呕吐、严重腹泻、大面积烧伤、多尿、排汗过多等导致机体大量脱水而使血液浓缩，红细胞相对增多。

（2）绝对性增多：包括原发性增多和继发性增多。

1）原发性增多：主要见于真性红细胞增多症，这是一种造血干细胞克隆性增殖性疾病，骨髓三系明显增殖，存在 *JAK2* V617F 突变或 *JAK2* 外显子 12 突变。在其增殖期或红细胞增多期常有红细胞增多。外周血红细胞计数可达（6～12）×10¹²/L，血红蛋白浓度男性高于 165g/L，女性高于 160g/L，约 2/3 的患者可出现血小板计数增加，可达 1000×10⁹/L，中性粒细胞可出现增高，达（10～30）×10⁹/L。

2）继发性增多：主要由血液中的促红细胞生成素（EPO）增多所致。①先天性促红细胞生成素增多：主要由先天性高亲和力血红蛋白生成以及先天性促红细胞生成素生成过多引起。②后天性促红细胞生成素增多：包括代偿性增多和非代偿性增多，促红细胞生成素代偿性增多主要是组织缺氧所致，且红细胞增多的程度与缺氧程度呈正相关，主要见于严重的慢性心肺疾病、阻塞性肺气肿、肺源性心脏病、发绀型先天性心脏病、携氧能力低的异常血红蛋白病等；促红细胞生成素非代偿性增多主要与某些肿瘤或肾脏疾病有关，见于肾癌、肝细胞癌、子宫肌瘤、卵巢癌、肾胚胎瘤、肾积水、多囊肾和肾移植术后等。

2. 红细胞病理性减少　见于各种原因导致的贫血（定义为红细胞计数、血红蛋白浓度或红细胞比容低于参考区间下限）。根据病因和发病机制不同，可将贫血分为以下三大类。

（1）红细胞生成减少：主要见于①骨髓造血受抑制或障碍：再生障碍性贫血、骨髓增生异常综合征、抗肿瘤放化疗、肾性贫血、白血病等。② DNA 合成障碍：叶酸、维生素 B₁₂ 缺乏所致的巨幼细胞贫血。③铁缺乏或利用障碍：缺铁性贫血（铁缺乏）、铁粒幼细胞贫血（铁利用障碍）等。

（2）红细胞破坏过多，即溶血性贫血，主要见于以下几种情况。

1）先天性溶血性贫血：①红细胞膜缺陷病：如遗传性球形红细胞增多症、遗传性椭圆形红细胞增多症、遗传性靶形红细胞增多症、遗传性口形红细胞增多症等。②红细胞酶缺陷病：如葡萄糖-6-磷酸脱氢酶（G-6-PD）缺乏症、丙酮酸激酶（PK）缺乏症等。③血红蛋白异常病：异常血红蛋白病、珠蛋白生成障碍性贫血（地中海贫血）、镰状细胞贫血、高铁血红蛋白血症等。

2）后天性溶血性贫血：①自身免疫性：温抗体型自身免疫性溶血性贫血、冷凝集素综合征、阵发性寒冷性血红蛋白血症等；②同种免疫性：新生儿溶血病、血型不合型输血、药物诱发的免疫性溶血性贫血、系统性红斑狼疮、淋巴瘤等；③非免疫性：物理与机械性（心脏人工瓣膜、大面积烧伤等）、生物性（疟疾、支原体肺炎、传染性单核细胞增多症）、化学性（苯肼、蛇毒等）、脾功能亢进、弥散性血管内凝血（DIC）、阵发性睡眠性血红蛋白尿症（PNH）等。

（3）红细胞丢失过多：①急性失血性贫血：消化道大出血、大量咯血、创伤、手术、内脏破裂、异位妊娠等。②慢性失血性贫血：月经过多、痔疮、慢性创伤出血、疟疾等。

（孙德华　周　茜）

问题导航 2-8

1. 哪些分析前因素可能对血红蛋白检测产生影响？

2. 严重脂血标本是否影响血红蛋白测定？如何处理？

3. 血红蛋白常用的测定方法有哪些？ICSH 推荐的参考方法是哪种？测定原理是什么？

二、血红蛋白测定

血红蛋白（hemoglobin，Hb）是红细胞的主要组成部分，主要由有核红细胞与网织红细胞生成，是红细胞的运输蛋白，是氧和二氧化碳的运输工具。血红蛋白分子由珠蛋白和血红素组成，珠蛋白有种属特异性，人类珠蛋白多肽链分两大类，即 α 类链和非 α 类链，后者包括 β、γ、δ、ε、ζ 链，人类从胚胎时期到成人时期，肽链的组合不同。每分子珠蛋白含 4 条多肽链，一条多肽链连接血红素即为一个亚单位，血红蛋白分子即由四个亚单位组成的四聚体。血红蛋白 4 个亚单位之间和亚单位内部由盐键连接，Hb 与 O_2 结合或解离将影响盐键的形成或断裂，使 Hb 四级结构的构型发生改变，Hb 与 O_2 的亲和力也随之发生变化。鉴于血红蛋白的重要功能，血红蛋白检测是血细胞分析的一个重要参数，并由此可以得到其他计算参数，如 MCH、MCHC。

（一）检测方法及原理

血红蛋白是一种含有色素辅基的蛋白质，根据血红蛋白分子特性，血红蛋白测定有多种方法，如氰化高铁血红蛋白（HiCN）测定法、十二烷基月桂酰硫酸钠血红蛋白（SLS-Hb）测定法、碱羟血红蛋白（AHD_{575}）测定法、叠氮高铁血红蛋白（HiN_3）测定法、溴代十六烷基三甲胺（CTAB）血红蛋白测定法、硼化高铁血红蛋白测定法、二乙基二硫代氨基甲酸钠血红蛋白测定法等。根据方法学特点，大致可分为 4 类，见表 2-28。

表 2-28　根据方法学特点的血红蛋白测定方法分类

测定方法	检测原理
比色法	血红蛋白衍生物光谱学特点
全血铁法	血红蛋白分子组成
比重法、折射仪法	血液物理特性
血气分析法	血红蛋白与氧可逆结合特性

1. 氰化高铁血红蛋白测定法　血红蛋白分子（除硫化血红蛋白外）中的亚铁离子（Fe^{2+}）被高铁氰化钾氧化成高铁离子（Fe^{3+}），亚铁血红蛋白转化成高铁血红蛋白，后者与氰离子（CN^-）反应生成稳定的氰化高铁血红蛋白，并在波长 540nm 处有最大吸收峰，HiCN 吸光度严格遵循朗伯-比尔定律，即其在 540nm 吸光度值与浓度成正比，血红蛋白浓度可由分光光度计所测定的吸光度值计算得出。

2. 十二烷基月桂酰硫酸钠血红蛋白测定法　鉴于 HiCN 有毒，研究人员相继开发出了不含氰化钾的检测试剂，其中以十二烷基月桂酰硫酸钠应用较为普遍，除了硫化血红蛋白外，血液中各种血红蛋白均可与十二烷基月桂酰硫酸钠反应，生成 SLS-Hb 棕色化合物，SLS-Hb 在 538nm 处有吸收峰。

（二）方法学评价

血红蛋白测定方法繁多，氰化高铁血红蛋白测定法是世界卫生组织和国际血液学标准化委员会推荐的参考方法，但因氰化钾有剧毒，该方法目前仅用于参考方法，不作为临床检测方法。常规医学实验室多采用血液分析仪进行血红蛋白测定，不管采用何种检测原理，其方法学均应溯源到 HiCN 量值。常用的血红蛋白测定方法学评价，见表 2-29。

表 2-29 血红蛋白测定方法学评价

测定方法	优点	缺点
HiCN 测定法	WHO 和 ICSH 推荐参考方法，操作简单、显色速度快，结果稳定可靠	氰化钾有剧毒；不能测定硫化血红蛋白，HbCO 转化慢，高白细胞和高球蛋白影响检测结果
SLS-Hb 测定法	试剂无毒性，操作简单、稳定性好，准确性和精确性符合要求	摩尔消光系数尚未最后确认，不能直接用吸光度计算 Hb 值，而且 SLS 试剂本身质量差异较大，会影响检测结果
HiN$_3$ 测定法	与 HiCN 测定法相似，最大吸收峰在 542nm，显色速度快，稳定性好，准确度和精密度好	HbCO 转化慢，试剂仍有毒性
AHD$_{575}$ 测定法	试剂无毒性，稳定性好，准确度和精密度好	吸收峰在 575nm，不利于自动化仪器的使用，不能测定 HbF
CTAB 血红蛋白测定法	试剂溶血性强，又不破坏白细胞	准确度和精密度略低

（三）质量控制

目前血红蛋白测定基本由血液分析仪完成，结果的可靠性依赖分析前、分析中、分析后等环节的良好控制，见表 2-30。

表 2-30 影响血红蛋白测定的主要因素

环节	影响因素
分析前	避免输液侧采集标本、输注脂肪乳后采集标本、标本严重脂血、标本凝固、标本量过少
分析中	仪器性能验证，定期校准，仪器定期保养，环境温、湿度监控，室内质控，室间质评或仪器间比对
分析后	复检、临床沟通等

1. 分析前 输液同侧采集标本、输注脂肪乳后采集标本、标本凝固、标本严重脂血、标本量过少等因素均可能对检测结果产生影响，标本上机前应严格检查标本质量，避免不合格标本上机检测。

2. 分析中

（1）检测方法原理：采用比色法进行血红蛋白测定时，输注脂肪乳或严重脂血可影响吸光度的测定，可对检测结果产生影响，在使用中应关注报警信息，必要时应使用生理盐水置换法纠正后进行检测，排除干扰。长期大量吸烟可引起血液内碳氧血红蛋白增多，使检测结果受到影响。

（2）室内质量控制：做好室内质量控制，质量合格后方可检测标本。参加室间质评活动，确保检测结果准确可靠。做好仪器间的比对，确保不同设备检测结果的一致性。

（3）环境因素：环境温度和湿度均应在厂家规定的范围内，过低或过高的温湿度均会对仪器性能产生影响，进而影响检测结果。

（4）设备与试剂性能：仪器规范安装、校准、性能验证通过后方可投入使用。仪器使用中做好定期校准，按规定的周期做好保养。规范试剂的使用，尽可能使用原厂配套的试剂，并在规定的有效期内进行使用。

氰化高铁血红蛋白测定法试剂质量要求：①波长 450～750nm 的吸收谱曲线形态应符合要求。②纯度检查：A_{540}/A_{504}=1.59～1.63。③浊度检查：A_{750}≤0.003。试剂应储存在棕色硼硅酸盐玻璃瓶中，不能储存于塑料瓶中，否则会使 CN^- 丢失，造成测定结果偏低。试剂应保持新鲜，至少 1 个月配制一次，如有混浊物生成，应重新配制。氰化钾是剧毒品，操作时应严格遵循剧毒品管理程序。测定后的 HiCN 比色液不能与酸性溶液混合，氰化钾遇酸可产生剧毒的氢氰酸气体。

（5）操作的规范性：实验室应制订标准操作规程并对人员进行培训，人员按标准操作规程的具体要求进行操作。标本上机前应充分进行混匀，检查标本有无凝块，防止吸样针堵塞；保证标本量符合要求，防止吸样量不足而影响血红蛋白的检测结果。

3. 分析后　检验结果的审核和发放是确保检验报告准确可靠的最后防线，其环节主要体现在结果审核与发布、检验结果的解释与临床沟通以及标本的保存管理。

（1）结果审核与发布：在保证分析前和分析中质量控制均在控的情况下，可对结果进行审核，审核报告时注意出现异常计数、警示标志等情况时需对结果进行确认，同时关注检测结果与历史结果的一致性、不同检测结果之间的关联性、与临床的一致性等内容，并制订复检程序，并按照规定进行复检，可通过标本质量检查、仪器复检、重新采血复检等多种方式确认检测结果的可靠性。在确保检测结果准确可靠后方可对结果进行审核与发布。

（2）检验结果的解释与临床沟通：若出现异常检测结果，在排除实验室因素后及时与临床医师进行沟通，获取临床相关信息，进行综合分析并及时复查，确保结果的可解释性以及与临床诊断的符合性。

（3）标本的保存管理：血标本检测后需保存一段时间，以备复查。

（四）参考区间

血红蛋白浓度参考区间应区分不同种族、人群（如性别、年龄、海拔水平等），不同人群应建立自己的参考区间，并在使用前进行评审或验证。我国于 2012 年和 2021 年分别发布了成人和儿童血红蛋白含量参考区间，见表 2-31。

表 2-31　中国人群血红蛋白含量参考区间

年龄	静脉血（g/L）		末梢血（g/L）	
	男	女	男	女
28 天～6 个月	97～183[*]		99～196[*]	
6 个月～1 岁	97～141[*]		103～138[*]	
1～2 岁	107～141[*]		104～143[*]	
2～6 岁	112～149[*]		115～150[*]	
6～13 岁	118～156[*]		121～158[*]	
13～18 岁	129～172[*]	114～154[*]	131～179[*]	114～159[*]
成人	130～175[**]	115～150[**]	NA	NA

[*] 来自中华人民共和国卫生行业标准 WS/T 779—2021《儿童血细胞分析参考区间》；

[**] 来自中华人民共和国卫生行业标准 WS/T 405—2012《血细胞分析参考区间》；NA：无。

（五）临床意义

1. 生理性减少　主要见于一些特定生理周期，如妊娠后期血容量增加引起血液稀释，婴幼儿生长发育迅速导致造血原料相对不足，老年人造血功能减退导致血红蛋白减少。

2. 生理性增高　主要见于高海拔地区的居民，也可见于部分健康人长期进行剧烈运动或从事体力劳动时。

3. 病理性降低　主要见于各类贫血，常见类别有：①造血物质缺乏或利用障碍，如叶酸及维

生素 B_{12} 缺乏、缺铁性贫血、铁粒幼细胞贫血等。②骨髓造血功能异常，如白血病、骨髓瘤、骨髓纤维化等。③红细胞破坏过多，如溶血性贫血、异常血红蛋白病、阵发性睡眠性血红蛋白尿症、遗传性球形红细胞增多症。④各类失血，如消化道溃疡、创伤性失血等。⑤其他疾病引发的继发性贫血，如慢性肾衰竭、肝病等。

4. 病理性增高　一般分为相对性增高和绝对性增高，前者主要由于血浆容量相对减少导致，主要是机体短时间大量脱水且补充不足，如大量出汗、严重腹泻、严重呕吐、大面积烧伤等。绝对性增高与骨髓造血、促红细胞生成素水平升高、机体长期缺氧有关，如原发性红细胞增多症、继发性红细胞增多症（阻塞性肺气肿、肺源性心脏病、发绀型先天性心脏病等）。

二维码知识聚焦 2-8

（孙德华　熊　铁）

问题导航 2-9

1. 何为血细胞比容？血细胞比容的检测原理是什么？
2. 血细胞比容检测方法主要有哪些？各具有哪些优缺点？

三、血细胞比容测定

血细胞比容（hematocrit，HCT）又称红细胞压积、血细胞比积，是指红细胞在一定体积的抗凝全血中所占体积的百分率。血细胞比容的高低可反映红细胞数量的多少，也与红细胞的平均体积以及血浆容量相关。血细胞比容是临床诊断贫血、真性红细胞增多症等实验室检查的指标之一，也是血液稀释或浓缩变化的观察指标；HCT 还可协同红细胞计数、血红蛋白浓度等参数用于平均红细胞体积、平均红细胞血红蛋白含量及平均红细胞血红蛋白浓度等参数的计算。

（一）检测方法及原理

血细胞比容的检测方法主要有两种，手工法和仪器法。手工法为 HCT 直接测定法，主要有微量压积（microhematocrit）法和温氏（Wintrobe）法；仪器法为 HCT 检测的间接方法，主要是血液分析仪法。

1. 微量压积法　将抗凝后的血液吸入孔径一致的标准毛细玻璃管中，经过一定转速和时间离心后，血细胞与血浆分离并被压紧，通过测量红细胞层体积高度及全血体积高度，可计算出红细胞占全血的体积比。血液离心后被分为五层，自下而上分别是红细胞层、还原红细胞层、白细胞及有核红细胞层、血小板层和血浆层，读取应以还原红细胞层表面为准（图 2-33）。

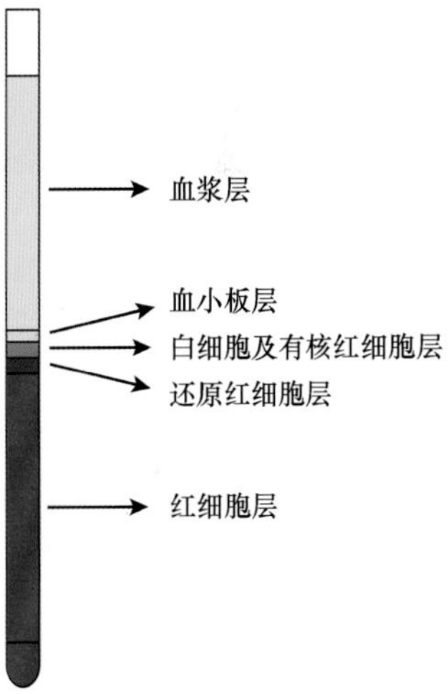

2. 温氏法　检验原理与微量压积法基本相同，只是其所用玻璃管、离心力和离心时间不同。

3. 血液分析仪法　血液分析仪检测血细胞比容，是利用了电阻抗法检测原理，当稀释后的血液通过仪器的计数微孔管时，不同体积的红细胞作为非导电颗粒，可引起电阻变化从而形成相应大小的脉冲信号，脉冲信号的数量可反映红细胞的数量，脉冲振幅的高低可反映红细胞体积的大小，通过测定红细胞计数（RBC）和红细胞平均体积（MCV）的结果，再计算可求得血细胞比容，即 HCT=RBC×MCV。

血浆层

血小板层
白细胞及有核红细胞层
还原红细胞层

红细胞层

图 2-33　微量压积法示意图

4. 其他方法　除以上常用的几种方法外，测定血细胞比容的方法还有放射性核素法，由于该方法较烦琐及特殊，不适用于临床常规检查。

（二）方法学评价

微量压积法、温氏法、血液分析仪法及放射性核素法等几种方法学比较如表 2-32 所示。

表 2-32　HCT 检测方法比较

方法	优点	缺点
微量压积法	WHO 推荐的常规方法，CLSI 推荐的参考方法，标本用量少，检测快速，结果准确且重复性好	手工操作，需用微量高速离心机，难以完全排除残留血浆
温氏法	操作简单，无需特殊仪器	手工操作，耗时长，用血量较大，残留血浆（2%～3%）较微量压积法多，已逐渐被淘汰
血液分析仪法	自动化方法，检测速度快，精密度高，应用广泛	准确性不如微量压积法；易受仪器、试剂和标本状态的影响，需定期校准仪器
放射性核素法	ICSH 曾推荐为参考方法，准确性最高	方法烦琐、特殊，不适用于临床常规检查

（三）质量控制

1. 分析前

（1）生理因素影响，如红细胞增多以及红细胞形态异常（如小红细胞、大红细胞、球形红细胞、椭圆形红细胞或镰状红细胞等）时，由于红细胞数量增多及其变形性降低可使血浆残留量增加而导致 HCT 假性增高；网织红细胞或白细胞增高也可导致 HCT 假性增高。

（2）采血不顺等原因造成的体外溶血或血液凝固可导致 HCT 假性降低。

（3）标本采集后放置过久未及时测定时，可因红细胞体积膨胀导致 HCT 假性升高。

（4）实验中所用的抗凝剂不能影响和改变红细胞体积，推荐肝素或 EDTA-K$_2$ 作为抗凝剂。

（5）微量压积法测定 HCT 时，毛细玻璃管直接从末梢取血时，若混入组织液可导致 HCT 假性降低。

2. 分析中

（1）离心机和玻璃管等器材应符合要求，避免离心力不足或玻璃管规格不符等原因造成的检测误差。

（2）操作应规范，避免抗凝剂量不准，标本混匀不充分，离心力和离心时间不足，或血液进入毛细管刻度读数不精确，血柱内气泡产生等操作导致检验结果误差。

（3）读数应避免视觉误差，红细胞柱高度读取应以还原红细胞层表面为准，不可将血小板层和白细胞及有核红细胞层高度计算在内。

3. 分析后

（1）微量压积法测定 HCT 时，同一样本测量的结果之差不可大于 0.015；温氏法测定 HCT 时，若离心后上层血浆有黄疸或溶血现象，结果报告应注明，供临床医师参考。

（2）目前临床实验室大多数使用血液分析仪法检测血细胞比容，实验室应重视相关项目的室内质控和室间质评，确保结果的准确性。

（3）向临床发出实验报告之前，应严格审核报告单，查看相关指标参数间是否存在矛盾或与诊断结果不符的现象，并能及时与临床科室沟通联系，给临床提供一定的建议或对检测结果作出合理的解释。

（四）参考区间

血细胞比容参考区间如表 2-33 所示。

表 2-33　血细胞比容参考区间

年龄	静脉血（%）		末梢血（%）	
	男	女	男	女
28 天～6 个月	28～52*		29～57*	
6 个月～1 岁	30～41*		32～45*	

续表

年龄	静脉血（%）		末梢血（%）	
	男	女	男	女
1～2 岁	32～42[*]		32～43[*]	
2～6 岁	34～43[*]		35～45[*]	
6～13 岁	36～46[*]		37～47[*]	
13～18 岁	39～51[*]	36～47[*]	39～53[*]	35～48[*]
成人	40～50[**]	35～45[**]	NA	NA

[*] 来自中华人民共和国卫生行业标准 WS/T 779—2021《儿童血细胞分析参考区间》；

[**] 来自中华人民共和国卫生行业标准 WS/T 405—2012《血细胞分析参考区间》；NA：无。

（五）临床意义

血细胞比容可反映红细胞数量多少和体积大小，也与血浆容量改变相关，是诊断贫血以及真性红细胞增多症的实验室指标之一，是判断全血黏度以及静脉补液量的参考指标。HCT 联合红细胞计数及血红蛋白浓度等参数可计算红细胞平均指数（MCV、MCH、MCHC），从而可用于贫血形态学的分类。此外，HCT 也是凝血试验标本抗凝剂浓度调整或采血量调整的参考指标。

（1）HCT 增高：主要由红细胞增多或血浆量减少所致，常见于以下情况。①真性红细胞增多症。②慢性肺源性心脏病、高原缺氧、肿瘤、EPO 分泌增多等原因导致继发性红细胞增多。③各种原因导致的体液丢失，如液体摄入不足、严重的腹泻与呕吐、大面积烧伤等导致血浆量减少。见案例 2-7。

案例 2-7

男性，64 岁，全身大面积烧伤后 10h，患者血细胞分析检验结果如下。
（截取血常规与案例相关检测部分）

*** 医院检验报告

姓名：**	患者 ID 号：***	申请单号：*********	标本状态：合格
性别：男	科别：** 科	申请医生：***	标本类型：全血
年龄：64 岁	床号：**	临床诊断：*********	检验项目：血常规

项目名称	结果	提示	单位	参考区间
红细胞计数（RBC）	6.72	↑	$\times 10^{12}$/L	4.30～5.80
血红蛋白浓度（Hb）	178	↑	g/L	130～175
血细胞比容（HCT）	0.596	↑	L/L	0.400～0.500
平均红细胞体积（MCV）	88.7		fl	82.0～100.0
平均红细胞血红蛋白含量（MCH）	26.5	↓	pg	27.0～34.0
平均红细胞血红蛋白浓度（MCHC）	299	↓	g/L	316～354

采集时间：*****	接收时间：*****	报告时间：*****	
检验者：**	批准者：**	检验仪器/方法：*** 血液分析工作站	

案例 2-7 解析：

1）根据以上案例结果，分析患者 HCT 偏高的原因是什么？

该患者处于全身大面积烧伤后 10h，处于体液渗出期，由于大量血浆样体液自血管内渗出到组织间隙和创面，导致血浆量减少，红细胞数量相对增多，血液呈浓缩状态，所以导致该患者HCT偏高。

2）若该患者同时送检了凝血试验检查样本，凝血管采血量为2ml，检验人员应该怎么做？

HCT是凝血试验标本抗凝剂浓度调整或采血量调整的参考指标，当HCT＞0.55时，需根据公式：采血量（ml）=0.2/[0.00185×（100−HCT）]，对凝血管采血量进行调整。本案例中患者的HCT为0.596，凝血管采集血液只到2ml是不足够的，根据以上公式计算，该患者凝血管正确采血量应为：0.2/[0.00185×（100−59.6）]=2.68 ml，由于凝血管内本身含有0.2ml的抗凝剂，应采血至管内2.88ml。因此，应及时联系临床科室，回退凝血标本，并详细告知临床该患者正确的采血量。

二维码知识聚焦2-9

（2）HCT减低：主要由红细胞减少或血浆量增多导致，常见于以下情况。①各种原因导致的贫血和出血，如缺铁性贫血、再生障碍性贫血、急慢性出血；②竞技运动员（生理性适应）、中晚期妊娠、原发性醛固酮增多症、补液过多等。

（孙德华　毛欣茹）

问题导航 2-10

1. 红细胞平均指数的检测方法有哪些？检测原理是什么？
2. 乳糜血标本是否影响红细胞平均指数的检测结果？如何纠正？
3. 能否直接通过红细胞平均指数判断贫血类型？

四、红细胞平均指数

红细胞平均指数包括平均红细胞体积（mean corpuscular volume，MCV）、平均红细胞血红蛋白含量（mean corpuscular hemoglobin，MCH）和平均红细胞血红蛋白浓度（mean corpuscular hemoglobin concentration，MCHC）。MCV、MCH、MCHC可通过RBC、Hb、HCT计算得出。红细胞平均指数有助于了解红细胞的形态学特征，用于贫血的形态学分型，有助于贫血的鉴别诊断。

1. 平均红细胞体积　指单个红细胞平均体积的大小，以飞升（fl）为单位，$1fl=10^{-15}L$。

2. 平均红细胞血红蛋白含量　指单个红细胞内平均所含血红蛋白的量，以皮克（pg）为单位，$1pg=10^{-12}g$。

3. 平均红细胞血红蛋白浓度　指平均每升红细胞中所含血红蛋白的量，以g/L为单位。

（一）检测方法及原理

1. 手工法　对同一抗凝血标本同时计数RBC、Hb、HCT，可进一步计算出红细胞3个平均指数。计算公式如下：

$$平均红细胞体积（MCV）=\frac{血细胞比容（HCT）}{红细胞计数（RBC）}×10^{15}（fl）$$

$$平均红细胞血红蛋白含量（MCH）=\frac{血红蛋白含量（Hb）}{红细胞计数（RBC）}×10^{12}（pg）$$

$$平均红细胞血红蛋白浓度（MCHC）=\frac{血红蛋白含量（Hb）}{血细胞比容（HCT）}（g/L）$$

2. 血液分析仪法　MCV用电阻抗法由仪器直接测定或采用HCT/RBC获得，MCH、MCHC由仪器测定RBC、Hb、HCT结果后计算得出。

（二）方法学评价（表 2-34）

表 2-34　MCV、MCH、MCHC 检测方法比较

方法	优点	缺点
手工法	无须检测设备	计算烦琐，RBC、Hb、HCT 的测定必须用同一抗凝血标本，且所测定的数据必须准确，否则会产生较大的误差
血液分析仪法	由仪器直接计算，无须人工计算	RBC、Hb、HCT 检测结果的准确性直接影响 3 个平均指数的检测结果，需注意参数之间的关联性及定向性偏移

（三）质量控制

1. 分析前

（1）标本采集与保存：MCV 与历史结果差异过大，需排除标本采集错误、大量输液、标本放置过久等因素，必要时需重新采集样本进行检测。

（2）溶血标本：无论是体内还是体外溶血标本，严重时均可导致 MCH 及 MCHC 假性增高。对于溶血标本，应首先判断溶血的程度及性质以决定是否需按照不合格标本处理。

（3）冷凝集标本：红细胞凝集可使得 RBC 以及 HCT 假性减低，从而导致 MCHC、MCH 及 MCV 假性增高。

（4）其他：高脂血症、白细胞增多症等情况皆因血浆浊度增加可导致 MCH、MCHC 假性增高。

2. 分析中

（1）检测方法原理：因为 MCV、MCH、MCHC 为计算参数，手工法检测时必须用同一抗凝标本，且 RBC、Hb、HCT 的检测数据必须准确，否则会导致误差很大。仪器检测时 RBC、Hb、HCT 结果的准确性与 MCV、MCH、MCHC 的检测结果直接相关。

（2）室内质量控制：做好室内质量控制，质量合格后方可检测标本。参加室间质评活动，确保检测结果准确可靠。做好仪器间的比对，确保不同设备检测结果的一致性。通过浮动均值法动态监测红细胞平均指数，可较早发现仪器故障或检测结果的漂移。

（3）环境因素：环境温度和湿度均应在厂家规定的范围内，过低或过高的温、湿度均会对仪器性能产生影响，进而影响检测结果。

（4）设备与试剂性能：仪器规范安装、校准、性能验证通过后方可投入使用。使用中做好仪器的定期校准，按规定的周期做好仪器保养。规范试剂的使用，尽可能使用原厂配套的试剂，并在规定的有效期内使用。

（5）操作的规范性：实验室应制定标准操作规程并对人员进行培训，人员按标准操作规程的具体要求进行操作。标本上机前应充分混匀，检查标本有无凝块，防止吸样针堵塞；保证标本量符合要求，防止吸样量不足影响血红蛋白的检测结果，进而影响红细胞平均指数。

3. 分析后

（1）MCHC>380g/L：应首先检查标本状态（是否严重溶血；有无冷凝集、乳糜血等），检查 RBC、PLT、HCT、MCV 检测结果是否受到干扰，观察仪器检测的 RBC 及 Hb 结果是否平行，发现问题应及时处理，纠正检测误差后方可发出报告，所有采取的处理措施需在报告单上予以备注说明。

（2）溶血标本：体内溶血标本以及体外溶血可采取让步检验的标本，发报告时需描述："溶血标本，红细胞相关参数检测结果仅供参考。"

（3）冷凝集标本：可将其放置于 37℃温育至少 30min 直至肉眼无可见的凝集后立即上机检测；对于使用温育法无法纠正的重度冷凝集标本，可行温育后稀释或血浆等量置换法重新检测；经血涂片复检未发现其他异常后方可发出报告。报告描述："可见红细胞凝集现象，此结果为温育和（或）稀释和（或）血浆等量置换后纠正结果，仅供参考。"血浆等量置换法可对 RBC 等参数进行

纠正，但对其他参数检测结果可能会产生影响，故需操作规范、吸样准确，PLT 等参数宜参考首次检测结果。

（4）乳糜血标本：乳糜血标本常引起 Hb、MCH、MCHC 及电阻抗法 PLT 等测定结果假性增高，PLT 宜采用替代方法进行确认，Hb、MCH、MCHC 等结果宜在标本进行血浆等量置换后复测红细胞相关检测结果给予纠正，并描述："乳糜血标本，此结果为纠正后结果，仅供参考。"

（5）红细胞平均指数变化：同一患者短期内红细胞平均指数的变异范围很小，与历史结果进行比对不符时提示可能存在仪器故障、标本自身原因（如采集、运输、保存不当等）或标本错误。确保仪器正常的情况下，应及时与临床医师进行沟通，询问近期是否有输血等影响检测结果的临床原因、是否输液侧采血、标本是否放置时间过长、标本有无可能标识错误等。

（四）参考区间（表 2-35）

表 2-35　红细胞平均指数参考区间

项目	单位	年龄	静脉血	末梢血
平均红细胞体积（MCV）	fl	28 天～6 个月	73～104*	73～105*
		6 个月～2 岁	72～86*	71～86*
		2～6 岁	76～88*	76～88*
		6～13 岁	77～92*	77～92*
		13～18 岁	80～100*	80～98*
		成人	82～100**	—
平均红细胞血红蛋白含量（MCH）	pg	28 天～6 个月	24～37*	24～37*
		6 个月～6 岁	24～30*	24～30*
		6～18 岁	25～34*	26～34*
		成人	27～34**	—
平均红细胞血红蛋白浓度（MCHC）	g/L	28 天～6 个月	309～363*	305～361*
		6 个月～18 岁	310～355*	309～359*
		成人	316～354**	—

* 来自中华人民共和国卫生行业标准 WS/T 779—2021《儿童血细胞分析参考区间》；

** 来自中华人民共和国卫生行业标准 WS/T 405—2012《血细胞分析参考区间》。

（五）临床意义

1. 平均红细胞体积（MCV）

（1）增高：提示红细胞体积增大，见于各种造血物质缺乏或利用不良引起的巨幼细胞贫血、酒精性肝硬化、获得性溶血性贫血、出血性贫血再生之后和甲状腺功能减退等。

（2）降低：提示红细胞体积减小，见于慢性感染、慢性肝肾疾病、慢性失血、珠蛋白生成障碍性贫血（地中海贫血）、铁缺乏及铁利用不良等引起的贫血等。

（3）正常：见于其他原因引起的贫血，如再生障碍性贫血、急性失血性贫血和某些溶血性贫血等。

2. 平均红细胞血红蛋白含量（MCH）

（1）增高：见于各种造血物质缺乏或利用不良的大细胞性贫血（如巨幼细胞贫血）、恶性贫血、再生障碍性贫血、网织红细胞增多症、甲状腺功能减退等。

（2）降低：见于慢性感染、慢性肝肾疾病、慢性失血等原因引起的单纯小细胞性贫血和铁缺乏及铁利用不良等原因引起的小细胞低色素性贫血，也可见于妊娠、口炎性腹泻等。

（3）正常：见于急性失血性贫血和某些溶血性贫血。

3. 平均红细胞血红蛋白浓度（MCHC）

（1）增高：见于红细胞内血红蛋白异常浓缩，如烧伤、严重呕吐、频繁腹泻、慢性一氧化碳中毒、心脏代偿功能不全、遗传性球形红细胞增多症和相对罕见的先天性疾病。

（2）降低：主要见于小细胞低色素性贫血，如缺铁性贫血和珠蛋白生成障碍性贫血。

（3）患者的 MCHC 结果通常变化较小，可用于辅助监控血液分析仪检测结果的可靠性和标本异常等情况，如 MCHC 高于 400g/L 提示仪器检测状态可能有错误，也可能是标本出现了冷凝集。

4. 红细胞平均指数　用于贫血形态学分类（表 2-36）及提示贫血的可能原因。但红细胞平均指数仅反映了红细胞群体平均情况，无法阐明红细胞彼此之间的差异，对一些早期贫血（如缺铁性贫血）也缺乏灵敏度。如缺铁性贫血合并巨幼细胞贫血时，小红细胞 MCV、MCH 可小至 50fl、15pg，而大红细胞 MCV、MCH 又可分别达 150fl、45pg，MCHC 却无明显变化，总体计算 MCV、MCH 也可在正常范围内；缺铁性贫血和轻型珠蛋白生成障碍性贫血都表现为小细胞低色素性贫血，但缺铁性贫血的红细胞在血涂片上却为明显的大小不均。因此，为明确判断贫血类型，建议结合红细胞血红蛋白分布宽度加以判断。

二维码知识聚焦 2-10

表 2-36　贫血的形态学分类及临床意义

贫血形态学分类	MCV	MCH	MCHC	临床意义
正细胞性贫血	正常	正常	正常	急性失血、急性溶血、再生障碍性贫血、白血病等
大细胞性贫血	增高	增高	正常	各种原因引起的巨幼细胞贫血
小细胞低色素性贫血	降低	降低	降低	缺铁性贫血、珠蛋白生成障碍性贫血、慢性失血等
单纯小细胞性贫血	降低	降低	正常	慢性病贫血

（孙德华　何永建）

问题导航 2-11

1. 什么是网织红细胞？
2. 案例中的血常规报告中网织红细胞参数包括哪些？
3. 对于溶血性贫血，网织红细胞有哪些临床价值？

五、网织红细胞计数

网织红细胞（reticulocyte，RET）是介于晚幼红细胞和成熟红细胞之间尚未完全成熟的红细胞，直径略大于成熟红细胞，无核，细胞质内尚残留嗜碱 RNA，经煌焦油蓝、新亚甲蓝等活体染色后，细胞质中可见蓝色点状或网状结构，故称网织红细胞。正常人红细胞寿命约为 120 天，每天都有相当于人体红细胞总数量大约 1/120 的红细胞更新进入血液循环，形成动态平衡。血液循环中的网织红细胞成熟需要 24～48h。网织红细胞首次发现于 1865 年，厄尔布（Erb）在贫血患者的血涂片上发现红细胞内的颗粒，通过苦味酸显示红细胞的这种特殊结构，并称其为红细胞从有核状态到成熟前的过渡细胞。之后，Erhich 使用亚甲蓝对血液进行活体染色，推制成血涂片，通过显微镜发现红细胞内的网状结构，称其为网织红细胞，并建立网织红细胞活体染色和显微镜检查法。随着一个多世纪的深入研究，网织红细胞检测在贫血鉴别诊断、疗效观察、评估骨髓造血能力等方面具有重要的作用。

在红细胞成熟过程中，细胞质 RNA 含量逐渐减低，至红细胞完全成熟后消失或接近消失，即红细胞中的网状结构越多，表示细胞越幼稚。根据发育阶段，ICSH 将网织红细胞分为 4 种类型：Ⅰ型（丝球型）、Ⅱ型（网型）、Ⅲ型（破网型）和Ⅳ型（点粒型）。正常生理状态下，Ⅰ型仅存在于骨髓，Ⅱ型极少见于外周血，Ⅲ型少量存在于外周血，Ⅳ型主要存在于外周血，因此外周血中的网织红细胞计数以Ⅳ型为主，网织红细胞分型及特征见表 2-37。

表 2-37　网织红细胞分型及特征

分型	形态特征
Ⅰ型（丝球型）	嗜碱性物质呈致密块状
Ⅱ型（网型）	嗜碱性物质呈疏松网状结构
Ⅲ型（破网型）	嗜碱性物质呈散在的不规则支点状结构
Ⅳ型（点粒型）	嗜碱性物质少，呈分散的细颗粒、短丝状

（一）检测方法及原理

1. 手工计数法　网织红细胞的核糖核酸（带负电荷）以弥散胶体状态存在，活体染料（如煌焦油蓝、新亚甲蓝等）内携带正电荷的碱性着色基团可与网织红细胞 RNA 的磷酸基结合，使 RNA 胶体间的负电荷减少而发生凝缩，形成蓝色的点状、线状或网状结构，通过显微镜目测计数经活体染色的网织红细胞占成熟红细胞的比例。根据 ICSH 推荐使用米勒（Miller）窥盘法计数网织红细胞，它被认为是一种较为准确的手工计数法。

Miller 窥盘法是将一种光学圆片状 Miller 窥盘放置在显微镜目镜中，窥盘中有面积比例为 1:9 的 2 个正方形计数方格，只需计数 1/9 小方格（A）内的红细胞即可准确估量出整个大方格（B）内的红细胞数量，Miller 窥盘结构见图 2-34。

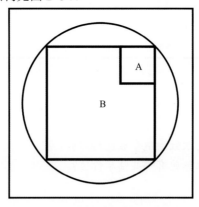

图 2-34　Miller 窥盘结构示意图

网织红细胞手工计数法包括玻片法和试管法。由于重复性差、水分易蒸发、结果偏低等缺点，玻片法已逐渐被临床淘汰。试管法是手工计数网织红细胞的常用方法，在试管内对抗凝静脉血进行活体染色，静置后，推制成薄而均匀的血膜片，油镜下计数至少 1000 个红细胞中的网织红细胞数，计数方法选择 Miller 窥盘法：油镜下同时计数大方格内的网织红细胞数、小方格内的红细胞数，当小方格内计数的红细胞≥111 时，相当于至少观察了 1000 个红细胞，记录在此过程中计数到的所有网织红细胞数。

$$网织红细胞百分率（RET\%）=\frac{大方格中网织红细胞总数×100\%}{小方格中RBC总数×9}$$

网织红细胞绝对值是指 1L 全血中网织红细胞的数量，通常由全血红细胞数量乘以网织红细胞百分率获得。

$$网织红细胞绝对值=全血红细胞数量（10^{12}/L）×网织红细胞百分率$$

2. 仪器法　随着流式细胞术的发展，人们发现使用 RNA 荧光染色技术的流式细胞术可以进行网织红细胞分析。1981 年，Tanke 等运用荧光染料派洛宁（pyronin）Y 标记 RNA 的原理，使用流式细胞术成功检测到血样本中的网织红细胞百分率。在此之后，可进行网织红细胞计数的血液分析仪、流式细胞仪、专用网织红细胞计数仪相继问世，使网织红细胞检测进入快速、准确的自动化时代。越来越多的染料用来检测红细胞内的 RNA 含量，包括新亚甲蓝、噻唑橙、金胺 O、噁嗪等。仪器法主要采用荧光和光散射技术检测网织红细胞，根据荧光强度反映 RNA 的量，将其分为高荧光强度网织红细胞比率（high fluorescent reticulocyte ratio，HFR）、中荧光强度网织红细胞比率（middle fluorescent reticulocyte ratio，MFR）、低荧光强度网织红细胞比率（low fluorescent reticulocyte ratio，LFR）三部分，如图 2-35。由于 RNA 含量与细胞成熟情况呈负相关，将 MFR 和 HFR 之和作为未成熟网织红细胞比率（immature reticulocyte fraction，IRF），表示幼稚细胞占网织红细胞总数的百分率。

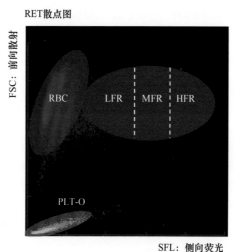

图 2-35　血液分析仪的网织红细胞计数散点图

　　仪器法主要使用活体染料、荧光核酸染料、网织红细胞标志蛋白 CD71 的单克隆抗体标记网织红细胞，检测的原理为容量、电导、光散射、电阻抗、荧光分析技术，图 2-36 分别列举几种常见网织红细胞计数仪的检测原理及分析方法。

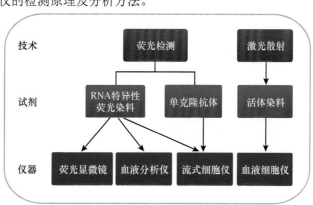

图 2-36　几种常见网织红细胞计数仪的检测原理及分析方法

　　除了网织红细胞百分率和绝对值，仪器法同时可以检测出网织红细胞生成指数（reticulocyte production index，RPI）、网织红细胞成熟指数（reticulocyte maturity index，RMI）、网织红细胞血红蛋白（reticulocyte hemoglobin，RET-He）等网织红细胞分析参数。

（二）方法学评价

玻片法、试管法、血液分析仪法、流式细胞仪法均为临床常用的网织红细胞计数法，它们的方法学评价见表 2-38。

表 2-38　Ret 计数的方法学评价

检测方法	优点	缺点
玻片法	操作简单、方便，检测成本低，可直接观察细胞形态	水分易蒸发，染色时间短，结果偏低，易受主观因素影响，重复性较差
试管法	操作简单，检测成本低，易掌握，重复性较好，易复查	易受主观因素影响
血液分析仪法	简便、高效，准确度、精密度好	检测成本高，计数受有核红细胞、豪-乔（Howell-Jolly）小体、巨大血小板、疟原虫等成分的干扰
流式细胞仪法	灵敏度高、精密度好，适合批量检测	检测成本高，易受白细胞干扰

（三）质量控制

1. 分析前

（1）生理因素：出生后 2 天内，网织红细胞可达 3%～7%，之后很快下降，在第 2～7 天可下降至 1%～3%。

（2）标本因素：①标本的唯一性：需仔细核对患者姓名、性别、年龄、科室、检测项目等，防止因采错标本而引起结果的无效性。②采血部位不当，如在输液侧采血，会导致网织红细胞绝对值结果偏低。③由于过分挤压采血部位（组织液过多）、采血动作缓慢等造成血液凝固，影响网织红细胞计数结果。

2. 分析中

（1）手工计数法染料的选择：可用于手工计数法的活体染料包括新亚甲蓝、煌焦油蓝、中性红等，采用不同染料也会对网织红细胞计数产生影响，其评价参考表 2-39。

表 2-39　网织红细胞计数染料染色评价

染料	评价
新亚甲蓝	WHO 推荐使用，对 RNA 着色强，试剂稳定，血红蛋白几乎不着色
煌焦油蓝	溶解度低，染料沉渣易附着于红细胞表面，影响辨认；易受变性珠蛋白小体、HbH、包涵体干扰
中性红	染液浓度低、背景清晰、网织颗粒与红细胞对比鲜明；不受变性珠蛋白小体、HbH、包涵体干扰

（2）不同的温度与染色时间：不同的温度与染色时间均会对网织红细胞计数产生影响，温度过低或染色时间过短，可以使网织红细胞着色过浅，不易辨认，而温度过高或染色时间过长，会导致网织红细胞着色不清，影响其计数。为了保证检验结果的准确性，室温条件（18～25℃）下，试管法染色以 30min 为宜，冬天需延长染色时间或将试管放置恒温箱一段时间后推片计数。

（3）正确识别网织红细胞：外周血中的网织红细胞以Ⅳ型（点粒型）为主，凡含有 2 个或 2 个以上颗粒且颗粒远离细胞边缘的红细胞均应计为网织红细胞。在计数网织红细胞时，注意区分红细胞内的各种颗粒及包涵体，见表 2-40。

表 2-40　活体染色后红细胞内颗粒及包涵体的鉴别

颗粒/包涵体	成分	特点
网织红细胞颗粒	RNA	网状物质或散在的细小颗粒
帕彭海姆（Pappenheimer）小体	铁颗粒/含铁血红素颗粒	细胞质周围有 1 个或多个颗粒，染色较网织红细胞深

颗粒/包涵体	成分	特点
海因茨（Heinz）小体	变性血红蛋白	比 Pappenheimer 小体大，不规则，突起状，淡蓝色
Howell-Jolly 小体	DNA	比 Pappenheimer 小体大，规则，淡蓝色
HbH 包涵体	变性 HbH	淡蓝绿色圆形颗粒，呈多个球形，似高尔夫球

（4）使用 Miller 窥盘计数时，必须保证红细胞分布均匀，否则会出现错误判断。压线的细胞应统一采取"数上不数下，数左不数右"的原则，才可得到随机性结果，避免主观误差，这样才能确保网织红细胞计数的准确度、精密度，省力省时。因此，在不具备购买大型仪器设备的情况下，采用 WHO 推荐的 Miller 窥盘计数法简单易行，确保了网织红细胞计数的规范化、标准化，为临床提供准确的诊断、治疗各类贫血性疾病的依据。

（5）做好室内质控、室间质评、仪器校准、做好仪器维护保养，保证检验结果真实、可靠。

（6）血标本中出现 Howell-Jolly 小体、有核红细胞、巨大血小板会使仪器法计数结果假性增高，可以通过手工计数法校正仪器结果。

3. 分析后　结果审核与发布：在保证分析前和分析中质量控制均在控的情况下，可对结果进行审核，审核报告时注意出现网织红细胞散点图/直方图异常时需对结果进行确认，并按照规定进行复检，在确保检测结果准确可靠后方可对结果进行审核与发布。

（四）参考区间（表 2-41）

表 2-41　网织红细胞计数参考区间

项目	成人	新生儿
网织红细胞百分率	0.5 %～1.5 %	2.0 %～6.0 %
网织红细胞绝对值	$(24\sim84)\times10^9/L$	

（五）临床意义

1. 贫血的鉴别诊断　外周血网织红细胞可直接反映骨髓造血功能，网织红细胞计数增高代表骨髓造血功能旺盛，见于各种增生性贫血，如溶血性贫血、失血性贫血，尤以溶血性贫血时增加更为显著（见案例 2-8），高者可达 50%。网织红细胞计数降低提示骨髓造血功能低下，常见于低增生性贫血，如再生障碍性贫血，网织红细胞绝对值低于 $15\times10^9/L$ 可作为急性再生障碍性贫血的辅助诊断指标。

网织红细胞生成指数是指网织红细胞生成相当于健康人的倍数。正常人血液循环中的Ⅳ型网织红细胞内的 RNA 消失约 1 天时间，而增生性贫血患者由于红细胞生成素（erythropoietin，EPO）增加，骨髓往往将网织红细胞提前释放入血，造成网织红细胞在血中的成熟时间显著延长，且其 RNA 消失需要 2～3 天，致使血中网织红细胞计数增加，为了消除这部分增加的网织红细胞，芬奇（Finch）提出，在贫血时可使用网织红细胞生成指数来校正网织红细胞计数。

$$RPI = \frac{患者HCT}{正常者HCT（0.45）} \times \frac{患者RET\%}{RET成熟时间（天）} \times 100\%$$

研究发现测定贫血患者 RPI 的水平具有快速、简易、成本低的优点，能够敏感地反映骨髓红细胞增生状态，对于贫血的鉴别诊断具有一定的参考价值。正常人 RPI 为 1.0。RPI 大于 3，表示骨髓有效造血能力为正常者的 3 倍多，这是诊断溶血或失血状态的可靠依据。RPI 大于 1，表示骨髓代偿反应良好，如贫血治疗有效患者的恢复过程。RPI 小于 1，表示骨髓有效造血能力小于正常水平，如重度再生障碍性贫血患者。

案例 2-8

女性，34 岁，自幼皮肤黄染，库姆斯（Coombs）试验阳性。查体：皮肤、巩膜黄染，余无异常。医生开具血常规加网织红细胞检验，结果如下。

（截取血常规与案例相关检测部分）

*** 医院检验报告

姓名：**	患者 ID 号：***	申请单号：*********	标本状态：合格
性别：女	科别：** 科	申请医生：***	标本类型：全血
年龄：34 岁	床号：**	临床诊断：*********	检验项目：血常规＋网织红细胞

项目名称	结果	提示	单位	参考区间
红细胞计数（RBC）	3.69	↓	$\times 10^{12}$/L	3.80～5.10
血红蛋白浓度（Hb）	79	↓	g/L	115～150
网织红细胞绝对值（RET）	0.2790	↑	$\times 10^{12}$/L	0.0224～0.0829
网织红细胞百分率（RET%）	7.56	↑	%	0.59～2.07
中荧光强度网织红细胞比率（MFR）	21.7	↑	%	1.8～14.4
低荧光强度网织红细胞比率（LFR）	71.6	↓	%	89.4～99.5
高荧光强度网织红细胞比率（HFR）	6.7	↑	%	0.0～2.4
未成熟网织红细胞比率（IRF）	28.40	↑	%	2.40～17.50

采集时间：*****	接收时间：*****	报告时间：*****
检验者：**	批准者：**	检验仪器 / 方法：*** 血液分析工作站

　　案例解析：根据患者的黄疸症状、Coombs 试验结果及网织红细胞增多，可考虑为免疫性溶血性贫血。溶血性贫血时，红细胞破坏增多，骨髓代偿性增生，大量幼稚网织红细胞释放入外周血中，导致网织红细胞绝对值、百分率及幼稚网织红细胞参数（MFR、HFR、IRF）升高。

　　2. 作为贫血治疗效果及病情观察指标　　网织红细胞可以反映多种类型贫血的治疗效果，缺铁性贫血、巨幼细胞贫血在给予铁剂、维生素 B_{12} 或叶酸治疗 2～3 天后，网织红细胞计数值开始上升，7～10 天达到峰值（10% 左右），2 周以后逐渐恢复至正常水平，此时红细胞、血红蛋白开始升高，该过程表示贫血得到纠正，这个现象称为网织红细胞反应。若网织红细胞居高不下，则提示尚未达到治疗效果。

　　在溶血性贫血、失血性贫血治疗中，网织红细胞计数逐渐减低代表溶血和出血已经得到控制，网织红细胞计数持续不减低甚至增高表明病情未得到控制，甚至仍在加重。

　　肾脏是释放 EPO 的重要脏器，终末期肾病或肾移植的患者 EPO 释放量下降进而引起贫血，其中部分患者因循环铁缺乏，无法满足红系造血需求，造成功能性缺铁。在肾性贫血的治疗过程中，往往通过注射 EPO 来提高骨髓的造血能力，因此，网织红细胞计数增高可表示肾性贫血治疗好转。

　　3. 骨髓移植后造血功能的监测　　造血干细胞移植是血液系统疾病的主要疗法，其原理是：首先使用大剂量放、化疗药物治疗，以摧毁患者的病态造血系统，之后输注造血干细胞，最终实现造血重建和免疫重建。与白细胞、血小板、RET% 比较，HFR 和 IRF 在骨髓移植后恢复更快、变化更加明显，能准确及时地反映患者的恢复情况，特别是 IRF 在评价和监测患者移植后造血功能恢复等方面有较大的临床应用价值。

　　4. 肿瘤患者放、化疗过程中骨髓造血功能的监测　　在肿瘤放、化疗过程中，使用外周血血小板、白细胞作为评价骨髓造血功能状况的指标，但放、化疗极易造成患者感染，致使白细胞计数不能准确及时地反映患者的恢复情况，而网织红细胞相关指数 HFR 和 MFR 对于化疗过程中骨髓造血能力的变化更加敏感，因此，采用未成熟网织红细胞比率的动态变化可作为早期评价肿瘤患者放、化疗后骨髓抑制和恢复的较敏感指标。

二维码知识聚焦 2-11

知识拓展 2-7

1. 简述网织红细胞平均血红蛋白含量的临床价值。
2. 网织红细胞其他相关参数可应用于哪些疾病领域？
3. 什么是网织红细胞平均体积？其临床价值有哪些？

（孙德华　安泰学　赵健志）

案例 2-5 分析

该案例的检验报告可否审核？

血液由血浆和血细胞组成，血常规检验就是通过检测血液中的各种细胞成分，对疾病进行诊断、鉴别诊断、疗效观察及预后判断。红细胞是血液中数量最多的血细胞，红细胞内充满血红蛋白，血红蛋白的主要生理作用就是运输氧气和二氧化碳。红细胞检验包括红细胞计数、血红蛋白测定、血细胞比容测定、红细胞平均指数、网织红细胞计数等指标。通过红细胞检验可对红细胞增多症和贫血进行诊断和鉴别诊断。

第一步：该报告显示血红蛋白浓度为 85g/L，从血红蛋白浓度结果来看患者为中度贫血，但红细胞计数结果正常，为什么会出现这样的结果呢？从患者红细胞的三个平均值中我们找到了答案，患者 MCV 为 70.0fl，MCH 为 20.5pg、MCHC 为 293g/L，均明显低于参考区间，说明该患者是小细胞低色素性贫血，由于红细胞体积小，所以红细胞计数虽然正常，但是血红蛋白含量已经明显偏低，患者仍然处于贫血状态。同时该患者 RDW-CV 增大，说明患者为小细胞不均一性贫血。第二步：我们是否可直接发出报告呢？该患者 MCV<75fl，触发了血细胞的复检规则，需要进行涂片镜检。镜下可见红细胞轻度大小不均一，低色素性小红细胞增多。第三步：由于红细胞体积小，大小不均一，可能会对血小板检测产生干扰，我们需要使用可以排除小红细胞和红细胞碎片干扰的方法对血小板重新进行计数，如激光法、手工法血小板计数等，纠正小红细胞和红细胞碎片对血小板检测的干扰。第四步：小细胞低色素性贫血常见于缺铁性贫血、珠蛋白生成障碍性贫血、铁粒幼细胞贫血等，我们可根据显微镜检结果提出进一步检验的建议，如镜下可见红细胞轻度大小不一，低色素性小红细胞增多，结合临床，考虑缺铁性贫血或慢性病贫血等疾病，可建议进一步完善铁代谢检查、炎症评估等项目检测。如镜下可见小红细胞增多，伴靶形红细胞增多，结合临床，多考虑珠蛋白生成障碍性贫血等，建议进一步完善血红蛋白电泳及相关基因等项目检测。可见低色素性小红细胞和正色素性大细胞或正细胞两种形态的红细胞，结合临床，"双相"贫血（常见于缺铁性贫血合并巨幼细胞贫血）在贫血治疗中（铁粒幼细胞贫血除外）建议结合临床进一步完善铁代谢、维生素 B_{12} 和叶酸水平等项目检测，或随访进行监测。该患者通过血常规检查红细胞参数的结果，确定了贫血的形态学分类，为进一步明确诊断提出了进一步检验的建议，帮助临床对相关疾病进行快速鉴别诊断。

（孙德华　冯厚梅）

六、红细胞沉降率测定

红细胞沉降率（erythrocyte sedimentation rate，ESR）简称血沉，指在规定条件下，离体抗凝全血中的红细胞自然下沉的速率。血沉测定是一种传统且应用较广的检验项目。虽然缺乏疾病诊断的特异性，但操作简便，常用于动态监测病情进展和治疗效果。

案例 2-9

　　中年女性，因发热、乏力、甲状腺部位疼痛 1 天前来就诊。患者出现疼痛症状前两周曾有上呼吸道感染。触诊甲状腺局部肿大，质硬。主诊医师在获得相关实验室检查（红细胞沉降率、甲状腺激素等）结果后，初步判断为亚急性甲状腺炎，并采取相应治疗措施。治疗前红细胞沉降率检验结果如下。

***医院检验报告

姓名：***	病历号：***	标本条码：*********	标本号：***
性别：女	科别：***科	检测仪器：手工法	样本：抗凝血
年龄：***岁	床号：	执行科室：检验科	标本状态：正常
送检项目：红细胞沉降率		申请时间：******	送检医生：***

项目名称	结果	提示	单位	参考区间
红细胞沉降率	99	↑	mm/h	男性：0~15mm/h 女性：0~20mm/h

备注：

采集时间：	送达时间：	接收时间：	检测时间：	审核时间：
采集者：		接收者：	检验者：	审核者：

　　治疗两周后患者症状好转，再次检测红细胞沉降率，检验结果如下。

***医院检验报告

姓名：***	病历号：***	标本条码：*********	标本号：***
性别：女	科别：***科	检测仪器：手工法	样本：抗凝血
年龄：***岁	床号：	执行科室：检验科	标本状态：正常
送检项目：红细胞沉降率		申请时间：******	送检医生：***

项目名称	结果	提示	单位	参考区间
红细胞沉降率	5		mm/h	男性：0~15mm/h 女性：0~20mm/h

备注：

采集时间：	送达时间：	接收时间：	检测时间：	审核时间：
采集者：		接收者：	检验者：	审核者：

　　问题：
　　如何解读该患者的检验报告？

二维码知识导图 2-3 红细胞沉降率测定

问题导航 2-12

　　1. 红细胞沉降率的检测原理及方法有哪些？
　　2. 目前红细胞沉降率测定的参考方法是什么？
　　3. 不同的检测方法有何特点？
　　4. 红细胞沉降率的参考区间有何特点？
　　5. 有哪些因素会影响红细胞沉降率结果？
　　6. 红细胞沉降率加快的临床意义是什么？

（一）检测方法及原理

1. 魏氏（Westergren）法 血液抗凝后置于特制刻度血沉管内，室温下垂直立于血沉架 60 min 后读取血浆顶端凹面到沉降红细胞柱顶部间的距离，即为红细胞沉降率，单位为 mm。其他手工方法如温氏法、潘氏法等原理与魏氏法近似，但抗凝剂、采血量、血沉管规格、观察时间有所区别，因此参考区间不同。

2. 仪器法 红细胞动态下沉分三个阶段：①红细胞缗钱样聚集期（约 10min）。②红细胞快速沉降期（约 40min）。③细胞堆积期（约 10min）。血液经抗凝静置后，血沉仪根据红细胞下沉过程中血浆浊度的变化，采用红外线扫描、摄影、光电比浊等方法动态分析红细胞下沉不同阶段血浆的透光度，得到血沉值及沉降高度与对应时间的相关曲线并记录结果。

（二）操作步骤

1. 魏氏法 ①将浓度为 0.109mol/L 的枸橼酸钠溶液 0.4ml 加入试管中。②采集静脉血 1.6ml，加入试管并混匀。③将混匀的全血吸入血沉管内至刻度"0"处，擦拭管外残留血液。④在室温下，将血沉管垂直立于血沉架上。⑤ 1h 后，准确读取血浆顶端凹面到沉降红细胞柱顶部间的距离，即为红细胞沉降率。

2. 仪器法 按血沉仪操作规程操作。

（三）方法学评价

魏氏法为血沉检测的传统方法，国际血液学标准化委员会（International Council for Standardization in Hematology，ICSH）和美国临床和实验室标准化协会（Clinical and Laboratory Standards Institute，CLSI）在 1993 年和 2011 年分别发布了以魏氏法为基础的红细胞沉降率测定参考方法和供临床常规使用的"常规工作方法"，并制定了新的操作规程。在此基础上，国内也在 2011 年发布了《红细胞沉降率测定参考方法》（WS/T 343—2011），对血沉管的规格、抗凝剂的使用、血标本的制备方法等进行重新规定。其突出的优点是可与血细胞分析共用标本。血沉测定的参考方法由于需对血细胞比容进行校正（当 HCT≤0.35 时），故可忽略由于红细胞数量改变给血沉测定带来的影响。如采用常规工作方法，可将 EDTA 盐抗凝静脉血用生理盐水或 0.109mol/L 枸橼酸钠以 1∶4 稀释后进行测定。

温氏法的优点是可以通过血沉方程 K 值计算，克服贫血对结果的影响，多用于血液流变学检查。缺点是平均检测结果高于魏氏法 9.6mm/h。

潘氏法检测时可采集末梢血，血量少，尤其适用于儿童，并且与魏氏法测定结果相关性较好，但末梢血容易混入组织液，目前已很少使用。

仪器法可动态记录整个血沉过程的变化，描绘出红细胞沉降曲线，具有自动、微量、快速的特点，为临床分析血沉测定结果提供了新的手段。但其测定结果必须与参考方法进行比较，制定相应参考区间。

（四）参考区间

魏氏法：男性为 0～15mm/h，女性为 0～20mm/h。

（五）质量控制

影响离体血液中血沉的理化因素较复杂，主要与血浆因素、红细胞因素（数量、表面积、直径、形态）、检测器具、标本因素、环境因素等有关。一般细胞因素影响较小，血浆因素影响较大。血沉增快最主要的原因是缗钱样红细胞的快速形成。缗钱样红细胞使总体表面积减小，沉降时的血浆阻力相应减小，血沉相较于分散的单个红细胞更快。影响缗钱样红细胞形成快慢的主要因素如下。

1. 各血浆蛋白的比例 目前认为血沉加快主要与血浆各蛋白比例改变相关，与总蛋白浓度无关。正常情况下，血浆中白蛋白所带负电荷与球蛋白所带正电荷、纤维蛋白原等蛋白质所带的正/负电荷处于平衡状态。红细胞因细胞膜表面唾液酸所带负电荷互相排斥，而保持稳定距离（约25nm）。以血浆白蛋白为主的小分子蛋白质因所带负电荷较多，当比例升高时细胞相互排斥，阻碍缗钱样红细胞的形成，使血沉减慢。而纤维蛋白原、急性反应蛋白、免疫球蛋白和巨球蛋白等大分子蛋白质带正电荷，比例升高时能促进缗钱样红细胞的形成，加快红细胞的沉降。在血浆中带正电荷的不对称的大分子蛋白质中纤维蛋白原具有最强的促进红细胞缗钱样形成的能力，其次为γ球蛋白、α球蛋白、β球蛋白、胆固醇、三酰甘油等；而白蛋白、糖蛋白及磷脂酰胆碱则抑制缗钱样红细胞的形成。

2. 红细胞因素　正常情况下，红细胞沉降率和血浆阻力间保持一定的平衡，如果红细胞数量减少，总体表面积减小，所承受的血浆阻力相应减小，则血沉加快；但如果红细胞数量太少，影响缗钱样红细胞形成，血沉也会减慢。反之，红细胞增多时血沉减慢；红细胞直径越大越容易形成缗钱样红细胞，使血沉加快。镰状红细胞、球形红细胞、红细胞大小不一则不易形成缗钱样红细胞，血沉减慢。

3. 检测器具　血沉管与血沉架规格必须符合标准。血沉管选择无色、两端开口、带刻度的玻璃管或塑料管；长度应保证红细胞沉降时所需 200mm 的足够长度；管壁应标有清楚的刻度，刻度间距为 1mm，刻度数值从底部至顶端标示为 200～0mm；管内径≥2.55mm（不可因增大内径而增加被检血量）；管内径均匀，误差应在 5% 以内；管内径横截面长轴与短轴之差≤0.1mm。管内壁应保持清洁、干燥；血沉管应一次性使用，塑料管应不黏附血细胞并且不释放出改变血沉的增塑剂，如在生产过程中使用了脱模剂，应保证不改变血沉的测定结果。血沉管置血沉架上应完全直立，血沉管倾斜时，红细胞沿管壁一侧下沉，而血浆沿另一侧下降，会加速红细胞沉降。研究显示血沉管倾斜 3°，沉降率可增加 30%。

4. 标本　用符合要求的注射器或真空采血系统采集新鲜静脉血。采血时应避免皮肤消毒物质的污染。避免脂血、溶血使血沉加快。标本中不得有肉眼可见的溶血或小凝块，血液凝固使血浆纤维蛋白原减少，血沉减慢。国家卫生健康委员会行业标准中要求标本的采集使用 EDTA 为抗凝剂，抗凝剂的浓度为 3.5～5.4μmol/ml。当抗凝剂为溶液时，血液的稀释度应<1%。可以使用以下几种 EDTA 抗凝剂：$EDTA \cdot K_2$（分子量为 368.4），浓度为 1.4～2.0mg/ml；$EDTA \cdot Na_2 \cdot 2H_2O$（分子量为 372.2），浓度为 1.4～2.0mg/ml；$EDTA \cdot K_3 \cdot 2H_2O$（分子量为 442.5），浓度为 1.6～2.4mg/ml。血与抗凝剂浓度、比例必须准确。

5. 温度　可影响红细胞沉降率。血沉应于 18～25℃ 的室温下测定。室温过高时血沉加快，可以按温度系数校正。室温过低时血沉减慢，无法进行校正。

6. 及时测定　采血后应尽快进行测定，标本从采集到测定的时间间隔应不超过 4h，存放时间过久会使结果出现假性增高。如果保存在 4℃ 条件下，时间间隔应不超过 12h，测定前应使标本的温度恢复至室温。

7. 药物因素　葡萄糖、聚乙烯吡咯烷酮、白明胶、青霉胺、口服避孕药、甲基多巴、葡聚糖、普鲁卡因胺、茶碱、维生素 A 等可使血沉加快；阿司匹林、可的松、奎宁可使血沉减慢。

（六）临床意义

血沉试验是一项传统的筛查试验，虽缺乏特异性，但对判断机体有无感染，组织有无损伤、坏死或某些疾病有无活动、进展等都有一定的临床价值。主要用于动态监测病情的变化，区别器质性与功能性病变及鉴别良、恶性肿瘤等。

1. 生理性血沉增快　血沉快慢受年龄、月经周期的影响。新生儿红细胞数量较高，血沉（≤2mm/h）较慢；儿童（<12 岁）红细胞数量生理性低下，血沉较快；女性由于纤维蛋白原含量高，血沉较男性快；女性妊娠 3 个月～产后 3 周可因生理性贫血、胎盘剥离、产伤及血浆纤维蛋白原增加使血沉加快；女性月经期由于子宫内膜损伤及出血、纤维蛋白原增加，血沉加快。老年人特别是 70 岁以上的高龄者，多因纤维蛋白原增高而血沉增快。

2. 病理性血沉增快

（1）各类炎症：感染是血沉加快最常见的原因，严重感染时血沉可>100mm/h。急性细菌感染时急性期反应蛋白如 α_1-胰蛋白酶、α_2-巨球蛋白、C反应蛋白、转铁蛋白、纤维蛋白原等增加，促进缗钱样红细胞形成，故在炎症发生后 2～3 天即可出现血沉增快；慢性炎症如结核、风湿、自身免疫病的活动期常见血沉增快，病情好转时血沉减慢，非活动期血沉可正常，故血沉测定可动态观察这些患者的病情变化。此外，某些病毒、细菌、药物、代谢产物和异常抗体等可中和细胞表面的负电荷，使血沉加快。

（2）组织损伤：范围较大的组织损伤或手术创伤常致血沉增快，若无合并症，一般 2～3 周内可恢复正常；心肌梗死患者发病后 2～3 天可见血沉增快，并持续 1～3 周，而心绞痛时血沉多正常，故血沉测定可作为两者辅助鉴别指标。

（3）恶性肿瘤：通常迅速增长的恶性肿瘤血沉均增快，可能与 α_2 巨球蛋白、纤维蛋白原增高以及肿瘤组织坏死、继发感染、贫血等因素有关；而良性肿瘤血沉多正常。恶性肿瘤手术切除后或治疗较彻底，血沉可趋于正常，复发或转移时血沉又可增快。

（4）高球蛋白血症：多种因素导致的免疫球蛋白增高可见血沉增快，如多发性骨髓瘤、意义未明单克隆丙种球蛋白血症、淋巴瘤、亚急性感染性心内膜炎、慢性肾炎、肝硬化等。慢性肾炎、肝硬化常因白蛋白减少、球蛋白增高，导致血沉明显增快。需要注意的是，多发性骨髓瘤等浆细胞肿瘤因血液中克隆性免疫球蛋白大量增加，引起血液黏度增加，导致高黏滞综合征时，血沉可不增快甚至减慢。

（5）贫血：血红蛋白<90g/L 时，血沉可轻度增快。但严重贫血时红细胞过少不易形成缗钱样红细胞，血沉减慢。因此，血沉的加快并不与红细胞的减少成正比。镰状细胞贫血、遗传性球形红细胞增多症等出现红细胞异常的患者，因异形红细胞不容易聚集成缗钱状，故虽有贫血但血沉加快并不明显，镰状细胞贫血患者的血沉甚至很慢。

（6）高胆固醇血症：如动脉粥样硬化、糖尿病、肾病综合征、黏液性水肿、原发性家族性高胆固醇血症等，血沉常增快。

3. 血沉减慢 见于真性红细胞增多症、低纤维蛋白原血症、充血性心力衰竭、红细胞形态异常（如球形红细胞、镰状红细胞、异形红细胞）。

综上所述，单纯的血沉测定缺乏特异性，许多疾病均可出现血沉加快。而血沉正常也不能完全排除肿瘤等恶性疾病。因此，传统的血沉测定适用于诊断尚不明确、需进一步检查的患者，或作为疾病的动态监测指标。随着血沉仪的广泛使用，一些反映血液沉降过程特点的动态参数如血沉曲线、快速沉降起始时间、结束时间、最快沉降时间、最大沉降速度等逐渐引起了临床关注。研究发现在某些疾病发展的不同阶段，血沉曲线呈现有规律的变化。不同疾病的曲线特征存在很大差异。这对了解疾病的发展有较为重要的意义。因此，仪器提供的这类动态参数未来或许可以作为一种新的临床分析依据应用于临床。

二维码知识聚焦 2-12

案例 2-9 分析

如何解读该患者的检验报告？

血沉试验作为筛查试验，对判断机体有无感染，组织有无损伤、坏死或某些疾病有无活动、进展等具有一定的临床价值。其主要用于动态监测病情的变化，区别器质性与功能性病变及鉴别良、恶性肿瘤等。案例中患者由于发热、乏力、甲状腺部位疼痛就诊，出现疼痛症状前两周曾有上呼吸道感染。触诊甲状腺局部肿大，质硬。主诊医师在获得相关实验室检查（血沉、甲状腺激素等）结果后，初步判断为亚急性甲状腺炎，并采取相应治疗措施。患者治疗前血沉结果显示明显升高（99mm/h），与临床表现相符。患者在接受治疗两周后症状好转，再次检测血沉结果显示恢复正常（5mm/h），充分体现血沉指标作为动态监测疾病情况变化的作用。

（王剑飚）

七、红细胞形态检查

多种病因可作用于红细胞生理进程的不同阶段，引起红细胞相应的病理变化。红细胞形态检

二维码知识导图 2-4 红细胞形态检查

查是指通过显微镜观察、计算机图像分析、血液分析仪等技术手段定性或定量分析红细胞大小、形状、染色性质和内含物等形态特征与异常变化。观察外周血红细胞形态，结合血红蛋白测定、红细胞计数有助于贫血或相关疾病的辅助诊断或鉴别诊断。

案例 2-10

患者，女性，72 岁，主诉：颈部疼痛、双上肢疼痛麻木 1 月余。现病史：患者 1 个月前无明显诱因下出现颈部疼痛，双上肢疼痛，以右上肢疼痛为主，并出现双上肢麻木，在当地接受针灸、按摩等多种治疗后症状未见明显改善，遂至医院伤科门诊就诊。颈椎 MRI 提示"颈椎间盘突出，部分椎体内信号不均"。头颅 MRI"未见明显异常"。患者神清，精神尚可，无发热，无腹胀、腹泻等不适症状。血细胞分析结果如下。

*** 医院检验报告

姓名：***	病历号：***	标本条码：*********	标本号：***
性别：女	科别：*** 科	检测仪器：	样本：抗凝血
年龄：72 岁	床号：	执行科室：检验科	标本状态：正常
送检项目：血细胞分析		申请时间：******	送检医生：***

项目名称	结果	提示	单位	参考区间
白细胞计数（WBC）	6.17		$\times 10^9$/L	3.5～9.5
红细胞计数（RBC）	3.40	↓	$\times 10^{12}$/L	3.8～5.1
血红蛋白浓度（Hb）	103	↓	g/L	115～150
血小板计数（PLT）	72	↓	$\times 10^9$/L	125～350

备注：镜检见红细胞缗钱样排列及少量浆细胞样淋巴细胞，多或单克隆免疫球蛋白血症待排，建议完善相应检查

采集时间：*****	接收时间：*****	报告时间：*****
检验者：**	批准者：**	检验仪器/方法：*** 血液分析工作站

问题：

1. 如何解读患者报告中的提示？

2. 下一步的实验室检查是什么？

问题导航 2-13

1. 红细胞形态检查的方法有哪些？

2. 红细胞形态异常结果应如何报告？

3. 患者外周血涂片中出现"红细胞缗钱状排列"的原因可能是什么？

（一）检测原理

制备符合要求的外周血涂片后进行染色（如瑞特染色、吉姆萨染色），由于不同细胞胞内组分对酸性染料与碱性染料的结合程度不同，各细胞呈现出独特的染色特征，检验人员根据细胞形态与染色特征对细胞进行鉴别。

（二）操作步骤

选择制备良好的外周血涂片，在低倍镜下观察红细胞的分布和染色情况。选择细胞分布均匀、染色良好、红细胞紧密排列但不重叠的区域。在血涂片上滴加 1 滴香柏油，转至油镜仔细观察上

述区域中红细胞的形态，同时浏览全片是否存在其他异常细胞。发现异常后采用分级报告模式向临床医师报告异常结果。

分级报告可采用双层报告，即程度和（或）百分率，程度包含"1+"（轻度）、"2+"（中度）和"3+"（重度）三个等级。通常情况下，异常血细胞形态达"2+"和"3+"时给予报告，但因少量的破碎红细胞（schistocyte）在弥散性血管内凝血、血栓性血小板减少性紫癜和溶血性尿毒综合征等疾病的诊断和监测中具有一定的临床意义，故破碎红细胞为"1+"（少量/稀少）时也应报告。

（三）方法学评价

显微镜检查是红细胞形态检查的主要方法，特别是在出现异常形态时，通过有经验的专业人员的分析，为临床提供有价值的诊断信息。同时，显微镜检查也是仪器法检测的复合方法。但如果血涂片制作不良、染色不佳，常对形态鉴别造成困难，甚至导致结论错误。

计算机图像分析是基于计算机图像处理分析技术，凭借收集的海量数据，通过深度学习后提取红细胞形态和图像特征，建立细胞形态变化特征分布统计模型，实现红细胞自动统计分类的方法，具有快速、自动化的特点。

血液分析仪能提供红细胞数量及其相关参数，并对异常结果予以报警提示，但不能直接提供红细胞形态改变的确切信息，需要通过显微镜复查。

（四）参考区间

瑞特染色血涂片成熟红细胞呈双凹圆盘状，细胞大小一致，平均直径为7.2μm，淡粉红色，中央三分之一为生理性淡染区，细胞质内无异常结构（图2-37）。显微镜观察红细胞大小、形状、染色和内含物等的异常情况，仍是识别形态学异常的基本方法。作为一种通用性建议，ICSH建议对红细胞异常提供定性报告，ICSH关于红细胞异常形态和分级标准见表2-42。

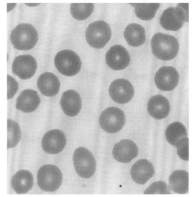

图2-37 正常红细胞（1000×）

表2-42 ICSH 有关红细胞异常形态及分级标准

中文命名	轻度（1+，%）	中度（2+，%）	重度（3+，%）
红细胞大小不一	N/A	11~20	>20
大红细胞	N/A	11~20	>20
卵形大红细胞	N/A	2~5	>5
小红细胞	N/A	11~20	>20
低色素性红细胞	N/A	11~20	>20
多色素性红细胞	N/A	5~20	>20
棘形红细胞	N/A	5~20	>20
咬痕红细胞	N/A	1~2	>2
泡状红细胞	N/A	1~2	>2
锯齿状红细胞	N/A	5~20	>20
椭圆形红细胞	N/A	5~20	>20
卵圆形红细胞	N/A	5~20	>20
破碎红细胞	<1	1~2	>2
镰状红细胞	N/A	1~2	>2
球形红细胞	N/A	5~20	>20
口形红细胞	N/A	5~20	>20

续表

中文命名	轻度（1+，%）	中度（2+，%）	重度（3+，%）
靶形红细胞	N/A	5～20	＞20
泪滴状红细胞	N/A	5～20	＞20
嗜碱性点彩红细胞	N/A	5～20	＞20
豪-乔小体	N/A	2～3	＞3
帕彭海姆小体	N/A	2～3	＞3

（五）质量控制

1. 负责红细胞形态检查的检验人员须经严格培训，有理论和实践经验。

2. 镜下观察时应选择理想检查区域，即红细胞之间相近排列而不重叠。

3. 按规范的顺序进行镜检，先在低倍镜下检查全片，观察细胞分布和染色，再用油镜观察血膜体、尾交界处的细胞形态，同时注意是否存在其他异常细胞，如幼稚细胞或有核红细胞等。

4. 注意避免人为影响因素，应认真观察全片，排除人为因素影响。真正的异形红细胞多均匀分布于全片，而假性异形红细胞常局限于个别区域。制备血涂片不当时可观察到棘形红细胞、皱缩红细胞、红细胞缗钱状形成等；使用非疏水性玻片可出现口形红细胞；染色不当可观察到多色素性红细胞；抗凝剂浓度过高或血标本久置易出现锯齿状红细胞；涂片干燥过慢或固定液中混有水分可出现面包圈形红细胞；涂片末端附近可观察到长轴方向一致的假性椭圆形红细胞。

（六）临床意义

红细胞形态异常可分为大小异常、染色异常、形态异常、排列方式异常和包含物异常。

1. 红细胞大小异常   在分析贫血原因时，使用术语小红细胞和大红细胞等描述细胞大小，其实际含义是指细胞体积而不仅是指直径大小，故可从血片直接感知直径而推知细胞及血红蛋白的容积。

（1）小红细胞（microcyte）：指直径小于6μm的红细胞（MCV＜80fl）。血涂片中出现较多染色过浅的小红细胞，提示血红蛋白合成障碍，见于缺铁性贫血、珠蛋白生成障碍性贫血等。遗传性球形红细胞增多症的小红细胞，其血红蛋白充盈良好，生理性中心浅染区消失（图2-38）。

（2）大红细胞（macrocyte）：指直径大于10μm的红细胞（MCV＞100fl）。①为未完全成熟的红细胞，体积较大，因残留DNA，经瑞特染色后而呈嗜多色性或含有嗜碱性点彩（图2-39）。②在叶酸或维生素B_{12}缺乏的情况下出现。③见于细胞膜胆固醇/磷脂酰胆碱比值增加时。临床意义：①RBC生成加速。②巨幼细胞贫血、溶血性贫血等。③肝病、脾切除后。

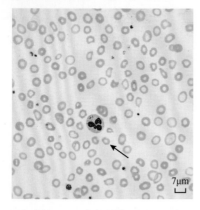

图2-38　小红细胞（1000×）

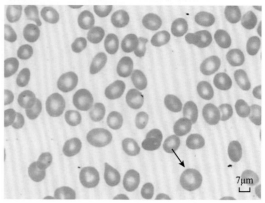

图2-39　大红细胞（1000×）

（3）巨红细胞（megalocyte）：指直径大于 $15\mu m$ 的红细胞（图 2-40）。最常见于叶酸及维生素 B_{12} 缺乏所致的巨幼细胞贫血。由于缺乏上述因子，幼稚红细胞内 DNA 合成不足，不能按时分裂，当这种幼稚红细胞脱核之后，便成为巨大的成熟红细胞。血涂片如同时存在分叶过多的中性粒细胞则更有助于诊断。

（4）红细胞大小不均（anisocytosis）：指同一血涂片中的红细胞间直径相差 1 倍以上。大者直径可达 $12\mu m$，小者直径仅 $2.5\mu m$（图 2-41）。可能与骨髓造血功能紊乱、造血调控功能减弱有关。常见于严重的增生性贫血，巨幼细胞贫血时尤为明显。

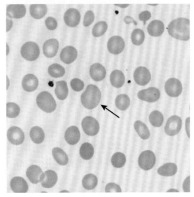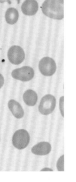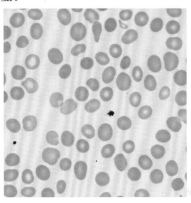

图 2-40　巨红细胞（1000×）　　　　图 2-41　红细胞大小不均（1000×）

2. 红细胞染色异常

（1）正色素性（normochromic）：红细胞染色深浅取决于胞内血红蛋白的含量。血红蛋白含量高则着色深，含量少则着色浅（图 2-42）。正常红细胞在瑞特染色的血涂片中为淡红色圆盘状，中央有生理性空白区，通常称正色素性。除见于正常人外，还见于急性失血、再生障碍性贫血和白血病等。

（2）低色素性（hypochromic）：红细胞的生理性中心浅染区扩大，有的红细胞甚至仅于细胞边缘着色，中央不着色，成为环形红细胞，提示其血红蛋白含量明显减少（图 2-43）。常见于缺铁性贫血、珠蛋白生成障碍性贫血、铁粒幼细胞贫血，某些血红蛋白病。

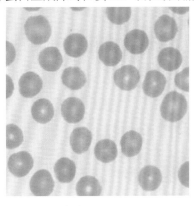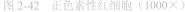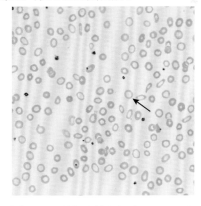

图 2-42　正色素性红细胞（1000×）　　　　图 2-43　低色素性红细胞（1000×）

（3）高色素性（hyperchromic）：红细胞中心淡染区消失，细胞着色较深，整个红细胞均染成红色，而且胞体大（图 2-44）。其平均红细胞血红蛋白含量增高，而平均红细胞血红蛋白浓度多正常。最常见于巨幼细胞贫血。

（4）多色素性（polychromatic）：多色素性红细胞是尚未完全成熟的红细胞，细胞体积较大。由于细胞质内尚存有少量嗜碱性物质（RNA），因而被染成灰红色或淡灰蓝色（图 2-45）。正常人外周血中此种细胞占 1% 左右。多色素性红细胞增多提示骨髓制造红细胞功能活跃，尤见于溶血性贫血或急性失血性贫血。

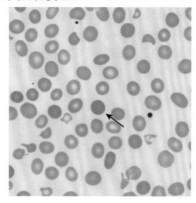 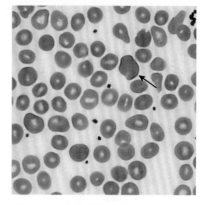

图 2-44　高色素性红细胞（1000×）　　图 2-45　多色素性红细胞（1000×）

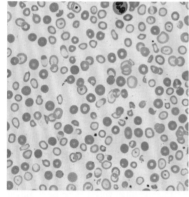

图 2-46　红细胞着色不一（1000×）

（5）红细胞着色不一（anisochromia）：指同一血涂片中，同时出现低色素性和正色素性两种细胞（图 2-46），有时又称双形性贫血（dimorphic anemia），多见于铁粒幼细胞贫血或贫血治疗期间，也可见于失血患者输血治疗期间及某些慢性病伴贫血患者。

3. 红细胞形态异常

（1）球形红细胞（spherocyte）：外周血涂片上球形红细胞直径小（＜6.5μm），中心淡染区消失，甚至染色偏深，在血液中的形态为球形（图 2-47）。其主要特点为细胞厚度增加，细胞的直径与厚度之比减少至 2.4∶1 或更小（正常值为 3.4∶1）。球形红细胞的气体交换功能较正常红细胞弱，且易破坏和溶解。主要见于遗传性和获得性球形细胞增多症（如自身免疫性溶血性贫血或直接理化损伤如烧伤等）。偶尔见于婴幼儿，无临床意义。

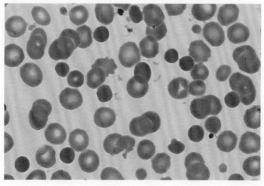

图 2-47　球形红细胞（1000×）

（2）椭圆形红细胞（elliptocyte）：红细胞呈椭圆形、杆形，两端钝圆，长轴增大，短轴缩短。长度可大于宽度 3～4 倍，最大直径可达 12.5μm，横径可为 2.5μm（图 2-48）。这种红细胞生存时间一般正常，有时可缩短，但血红蛋白并无异常。其形成机制可能与细胞膜异常基因有关。细胞只有成熟后才会呈现椭圆形，且将此种红细胞置于高渗、等渗、低渗溶液或正常人血清内，其椭圆形保持不变，而幼稚红细胞，包括网织红细胞，均不呈椭圆形。见于遗传性椭圆形红细胞增多症（可达 25%，甚至高达 75%）、大细胞性贫血（可达 25%）；偶见于缺铁性贫血、骨髓纤维化、巨幼细胞贫血、镰状细胞贫血。正常人血液约占 1%，但不超过 15%。

（3）卵圆形红细胞（ovalocyte）：红细胞呈卵圆形，与椭圆形红细胞的区别在于椭圆形红细胞长轴是短轴的 2 倍以上，而卵圆形红细胞的长轴与短轴之比小于 2（图 2-48）。

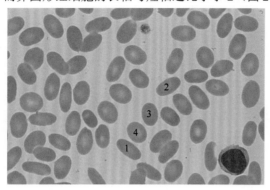

图 2-48 椭圆形红细胞和卵圆形红细胞（1000×）
1、2：椭圆形红细胞；3、4：卵圆形红细胞

（4）靶形红细胞（target cell）：红细胞中心部位和细胞边缘染色较深，两者之间为苍白区域，形如射击之靶（图 2-49）。有的靶形红细胞中心部位深染区呈延伸的半岛状或柄状与边缘相连接而成为不典型的靶形红细胞。靶形红细胞直径可比正常红细胞略大，但厚度变薄，因此体积多正常。近年来研究证明，此种细胞的出现主要是红细胞内血红蛋白的化学成分发生变异，以及铁代谢异常所致。其形成过程如下：红细胞中的血红蛋白首先溶解成一镰状或弓形空白区，其后弓形空白区的两端继续向内弯曲延伸，以至连接成一环形透明带。此种细胞的生存时间仅约为正常红细胞的一半或更短。常见于各种低色素性贫血，尤见于珠蛋白生成障碍性贫血、HbC 病，也见于阻塞性黄疸、脾切除术后状态。应注意与血涂片制作中未及时固定而引起的红细胞形态改变相区别。

（5）口形红细胞（stomatocyte）：红细胞中央有裂缝，中心苍白区呈扁平状，颇似张开的口形或鱼口（图 2-50）。口形红细胞膜异常，Na^+ 透过性增加，使细胞膜变硬，因而脆性增加，致使细胞生存时间缩短。常见于遗传性口形红细胞增多症、小儿消化系统疾病引起的贫血，也可见于酒精中毒、某些溶血性贫血及肝病患者等。正常人偶见（<4%）。

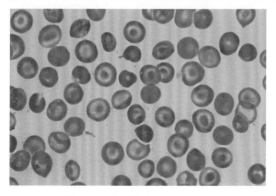

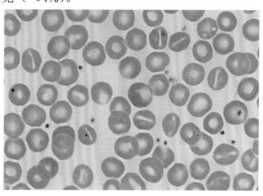

图 2-49 靶形红细胞（1000×）　　　　　　图 2-50 口形红细胞（1000×）

（6）镰状红细胞（sickle cell）：红细胞外形呈镰刀状、线条状，长约 15～20μm（图 2-51）。形成原因为含有血红蛋白 S（HbS）的红细胞在缺氧情况下溶解度降低，形成长形或尖形的结晶体，使细胞膜发生变形。因此，检查镰状红细胞需将血液制成湿片，然后加入还原剂如偏亚硫酸钠后观察。普通血涂片中出现的镰状红细胞可能是在脾、骨髓或其他脏器的毛细血管中因缺氧而致变形的红细胞。常见于镰状细胞贫血。镰状细胞贫血可分为 HbS 纯合子的镰状细胞贫血，双重

杂合子兼有 HbS 和 HbA 的镰状细胞贫血-地中海贫血和镰状细胞贫血-HbC 病。

（7）棘形红细胞（acanthrocyte）：红细胞表面有针尖状突起，其间距不规则，突起的长度和宽度可不一（图 2-52）。多见于遗传性或获得性无 β 脂蛋白血症，比例可高达 70%～80%；也可见于脾切除术后、酒精中毒性肝脏疾病、尿毒症、麦克劳德（McLeod）表型、神经性厌食等。

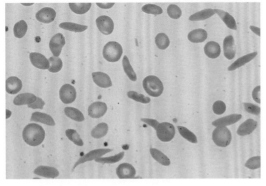
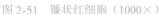
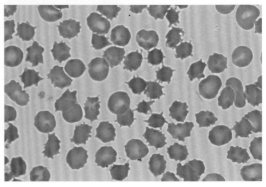

图 2-51　镰状红细胞（1000×）　　　　图 2-52　棘形红细胞（1000×）

（8）锯齿状红细胞（echinocyte）：红细胞失去圆盘形状，边缘有 10～30 个短直或相对规则的针状突起（图 2-53）。需注意人工制片不当、陈旧血标本、高渗等原因也可出现类似的皱缩红细胞，红细胞皱缩时四周会出现刺状突起，严重的皱缩红细胞中央淡染区消失，四周出现刺突。

（9）泪滴状红细胞（tear drop cell）：成熟红细胞形如泪滴样或梨状（图 2-54）。其形成机制尚无定论，可能是细胞内含有海因茨（Heinz）小体或包涵体所致；或是红细胞膜的某一点被粘连而拉长的原因。被拉长的细胞可长可短。多色素性红细胞亦可有此形状者。多见于贫血、骨髓纤维化时，偶见于正常人。

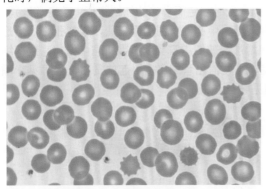
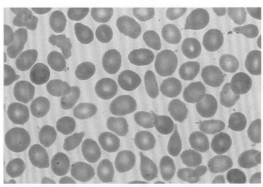

图 2-53　锯齿状红细胞（1000×）　　　　图 2-54　泪滴状红细胞（1000×）

（10）破碎红细胞（schistocyte）：为红细胞碎片或不完整的红细胞。大小不一，外形不规则，有各种形态如棘形、盔形、三角形、新月形等（图 2-55）。多是由于机械性外力或疾病导致红细胞形态不完整。可见于微血管病性溶血性贫血、弥散性血管内凝血、重型珠蛋白生成障碍性贫血、巨幼细胞贫血、严重烧伤。正常人血涂片中破碎红细胞小于 1%。

（11）咬痕红细胞（bite cell）：红细胞边缘出现一个或多个半圆形或椭圆形缺口，形似咬痕（图 2-56）。这类细胞由脾脏巨噬细胞清除红细胞中变性血红蛋白所致。正常人偶见，比例增多可见于接受脾切除术前的不稳定血红蛋白病患者外周血涂片或珠蛋白生成障碍性贫血患者，也可见于葡萄糖-6-磷酸脱氢酶缺乏症患者。

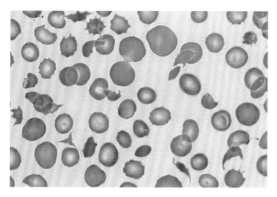

图 2-55　破碎红细胞（1000×）

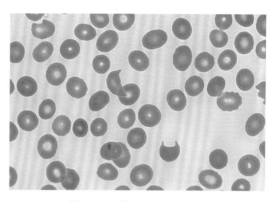

图 2-56　咬痕红细胞（1000×）

（12）泡状红细胞（blister cell）：也称为固缩红细胞（pyknocyte），表现为血红蛋白浓集到红细胞的一侧而另一侧因缺少血红蛋白出现"空白"（图 2-57）。可见于葡萄糖-6-磷酸脱氢酶缺乏症患者、丙酮酸激酶缺乏症患者等。

（13）红细胞形态不整（poikilocytosis）：指红细胞形态发生各种明显改变，出现不规则的奇异形状，如豆状、梨形、蝌蚪状、麦粒状和棍棒形等。此种细胞在某些感染或严重贫血时多见，最常见于巨幼细胞贫血。异形红细胞产生的原因尚未明了，有人认为与化学因素有关，尤其是磷脂酰胆碱、胆

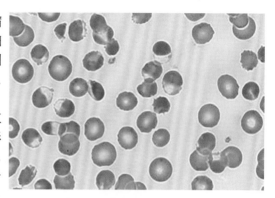

图 2-57　泡状红细胞（1000×）

固醇和丙氨酸等对红细胞的形态有影响，也有人认为是物理因素所致。

4. 红细胞排列方式异常

（1）红细胞缗钱状排列：当血浆中的某些蛋白质比例发生变化，尤其是纤维蛋白原或球蛋白增高时，会促使红细胞表面电荷发生改变，使红细胞间相互粘连，形成缗钱样红细胞（图 2-58）。常见于多发性骨髓瘤、巨球蛋白血症等浆细胞疾病。

（2）红细胞冷凝集现象：正常情况下红细胞均匀分布于血液中，但在某些情况下悬浮在血液中的红细胞会出现聚集成团的现象（图 2-59）。这类情况中最常见的是冷凝集现象，血液离体后温度下降到 32℃ 以下时红细胞开始凝集，重新升温至 37℃，冷凝集现象可消失，但冷凝集素效价高者除外。可见于支原体肺炎、传染性单核细胞增多症、疟疾、骨髓瘤、腮腺炎、螺旋体病、恙虫病、肝硬化、自身免疫性溶血性贫血等。

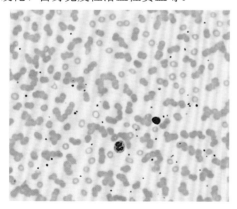

图 2-58　红细胞缗钱状排列（1000×）

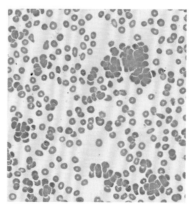

图 2-59　红细胞冷凝集现象（1000×）

5. 红细胞内包含物异常

（1）有核红细胞（nucleated erythrocyte）：包括原红细胞至晚幼红细胞所有阶段的有核红细胞（图2-60）。正常人外周血中罕见，出生1周内的婴幼儿血涂片中可见到少量有核红细胞。成人有核红细胞均存在于骨髓中，外周血涂片中发现多为病理现象。这里仅介绍病理情况下所见中、晚幼红细胞形态。晚幼红细胞直径7~10μm，细胞呈圆形或椭圆形，细胞核多为圆形，居中或偏位，染色质浓集，固缩为紫红色或紫黑色，有时可见双核、花瓣核，核质比明显减小，细胞质可因血红蛋白合成完全与否呈灰粉色或淡粉红色。中幼红细胞直径为8~15μm，呈圆形或椭圆形，细胞核多数呈圆形、居中，核染色质凝聚成块状，副染色质明显且透亮，细胞质丰富，多呈多色性，如蓝灰色、粉红色。见于溶血性贫血、造血系统恶性肿瘤、骨髓转移瘤、慢性骨髓增生性疾病、脾切除术后。

（2）嗜碱性点彩红细胞（basophilic stippling cell）：在瑞特染色下成熟红细胞或幼稚红细胞细胞质内出现的蓝色点状物（图2-61），本质为核糖核酸（ribonucleic acid，RNA）。其颗粒大小不一、多少不等。有研究证明，这类物质的出现是血红蛋白合成过程中原卟啉与亚铁离子结合受阻导致。其中以铅的作用最为明显，所以在铅中毒时，嗜碱性点彩红细胞明显增加，可作为铅中毒的筛查指标。在其他各类贫血中，亦可见到嗜碱性点彩红细胞，其比例增加常表示骨髓造血旺盛或有紊乱现象。正常人血涂片中很少见到嗜碱性点彩红细胞（1/10 000）。

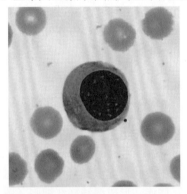

图2-60 有核红细胞（1000×）

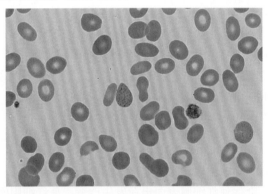

图2-61 嗜碱性点彩红细胞（1000×）

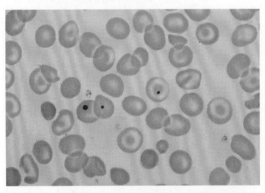

图2-62 豪-乔小体（1000×）

（3）豪-乔小体（Howell-Jolly body）：又称为染色质小体。成熟红细胞或幼稚红细胞的细胞质内含有一个或多个直径为1~2μm的暗紫红色圆形小体（图2-62）。已证实此类小体为核碎裂或溶解后所剩残余部分。可见于脾切除术后、无脾症、脾萎缩、脾功能低下、红白血病和某些贫血患者。在巨幼细胞贫血时，更易见到。

（4）卡伯特环（Cabot ring）：在嗜多色性或嗜碱性点彩红细胞的细胞质中出现的紫红色细线圈状结构，呈环形或"8"字形（图2-63）。其来源及性质未明。有学者认为是核膜的残余物，出现此环表示核分裂异常；也有学者认为是纺锤体的残余物质（电镜下可见此时形成纺锤体的微细管着色点异常）；现认为可能是细胞质中脂蛋白变性所致，常与豪-乔小体同时存在。可见于白血病、巨幼细胞贫血、增生性贫血、铅中毒或脾切除术后。

（5）帕彭海姆小体（Pappenheimer body）：红细胞内非正常的嗜碱性铁颗粒小体，呈致密的深色，球形或不规则形，颗粒细小，一个或多个，常邻近细胞边缘（图2-64）。帕彭海姆小体是红细胞吞噬过量的铁所形成的红细胞内包涵体的一种形式，在铁染色下更清晰。

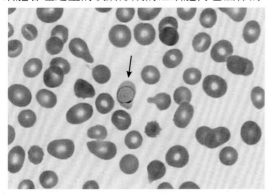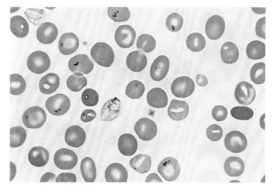

图 2-63　卡伯特环（1000×）　　　　　　　图 2-64　帕彭海姆小体（1000×）

（6）红细胞内包涵体（intracellular hemoglobin crystal）：对 HbH 病患者红细胞使用亮甲酚蓝活体染色或煌焦油蓝活体染色可在红细胞胞内看到的呈蓝黑色颗粒状、大小略有不等、分布均匀的晶体（图 2-65）。

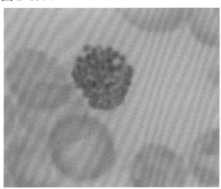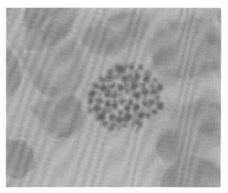

图 2-65　红细胞内包涵体（1000×）

（7）海因茨小体（Heniz body）：在煌焦油蓝染色后，部分红细胞内变性珠蛋白小体呈蓝色块状或颗粒状，大小不等，分布不均，较大的块状变性珠蛋白小体颜色较深（图 2-66）。

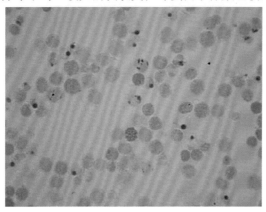

图 2-66　海因茨小体（1000×）

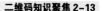二维码知识聚焦 2-13

（8）有寄生虫：当患者感染疟原虫、锥虫等寄生虫时，在外周血涂片中可见相应的病原体（图 2-67、图 2-68）。

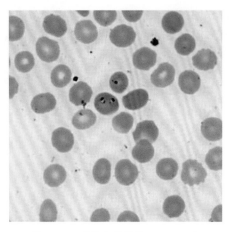 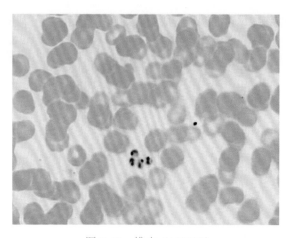

图 2-67　恶性疟环状体（1000×）　　　　图 2-68　锥虫（1000×）

案例 2-10 分析

1. 如何解读患者报告中的提示？

2. 下一步的实验室检查是什么？

本案例中患者初诊时于伤科就诊，拟"颈椎病"治疗。例行血常规检查发现贫血伴血小板减少。外周血涂片检查发现"红细胞缗钱样排列"。造成缗钱样红细胞排列的原因主要与血浆蛋白比例异常有关，正常情况下，血浆中带负电荷的白蛋白与带正电荷的球蛋白、纤维蛋白原等蛋白质所带的正、负电荷处于平衡状态。红细胞因膜表面唾液酸所带负电荷互相排斥，保持稳定距离。当血浆中出现大量带正电荷蛋白质分子中和红细胞表面电荷，减小红细胞表面斥力时，红细胞易于聚集。血涂片中出现缗钱样红细胞以及少量浆细胞样淋巴细胞提示浆细胞肿瘤可能。

下一步应开展肝功能、肾功能、电解质、血清免疫球蛋白、蛋白质电泳、血/尿免疫固定电泳等实验室检查。

（王剑飚）

第五节　白细胞检验

人体造血细胞都起源于全能干细胞，可分化为骨髓间充质干细胞和多能造血干细胞。骨髓间充质干细胞又可分化为成骨细胞、破骨细胞、软骨细胞、成纤维细胞、内皮细胞和脂肪细胞等，而多能造血干细胞则可分化为髓系干细胞和淋巴系干细胞。髓系干细胞进一步可分化为粒系细胞、红系细胞、巨核系细胞和肥大细胞等，淋巴系干细胞则可定向分化成 T 淋巴细胞、B 淋巴细胞和 NK 细胞。外周血中白细胞（white blood cell，WBC）就起源于造血干细胞（hematopoietic stem cell，HSC），干细胞经分化、发育、成熟后即释放到外周血，在此过程中受多种造血因子的调控。目前，对粒细胞的生成、分化、成熟和释放动力学研究比较透彻，从原粒细胞→早幼粒细胞→中幼粒细胞→晚幼粒细胞→杆状核粒细胞→分叶核粒细胞的发育过程，根据细胞动力学的特点（表 2-43），可将其划分为六个池：干细胞池（stem cell pool）、分裂池（mitotic pool）、成熟池（maturation pool）、贮存池（storage pool）、循环池（circulating pool）和边缘池（marginal pool）。大部分成熟的杆状核粒细胞及分叶核粒细胞保存在贮存池中，仅有约 1/20 释放到外周血中，其中 1/2 释放到循环池，进入血液循环，另 1/2 则黏附在血管内壁边缘池，正常情况下，边缘池和循环池之间粒细胞数量保持动态平衡，病理性及药物等因素可使白细胞计数出现大的波动。鉴于静脉血即为血管循环系统里的血液，因此，外周血白细胞计数结果实际反映的是循环池里白细胞的数量。骨髓内粒细胞发育需 10 天左右，成熟白细胞进入血液后平均停留约 10h，然后逸出血管壁进入组织或体腔内发挥其防御功能，1～2 天后死亡并分解，产物最终随体液排出体外。

表 2-43 粒细胞的动力学特点及检验方法

分布	细胞池	细胞种类	动力学特点	动力学检验方法
骨髓	分裂池	原粒细胞～中幼粒细胞	具有分裂能力，1 个原粒细胞可经过 3～5 次分裂，增殖为 16～32 个晚幼粒细胞	放射性标记技术等
骨髓	成熟池	晚幼粒细胞及杆状核粒细胞	不具有分裂能力，经历 3～5 天，并逐渐发育成熟	流式细胞仪法等
骨髓	贮存池	杆状核粒细胞及分叶核粒细胞	停留 3～5 天，数量为外周血的 5～20 倍。中幼粒到分叶核粒细胞成熟时间为 5～7 天，受刺激时，可缩短为 2 天	泼尼松刺激试验等
血液	循环池	少量杆状核粒细胞、分叶核粒细胞	为骨髓贮存池释放到血液中粒细胞的 50%，随血液循环，停留 10～12h，半衰期为 6～7h，为外周血白细胞计数所得的白细胞	流式细胞仪法、肾上腺激素激发试验等
血液	边缘池	分叶核粒细胞	为释放到外周血的另外 50% 的粒细胞，黏附到血管壁上，可与循环池的粒细胞随机交换，并保持动态平衡。与循环池合称为总血液粒细胞池	二异丙酯氟磷酸盐标记（DF^{32}P）测定等
组织或体腔	组织固有池	分叶核粒细胞	为逸出血管壁进入组织或体腔的粒细胞，生存 1～4 天，执行防御功能，不再返回血液，在组织中被破坏清除或排出	二异丙酯氟磷酸盐标记（DF^{32}P）测定等

人体外周血中正常白细胞包括中性粒细胞（neutrophil，NE）、嗜酸性粒细胞（eosinophilic granulocyte，EO）、嗜碱性粒细胞（basophilic granulocyte，BA）、单核细胞（monocyte，MO）和淋巴细胞（lymphocyte，LY）五大类，其中中性粒细胞又分为中性分叶核粒细胞（Nsg）和中性杆状核粒细胞（Nst），淋巴细胞又分为小淋巴细胞和大淋巴细胞。白细胞具有吞噬功能、趋化作用及杀菌作用，可清除侵入机体的病原体或过敏原，在调节机体免疫功能中发挥重要作用。

白细胞检验是运用显微镜镜检、电学、光学、细胞生物学、免疫学、生物化学、核医学及分子诊断学等相关技术对白细胞数量、形态、功能、代谢及其动力学等进行检验的科学。目前，白细胞检验临床血液学侧重于白细胞功能检验、白细胞代谢及其产物检验、白细胞动力学检验及白细胞骨髓形态学检验，临床免疫学则侧重于白细胞标记及血清粒细胞荧光抗体检验，临床微生物学侧重于白细胞内细菌、衣原体等微生物检验，临床基础检验学则侧重于血液、体液中白细胞数量和形态的检验。外周血白细胞检验是血液一般检验的重要内容之一，一般情况下包括白细胞计数及分类，主要用于临床各种疾病的辅助诊断、治疗和对预后的判断，在血液系统恶性疾病中发挥着重要的筛检作用。

二维码知识导图 2-5 血常规检验

案例 2-11

患者男性，20 岁，油漆工，近期因食欲减退、头晕、乏力、发热入院。体格检查：T 38.5℃、P 78 次/分，R 20 次/分，BP117/88mmHg，贫血貌、皮肤无出血点及瘀斑，胸骨无压痛，浅表淋巴结未触及，肝、脾肋下未扪及。主诊医师开具血常规检验，仪器 WBC 总数超过仪器线性范围，同时无分类结果，需手工法复检。结果如下。

*** 医院检验报告

姓名：**	患者 ID 号：***	申请单号：*********	标本状态：合格
性别：男	科别：** 科	申请医生：***	标本类型：全血
年龄：20 岁	床号：**	临床诊断：*********	检验项目：血常规

项目名称	结果	提示	单位	参考区间
白细胞计数（WBC）	521.00	↑	$\times 10^9$/L	3.50～9.50
中性分叶核粒细胞百分率（NEUT%）	25.0	↓	%	40.0～75.0
淋巴细胞百分率（LYMPH%）	5.0	↓	%	20.0～50.0
单核细胞百分率（MONO%）	3.0		%	3.0～10.0
嗜酸性粒细胞百分率（EO%）	9.0	↑	%	0.4～8.0
嗜碱性粒细胞百分率（BASO%）	17.0	↑	%	0.0～1.0
幼稚细胞（%）	36.0	↑	%	0.0～0.0
原始细胞（%）	5.0	↑	%	0.0～0.0
有核红细胞/100WBC	3	↑	个	0～0
备注：参考区间使用中华人民共和国卫生行业标准 WS/T 405—2012				

采集时间：*****	接收时间：*****	报告时间：*****
检验者：***	批准者：***	检验仪器/方法：*** 手工法

问题：

1. 如何采集血常规检测标本？

2. 上述的血液检验报告复检规则如何制定及应用？

3. 如何解读该患者的血液复检检验报告？

问题导航 2-14

1. 案例中的患者需要进行血常规手工复检，作为检验人员如何进行手工法白细胞计数及分类？改良纽鲍尔血细胞计数板结构特点如何？

2. 血标本手工法计数及分类如何保证质量？

3. 检验后的血标本及玻片如何处理？可以直接丢弃到普通垃圾桶吗？

一、白细胞计数

白细胞计数是利用计数板或仪器测定单位容积外周血或体液中各种白细胞的总数。一般情况下，外周白细胞计数结果仅反映循环池中的白细胞数量。白细胞计数有显微镜计数法（手工法）和仪器法，本节主要介绍显微镜计数法。

（一）显微镜计数法

1. 检测原理　白细胞计数是测定单位体积血液中各种白细胞的总数。将全血（20μl）用白细胞稀释液（2% 冰醋酸 0.38ml）稀释 20 倍，同时破坏红细胞和固定白细胞，充入改良纽鲍尔血细胞计数板内，在显微镜低倍镜下计数一定体积（四角 4 个大方格）内的白细胞数，经换算求得每升血液中的白细胞总数。

2. 器材　改良纽鲍尔血细胞计数板等。

3. 试剂　白细胞稀释液：主要成分是冰醋酸、亚甲蓝或结晶紫。冰醋酸可溶解红细胞，并且使白细胞核更清晰。亚甲蓝或结晶紫可使白细胞核略微着色，便于识别。

4. 操作

（1）取一小试管，加白细胞稀释液 0.38ml。

（2）用微量吸管采血 20μl 加入试管底部，用上清液吸洗 2～3 次，摇匀。

（3）充池后静置 2～3min 待白细胞下沉后用低倍镜计数四角 4 个大方格内的白细胞数。

5.计算方法

$$白细胞数/L=N÷4×10×20×10^6/L$$

式中，N，四角 4 个大方格内的白细胞总数；$÷4$，每个大方格（0.1μl）内白细胞平均数；$×10$，每个大方格容积为 0.1μl，换算成 1μl；$×20$，血液稀释倍数；$×10^6$，将 1μl 换算为 1L。

知识拓展 2-8

1855 年，法国解剖学家路易斯·查理·马拉瑟（Louis-Charles Malassez）首先发明了用于计数血细胞的计数板（图 2-69）。目前使用的改良纽鲍尔血细胞计数板具体发明时间不详，但却是应用最为广泛的一种。它不仅适用于血细胞计数，还可用于微生物、寄生虫、结晶、花粉颗粒等计数。

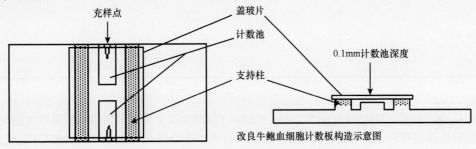

图 2-69 改良纽鲍尔血细胞计数板示意图

（二）质量控制

1.影响因素 外周血中的白细胞仅有一半随血液循环流动（循环池），另一半黏附于血管壁（边缘池），两者保持着动态平衡。但在许多因素影响下，如经期、剧烈运动、情绪激动、严寒、酷热等，两个池中的白细胞可重新分配。由于白细胞计数检查仅为循环池中的白细胞，即便正常情况下，同一个人在上、下午的白细胞计数结果也可呈较大幅度的波动。因此，为使检测结果便于比较和进行动态分析，特别是对需要进行动态观察的住院患者最好固定采血时间，如每次检查均在上午 8 时左右。

2.计数误差控制

（1）器材及试剂：器材均须清洁、干燥、校准；试剂应合格。

（2）标本控制：①末梢血采集速度要快（防止血液凝固），针刺深度要适当（2～3mm），不能过度挤压（以免组织液混入），仪器法需用 EDTA-K$_2$ 抗凝血（1.5～2.2mg/ml 血液），要求标本无溶血或小凝块。②必须采用符合要求的注射器或真空采血系统。③盛有标本的试管应有足够的混匀空间。④标本置于室温下直接检测。⑤从标本采集到检测的间隔时间应不超过 4h。⑥检测前应轻轻颠倒，充分混匀标本。⑦稀释液应过滤（以免杂质、微粒干扰），取血液稀释倍数要准确。

（3）操作控制：①盖片的方式可影响充液的高度，进而影响计数结果。WHO 推荐采用"推式"法。②为充分混匀白细胞悬液，充计数室前应适当用力振荡 30s，但应避免产生过多气泡影响充计数室和准确计数。③充液时应避免充液过多、过少、断续，避免气泡及充计数室后移动或触碰血盖片。④细胞压线时，应遵循"数上不数下、数左不数右"的原则。⑤计数时一般各大方格间的细胞数不得相差 8 个以上，2 次重复计数误差不超过 10%，否则应重新计数。⑥计数还应控制固有误差：白细胞数量较少时（<3×10⁹/L），可扩大计数范围（计数 8 个大方格内的白细胞数）或缩小稀释倍数（如采集 40μl 血液）；当白细胞数量太多时（>15×10⁹/L），可适当减少血量（如采集 10μl 血液）或增加稀释倍数（如取 0.78ml 稀释液）。

（4）结果校正：由于 2% 冰醋酸不能破坏有核红细胞，外周血中一旦出现有核红细胞，可使白细胞计数结果偏高,此时,应对白细胞计数进行校正,校正公式如下。

$$实际白细胞数/L = x \times \frac{100}{100 + y}$$

式中,x,校正前白细胞数;y,分类 100 个白细胞过程中所见的有核红细胞数。

例如,校正前白细胞数为 $15 \times 10^9/L$,在做白细胞分类计数时计数 100 个白细胞的同时计数有核红细胞数为 50 个,则校正后白细胞数为 $10 \times 10^9/L$。

3. 经验控制 以血涂片中高倍镜下所见白细胞的多少来评估白细胞计数误差。两者关系见表 2-44。

表 2-44 白细胞的分布密度与白细胞总数的关系

血涂片中白细胞数(个/HP)	白细胞总数(×10⁹/L)
2~4	4~6
4~6	7~9
6~10	10~12
10~12	13~18

4. 能力认可 临床实验室在开展白细胞计数项目前,应定期进行能力验证或比对认可。目前各种行业标准均有明确规定。如 GB/T 20468—2006《临床实验室定量测定室内质量控制指南》、《全国临床检验操作规程》、WS/T 347—2024《血细胞分析校准指南》、WS/T 406—2024《临床血液学检验常规项目分析质量标准》、WS/T 407—2012《医疗机构内定量检验结果的可比性验证指南》、CNAS-RL02:2023《能力验证规则》和 WS/T 246—2005《白细胞分类计数参考方法》。

知识拓展 2-9

CNAS-CL02—A001:2023《医学实验室质量和能力认可准则的应用要求》

附录 A(规范性附录)

外周血涂片形态学识别要求:

A.1 形态学检验人员应能识别的细胞及寄生虫

(a)红细胞:正常红细胞;异常红细胞(如大小异常、形状异常、血红蛋白含量异常、结构及排列异常等)。

(b)白细胞:正常白细胞(如中性杆状核粒细胞、中性分叶核粒细胞、嗜酸性粒细胞、嗜碱性粒细胞、淋巴细胞和单核细胞);异常白细胞(如幼稚细胞、中性粒细胞毒性变化、Auer 小体、中性粒细胞核象变化、中性粒细胞胞核形态异常、与遗传因素相关的中性粒细胞畸形及淋巴细胞形态异常等)。

(c)血小板:正常血小板;异常血小板(如血小板大小异常、形态异常及聚集性和分布异常等)。

(d)寄生虫:如疟原虫、微丝蚴、弓形虫及锥虫等。

A.2 细胞及寄生虫识别要求采取至少 50 幅显微摄影照片(包括正常和异常细胞)或其他形式进行形态学考核,检验人员和授权签字人应能正确识别至少 80%。

附录 B(规范性附录)

临床血液学检验项目认可要求:以下临床血液学检验项目,每一组项目为完整能力,如果实验室开展以下项目组合,则申请该组中任一项目时,应同时申请其他项目;同一项目使用不同仪器/方法报告结果时,全部仪器/方法均应申请认可:

B.1 全血细胞计数(RBC、WBC、Hb、PLT、HCT、MCV、MCH、MCHC)、仪器检测 WBC 分类以及外周血形态学检查。

B.2 凝血试验项目(PT、APTT 和 FIB)。

（三）方法学评价

白细胞计数有显微镜计数法和血液分析仪法。显微镜计数法是经典的白细胞计数法，简便易行，不需昂贵仪器，但较费时，重复性和准确性受微量吸管和计数板的质量、细胞分布及操作者技术水平等因素的影响。目前血液分析仪法是临床上使用的主要方法，具有操作简单、快速、重复性好，结果准确，计数误差小等优点。

（四）参考区间

成人：仪器法静脉血（3.5～9.5）×10⁹/L（参照 WS/T 405—2012）。

中国儿童（参照 WS/T 779—2021）如下：

28 天至 6 月：（4.3～14.2）×10⁹/L（静脉血），（5.6～14.5）×10⁹/L（末梢血）；6 月至 1 岁：（4.8～14.6）×10⁹/L（静脉血），（5.0～14.2）×10⁹/L（末梢血）；1～2 岁：（5.1～14.1）×10⁹/L（静脉血），（5.5～13.6）×10⁹/L（末梢血）；2～6 岁：（4.4～11.9）×10⁹/L（静脉血），（4.9～12.7）×10⁹/L（末梢血）；6～13 岁：（4.3～11.3）×10⁹/L（静脉血），（4.6～11.9）×10⁹/L（末梢血）；13～18 岁：（4.1～11.0）×10⁹/L（静脉血），（4.6～11.3）×10⁹/L（末梢血）。

（五）临床意义

白细胞总数高于参考区间上限称白细胞增多（leukocytosis），低于参考区间下限称白细胞减少（leukopenia）。白细胞总数增多或减少受不同生理状态和病理因素的影响，其临床意义详见"白细胞分类计数"。

二维码知识聚焦 2-14

二、白细胞分类计数

白细胞分类计数（differential count，DC）是指将全血制成血涂片并染色后进行显微镜检查，镜下观察一定数量（一般 100 个）白细胞形态并对各种白细胞分类计数，然后计算各种白细胞的百分率和绝对值的方法。目前，白细胞分类计数法有显微镜计数法、血液分析仪法和血细胞形态学分析仪法。通过白细胞分类计数结合形态特点可以观察感染、中毒、恶性肿瘤等血液系统疾病的白细胞变化情况，因此具有重要的临床意义。

（一）显微镜计数法

1. 原理　将血液制成血涂片，经瑞特染色后，在油镜下，根据白细胞形态特点逐个分类计数，求得各种白细胞的比值（百分率）。根据白细胞计数的结果，求得每升血液中各类白细胞的绝对值（某类白细胞的绝对值＝白细胞计数值 × 该类白细胞分类计数的百分率）。

2. 简要操作　取血（适量）→制备血涂片→血膜干后进行瑞特染色→肉眼观察→低倍镜检查→油镜检查→计算。

（1）肉眼观察主要内容：血涂片编号、正反面判断、制片及染色情况等。

（2）低倍镜检查主要内容：观察细胞的分布和染色情况，观察有无特殊细胞或寄生虫，确定油镜待观察的细胞分布均匀、着色良好的区域。

（3）油镜检查主要内容：白细胞分类计数及形态观察，同时观察各种红细胞、血小板的形态，观察有无寄生虫（疟原虫、微丝蚴、弓形虫、锥虫等）。

（4）计算：求出各类白细胞所占百分率，根据白细胞总数计算各类白细胞的绝对值。

3. 质量保证

（1）血涂片制备和染色：①使用 EDTA 盐抗凝血时，应充分混匀后再推片。②应在采集后 4h 内制备血涂片，时间过长可引起细胞形态改变。③用于制片的样本不宜冷藏。④合格的血涂片为楔形，约 3cm×2cm，表面光滑，两边留有小于 0.3cm 的空隙，中间有适当的阅片区（1.0～1.5cm），涂片头部端有同样大小的厚片区。⑤着色细胞应色彩鲜明，细胞核结构和细胞质颗粒清晰。

（2）观察部位：先用低倍镜观察血涂片染色质量及细胞分布情况，注意血涂片边缘及尾部有无巨大的异常细胞及寄生虫等，若发现异常应报告。由于细胞在片头至片尾的 3/4 区域分布比较均匀

（体尾交界处），各类白细胞的分布比例与体内外周血中一致，因此分类时最好选择在体尾交界处。

（3）移动轨迹：一般以"城垛样"有规律地移动视野，以免重复、遗漏或主观选择视野，见图2-70。

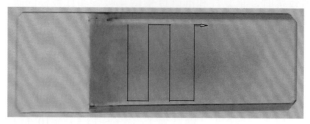

图 2-70 镜检血涂片移动的轨迹顺序

4. 镜检白细胞数量 一般白细胞总数为（3～15）×10⁹/L者，分类100个白细胞（1张血涂片）；白细胞数量>15×10⁹/L者，应分类200个白细胞（1张血涂片）；白细胞数量<3×10⁹/L者，分类50～100个白细胞（2张血涂片）。

5. 结果报告 如发现幼稚细胞或异常白细胞，应分类报告，并包括在白细胞分类百分率中。如发现幼（有核）红细胞，应计数并报告100个白细胞所见到的幼（有核）红细胞的数量。红细胞和血小板形态异常及发现寄生虫也应报告。

6. 质量评价 临床常依据行业标准（WS/T 246—2005）计算95%可信区间并进行判断：

95%可信区间（England细胞分类 S_p 公式法）：95%可信区间为 $\overline{X} \pm 1.96S_p$，其中

$$S_p = \sqrt{\frac{\overline{X}(1-\overline{X})}{n}}$$

式中，S_p 为标准误；$\overline{X}$ 为某类细胞分类的结果平均值（比值）；n 为分类的白细胞总数。其中 $n>30$，$\overline{X}$ 为0.1～0.9。例如，基准仪器或人员分类的白细胞总数为100个，中性分叶核粒细胞的比值为0.6，则

$$S_p = \sqrt{\frac{0.6\times(1-0.6)}{100}} = 0.049$$

95%可信区间 =0.6 ± 1.96×0.049，即为0.504～0.696。如果仪器或人工分类中性分叶核粒细胞的比值在此范围内，则认为比对一致。

（二）血液分析仪法

具体见"血液分析仪检验"章节。

（三）血细胞形态学分析仪法

主要使用人工智能识别技术进行分类。

（四）方法学评价

1. 显微镜计数法 ①优点：分类较准确、可及时发现各种细胞形态的病理变化，是白细胞分类计数的参考方法。②缺点：费时，受血涂片质量和检验人员技术差异等影响。

2. 血液分析仪法 ①优点：速度快，分析细胞多，重复性好，易于标准化，报告形式多样，是筛检的首选方法。②缺点：不能准确识别细胞类别，异常标本需用显微镜计数法复查。

3. 血细胞形态学分析仪法 ①优点：速度快，可流水线作业，重复性好，可将所有分类过的细胞数据提取并分类保存于计算机中，供人工复检，提高白细胞分类效率，降低漏检率，是未来发展的趋势。②缺点：血涂片质量会影响仪器识别，人工智能识别数据库尚待完善。

（五）参考区间

成人白细胞分类计数参考区间见表2-45和表2-46。表2-45为较早期的参考区间，目前在全

国卫生专业技术资格考试指导用书中仍有使用；而表 2-46 来源于中华人民共和国卫生行业标准
WS/T 405—2012，适用于静脉血的仪器检测方法。

表 2-45　成人白细胞分类计数参考区间（WS/T 405—2012 发布前）

白细胞	比值	百分率（%）	绝对值（$\times 10^9$/L）
中性杆状核粒细胞（Nst）	0.01～0.05	1～5	0.04～0.50
中性分叶核粒细胞（Nsg）	0.50～0.70	50～70	2.00～7.00
嗜酸性粒细胞（EO）	0.005～0.05	0.5～5.0	0.05～0.50
嗜碱性粒细胞（BA）	0～0.01	0～1	0～0.10
淋巴细胞（LY）	0.20～0.40	20～40	0.80～4.00
单核细胞（MO）	0.03～0.08	3～8	0.12～0.80

表 2-46　成人白细胞分类计数参考区间（WS/T 405—2012）

白细胞	百分率（%）	绝对值（$\times 10^9$/L）
中性分叶核粒细胞	40～75	1.8～6.3
嗜酸性粒细胞	0.4～8.0	0.02～0.52
嗜碱性粒细胞	0～1	0～0.06
淋巴细胞	20～50	1.1～3.2
单核细胞	3～10	0.1～0.6

（六）临床意义

1. 中性粒细胞变化

（1）生理性增多：①一天之内一般下午较上午高。②剧烈运动、情绪激动、严寒、暴热。
③新生儿。④孕妇妊娠 5 个月以上及分娩时。生理因素引起的白细胞增多常具一过性特点，在去
除影响因素后不久则可恢复正常，系边缘池内的白细胞过多地进入循环池所致，见表 2-47。

表 2-47　中性粒细胞生理变化

状态	生理变化
年龄	新生儿较高（15×10^9/L），个别可高达 30×10^9/L，在 3～4 天后降至 10×10^9/L，至 6～9 天逐渐下降，与淋巴细胞大致相等，以后淋巴细胞逐渐增高，至 2～3 岁后又逐渐降低，而中性粒细胞逐渐升高，至 4～5 岁二者又基本相等，后逐渐提高至成人水平
日间变化	安静及放松时较低，活动和进食后较高；早晨较低，下午较高；1 天内变化可相差 1 倍
运动、疼痛和情绪	脑力和体力劳动，冷、热水浴，高温，严寒，日光或紫外线照射可使白细胞轻度增高，剧烈运动、剧痛和情绪激动可使白细胞显著增高，可高达 35×10^9/L。刺激停止后可较快恢复到原有水平
妊娠、分娩	经期及排卵期可略增高；妊娠期，尤其是妊娠 5 个月以上可增多，达 15×10^9/L；分娩时因产伤、产痛、失血等刺激，可高达 35×10^9/L，产后 2 周内可恢复正常
吸烟	吸烟者平均白细胞总数高于非吸烟者 30%，可达 12×10^9/L，重度吸烟者可达 15×10^9/L

（2）病理性增多：①急性感染：化脓性球菌如金黄色葡萄球菌、肺炎链球菌、溶血性链球菌
等所致的败血症。②严重的组织损伤及大量血细胞破坏：如烧伤、较大手术后、心肌梗死、急
性溶血等均可见白细胞增高，增多的细胞成分以中性粒细胞为主。③急性大出血：内脏（如肝、
脾）破裂或异位妊娠破裂所致大出血，白细胞可迅速增高，常达 20×10^9/L，并以中性粒细胞为
主。④急性中毒：化学药物急性中毒如有机磷、安眠药等中毒；代谢性中毒如糖尿病酮症酸中
毒、尿毒症等，趋化因子增高导致白细胞（主要是中性粒细胞）增多。⑤恶性肿瘤：非造血系统
的恶性肿瘤如胃癌、肝癌等，可出现持续性的白细胞（主要是中性粒细胞）增高。⑥白血病：常

见于急、慢性粒细胞白血病，急性型白细胞一般＜100×10⁹/L，分类时以原粒细胞、幼粒细胞为主，而慢性型白细胞常＞100×10⁹/L，分类时以中幼粒细胞、晚幼粒细胞及以下各阶段粒细胞为主，并伴有较多的嗜酸性粒细胞、嗜碱性粒细胞，此时需与中性粒细胞型类白血病反应（leukemoid reaction）相区别，见表 2-48。⑦骨髓增生性疾病（myeloproliferative diseases，MPD）：为一系或多系髓系细胞持续增殖为特征的一组克隆性造血干细胞疾病，见表 2-49。

表 2-48　类白血病反应与白血病的鉴别

鉴别点	类白血病反应	白血病
病因	明确，如中毒、感染、创伤等	不明确
临床表现	有较明显的原发病症状	贫血，出血，感染，肝、脾、淋巴结肿大
白细胞	中度增高，多为（50～100）×10⁹/L；感染者见毒性改变；幼稚细胞＜15%；嗜碱性粒细胞不增多	一般增多，可为（100～200）×10⁹/L；细胞常畸形，可有奥氏（Auer）小体；原始细胞、幼稚细胞很常见，常＞30%；慢性髓细胞性白血病时嗜碱性粒细胞常增多
红细胞	无明显变化	进行性减少，可见幼稚红细胞
血小板	正常或增加	除慢性髓细胞性白血病早期外均减少
中性粒细胞碱性磷酸酶（NAP）活性	显著增加	粒细胞白血病显著减低
Ph1 染色体	阴性	90%以上的慢性髓细胞性白血病阳性，急性髓细胞性白血病、急性单核细胞白血病偶见
治疗反应	解除原发病，迅速恢复	疗效差

表 2-49　骨髓增生性疾病特点

疾病	特点
真性红细胞增多症	WBC 可达 20×10⁹/L，伴轻度核左移，出现特征性红细胞增多和血小板增多
原发性血小板增多症	WBC 可达（10～30）×10⁹/L，血小板异常增多，常≥450×10⁹/L，伴形态明显异常
原发性骨髓纤维化	WBC 可达 50×10⁹/L，嗜酸性粒细胞、嗜碱性粒细胞可增多，伴外周血幼红细胞和幼稚粒细胞增多

（3）中性粒细胞减少（neutropenia）：中性粒细胞数量低于参考区间下限称为中性粒细胞减少。儿童中性粒细胞绝对值＜1.5×10⁹/L，成人中性粒细胞绝对值＜2.0×10⁹/L 称为粒细胞减少症（granulocytopenia）。外周血白细胞数＜2.0×10⁹/L，中性粒细胞绝对值＜0.5×10⁹/L 或消失称为粒细胞缺乏症（agranulocytosis）。常见于：①某些感染：某些革兰氏阴性杆菌（如伤寒沙门菌、副伤寒沙门菌）感染及病毒（如流感病毒）感染。②某些血液病：如再生障碍性贫血导致白细胞减少，可＜1×10⁹/L，分类时淋巴细胞相对增多。③慢性理化损伤：长期接触电离辐射（X 射线）或应用、接触某些化学药物（表 2-50），可直接损伤造血干细胞或抑制骨髓细胞的有丝分裂而致白细胞减少。④自身免疫病：如系统性红斑狼疮。⑤脾功能亢进：肿大的脾脏中单核巨噬细胞系统吞噬破坏过多的白细胞。

表 2-50　引起中性粒细胞减少的药物

类别	药物
镇痛抗炎药	对乙酰氨基酚、氨基比林、保泰松、喷他佐辛、吲哚美辛、复方阿司匹林、非那西丁、金盐
抗生素	氯霉素、青霉素、头孢菌素、链霉素、庆大霉素、利福平
磺胺类药	磺胺、磺胺甲噁唑、磺胺嘧啶、磺胺-6-甲氧嘧啶、磺胺林、磺胺噻唑
抗糖尿病药	甲苯磺丁脲、氯磺丙脲
抗甲状腺药	丙硫氧嘧啶、卡比马唑、甲巯咪唑

续表

类别	药物
抗癌药	环磷酰胺、甲氨蝶呤、白消安、氟尿嘧啶、长春新碱、氮芥、别嘌呤醇、秋水仙碱
抗疟疾药	伯氨喹、奎宁、扑疟喹啉
抗抑郁药	多塞平、阿米替林、去郁敏、丙米嗪
镇静、催眠药	苯巴比妥、戊巴比妥钠、氯氮、氯氮平
降压利尿药	依他尼林、双氢克尿噻、汞利尿剂、乙酰唑胺、氨苯蝶啶、甲基多巴
心血管药	卡托普利、普鲁卡因胺、奎尼丁、托呲卡胺、氟卡尼
其他	有机砷、青霉胺、安非他明、苯海拉明、普鲁卡因、维A酸、甲硝唑

2. 嗜碱性粒细胞

（1）嗜碱性粒细胞增多（basophilia）：嗜碱性粒细胞数量高于参考区间上限称为嗜碱性粒细胞增多。常见于：①慢性粒细胞白血病：常伴嗜碱性粒细胞增多，可超正常值10%或更多。②嗜碱性粒细胞白血病：嗜碱性粒细胞异常增多，可超正常值20%以上，多为幼稚型。③过敏性疾病：溃疡性结肠炎、超敏反应等可见嗜碱性粒细胞增多。④骨髓纤维化和某些转移癌时也可见嗜碱性粒细胞增多。

（2）嗜碱性粒细胞减少（basophilopenia）：由于嗜碱性粒细胞所占比率甚低，故其减少一般无临床意义。

3. 嗜酸性粒细胞　其临床意义见本节"嗜酸性粒细胞计数"。其增多常见原因见表2-51。

表 2-51　嗜酸性粒细胞增多原因及机制

分类	疾病	机制
过敏性疾病	食物过敏、药物过敏、荨麻疹、支气管哮喘、风疹、血管神经性水肿、过敏性脉管炎、花粉病、血清病	肥大细胞和嗜碱性粒细胞致敏，释放嗜酸性粒细胞趋化因子，导致反应性增多
寄生虫病	肠道、肠外组织寄生虫，如蛔虫、钩虫、血吸虫、肺吸虫引起的疾病	嗜酸性粒细胞趋化因子增多；与相应抗体结合激活补体，引起反应性增多
皮肤病	天疱疮、湿疹、疱疹样皮炎、银屑病、多形性红斑	变应性因素导致反应性增高
感染性疾病	急性传染病体恢复期、猩红热的感染期	引起反应性增多
血液病	恶性淋巴瘤、骨髓增生性疾病、多发性骨髓瘤、慢性粒细胞白血病、嗜酸性粒细胞白血病	造血干细胞克隆异常，嗜酸性粒细胞异常增殖、细胞周期及在血中时间延长
恶性肿瘤	胃癌、肺癌、结肠癌	淋巴因子及肿瘤因子所介导
高嗜酸性粒细胞增多综合征	嗜酸性粒细胞心内膜炎、过敏性肉芽肿、播散性嗜酸细胞性胶原病	
其他	脑垂体前叶功能减低症、肾上腺皮质功能减退症粒细胞-巨噬细胞集落刺激因子	嗜酸性粒细胞清除减少、骨髓释放嗜酸性粒细胞增多

4. 淋巴细胞　淋巴细胞主要分为T细胞、B细胞和自然杀伤细胞（natural killer cell，NK）。T细胞主要与细胞免疫有关，B细胞则主要与体液免疫有关，NK细胞主要与抗肿瘤、抗病毒感染和免疫调节有关。

（1）淋巴细胞增多（lymphocytosis）：指淋巴细胞数量高于参考区间上限。出生一周的新生儿外周血白细胞以中性粒细胞为主，以后淋巴细胞逐渐上升，整个婴幼儿期淋巴细胞较高，可达70%，4～6岁后，淋巴细胞开始下降，中性粒细胞逐渐上升，见图2-71。

淋巴细胞病理性增多见于：①绝对增多：某些病毒或细菌所致的传染病，如风疹、传染性单核细胞增多症、流行性腮腺炎、传染性淋巴细胞增多症、百日咳等；某些慢性感染，如结核病恢

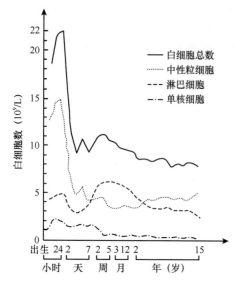

图 2-71 白细胞在不同年龄阶段的变化

复期也可见淋巴细胞增多，但白细胞总数多正常；急、慢性淋巴细胞白血病淋巴细胞增多明显，且可导致白细胞总数增高。②相对增多：再生障碍性贫血、粒细胞缺乏症等因中性粒细胞明显减少导致淋巴细胞比率相对增高。

（2）淋巴细胞减少（lymphopenia）：指淋巴细胞数量低于参考区间下限。凡是造成中性粒细胞显著增高的各种原因均可导致淋巴细胞相对减少。淋巴细胞绝对减少见于：①流行性感冒恢复期。②免疫缺陷病，如人类免疫缺陷病毒（HIV）感染时，HIV 选择性破坏 $CD4^+T$ 细胞，导致 $CD4^+T$ 细胞数量明显减少。③自身免疫病，如发生系统性红斑狼疮时，机体产生抗淋巴细胞抗体，导致淋巴细胞受破坏而减少。④药物治疗，如环磷酰胺可引起白细胞重度减少，伴淋巴细胞明显减低。

5. 单核细胞

（1）单核细胞增多（monocytosis）：健康儿童单核细胞可较成人稍高，平均为 9%，2 周内的新生儿可达 15% 或更高，属生理性增多。病理性增多见于：①某些感染：如亚急性感染性心内膜炎、黑热病、疟疾、急性感染恢复期、活动性肺结核等均可见单核细胞增多。②某些血液病：单核细胞白血病、粒细胞缺乏症的恢复期、淋巴瘤及骨髓增生异常综合征（MDS）等。

（2）单核细胞减少（monocytopenia）：意义不大。

案例 2-11 分析

1. 案例中的血常规报告白细胞计数原始结果是多少？

当有核红细胞存在时，应使用校准公式校准白细胞，实际白细胞数$/L = x \times \dfrac{100}{100+y}$，现患者有核红细胞为 3 个/100WBC，而校准后白细胞为 $521.00 \times 10^9/L$，因此原始结果应为 $537 \times 10^9/L$。

2. 下一步的实验室检查是什么？

由于外周血幼稚细胞 36% 提示升高，因此，下一步应进行白细胞手工法分类，白细胞分类方法如下。

（1）白细胞分类：常采用瑞特染色或瑞-吉染色法进行分类。

（2）简要操作：取血→制备血涂片→血膜干后进行瑞特染色→肉眼观察→低倍镜检查→油镜检查→计算。

（3）镜检白细胞数量：一般白细胞总数为（3～15）$\times 10^9/L$ 者，分类 100 个白细胞（1 张血涂片）；白细胞数量 $>15 \times 10^9/L$ 者，应分类 200 个白细胞（1 张血涂片）；白细胞数量 $<3 \times 10^9/L$ 者，分类 50～100 个白细胞（2 张血涂片）。

（4）观察部位：先用低倍镜观察血涂片的染色质量及细胞分布情况，注意血涂片边缘及尾部有无巨大的异常细胞及寄生虫等，若发现异常应报告。由于细胞在片头至片尾的 3/4 区域分布比较均匀（体尾交界处），各类白细胞的分布比例与体内外周血中一致，因此分类时最好选择在体尾交界处。

（5）移动轨迹：一般以"城垛样"有规律地移动视野，以免重复、遗漏或主观选择视野。

（6）结果报告：发现幼稚细胞或异常白细胞，应分类报告，并包括在白细胞分类百分率中。如发现幼（有核）红细胞，应计数并报告 100 个白细胞所见到的幼（有核）红细胞的数量（/100WBC）。红细胞和血小板的形态异常及发现寄生虫也应报告。

案例 2-12

患者，男。食用醉生福寿螺，2h 后同行同桌 8 人胃部及手指关节均突感针刺痛，2 天后均述说咽痛并有全身蚁行感，1 周后出现搏动性头痛感并伴恶心、呕吐等脑膜刺激征。神经系统检查：克氏征阳性 4 例，一过性嗜睡 1 例，右下肢麻痹 1 例。所有患者实验室检查结果类似，其中 1 例外周血血常规结果报告如下。

*** 医院检验报告

姓名：***	患者 ID 号：***	申请单号：*********	标本状态：合格
性别：男	科别：** 科	申请医生：***	标本类型：全血
年龄：** 岁	床号：***	临床诊断：*********	检验项目：血常规

项目名称	结果	提示	单位	参考区间
白细胞计数（WBC）	15.10	↑	$\times 10^9$/L	3.50～9.50
中性分叶核粒细胞百分率（NEUT%）	30.0	↓	%	40.0～75.0
淋巴细胞百分率（LYMPH%）	9.0	↓	%	20.0～50.0
单核细胞百分率（MONO%）	4.0		%	3.0～10.0
嗜酸性粒细胞百分率（EO%）	55.0	↑	%	0.4～8.0
嗜碱性粒细胞百分率（BASO%）	2.0	↑	%	0.0～1.0

注：参考区间使用中华人民共和国卫生行业标准 WS/T 405—2012

采集时间：*****	接收时间：*****	报告时间：*****
检验者：***	批准者：***	检验仪器/方法：*** 手工法

问题：

1. 请简述外周血嗜酸性粒细胞计数检验方法有哪些。

2. 外周血嗜酸性粒细胞计数有何意义？

3. 上述患者临床早期诊断为嗜酸性粒细胞增高性脑膜炎，如果要确诊应建议临床进一步做什么检验？

二维码知识导图 2-6 嗜酸性粒细胞检查

问题导航 2-15

1. 嗜酸性粒细胞计数方法有哪些？

2. 嗜酸性粒细胞计数有何临床意义？

三、嗜酸性粒细胞计数

嗜酸性粒细胞在外周血中的数量很少，只占外周血白细胞的 0.4%～8.0%，通过白细胞分类计数结果乘以白细胞总数间接计算得到的嗜酸性粒细胞数，误差较大，因此要准确了解嗜酸性粒细胞的变化，应采用直接计数法。

（一）显微镜计数法

1. 原理 用嗜酸性粒细胞稀释液将血液按一定倍数稀释，破坏红细胞和大部分其他白细胞，并使嗜酸性粒细胞着色，充入改良纽鲍尔血细胞计数板内，计数一定范围内嗜酸性粒细胞数，即可计算出每升血液中嗜酸性粒细胞数。

2. 嗜酸性粒细胞计数稀释液　嗜酸性粒细胞计数的稀释液有多种，各有优缺点。

试剂中的主要成分及作用：①保护嗜酸性粒细胞（如丙二醇、丙酮、乙醇）。②促进红细胞和中性粒细胞破坏（如草酸铵、碳酸钾）。③使嗜酸性粒细胞着色（如溴甲酚紫、伊红、固绿）。④抗凝剂（如肝素钠、柠檬酸钠）。⑤其他如甘油可防止乙醇挥发。所用试剂有多种配方（表 2-52），各种嗜酸性粒细胞稀释液的评价见表 2-53。

表 2-52　各种嗜酸性粒细胞稀释液的配方

稀释液	配方
伊红-丙酮	20g/L 伊红水溶液 5ml+ 丙酮 5ml+ 蒸馏水 90ml
皂素-甘油	20g/L 伊红水溶液 10ml+ 皂素 0.3g+ 甘油 10ml+ 尿素 10g+ 氯化钠 0.9g+ 蒸馏水加至 100ml
乙醇-伊红	20g/L 伊红水溶液 10ml+95% 乙醇 30ml+ 甘油 10ml+ 碳酸钾 1.0g+ 柠檬酸钠 0.5g+ 蒸馏水加至 100ml
溴甲酚紫	溴甲酚紫 25mg、蒸馏水 50ml
欣克尔曼（Hinkelmann）稀释液	0.2g 伊红 +95% 苯酚 0.5ml+40% 甲醛 0.5ml + 蒸馏水加至 100ml

表 2-53　各种嗜酸性粒细胞稀释液的评价

稀释液	优点	缺点
伊红-丙酮	试剂简单，简便易行	久置效果差，最好每周配制 1 次
皂素-甘油	细胞较为稳定，着色鲜明易于鉴别；含甘油，液体不易挥发，置冰箱中可保存半年以上	含甘油，计数前应充分混匀
乙醇-伊红	含碳酸钾，溶解红细胞和其他白细胞作用强，视野背景清晰；嗜酸性粒细胞呈鲜明橙色，2h 内不被破坏；含甘油，液体不易挥发，试剂可保存半年以上	含 10% 甘油，比较黏稠，细胞不易混匀，计数前应充分混匀
溴甲酚紫	为低渗配方，红细胞和其他白细胞被溶解破坏，嗜酸性粒细胞被染而呈蓝色	
固绿	含乙醇、丙酮两种保护剂，使嗜酸性粒细胞膜完整、无破损现象；含碳酸钾、草酸铵，其他细胞破坏完全；固绿使嗜酸性粒细胞呈折光较强的蓝绿色	注意与残存的不着色或着色很浅的中性粒细胞相区别

3. 简要操作　加稀释液 0.38ml →取血 20μl →混匀→充上、下两个计数池→低倍镜计数→计算。其中低倍镜计数 2 个计数池共 10 个大方格（中央和四角大方格）内的嗜酸性粒细胞。嗜酸性粒细胞计数公式如下。

$$嗜酸性粒细胞/L=N \div 10 \times 10 \times 20 \times 10^6$$

式中，N 为 10 个大方格内的嗜酸性粒细胞总数；÷10 为每个大方格（0.1μl）内嗜酸性粒细胞平均数；×10 为每个大方格容积为 0.1μl，换算成 1μl；×20 为血液稀释倍数；×10^6 为将 1μl 换算为 1L。

4. 质量保证

（1）标本采集时间：最好固定标本的采集时间（如上午 8 时或下午 3 时），以免受日间生理变化的影响。

（2）稀释液：稀释液中的乙醇、丙酮等为嗜酸性粒细胞的保护剂，若嗜酸性粒细胞被破坏，可适当增加其用量；若中性粒细胞破坏不全，则可适当减少其用量。

（3）混匀：嗜酸性粒细胞在稀释液中容易发生聚集，因此要及时混匀。混匀过程中不宜过分振摇，以免嗜酸性粒细胞破碎。若使用含甘油的稀释液，因黏稠度大，要适当延长混匀时间。

（4）嗜酸性粒细胞形态：注意与残留的中性粒细胞区别，以免误认。中性粒细胞一般不着色或着色较浅，细胞质颗粒细小或不清。嗜酸性粒细胞比较大，染色较深。

（5）计数范围：由于嗜酸性粒细胞较少，低倍镜下要计数 2 个计数池，计数四角和中央共 10 个大方格内的嗜酸性粒细胞，以减少固有误差。

（6）完成时间：血液稀释后应在 30min 至 1h 内计数完毕，否则嗜酸性粒细胞逐渐被破坏或不易辨认，使结果偏低。

（二）血细胞分析仪法

采用联合检测原理的五分类血细胞分析仪均可对嗜酸性粒细胞直接计数。

（三）方法学评价

1. 显微镜计数法　①设备简单、费用低廉。②费时、重复性较差。③该法的准确性和重复性高于通过手工法白细胞计数和分类计数间接计算的结果。

2. 血细胞分析仪法　①操作简便、重复性好、效率高。②仪器较贵。③适合于大批量的标本集中检测。④用于筛查，如仪器提示嗜酸性粒细胞增多，且直方图或散点图异常时，需采用显微镜计数法复查。

（四）参考区间

（0.02～0.52）×10⁹/L。

（五）临床意义

1. 生理变化　在劳动、寒冷、饥饿和精神刺激等情况下，交感神经兴奋，通过下视丘刺激垂体前叶，产生促肾上腺皮质激素（ACTH）使肾上腺皮质产生肾上腺皮质激素。肾上腺皮质激素可阻止骨髓释放嗜酸性粒细胞，并促使血中嗜酸性粒细胞向组织浸润，从而导致外周血中嗜酸性粒细胞减少。因此，正常人嗜酸性粒细胞白天较低，夜间较高。上午波动较大，下午比较恒定。

2. 病理变化

（1）嗜酸性粒细胞增多：指嗜酸性粒细胞数量高于参考区间上限。常见于：①过敏性疾病：如食物过敏、支气管哮喘、荨麻疹等，由于肥大细胞、嗜碱性粒细胞致敏，释放嗜酸性粒细胞趋化因子，导致其反应性增多。②寄生虫原虫感染：如绦虫病、钩虫病等，嗜酸性粒细胞趋化因子增多导致其反应性增多。③皮肤病：如湿疹、银屑病、疱疹样皮炎等变应性因素导致反应性增多。④血液病：如慢性粒细胞白血病，因造血干细胞克隆异常，导致嗜酸性粒细胞异常增殖。⑤传染病：如猩红热。⑥恶性肿瘤：如霍奇金病。⑦某些内分泌疾病：如脑垂体功能低下及原发性肾上腺皮质功能不全等。

（2）嗜酸性粒细胞减少：指嗜酸性粒细胞数量低于参考区间下限。常见于：①伤寒、副伤寒、大手术后。②长期使用肾上腺皮质激素，嗜酸性粒细胞常减少。

3. 嗜酸性粒细胞计数的其他应用

（1）观察急性传染病的预后：肾上腺皮质激素有促进机体抗感染的能力，若嗜酸性粒细胞持续下降，甚至完全消失，说明病情严重；若嗜酸性粒细胞重新回升，则为恢复期的表现；若临床症状严重，而嗜酸性粒细胞不减少，说明肾上腺皮质功能衰竭。

（2）观察大手术和烧伤患者的预后：大手术 4h 后嗜酸性粒细胞显著减少，甚至消失，24～48h 后逐渐增多，增多速度与病情变化基本一致。若大手术或大面积烧伤后，患者嗜酸性粒细胞不下降或下降很少，均提示预后不良。

（3）肾上腺皮质功能测定：由于 ACTH 能刺激肾上腺皮质，产生肾上腺皮质激素，使嗜酸性粒细胞减少。因此，可根据 ACTH 注射前后的嗜酸性粒细胞数量的变化情况，来反映肾上腺皮质功能，见图 2-72。

二维码知识聚焦 2-15

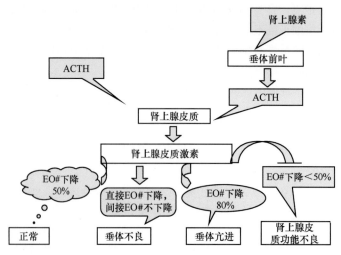

图 2-72　肾上腺皮质功能试验中 EO# 变化的意义

案例 2-12 分析

1. 请简述外周血嗜酸性粒细胞计数检验方法有哪些？

外周血嗜酸性粒细胞计数方法有手工法和仪器法。手工法常用稀释液有伊红-丙酮、皂素-甘油、乙醇-伊红、溴甲酚紫、固绿等。仪器法详见本章第一节。

2. 外周血嗜酸性粒细胞计数有何意义？

（1）生理变化：在劳动、寒冷、饥饿和精神刺激等情况下，交感神经兴奋，通过下视丘刺激垂体前叶，产生促肾上腺皮质激素（ACTH）使肾上腺皮质产生肾上腺皮质激素。肾上腺皮质激素可阻止骨髓释放嗜酸性粒细胞，并促使血中嗜酸性粒细胞向组织浸润，从而导致外周血中嗜酸性粒细胞减少。因此，正常人嗜酸性粒细胞白天较低，夜间较高。上午波动较大，下午比较恒定。

（2）病理变化

1）增多。常见于：①过敏性疾病：如支气管哮喘、食物过敏、荨麻疹等。②寄生虫原虫感染：如钩虫病等，嗜酸性粒细胞趋化因子增多导致其反应性增多。③皮肤病：如银屑病。④血液病：如慢性粒细胞白血病。⑤传染病：如猩红热。⑥恶性肿瘤：如霍奇金病。⑦某些内分泌疾病：如脑垂体功能低下。

2）减少：指嗜酸性粒细胞数量低于参考区间下限。常见于：①伤寒、副伤寒、大手术后。②长期使用肾上腺皮质激素，嗜酸性粒细胞常减少。

（3）嗜酸性粒细胞计数的其他应用

1）观察急性传染病的预后。

2）观察大手术和烧伤患者的预后

3）肾上腺皮质功能测定

3. 案例中的患者嗜酸性粒细胞升高，作为检验人员如何解读这张报告单？为找出病因，应建议加做哪些项目？

案例中白细胞总数偏高、嗜酸性粒细胞百分率也高，食用醉生福寿螺后出现搏动性头痛感并伴恶心、呕吐等脑膜刺激征，胃部及手指关节均突感针刺痛，咽痛并伴全身蚁行感，因此应首先考虑寄生虫感染。为确诊，建议加做脑脊液常规检查，以及血液或脑脊液寄生虫抗原或抗体的金标法检测，如广州管圆线虫金标法检测等，同时，加做脑部计算机断层扫描（CT）或核磁共振检查。

案例 2-13

患者，男性，近期因发热、左上腹痛入院。否认过去 1 个月内国内、外中高风险旅居史，入院体格检查 T 38.0℃、P 69 次/分，R 20 次/分，BP 96/56mmHg，腹软，左上腹压痛，双下肢无水肿。辅助检查 CT：脾大伴低密度影。血常规检验（图 2-73）结果如下。

*** 医院检验报告

姓名：***	患者 ID 号：***	申请单号：*********	标本状态：合格
性别：男	科别：** 科	申请医生：***	标本类型：全血
年龄：** 岁	床号：***	临床诊断：*********	检验项目：血常规

项目名称	结果	提示	单位	参考区间
红细胞计数（RBC）	3.74	↓	$\times 10^{12}$/L	4.30～5.80
血红蛋白浓度（Hb）	102	↓	g/L	130～175
血细胞比容（HCT）	0.326	↓	L/L	0.400～0.500
平均红细胞体积（MCV）	87.1		fl	82.0～100.0
平均红细胞血红蛋白含量（MCH）	27.2		pg	27.0～34.0
平均红细胞血红蛋白浓度（MCHC）	313	↓	g/L	316～354
红细胞体积分布宽度标准差（RDW-SD）	43.1		fl	37.0～54.0
红细胞体积分布宽度变异系数（RDW-CV）	13.7		%	11.5～14.5
血小板计数（PLT）	110	↓	$\times 10^9$/L	125～350
白细胞计数（WBC）	14.60	↑	$\times 10^9$/L	3.50～9.50
中性分叶核粒细胞百分率（NEUT%）	25.9	↓	%	40.0～75.0
淋巴细胞百分率（LYMPH%）	22.9		%	20.0～50.0
单核细胞百分率（MONO%）	49.4	↑	%	3.0～10.0
嗜酸性粒细胞百分率（EO%）	1.6		%	0.4～8.0
嗜碱性粒细胞百分率（BASO%）	0.1		%	0.0～1.0
幼稚细胞（%）	0.1	↑	%	0.0
中性分叶核粒细胞绝对值（NEUT#）	3.78		$\times 10^9$/L	1.80～6.30
淋巴细胞计数（LYMPH#）	3.34	↑	$\times 10^9$/L	1.10～3.20
单核细胞计数（MONO#）	7.22	↑	$\times 10^9$/L	0.10～0.60
嗜酸性粒细胞计数（EO#）	0.24		$\times 10^9$/L	0.02～0.52
嗜碱性粒细胞计数（BASO#）	0.02		$\times 10^9$/L	0.00～0.06
幼稚细胞（#）	0.02	↑	$\times 10^9$/L	0.00～0.00

备注：参考区间使用中华人民共和国卫生行业标准 WS/T 405—2012

采集时间：*****	接收时间：*****	报告时间：*****
检验者：***	批准者：***	检验仪器/方法：*** 血液分析仪法

问题：

1. 血常规检查复检规则如何制定及应用？
2. 外周血血涂片如何制作及血细胞染色原理是什么？
3. 外周血细胞分类正常及异常形态有哪些？其检验意义如何？

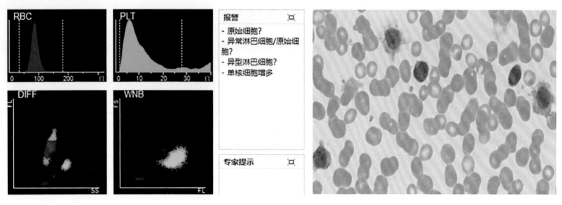

图 2-73　血常规直方图和散点图及显微镜图

------ **问题导航 2-16**

1. 白细胞分类复检规则如何制定及其应用有哪些？
2. 案例中的患者血常规 DIFF 散点图正常否？为什么？
3. 上述报告中镜下所见的是什么白细胞？如何报告？
4. 白细胞分类计数的质量控制主要包括哪几方面？

四、白细胞形态检查

二维码知识导图 2-7 白细胞分类

　　在某些病理情况下，不但白细胞的数量会发生变化，而且白细胞的形态有时也会发生改变，因此外周血白细胞形态检查具有重要意义。

　　白细胞形态检查有仪器法和显微镜法，其中血细胞分析仪能进行白细胞分类检测，但不能提供白细胞形态图像，而利用支持向量机（support vector machine，SVM）和人工神经网络（artificial neural network，ANN）技术的自动血液细胞形态分析仪虽然可提供图像并能进行分析，但对白血病细胞等不能完全识别。而显微镜法是血涂片经瑞特或瑞-吉染色后，在光学显微镜下直接对各种白细胞的形态进行观察并报告，是白细胞形态检查的参考方法，临床应用极广。

（一）正常白细胞形态

外周血正常白细胞形态特征见图 2-74 和表 2-54。

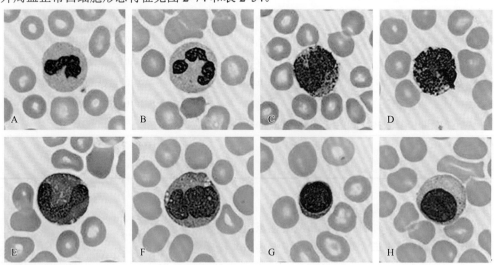

图 2-74　外周血正常白细胞形态（1000×）

A. 中性杆状核粒细胞；B. 中性分叶核粒细胞；C、D. 嗜碱性粒细胞；E. 嗜酸性粒细胞；F. 单核细胞；G. 小淋巴细胞；H. 大淋巴细胞

表 2-54 外周血正常白细胞的形态特征

细胞	形态大小	细胞质	细胞核	染色质
中性杆状核粒细胞	圆形或卵圆形，直径10～15μm	粉红色，颗粒细小、量多、均匀分布、紫红色	弯曲杆状、带状、腊肠样，细胞核直径最窄/最宽>1/3	聚集粗糙，深紫红色
中性分叶核粒细胞	圆形或卵圆形，直径10～15μm	粉红色，颗粒细小、量多、均匀分布、紫红色	分2～5叶，以3叶核为主，细胞核直径最窄/最宽<1/3	聚集粗糙，深紫红色
嗜酸性粒细胞	圆形或卵圆形，直径13～15μm	着色不清，颗粒橘黄色、粗大、大小均一、球形、充满细胞质	多分2叶，眼镜形	致密粗糙，块状，深紫红色
嗜碱性粒细胞	圆形或卵圆形，直径10～12μm	着色不清，颗粒紫黑色、粗大、大小不均、量少、排列凌乱、可盖核上	因颗粒遮盖而细胞核不清晰	聚集粗糙，深紫红色
淋巴细胞	圆形或椭圆形，小淋巴细胞直径10～12μm，大淋巴细胞直径12～16μm	透明、淡蓝色、可见核周淡染区、多无颗粒，大淋巴细胞可有少量粗大、不均匀紫红色颗粒	圆形、椭圆形、肾形，有时可见核凹陷或轻度切迹	深紫红色，致密，粗糙成块，核外缘光滑
单核细胞	圆形、椭圆形或不规则形，直径12～20μm	半透明、灰蓝色或灰红色，尘土样细小颗粒，细胞质中可见少量空泡	呈肾形、山字形、马蹄形或扭曲折叠不规则形，立体感强	疏松网状，淡紫红色，有膨胀和立体起伏感

（二）中性粒细胞异常形态

1. 中性粒细胞大小不均（anisocytosis） 中性粒细胞体积大小相差悬殊（图 2-75）。常见于病程较长的化脓性感染，为内毒素等因素作用于骨髓早期中性粒细胞，使其发生顿挫性不规则分裂、增殖所致。

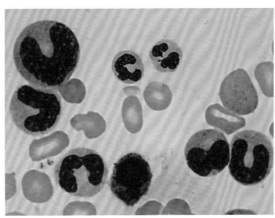

图 2-75 中性粒细胞大小不均（1000×）

2. 中性粒细胞细胞核的异常

（1）中性粒细胞的核象变化（nuclear shift）：中性粒细胞的核象标志着它的发育阶段。正常情况下，外周血中的中性粒细胞以分叶核为主，细胞核常分为2～5叶。病理情况下，中性粒细胞的核象可发生变化，即出现核左移或核右移。

1）核左移（left shift）：外周血中杆状核粒细胞增多并出现晚幼粒细胞、中幼粒细胞甚至早幼粒细胞时称为核左移（图 2-76）。核左移最常见于急性化脓性感染，急性中毒、急性溶血性疾病等也可出现。核左移伴白细胞总数增高称再生性核左移，表示骨髓造血旺盛，机体抵抗力强；核左移伴白细胞总数不增高或减低称退行性核左移，表示骨髓释放受到抑制，机体抵抗力差。

核左移根据其程度可分为轻度、中度、重度三级。①轻度核左移：仅见杆状核粒细胞＞6%。②中度核左移：杆状核粒细胞＞10%并有少数晚幼粒细胞、中幼粒细胞。③重度核左移（类白血病反应）：杆状核粒细胞＞25%，出现更幼稚的粒细胞，如早幼粒细胞甚至原粒细胞，常伴有明显的中毒颗粒、空泡、核变性等质的改变。

2）核右移（right shift）：外周血中5叶核以上的中性粒细胞＞3%时称为核右移（图2-77）。核右移由缺乏造血物质、DNA合成减少或骨髓造血功能减退所致。主要见于营养性巨幼细胞贫血及恶性贫血。在炎症的恢复期，一过性出现核右移是正常现象。如在疾病进展期突然出现核右移则是预后不良的表现。

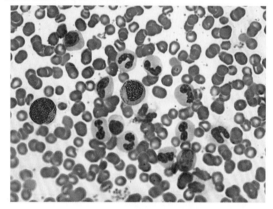

图 2-76　中性粒细胞核左移（400×）

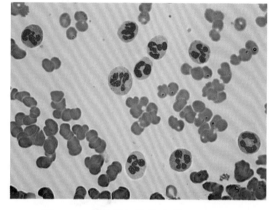

图 2-77　中性粒细胞核右移（400×）

（2）中性粒细胞细胞核的其他异常：中性粒细胞细胞核异常的形态特点及临床意义见表2-55和图2-78～图2-85。

表 2-55　中性粒细胞细胞核异常的形态特点及临床意义

核形异常	形态特点	临床意义
巨杆状核	细胞体增大，核染色质略细致，着色变浅，细胞核呈肥大杆状或特长带状	巨幼细胞贫血和恶性贫血，可见于MDS和白血病
巨多分叶核	细胞核分叶超过5叶，甚至达10叶以上，各叶大小差异很大，核染色质疏松	巨幼细胞贫血和恶性贫血，可见于MDS和白血病
多分叶核	细胞核分叶超过5叶	巨幼细胞贫血和恶性贫血，可见于MDS和白血病
双核	中性粒细胞内出现2个细胞核	MDS、粒细胞白血病及巨幼细胞贫血
环形核	杆状核呈封闭环形	MDS、粒细胞白血病及巨幼细胞贫血
佩-许（Pelger-Hüet）畸形	细胞核分叶能力减退，常呈杆状、肾形、眼镜形、哑铃形或少分叶（两大叶），但染色质致密、深染，聚集成条索或小块状，其间有空白间隙	为常染色体显性遗传，又称家族性粒细胞异常，继发引起的形态改变称假性Pelger-Hüet畸形
核固缩或核碎裂	细胞变小、变圆，核固缩凝聚成均一致密物，进而核碎裂为大小不一的小体，细胞质可见粉小均一的粉红色颗粒。注意与晚幼红细胞和浆细胞区分	多见于化疗和放疗后、严重感染、白血病、类白血病等
核肿胀或核溶解	细胞核膨胀、着色浅淡，常伴核膜破碎，致使核的轮廓不清，如果细胞质完全丢失，则称涂抹细胞（smudge cell）	常见于严重感染、化疗和放疗后，血涂片制作不当也易出现涂抹细胞

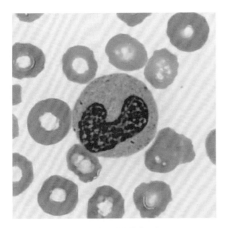

图 2-78 巨杆状核中性粒细胞（1000×）

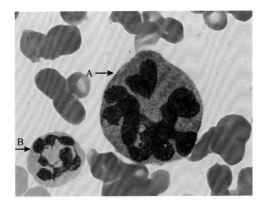

图 2-79 巨多分叶核中性粒细胞（A）和多分
叶核中性粒细胞（B）（1000×）

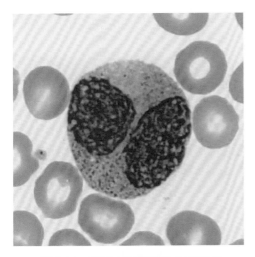

图 2-80 双核中性粒细胞（1000×）

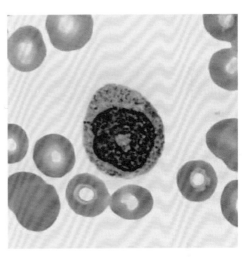

图 2-81 环形核中性粒细胞（1000×）

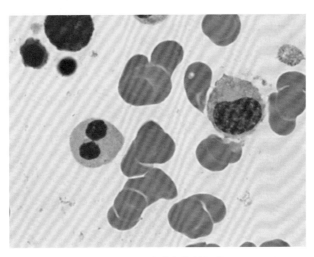

图 2-82 Pelger-Hüet 畸形中性粒细胞（1000×）

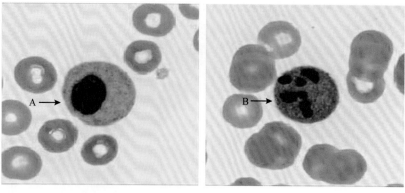

图 2-83　中性粒细胞核固缩和核碎裂（1000×）

A. 核固缩成 1 个圆形核；B. 核碎裂成多个核

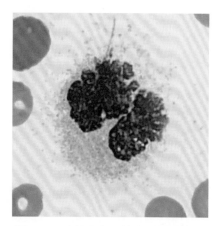

图 2-84　中性粒细胞核肿胀（1000×）

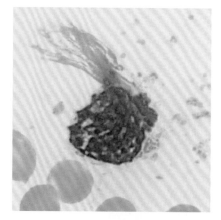

图 2-85　涂抹细胞（1000×）

3. 中性粒细胞细胞质的异常

（1）中性粒细胞颗粒增多：即中毒颗粒（toxic granulation）。中性粒细胞细胞质中出现的粗大、大小不等、分布不均匀的紫黑色或深紫褐色颗粒，称中毒颗粒（图 2-86），可能由特殊颗粒生成受阻或发生颗粒变性所致。常见于严重化脓性感染及大面积烧伤等。

（2）中性粒细胞颗粒减少：中性粒细胞由于颗粒（如中性颗粒、嗜酸性颗粒、A 颗粒等）减少，其细胞质经瑞特染色呈淡蓝色，易被误认为单核细胞、淋巴细胞，应注意区分（图 2-87）。多见于骨髓增生异常综合征、白血病。

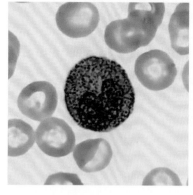

图 2-86　中性粒细胞颗粒增多（1000×）

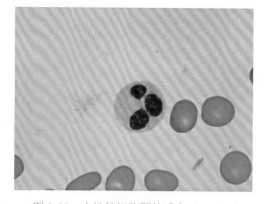

图 2-87　中性粒细胞颗粒减少（1000×）

（3）空泡（vacuole）：中性粒细胞细胞质内出现一个或数个空泡（图2-88）。一般认为空泡是细胞受损后细胞质发生脂肪变性或颗粒缺失的结果。最常见于严重感染特别是败血症。在EDTA抗凝血储存后，血细胞也可发生空泡样改变。

（4）棒状小体（Auer rod）：为白细胞细胞质中出现的紫红色细杆状物质，1个或数个，长1～6μm（图2-89），是初级嗜天青颗粒结晶化的形态。出现数个棒状小体，呈柴捆状排列的白细胞称柴捆细胞（faggot cell）（图2-90），见于急性粒细胞白血病（多见）和急性单核细胞白血病（少见），而急性淋巴细胞白血病则无。

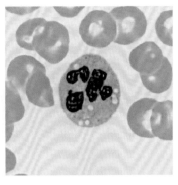

图2-88　空泡（1000×）

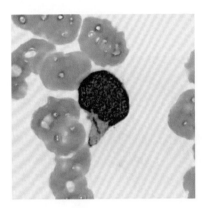

图2-89　棒状小体（1000×）

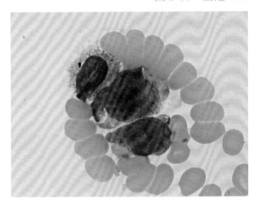

图2-90　柴捆细胞（1000×）

知识拓展 2-10

棒状小体（Auer rod）：1903年，约翰·奥尔在美国约翰斯·霍普金斯医院接诊一位发热、贫血和肝脾肿大的患者时，外周血片中幼稚淋巴细胞细胞质内含有棒状内含物，染色发现该物质为嗜天青颗粒，直径为1～6μm，针状或梭形棒状，大多数为1根，多者达3～6根，过氧化物酶、糖原、酸性磷酸酶或碱性磷酸酶染色呈阳性，脂肪酶或核酸染色呈阴性，电镜显示与细胞质颗粒结构相似，提示棒状小体来源于嗜苯胺蓝颗粒，认为由溶酶体融合而成。

（5）包涵体：中性粒细胞细胞质内可见多种包涵体，其特征及临床意义见表2-56、图2-91～图2-94。

表2-56　中性粒细胞细胞质中各种包涵体的形态特点和临床意义

名称	形态特点	临床意义
杜勒小体（Döhle body）	呈圆形、梨形或云雾状，天蓝色或灰蓝色，直径为1～2μm，甚至可达5μm，由糖原颗粒和内质网组成，是细胞质局部不成熟、核质发育不平衡的表现	中性粒细胞细胞质因毒性变化而保留的局部嗜碱性区域，常见于严重感染、烧伤等
白细胞异常色素减退综合征（Chediak-Higashi syndrome）	细胞质中含几个至数十个直径为2～5μm的包涵体，呈异常巨大的蓝紫色或淡灰色块状。也可见于其他粒细胞、单核细胞、淋巴细胞	常染色体隐性遗传，可影响粒细胞功能，易出现严重感染
奥-赖（Alder-Reilly）畸形	细胞质中含巨大深染嗜天青颗粒（呈深红或紫色），但不伴有白细胞增多及核左移、空泡等，有时似杜勒小体；也可见于其他粒细胞、单核细胞、淋巴细胞	常染色体隐性遗传，但不影响粒细胞功能，常伴有骨或软骨畸形疾病
梅-黑（May-Hegglin）异常	粒细胞终生含有无定形的淡蓝色包涵体，与严重感染、中毒时的杜勒小体相似，但较大而圆。也可见于其他粒细胞、单核细胞	常染色体显性遗传，良性畸形

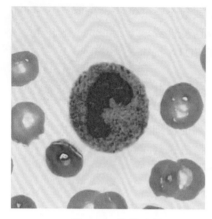
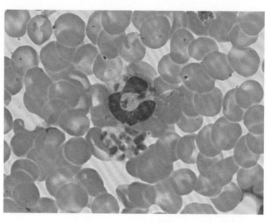

图 2-91　杜勒小体（1000×）　　　　　　图 2-92　Chediak-Higashi 综合征（1000×）

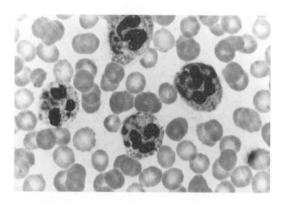
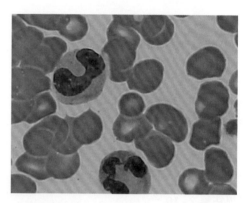

图 2-93　Alder-Reilly 畸形（1000×）　　　　图 2-94　May-Hegglin 异常（1000×）

（6）吞噬物：中性粒细胞可吞噬病原体或其他异物，胞内吞噬物特点见表 2-57 和图 2-95～图 2-99。

表 2-57　中性粒细胞胞内吞噬物的形态特点及临床意义

胞内吞噬物	形态特点	临床意义
荚膜组织胞浆菌	荚膜组织胞浆菌是一种传染性很强的双相型真菌，瑞特染色特点：菌体一端尖、一端钝，直径 2～5μm，横径与长径比 1：2，圆形或卵圆形，细胞核呈深紫红色，占菌体 1/3～1/2，孢子内细胞质常呈半月形并集中于孢子一端，孢子边缘有不着色荚膜	是荚膜组织胞浆菌感染诊断的直接证据，可分为肺型、皮肤型、播散型，感染后会出现发热、寒战、头痛等症状
马尔尼菲青霉	马尔尼菲青霉是一种双相条件致病菌，瑞特染色特点：大小不一，一般为（2～3.5）μm×（4～10）μm，呈卵圆形、腊肠状，有荚膜，细胞壁不着色，细胞质呈淡蓝色，有 1～3 个紫红色小核，腊肠状菌体内见一明显透明横隔	可以辅助诊断马尔尼菲青霉病
球菌	细胞质内可见球状细菌	是细菌感染的直接依据
红斑狼疮因子	中性粒细胞吞噬红斑狼疮因子（LE 因子，一种 IgG 型自身抗核抗体）引起的核染色质游离均匀体，形成红斑狼疮细胞（即 LE 细胞）	LE 细胞是进行系统性红斑狼疮病诊断的直接证据
焦磷酸盐结晶	中性粒细胞细胞质中可见短杆状不着色的焦磷酸盐结晶	焦磷酸盐结晶可以辅助诊断假性痛风

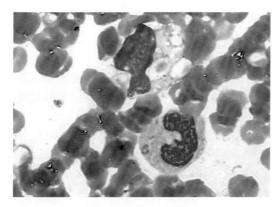

图 2-95　吞噬荚膜组织胞浆菌的中性粒细胞
（1000×）

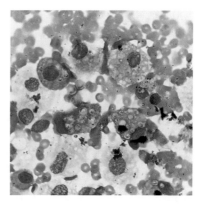

图 2-96　吞噬马尔尼菲青霉的中性粒细胞
（1000×）

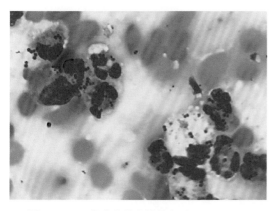

图 2-97　吞噬球菌的中性粒细胞（1000×）

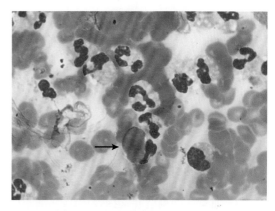

图 2-98　红斑狼疮细胞（1000×）

病理情况下，中性粒细胞可发生多种形态改变。当出现严重传染病、败血症、各种化脓性感染、恶性肿瘤、中毒和大面积烧伤等情况时，中性粒细胞发生的形态改变称为中性粒细胞的毒性病变，包括大小不均、空泡、颗粒增多（中毒颗粒）、杜勒小体和核退行性变（核肿胀、溶解）等异常形态，这些形态可单独出现，也可同时出现。含中毒颗粒的细胞在中性粒细胞中所占的比值称为中毒指数。中毒指数越大，感染、中毒情况越严重。

在上述中性粒细胞的形态改变中，Chediak-Higashi 综合征、Alder-Reilly 畸形、May-Hegglin 异常和 Pelger-Hüet 畸形等与遗传因素有关。

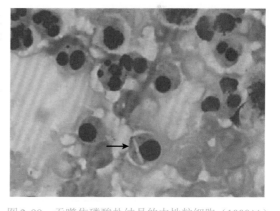

图 2-99　吞噬焦磷酸盐结晶的中性粒细胞（1000×）

（三）外周血淋巴细胞的异常形态

1. 反应性淋巴细胞（reactice lymphocyte）　在病毒或过敏原等因素刺激下，外周血淋巴细胞增生并发生形态上的改变，按 2015 年 ICSH 新的命名法则称之为非典型淋巴细胞，以前称为异型淋巴细胞（atypical lymphocyte）。其形态的变异是因受到非恶性因素刺激而增生亢进，胞体增大，细胞质增多，嗜碱性增强，细胞核母细胞化，此种细胞主要是 T 淋巴细胞（83%～96%），少数是 B 细胞（4%～7%）。反应性淋巴细胞增多主要见于传染性单核细胞增多症、病毒性肝炎、流行性出血热、湿疹等病毒性疾病和过敏性疾病。正常人血片中可偶见此种细胞。一般病毒感染时反应性淋巴细胞＜5%，而传染性单核细胞增多症时反应性淋巴细胞常＞10%。反应性淋巴细胞按形态特征可分为以下三型。

（1）Ⅰ型（空泡型）：也称为浆细胞型，最为常见。其胞体比正常淋巴细胞稍大，多为圆形；核呈圆形、椭圆形、肾形或不规则形，染色质呈粗网状或不规则聚集呈粗糙的块状；细胞质较丰富，深蓝色，一般无颗粒，含空泡或因具有多数小空泡而呈泡沫状（图2-100）。

（2）Ⅱ型（不规则型）：也称为单核细胞型。胞体较Ⅰ型细胞明显增大，外形不规则，似单核细胞；核呈圆形或不规则，染色质不如Ⅰ型致密；细胞质丰富，呈淡蓝或蓝色，有透明感，边缘处蓝色较深，可有少数嗜天青颗粒，一般无空泡（图2-101）。

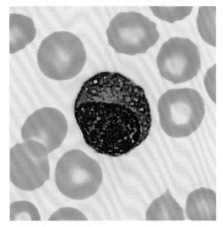
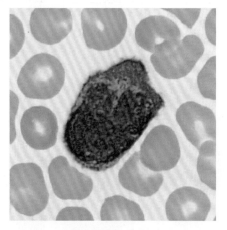

图2-100　Ⅰ型反应性淋巴细胞图（1000×）　　图2-101　Ⅱ型反应性淋巴细胞（1000×）

（3）Ⅲ型（幼稚型）：也称为未成熟细胞型。胞体较大，核大，呈圆形或椭圆形；染色质呈细致网状，可有1～2个核仁；细胞质量较少，呈深蓝色，多无颗粒，偶有小空泡（图2-102）。

2. 异常淋巴细胞（abnormal lymphocyte）　指因恶性或克隆性因素所致的淋巴细胞形态异常。

（1）毛细胞（hairy cell）：是一种形态独特的B淋巴细胞白血病细胞。毛细胞比正常淋巴细胞大，细胞质丰富，呈淡蓝灰色伴绒毛状突起。细胞核形状多变，呈椭圆形、圆形、豆形或双叶形状（图2-103）。ICSH建议首次外周血发现毛细胞时，将其作为异常淋巴细胞计数并详细描述细胞特征。若免疫分型已明确诊断，可直接分类计数为毛细胞。

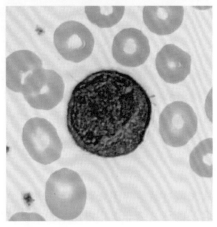
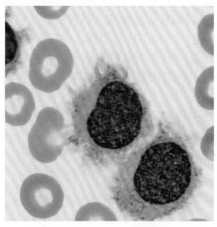

图2-102　Ⅲ型反应性淋巴细胞（1000×）　　图2-103　毛细胞（1000×）

（2）具有卫星核（satellite nucleus）的淋巴细胞：即在淋巴细胞的主核旁边另有一个游离的小

核（图 2-104）。此小核系当染色体受损后，在细胞有丝分裂末期，丧失着丝点的染色单体或其片段被两个子代细胞所排出而形成。此种细胞常见于接受较大剂量的电离辐射之后或其他理化因子、抗癌药物等对细胞造成损伤时，常作为致畸、致突变的客观评价指标之一。

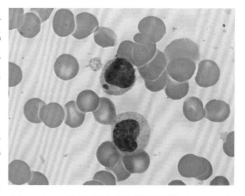

图 2-104　具有卫星核的淋巴细胞（1000×）

（四）外周血中浆细胞

外周血一般无浆细胞（plasma cell），约 20% 多发性骨髓瘤患者外周血可见 2%～3% 的浆细胞，同时伴有缗钱状红细胞。成熟浆细胞胞体直径 8～15μm，常呈椭圆形，细胞核呈圆形，较小偏位，占胞体 1/3 以下，有时可见双核，核旁边有明显淡染区，个别有少许紫红色颗粒（图 2-105），核染色质呈块状，副染色质较明显，核仁无，细胞质丰富，常呈蓝色，不透明，常有较多空泡。幼稚浆细胞胞体直径 12～16μm，细胞核圆形，常偏位，常有空泡和核旁淡染区（图 2-106），核染色质较粗，核仁模糊或无，细胞质丰富，深蓝色，不透明。有的浆细胞细胞质呈红色，其成分为免疫球蛋白，称为火焰细胞（flame cell）（图 2-107），多见于 IgA 型多发性骨髓瘤。模特（Mott）细胞，即细胞质中充满拉塞尔（Russell）小体的浆细胞，Russell 小体由免疫球蛋白积聚而成，呈蓝色、蓝紫色或红色（图 2-108）。

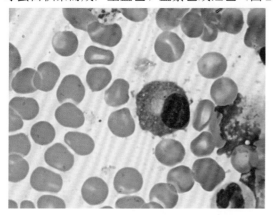

图 2-105　正常浆细胞（1000×）

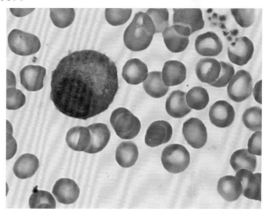

图 2-106　幼稚浆细胞（1000×）

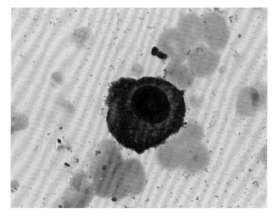

图 2-107　火焰细胞（1000×）

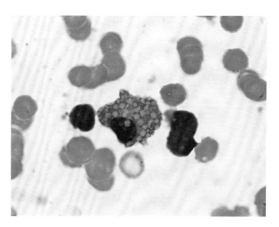

图 2-108　Mott 细胞（1000×）

（五）外周血中原始细胞及幼稚粒细胞

在病理情况下，外周血可见到原始细胞及幼稚粒细胞，其形态特征和临床意义见表 2-58、图 2-109～图 2-116。

表 2-58　外周血中原始细胞及幼稚粒细胞的形态特征及临床意义

细胞名称	形态大小	细胞质	核形及染色质	临床意义
原始粒细胞	圆形或类圆形，直径 10～20μm	细胞质量少，蓝色或深蓝色，棒状小体可有，较短粗	圆形或类圆形，核仁 2～5 个，小而清晰，染色质细颗粒状，分布均匀。有轻度厚实感	见于急性白血病
早幼粒细胞	圆形或类圆形，直径 12～25μm	细胞质量丰富，蓝色或深蓝色，出现 A 颗粒，常较多，可覆盖核上	圆形或椭圆形，核仁大多数有且清晰，染色质细颗粒状，分布均匀	见于白血病，类白血病反应，MDS，升白细胞药物治疗后等
中性中幼粒细胞	类圆形或圆形，直径 10～20μm	细胞质量较多，蓝色，出现中性颗粒并有较多 A 颗粒（位于细胞边缘）	半圆形或椭圆形，核仁一般无，染色质呈条索状	见于白血病，类白血病反应，MDS，真性红细胞增多症，放化疗后等
中性晚幼粒细胞	类圆形或圆形，直径 10～16μm	细胞质量多，淡蓝色，中性颗粒丰富，A 颗粒无或少	肾形，有时呈类圆形，核仁无，染色质块状，出现副染色质	见于白血病，类白血病反应，MDS 等
原始单核细胞	类圆形或不规则形，可有伪足，直径 14～25μm	细胞质量较多，蓝色或灰蓝色，棒状小体可有，但较细长	不规则形或规则形、类圆形，常有折叠，核仁 1～3 个，大而清晰，染色质纤细、疏松、呈细丝网状，有起伏不平感，无厚实感	单核细胞白血病、急慢性粒细胞白血病等
幼稚单核细胞	类圆形、圆形或不规则形，直径 15～25μm	细胞质量多，灰蓝色，不透明，可见细小紫红色的嗜天青颗粒，棒状小体可有可无	不规则形，呈扭曲状，折叠状，或凹陷、有切迹，染色质聚集呈丝网状，核仁一般无	单核细胞白血病，急、慢性粒细胞白血病等
原始淋巴细胞	类圆形或椭圆形，可有伪足，直径 10～18μm	细胞质量少或很少，蓝色或深蓝色，棒状小体无	圆形或类圆形，核仁 1～2 个，较清晰，染色质颗粒状、排列紧密，分布均匀，显厚实感	见于急性淋巴细胞白血病、恶性淋巴瘤
幼稚淋巴细胞	类圆形或圆形，直径 10～16μm	细胞质量少，蓝色，偶见少许紫红色颗粒，无棒状小体	圆形或类圆形，有时核凹陷，核仁模糊或消失，染色质粗	见于急、慢性淋巴细胞白血病、恶性淋巴瘤

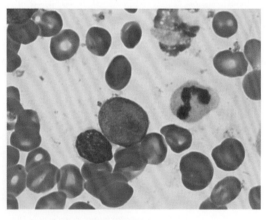

图 2-109　原始粒细胞（1000×）

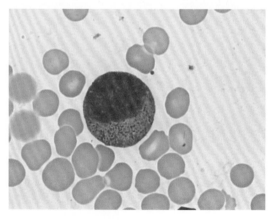

图 2-110　早幼粒细胞（1000×）

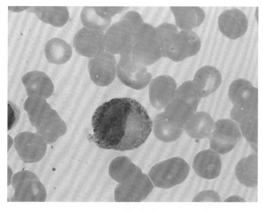

图 2-111 中性中幼粒细胞（1000×）

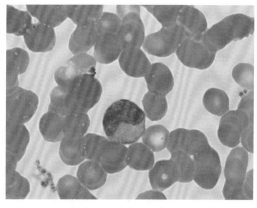

图 2-112 中性晚幼粒细胞（1000×）

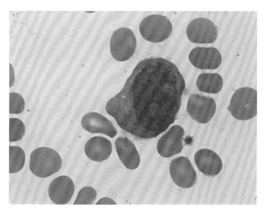

图 2-113 原始单核细胞（1000×）

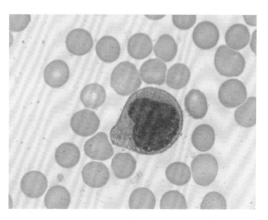

图 2-114 幼稚单核细胞（1000×）

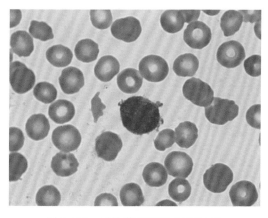

图 2-115 原始淋巴细胞（1000×）

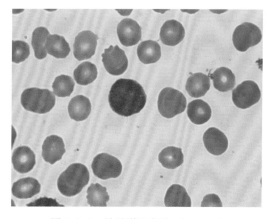

图 2-116 幼稚淋巴细胞（1000×）

案例 2-13 分析

1. 如何解读患者报告中散点图及报警的提示？

2. 下一步的实验室检查是什么？

本案例中患者就诊时有发热、左上腹压痛，CT 示脾大伴低密度影。血常规示白细胞总数升高，单核细胞分类升高极其明显，同时红细胞及血红蛋白均降低。仪器报警提示有原始细胞？异型淋巴细胞？散点图淋巴细胞、单核细胞区域重合，分不清，这些提示该检验报告单不能立即审核通过，应该进行人工复核。通过人工涂片染色，在显微镜下我们看到了毛细胞，该种细胞比正常淋巴细胞大，细胞质丰富，呈淡蓝灰色伴绒毛状突起。细胞核形状多变，呈椭圆形、圆形、豆形或双叶形状，依据 ICSH 血液细胞分类描述特点，可以判定为毛细胞，因此该患者可初步判断为毛细胞白血病。

为确诊，下一步应在报告单上备注建议医生进行骨髓穿刺术或进行流式细胞仪检查，同时开展肝功能、肾功能、电解质、血清免疫球蛋白、蛋白质电泳、血/尿免疫固定电泳等实验室检查。

知识拓展 2-11

1. 显微镜法白细胞计数原理是什么？计数时如何进行质量控制？
2. 显微镜法进行白细胞分类计数时需要注意哪些问题？
3. 血细胞形态检查的方法有哪些？显微镜法检查血细胞形态应注意哪些问题？
4. 嗜酸性粒细胞数量变化有哪些临床意义？
5. 外周血白细胞的异常形态有哪些？各有何临床意义？
6. 何为反应性淋巴细胞？其有哪几种形态变化？

（李小龙）

第六节　血小板检验

二维码知识聚焦 2-16

血小板（platelet，PLT）由骨髓造血组织中的产板型巨核细胞产生，具有维持血管内皮完整性及黏附、聚集、释放、促凝和血块收缩等功能。血小板检验包括血小板计数及形态检查。

案例 2-14

患者，女性，46 岁，主诉：头晕、乏力 2 周。

现病史：患者神清，精神萎靡，无出血，无发热，无腹胀、腹泻等不适症状。头颅 MRI 未见明显异常。血细胞分析结果如下。

*** 医院检验报告

姓名：**	患者 ID 号：***	申请单号：*********	标本状态：合格
性别：女	科别：** 科	申请医生：***	标本类型：全血
年龄：46 岁	床号：**	临床诊断：*********	检验项目：血常规

项目名称	结果	提示	单位	参考区间
红细胞计数（RBC）	4.09		$\times 10^{12}$/L	3.80～5.10
血红蛋白浓度（Hb）	104	↓	g/L	115～150
血小板计数（PLT）——电阻抗法	9	↓	$\times 10^9$/L	125～350
血小板计数（PLT）——荧光法	111	↓	$\times 10^9$/L	125～350
白细胞计数（WBC）	10.75	↑	$\times 10^9$/L	3.50～9.50
备注：镜检见巨大血小板（+++）				

采集时间：*****	接收时间：*****	报告时间：*****
检验者：**	批准者：**	检验仪器/方法：*** 血液分析工作站

问题：

1. 血小板计数方法有哪些？
2. 该患者报告如何审核？

问题导航 2-17
1. 如何评价血小板计数方法？
2. 如何保证血小板检测结果的准确性？

一、血小板计数

血小板计数（platelet count）用于测定单位体积血液中血小板的数量，是出血与凝血检查的常用筛检试验之一。

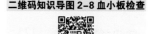

二维码知识导图 2-8 血小板检查

1. 检测原理　血小板计数的方法有显微镜计数法、血液分析仪法和流式细胞仪法，其原理见表 2-59。

表 2-59　血小板计数检测原理

方法	原理
显微镜计数法	按不同的稀释液，可分为破坏红细胞和不破坏红细胞的 2 种 PLT 计数法
血液分析仪法	主要包括电阻抗法、光学法和荧光法
流式细胞仪法	用荧光素标记特异的血小板单克隆抗体，用流式细胞仪计数血小板

2. 操作步骤（显微镜计数法）

（1）加稀释液：取 1 支小试管，加入 10g/L 草酸铵稀释液 0.38ml。

（2）采血和加血：采集毛细血管血或吸取 EDTA 抗凝新鲜全血 20μl，加入上述稀释液中，立即混匀。

（3）稀释静置：待完全溶血后再混匀 1min，置室温静置 10min。

（4）充池：取混匀的血小板悬液 1 滴充入计数室，静置 10～15min，使血小板充分下沉。

（5）计数：于高倍镜下计数中央大方格内的四角和中央共 5 个中方格内的血小板数量。

（6）计算：每升血小板数 = 5 个中方格内血小板数 ×10^9/L。

3. 方法学评价　血小板计数的方法学评价见表 2-60。

表 2-60　血小板计数的方法学评价

方法	评价
显微镜计数法	根据 PLT 稀释液是否破坏红细胞分为破坏红细胞和不破坏红细胞两种计数法 ①草酸铵稀释液：破坏红细胞能力强，血小板形态易辨认，为首选稀释液 ②复方尿素稀释液：使血小板肿胀后易辨认，但尿素易分解，不能完全破坏红细胞
血液分析仪法	①测定速度快、重复性好、准确性高，能同时提供多项指标，是目前常规筛检 PLT 的主要方法。②电阻抗法不能完全排除非血小板有形成分（如红细胞、白细胞碎片或杂物）的干扰，电阻抗法、光学法及荧光法无法排除血小板聚集的干扰，故当 PLT 明显异常时，仍需要显微镜复查 PLT 和（或）复查血涂片
流式细胞仪法	目前 ICSH 推荐的参考方法

4. 质量控制　避免血小板被激活、破坏，避免杂质污染是血小板计数质量控制的关键。

（1）检测前：①采血应顺利，采血时血流不畅可导致血小板活化、破坏引起 PLT 假性减低。②选用合适的抗凝剂，应使用每毫升血含 1.5～2.2mg 乙二胺四乙酸二钾（EDTA-K$_2$）抗凝管采血，充分混匀后检测。如遇 EDTA 盐依赖性假性血小板减少时，可使用 109mmol/L 枸橼酸钠抗凝管采血，结果应乘以稀释倍数后报告，肝素抗凝血不宜用于计数 PLT。③适当的储存温度及时间。血标本应保存于室温，低温可激活血小板，储存时间过久可导致 PLT 偏低。

（2）检测中：①手工法应定期检查稀释液质量，先做稀释液空白计数，以确认稀释液是否存在细菌污染或其他杂质。②仪器法必须对仪器进行校准，检测时保证质控合格。

（3）检测后：审核 PLT 的方法有：①用同一份标本制备血涂片染色后在显微镜下检查 PLT，正常情况下可见 8～15 个/油镜视野。②镜检时应注意有无小红细胞、细胞碎片、细菌、冷球蛋白、乳糜微粒、免疫复合物、血小板聚集、巨大血小板及血小板卫星现象等，以上因素易干扰 PLT 结果的准确性。③当显微镜镜检时，发现血小板电阻抗计数方法结果与镜检结果不符（一般情况下 1 个/油镜视野相当于 $10 \times 10^9/L$），应更换仪器检测模式如使用光学法及荧光法或使用手工法进行确认。

5. 参考区间 （125～350）$\times 10^9/L$。

6. 临床意义

（1）生理变化：血小板数量随着时间和生理状态的不同而变化，午后稍高于早晨；春季低于冬季；平原居民低于高原居民；月经前减低，月经后增高；妊娠中晚期增高，分娩后减低；运动、饱餐后增高，休息后恢复；静脉血的血小板计数比毛细血管血高 10%。

另外，某些药物也可以引起血小板的变化。①引起血小板增多的药物：口服避孕药、雌激素、肾上腺素、头孢菌素类、干扰素、类固醇、普萘洛尔、免疫球蛋白、重组人红细胞生成素等。②引起血小板减少的药物：对乙酰氨基酚、阿司匹林、化疗药物、氯霉素、H_2 受体阻滞剂、盐酸氯喹、氯噻嗪、奎尼丁、苯妥英钠、利福平、磺胺、氯霉素、硝酸甘油、三环类抗抑郁药等。

（2）病理变化：血小板减少是引起出血的常见原因。当血小板计数为（20～50）$\times 10^9/L$ 时，可有轻度出血或手术出血；低于 $20 \times 10^9/L$ 时，可有较严重出血；低于 $5 \times 10^9/L$ 时，可导致严重出血。血小板超过 $400 \times 10^9/L$ 为血小板增多。病理性血小板减少和增多的原因及临床意义见表 2-61。

表 2-61　血小板病理性变化的原因及临床意义

血小板	原因	临床意义
减少	生成障碍	急性白血病、再生障碍性贫血、骨髓肿瘤、放射性损伤、巨幼细胞贫血等
	破坏过多	原发免疫性血小板减少症、脾功能亢进、系统性红斑狼疮等
	消耗过多	DIC、血栓性血小板减少性紫癜等
	分布异常	脾大、血液被稀释等
	先天性	新生儿血小板减少症、巨大血小板综合征等
增多	原发性	慢性粒细胞白血病、原发性血小板增多症、真性红细胞增多症等
	反应性	急性化脓性感染、大出血、急性溶血、肿瘤等
	其他	外科手术后，如脾切除后等

二、血小板形态检查

二维码知识聚焦 2-17

在对血小板进行计数的同时，采用显微镜观察血涂片染色后的血小板形态、聚集性和分布情况，对判断、分析血小板相关疾病具有重要意义。

案例 2-15

患者，女性，56 岁，主诉：外院体检发现血小板减低。

现病史：患者 1 周前单位体检发现血小板减低，来医院确诊。患者神清，精神尚可，无出血，无发热，无腹胀、腹泻等不适症状。血细胞分析结果如下。

*** 医院检验报告

姓名：**	患者 ID 号：***	申请单号：*********		标本状态：合格
性别：女	科别：**科	申请医生：***		标本类型：全血
年龄：56 岁	床号：**	临床诊断：*********		检验项目：血常规
项目名称		结果	提示	单位	参考区间
红细胞计数（RBC）		5.09		$\times 10^{12}$/L	3.80～5.10
血红蛋白浓度（Hb）		154	↑	g/L	115～150
血小板计数（PLT）——电阻抗法		9	↓	$\times 10^9$/L	125～350
血小板计数（PLT）——荧光法		15	↓	$\times 10^9$/L	125～350
白细胞计数（WBC）		6.5		$\times 10^9$/L	3.5～9.5

备注：镜检见巨大血小板（+++）。

采集时间：*****	接收时间：*****	报告时间：*****
检验者：**	批准者：**	检验仪器/方法：*** 血液分析工作站

问题：

1. 如何解读患者报告中的提示？

2. 血小板结果如何报告？下一步的实验室检查是什么？

问题导航 2-18

1. 血小板异常形态有哪些？

2. 血小板形态与血小板计数的关系是什么？

（一）正常血小板形态

正常血小板呈两面微凸的圆盘状，直径 1.5～3μm，新生的血小板体积大，成熟者体积小。在血涂片上血小板往往散在或成簇分布，其形态多数为圆形、椭圆形或略欠规则形；细胞质呈淡蓝色或淡红色，有细小、分布均匀而聚集或分散于细胞质中的紫红色颗粒（图 2-117）。

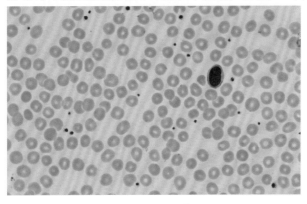

图 2-117　正常血小板（1000×）

（二）异常血小板形态

1. 大小异常

（1）小血小板：直径小于 1.5μm。见于骨髓抑制如再生障碍性贫血，也可见于某些先天性血小板减少症如威斯科特-奥尔德里奇（Wiskott-Aldrich）综合征。

（2）大血小板或巨大血小板：大血小板直径为 3～7μm，可达正常红细胞大小。巨大血小板

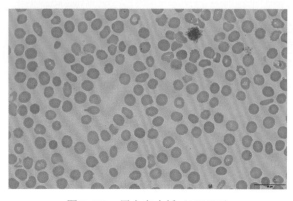

图 2-118　巨大血小板（1000×）

直径超过 7μm。通常正常人大血小板小于 5μm。在储存的 EDTA 盐抗凝血中，血小板体积会随储存时间逐渐增大。病理情况下见于原发免疫性血小板减少症、骨髓增生异常综合征、巨大血小板综合征、原发性血小板增多症和脾切除后等（图 2-118）。

2. 形态异常

（1）畸形血小板：血小板形态多样，可为长条状、花结状、逗点状等。见于 MDS、骨髓增生异常综合征-骨髓增殖性肿瘤（MDS/MPN）、白血病、血小板增多症等（图 2-119）。

（2）少颗粒血小板：血小板细胞质中紫红色颗粒减少或无颗粒。见于灰色血小板综合征、MDS、MDS/MPN 等（图 2-120）。

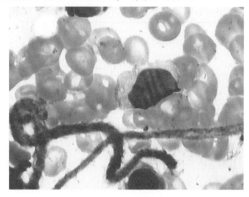

图 2-119　畸形血小板（1000×）

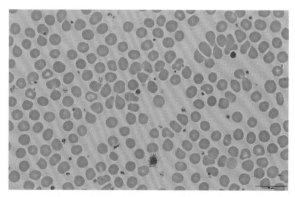

图 2-120　少颗粒血小板（1000×）

3. 聚集性和分布异常　血小板聚集、分布状态可间接反映其功能。聚集功能正常的血小板在非抗凝的外周血涂片中常可见 3～5 个聚集成簇或者成团，聚集与散在的血小板之比为 20∶1。如在非抗凝的外周血涂片中未见血小板聚集，在 EDTA 盐抗凝血的血涂片中，可见血小板不聚集而呈散在分布状态或出现诱发的血小板聚集现象。

（1）血小板卫星现象（图 2-121）：指血小板黏附于中性粒细胞（偶见黏附于单核细胞、淋巴细胞、浆质体）周围的现象，可见血小板吞噬现象。偶见于 EDTA 盐抗凝血涂片中，可致血细胞分析仪血小板计数假性减少。

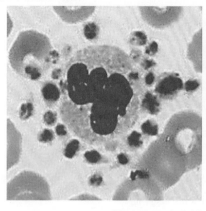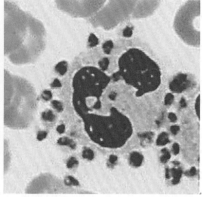

图 2-121　血小板卫星现象（1000×）

（2）血小板聚集（图 2-122）：抗凝血涂片后血小板多散在分布，常由静脉采血不顺利引起。血小板大片聚集偶见于 EDTA 盐抗凝血涂片中，可致血细胞分析仪血小板计数假性减少。病理情况下见于原发性血小板增多症、慢性粒细胞白血病等骨髓增殖性肿瘤。非抗凝血涂片后应见血小板聚集现象，如出现散在分布未见聚集，提示血小板无力症。

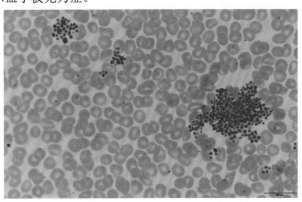

图 2-122　血小板聚集（1000×）

（王剑飚）

第三章 血型检验

血型（blood group）是指血液中所能检测出的遗传多态性，通常被限定为血细胞表面抗原的多态性，包括红细胞血型、白细胞血型和血小板血型。与血细胞一样，血清也有型的差别，血清型是指血清蛋白的遗传多态性或遗传标记，包括免疫球蛋白、血清酶和血清蛋白等血清型。在非特指的情况下，血型一般是指红细胞血型。输血（blood transfusion）是将全血、血液成分或血液制品输入患者循环系统的治疗过程，在进行输血之前要进行常规的患者血型鉴定和交叉配血试验，以保证输血的安全。

案例 3-1

中年女性，贫血 7 年，确诊急性髓系白血病 1 周，既往多次输血史。本次因头晕、乏力就诊，由门诊医生以"急性白血病"收入血液专科。入院检查：WBC 2.13×10^9/L，Hb 74g/L，PLT 27×10^9/L。专科检查：贫血貌，全身皮肤、黏膜未见明显出血点，全身浅表淋巴结未触及明显肿大；胸骨无压痛，腹平软。拟进行化学治疗，常规申请血型检测，正反定型反应格局及凝集强度结果如表 3-1 所示。

表 3-1 血型反应格局及凝集强度

方法	抗-A	抗-B	抗-D	Ctl	A_1 型红细胞	B 型红细胞
微柱凝集法	4+	−	4+	−	1+	4+

问题：

1. 如何进行血型检验报告的审核？

2. 本案例需要增加哪些检验以确定该患者的血型？

3. 当患者需要输血治疗时应输注哪种血液成分（红细胞、血浆、血小板）？

二维码知识导图 3-1 血型检验

问题导航 3-1

1. 红细胞血型是如何被发现的？包含有哪些血型系统和抗原？

2. 和临床输血密切相关的红细胞血型系统有哪些？

第一节 红细胞血型系统

1900 年，卡尔·兰德斯坦纳（Karl Landsteiner）发现了人类 ABO 血型，拉开了免疫血液学的序幕。100 多年来，随着研究工作的深入和检测技术的发展，根据红细胞血型抗原的生化特性、遗传学特性、血清学表型等，将人类红细胞血型分为血型系统、血型集合、高频抗原组和低频抗原组。截至 2021 年 6 月，国际输血协会（International Society of Blood Transfusion，ISBT）已确认红细胞血型抗原 383 个，其中 ABO 血型系统和 RhD 抗原与临床输血关系最密切。

一、ABO 血型系统

（一）ABO 血型基因与遗传

1. ABO 血型基因及作用　ABO 血型基因位于人类 9 号染色体长臂 3 区 4 带 2 亚带（9q34.2），有 *A*、*B*、*O* 三个等位基因，其中 *A* 基因和 *B* 基因是共显性基因，*O* 基因是无效等位基因。

ABO 基因不直接编码 A 抗原和 B 抗原，其基因产物是糖基转移酶。*A* 基因编码产生 *N*-乙酰半乳糖胺转移酶，将 *N*-乙酰半乳糖胺连接到特异性糖链末端的半乳糖上成为 A 抗原；*B* 基因编码产生 α-1,3-*D*-半乳糖基转移酶，将 *D*-半乳糖连接到特异性糖链末端的半乳糖上成为 B 抗原；决定 A 和 B 抗原活性的糖均连接在这个半乳糖上，并且连接之前需要一个岩藻糖连接在这个半乳糖上，成为 A 抗原和 B 抗原的前身 H 抗原。如果末端半乳糖既不连接 *N*-乙酰半乳糖胺，又不连接半乳糖，则仅产生 H 抗原活性。*O* 基因编码的糖基转移酶无活性，不能修饰 H 抗原，因此 O 型红细胞表面有大量 H 抗原。

2. ABO 血型基因遗传　1924 年，费利克斯·伯恩斯坦（Felix Bernstein）提出的"ABO 血型遗传的基因座上有 *A*、*B*、*O* 三个等位基因"，解释了 ABO 血型的遗传。ABO 血型基因是常染色体显性遗传，符合孟德尔遗传定律，每个子代均可从亲代各得到一个单倍体，即子代可从父母双方各获得一个基因，故组成 6 种基因型——*O/O*、*A/O*、*B/O*、*A/A*、*B/B* 和 *A/B*。根据父母的血型可以推测子代的血型，如父母都是 A 型，子代可能是 A 型或 O 型。

（二）血型抗原与血型物质

1. 血型抗原　红细胞血型抗原是红细胞膜上的化学结构。决定抗原特异性的是抗原决定簇，即表位（epitope），是呈立体排列的特殊化学基团，每一抗原可以有多个表位。根据生化性质，可将人类红细胞抗原分为两类：一类是糖分子，如 ABO、Lewis、H 等血型系统，又被称为组织血型抗原，广泛分布于红细胞、人体血管内皮细胞、呼吸道上皮细胞等，可作为细胞分化成熟的标志；另一类是多肽，主要有 MNS、Rh、Kidd、Duffy 等血型系统，仅分布于红细胞或其他血细胞膜上。

A、B 抗原最早在胎儿期即可产生，但整个妊娠期抗原数量增长并不快，主要表达于成熟器官。妊娠 5～6 周即可在胎儿红细胞中检出 A、B 抗原，红细胞所带的抗原数量相当于成人的 25%～50%，直到 2～4 岁时表达水平与成人相同，以后随年龄增长抗原不断增多，20 岁左右达高峰。A、B 抗原的表达在人的一生中相对稳定，但老年人的抗原水平可能减弱。A、B 抗原的表现型不仅与年龄有关，还与种族、基因遗传、糖基转移酶活性和疾病有关。ISBT 确认的红细胞 ABO 血型系统抗原有四个：A 抗原、B 抗原、AB 抗原和 A_1 抗原。

2. 血型物质　为区别分布在组织细胞与体液中的红细胞血型抗原，通常将分布于血液、体液和分泌液中的可溶性红细胞抗原称为血型物质（blood group substance）。ABH 血型物质是在糖基转移酶作用于 I 型糖链末端的半乳糖上形成的，以唾液中含量最丰富，其次为血清、胃液、精液、羊水、汗液、尿液、泪液、胆汁及乳汁，但不存在于脑脊液中。

凡是在血液、体液和分泌液中可检出 ABH 血型物质的个体称为分泌型个体，否则为非分泌型个体。汉族人约 80% 为分泌型个体，一般情况下，血型物质与机体的血型抗原是一致的，如分泌型 A 型个体的体液和分泌液中含有 A 血型物质。

（三）血型抗体

1. 基本特性　血型抗体（antibody，Ab）是机体受到血型抗原刺激后，B 淋巴细胞活化、增殖，分化为浆细胞，产生能与相应血型抗原特异性结合的、引起免疫反应的免疫球蛋白（immunoglobulin，Ig）。Ig 是由 4 条多肽链组成的对称结构，包括两条重链（H 链）和两条轻链（L 链），根据重链的不同，Ig 可分为 IgG、IgM、IgA、IgD 和 IgE 五类。

2. 抗体分类　按照不同的分类原则，红细胞血型抗体可分为不同的类别。

（1）天然抗体和免疫抗体：主要是根据抗体产生是否有明确的抗原刺激来区分。未经输血或妊娠等明显免疫刺激而在血液中出现的抗体称为天然抗体（natural antibody）。天然抗体多为IgM 类，是在盐水介质中能够直接与相应抗原的红细胞发生肉眼可见凝集的完全抗体。主要存在于 ABO、MNS、P1PK 等血型系统中，例如，ABO 血型系统，在没有免疫刺激的血液中就存在着抗-A 和（或）抗-B 抗体。实际上，天然抗体也是机体对于某种抗原刺激产生免疫应答的产物，产生机制可能与自然界中广泛存在的、某些血型抗原相似的微生物、花粉、粉尘等有关。

机体经特定抗原免疫刺激（输血、妊娠等途径）产生的抗体称为免疫抗体（immune antibody）。免疫抗体多数是 IgG 类，是与红细胞表面相应抗原结合后在盐水介质中不会出现肉眼可见凝集的不完全抗体。常见于 Rh、Kell、Duffy、Kidd 等血型系统中。两种抗体的主要区别见表 3-2。

表 3-2　天然抗体（IgM）和免疫抗体（IgG）特点

特性	IgM	IgG
存在的主要血型系统	ABO、MNS、P1PK 等	Rh、Kell、Duffy 等
可察觉的抗原刺激	无	有（妊娠、输血）
分子质量（kDa）	1000	160
是否能通过胎盘	不能	能
耐热性（70℃）	不耐热	耐热
是否能被巯基试剂破坏（2-ME 或 DTT）	能	不能
与红细胞反应最佳温度	4～25℃	37℃
在盐水介质中与红细胞反应情况	出现肉眼可见的凝集	不出现肉眼可见的凝集

（2）规则抗体和意外抗体：在全部血型系统中，只有 ABO 血型系统的抗体产生是有规律的，符合 Landsteiner 规则，即血液中规律地出现含有针对自身红细胞所缺乏 A、B 抗原的抗体，称为规则抗体（regular antibody）。如 A 型血液中只有抗-B 抗体而不含抗-A 抗体，B 型血液中只有抗-A 抗体而不含抗-B 抗体。

除 ABO 血型系统抗-A 抗体、抗-B 抗体以外，其他血型系统的抗体产生不符合 Landsteiner 规则，称为意外抗体（unexpected antibody），也称为不规则抗体（irregular antibody）。部分 ABO 亚型（如 A_2 型）出现的抗-A_1 抗体，也称为意外抗体。临床上，如果意外抗体能够引起溶血性输血反应、新生儿溶血病或使输入的红细胞存活时间缩短，且多在 37℃发生反应，则称为有临床意义的意外抗体。在无输血史和妊娠史者血液中很少存在有临床意义的意外抗体。

红细胞血型抗体不一定都有临床意义。临床关注的是能够导致红细胞寿命缩短、溶血性输血反应及新生儿溶血病的抗体。

3. ABO 血型系统抗体　婴儿出生时无自身产生的抗-A 和抗-B 抗体，但有可能检出来源于母体的 IgG 型抗-A 和抗-B 抗体。婴儿最早在出生 3 个月时可查出 ABO 抗体，以后效价持续增高，在 5～10 岁时抗体达到成人水平。早期的研究认为老年人抗体效价有逐渐下降的趋势，但近年来这一论点存在争议。

抗-A 和抗-B 抗体通常认为是天然产生的，是环境中存在的 A 型物质和 B 型物质的免疫作用出现在婴儿体内。正常情况下，ABO 血型抗体为天然抗体，A 型或 B 型人的抗-B 或抗-A 抗体以 IgM 为主，也有少量 IgG 和 IgA。O 型人血液中含抗-A 抗体、抗-B 抗体和（或）抗-A，B 抗体，抗体性质主要是 IgG。抗-A，B 抗体不是抗-A 和抗-B 抗体的混合物，它识别的是 A 抗原和 B 抗原的共同表位，效价较高，IgG 抗 A，B 抗体可以通过胎盘。因此，O 型母子血型不合易发生新生儿溶血病，而且在第一胎时即可发生。

（四）ABO 血型定型

ABO 血型是根据红细胞是否具有抗原来判定的：具有 A 抗原的是 A 型，具有 B 抗原的是 B 型，同时具有 A 抗原和 B 抗原的是 AB 型，既没有 A 抗原又没有 B 抗原的是 O 型。正常情况下，血液中持续存在 ABO 抗体，要用正定型和反定型试剂分别检测红细胞膜表面的抗原及血清或血浆中的抗体，通过正定型和反定型结果综合判断 ABO 血型。

用抗-A 和抗-B 标准抗体检测红细胞膜表面是否存在 A 抗原和 B 抗原的方法称为正定型（forward type），也称为细胞定型。用标准 A_1 型红细胞和 B 型红细胞检测血清或血浆中是否存在抗-A 抗体和抗-B 抗体的方法称为反定型（reverse type），又称为血清定型。婴儿在出生至 6 个月时尚未产生抗体或抗体较弱，一般不做反定型。ABO 定型必须以红细胞表达的抗原作为依据，不能以反定型是否检出抗体作为定型依据。ABO 血型表现型、抗原、抗体和基因型见表 3-3。

表 3-3　人类红细胞 ABO 血型表现型、抗原、抗体和基因型

表现型	红细胞表面抗原	血清中抗体	基因型
O	无 A 和 B	抗-A、抗-B 和（或）抗-A,B	O/O
A	A	抗-B	A/A 或 A/O
B	B	抗-A	B/B 或 B/O
AB	A 和 B	无 ABO 抗体	A/B

由于实验操作、被检者生理因素或病理因素、临床治疗等可导致正反定型不一致的现象，需要具体问题具体分析。

（五）ABO 血型亚型

亚型（subgroup）是指虽属同一血型抗原，但抗原结构、性能或抗原表位数有一定差异的血型。ABO 亚型多是由 ABO 基因变异形成的，抗原分子结构与 ABO 血型抗原存在一定差异。最常见的 A 亚型有 A_1 和 A_2，占全部 A 型血的 99.9%，其他还有 A_3、A_x、A_m、A_y 等。白种人 A_2 亚型约占 20%，亚洲人 A_2 亚型较少见。一般情况下 A 型是指 A_1 型。常见的 B 亚型有 B_3、B_x、B_m、B_{el} 等，白种人 B 亚型少于 A 亚型，中国汉族 B 亚型较多见，华南地区以 B_3 型为常见的亚型。

A_1 型红细胞与 A_2 型红细胞的差别不仅表现在红细胞膜上抗原决定簇的数量上，而且存在质的不同——约 2% 的 A_2 亚型和 25% 的 A_2B 亚型会产生抗-A_1 抗体。抗-A_1 抗体可干扰血型鉴定或交叉配血试验，导致正反定型不符或交叉配血不合，如果抗-A_1 抗体在 37℃ 有活性，此时输血应选择 O 型红细胞，或 A_2 型红细胞。

（六）特殊 ABO 血型

1. B（A）表型及 A（B）表型　多由 A 和 B 转移酶的特异性重叠引起。B（A）表型是常染色体显性遗传，特点是 B 型红细胞上有弱的 A 抗原表达，红细胞和抗-B 抗体出现强凝集（4+），和单克隆抗-A 抗体出现弱凝集（常 <2+），与人源 B 型的血浆（含抗-A 抗体）一般不形成凝集，血清中有能够凝集（4+）A_1 及 A_2 红细胞的抗-A 抗体。

A（B）表型可被单克隆抗-B 抗体检出，原因是血液中 H 糖基转移酶活性增强，生成的 H 抗原增多，红细胞表面过多的 H 抗原，使得 A 糖基转移酶合成了微量 B 抗原。

2. 顺式 AB 表型　即 cis AB，一般很少见。通常 A 抗原和 B 抗原由同一对等位基因决定，而顺式 AB 型（cis AB group）的 A 抗原和 B 抗原由同一个等位基因决定，且遗传上红细胞表面的 A 抗原和 B 抗原并不随该等位基因的分离而分开。

cisAB 基因编码产生的嵌合酶能同时催化形成 A 抗原和 B 抗原，cis AB 的表型和 O 基因或 A/B 基因有关，不同个体的基因型其血清学结果和 AB 亚型很类似，比如 A_2B_3 和 cis AB/O 的表型、A_1B_3 和 cis AB/A 的表型、A_2B 和 cis AB/B 的表型，因此需要靠分子生物学技术才能区别 cis AB

表型。分泌型 cis AB 个体唾液中有正常 A 物质、少量 B 物质和大量的 H 物质。

3. 获得性 B 表型　表现为 A 型个体出现一过性的正反定型不一致。获得性 B 血清学表现：与抗-A 抗体产生强凝集，与单克隆抗-B 抗体产生弱凝集（≤2+），且血清中含有强抗-B 抗体；患者血清不与自身红细胞发生反应；分泌液中有 A 物质和 H 物质，不含 B 物质。常见于胃肠道细菌感染者，肠道细菌进入血液后，其含有的脱乙酰酶使 A 抗原的 N-乙酰半乳糖胺转变成半乳糖胺（与 B 抗原的半乳糖相似），与抗-B 试剂产生弱凝集。

（七）ABO 血型的临床意义

1. 输血　输血前必须准确鉴定血型才能保证输血的安全。① ABO 血型不相容：首次输血即可引起急性血管内溶血反应，严重者将危及生命。当意外抗体效价较高时，还需选择同亚型、O 型或凝集最弱的同型红细胞输注。②紧急情况下，可将 O 型红细胞输给 A 型、B 型和 AB 型个体，或 AB 型个体可接受 O 型、A 型和 B 型红细胞。

2. 妊娠　母子 ABO 血型不合的妊娠，最常见的是 O 型母亲和 A 型胎儿，可引起新生儿溶血病或流产，需通过血型血清学进行诊断。

3. 移植　ABO 血型作为一种组织血型抗原，广泛分布于人体器官、组织的血管内皮细胞表面，当器官移植的供、受者 ABO 血型不相容时，受者的血型抗体与供者血管内皮细胞表面的 ABO 抗原极易发生反应，引起超急性排斥反应，导致移植失败。现代医学应用免疫抑制药物，使 ABO 血型不合器官移植成为可能。

4. 其他　可用作亲子鉴定、法医学鉴定以及某些疾病相关的调查等。

二、Rh 血型系统

Rh 血型抗体最初是从发生严重新生儿溶血病和溶血性输血反应的产妇血液中发现的，该种抗体能凝集 80% 的 ABO 同型红细胞。1940 年，Landsteiner 和 Wiener 用恒河猴（*Macacus rhesus*）红细胞免疫家兔和豚鼠获得的抗体，能与 85% 的白种人的红细胞发生凝集，故以 *rhesus* 的前两个字母命名这种能被抗体凝集的抗原为 Rh 抗原。

（一）Rh 血型基因与遗传

1. Rh 血型基因　*RH* 基因位于 1 号染色体短臂，由两个同源且紧密连锁的 *RHD* 及 *RHCE* 基因构成：*RHD* 基因编码 D 抗原，*RHCE* 基因编码 C/c 和 E/e 抗原。*RHD* 及 *RHCE* 基因方向相反，以 3′ 端相邻，形成发夹样结构，遗传物质容易互换形成杂交基因。

2. Rh 血型基因遗传　一般意义上的 Rh 遗传很简单，是将抗原分开独立进行遗传，雷斯（Race）和桑格（Sanger）证实其符合孟德尔遗传定律。

（二）Rh 命名和 Rh 抗原

1. Rh 命名　Rh 血型系统命名复杂，主要有 Fisher-Race 命名法、Wiener 命名法和数字命名法，其中 Fisher-Race 命名法简单易懂，常用于临床报告。

Fisher-Race 命名法又称 CDE 命名法，在 1943 年由 Fisher 和 Race 提出。Rh 血型有 3 个紧密相连的基因位点，每一位点均有一对等位基因（*D* 和 *d*，*C* 和 *c*，*E* 和 *e*），3 个位点的基因是以连锁形式遗传。3 个连锁基因构成 8 种基因组合，即 *CDe*、*CDE*、*cDe*、*cDE*、*Cde*、*CdE*、*cde* 和 *cdE*，两条染色体上的基因形成 36 种遗传型。基因检测技术证实该命名法的遗传理论错误，但 CDE 命名法在实践中能够很好地解释血清学试验结果。ISBT 也推荐使用 CDE 命名法对 Rh 血型抗原表型进行描述，虽然从未发现 d 抗原，但为了书写方便仍保留 "d" 符号以描述 D 阴性，如 CCDee（红细胞表面有 C、D、e 抗原，无 c、E 抗原）、ccdee（红细胞表面有 c、e 抗原，无 C、D、E 抗原）等。

2. Rh 抗原　Rh 血型系统有 56 个抗原（截至 2021 年 6 月），与临床关系最密切的抗原是 D、C、c、E 和 e，血型鉴定常规检测 D 抗原，必要时可增加其他 4 种抗原检测。

在 8 周的胎儿红细胞上已可检出 D、C、c、E 和 e 抗原，10～40 周 D 抗原数量没有明显变化，出生时 Rh 血型系统抗原已发育成熟。Rh 血型系统抗原性由强至弱分别为 D＞c＞E＞C＞e；除 D 抗原外一般都显示出剂量效应，纯合子的抗原性强于杂合子。

使用标准抗血清鉴定红细胞上存在或缺失的 Rh 抗原，即 Rh 表型（Rh phenotype）。常用的抗血清有抗-D、抗-C、抗-c、抗-E 和抗-e，可以区分 Rh 血型系统的 18 种表型。

（1）D 抗原：*RHD* 基因编码的多肽类抗原，是 Rh 血型系统中免疫原性最强的抗原。D 抗原的表达既有质的变化，也有量的变化。质的变化主要是 D 抗原表位减少，也表现为 D 抗原阳性。量的变化表现为抗原数量增多或减少，而抗原表位正常。临床上将红细胞表面携带正常的 RhD 蛋白，或 D 抗原变异导致的弱 D、部分 D 和 Del 表型称为 Rh 阳性（Rh positive）。由 *RHD* 基因缺失或失活突变引起红细胞膜上 D 多肽缺失，从而导致所有 D 抗原表位缺失称为 Rh 阴性（Rh negative）。

1）D：正常 D 抗原，红细胞表面 D 抗原一般有 1 万～3 万个，抗原表位和数目均正常。

2）D 变异型（D variant）：D 抗原发生数量或性质上的变化，包括弱 D 和部分 D。①D 抗原数量减少的表型称为弱 D（weak D），其红细胞表面的 D 抗原有 200～1 万个。一般情况下弱 D 红细胞与 IgM 类抗-D 试剂反应呈阴性，与 IgG 类抗-D 在抗球蛋白试验中为阳性。②红细胞缺失一部分 D 抗原表位，伴或不伴有 D 抗原数量的减少称为部分 D（partial D）。

D 变异型献血者和受血者，在临床上意义明显不同。作为献血者，红细胞上带有 D 抗原可以刺激 D 抗原阴性个体产生抗-D 抗体，该类血液应作为 RhD 阳性血供应临床；作为受血者，血清学技术无法鉴别红细胞表面的 D 抗原是数量减少还是抗原表位缺失，该类个体一般作为 RhD 阴性对待，需要输注 RhD 阴性红细胞。

3）放散 D（Del）：即 Del 表型，常规血清学方法无法检测，IgM 和 IgG 抗-D 试剂检测 D 抗原均为阴性，易被误认为 Rh 阴性。需要通过吸收放散试验来确认 Del 表型，其放散液中可检测到抗-D 抗体，红细胞表面的 D 抗原量只有几十个。*DEL* 基因几乎都带有顺式 *Ce* 等位基因。亚洲 D 抗原阴性个体中有 10%～30% 是 Del 表型，暂未发现 Del 表型个体因输注 D 抗原阳性的血液而产生抗-D 抗体的报道。欧洲 D 抗原阴性个体的 Del 表型约占 0.027%，有报道显示 Del 表型个体产生抗-D 抗体。

4）D 抗原阴性：血清学检测红细胞表面没有 D 抗原，则为 D 抗原阴性。D 抗原阴性在白种人中较常见，在亚洲人中少见。中国汉族人群 D 抗原阴性率约为 0.3%。

（2）C/c 和 E/e 抗原：*RHCE* 基因有 50 多种等位基因，易发生突变，可导致抗原表达改变或减弱，形成 CE、Ce、cE、ce 等复合抗原和变异体。

（三）Rh 血型抗体

Rh 血型抗体主要通过输血、妊娠等免疫途径产生，绝大多数抗体是 IgG（主要为 IgG1 和 IgG3），IgM 抗体极少见，通常 Rh 血型抗体不激活补体。Rh 血型抗体一般认为初次免疫 2～6 个月内出现，抗体可持续存在数年；再次接受同样抗原免疫后，在短时间内抗体效价即可达到高峰。

Rh 血型系统比较常见的抗体是抗-D、抗-E、抗-C、抗-c 和抗-e 5 种。复合抗原的存在可刺激机体产生相应的抗体。Rh 血型抗体一般在 37℃ 条件下反应良好，用蛋白酶处理红细胞后凝集反应会增强。有些 Rh 血型抗体仅在酶处理红细胞后发生凝集，与未经酶处理的红细胞在常规抗球蛋白试验中无凝集，此类抗体多数是天然产生的抗-E 抗体。

（四）Rh 血型检测的临床意义

1. 溶血性输血反应　RhD 阴性个体在接触 RhD 阳性红细胞后，约 30% 的受者会产生抗-D 抗体，这部分人再次输入 RhD 阳性红细胞时，则会发生溶血性输血反应。由于输血前常规检测 RhD 血型，接受相同 RhD 抗原的血液输注，所以临床上很少发生与 RhD 相关的溶血性输血反应。在中国汉族人群中，比较常见的 Rh 血型抗体是抗-E。人群中大约 50% 的个体 RhE 阴性，由于输血前一般不检查 RhE 抗原，所以输血时很容易因接受 RhE 阳性的血液而产生抗-E 抗体，再次输入 RhE 阳性红细胞时，即可引起溶血性输血反应。

2. 新生儿溶血病 Rh 血型抗体主要是 IgG 类型，大多数是能通过胎盘的 IgG1 亚类，易导致新生儿溶血病。其中抗-D 是导致新生儿溶血病的最主要和最常见的 Rh 血型抗体，常发生于第二次妊娠或多次妊娠的孕妇。

三、红细胞其他血型系统

（一）H 血型系统

1. 概述 该系统只有 1 个 H 抗原，除罕见的孟买血型（O_h）外，所有人红细胞表面都表达 H 抗原。人体内几乎所有组织的细胞膜上，以及分泌液、体液和血浆中都含有 H 抗原。红细胞 H 抗原是 A 和 B 抗原的前体物质，H 抗原数量与 ABO 血型相关，O 型红细胞 H 抗原数量最多，A_1B 型最少。

2. H 基因及 H 抗原生化结构 H 抗原合成受 *FUT1*（*Hh* 基因）和 *FUT2*（*Se* 基因）两个基因控制，这两个基因均位于 19 号染色体，是紧密连锁的两个基因位点。两个基因均编码 α_1-2-岩藻糖基转移酶，*H* 基因编码的糖基转移酶将红细胞膜表面 II 型糖链转化为 H 抗原；*Se* 基因编码的糖基转移酶将分泌液中 I 型糖链转化为分泌型的 H 血型物质。

3. H 抗原缺失表型 红细胞上完全或部分缺乏 H 抗原的稀有表型，H 血型物质可以出现或不出现在分泌液中，有孟买型和类孟买型两种。

（1）孟买型（Bombay phenotype）：H 抗原缺乏的非分泌型，记为 O_h。1952 年，Bhende 等报道在孟买发现了三名 H 抗原阴性的 O 型男性。孟买型个体带有正常的 *ABO* 基因，但缺乏 *H* 基因（*hh*）和分泌型基因（*sese*）；红细胞膜上不表达 A、B 和 H 抗原，易误判为 O 型；分泌液中无 A、B 和 H 血型物质；血清中含有抗-A、抗-B 和抗-H 抗体，抗-H 抗体主要为 IgM 型，在较大温度范围内（4～37℃）均有活性，能激活补体引起溶血性输血反应。

（2）类孟买型（para-Bombay phenotype）：H 抗原缺乏的分泌型，记为 A_h 分泌型和 B_h 分泌型等。类孟买型个体 *ABO* 基因正常，缺乏 *H* 基因（*hh*），但至少有一个分泌型基因（*Se*）；红细胞膜上无 H 抗原，分泌液及血浆中含有 H、A 和（或）B 物质，红细胞从血浆中吸附 A 和（或）B 物质，从而表达微弱的 A 和（或）B 抗原；血清中含有抗-H 和（或）抗-HI 抗体，以及抗-A 和（或）抗-B 抗体。抗-HI 抗体一般较弱且仅在低温下反应，但有报道显示中国香港 2/3 的类孟买分泌型个体含有 37℃反应活性的抗-HI 或抗-H 抗体。

孟买型（类孟买型）个体输血只能输注孟买型（类孟买型）供者的血液，此类血液罕见，临床输血很难找到合适的供者。在紧急情况下需要进行输血治疗时，可选择预温间接抗球蛋白试验（IAT）阴性的、ABO 和 Lewis 血型同型的血液。

（二）MNS 血型系统

MNS 血型系统是继 ABO 血型之后，第二个被发现的血型系统，现有抗原 50 个，常见抗原有 M、N、S 和 s。由于基因交叉互换或基因转换形成大量的杂合基因，编码产生了许多新的抗原，在东南亚临床上相对常见的是 Mi^a 和 Mur 抗原。MNS 血型系统大多数抗原在出生时就已发育完全，其中一些在胚胎早期就已经在红细胞上表达。M 和 N 只存在于红系血细胞上，在淋巴细胞、粒细胞、巨核细胞和血小板上都不表达。

MNS 血型系统常见的抗体有抗-M、抗-N、抗-S、抗-s。多数抗-M 和抗-N 抗体是天然产生的，在 37℃没有反应活性，临床意义不大。多数抗-N 抗体是 IgM 类型，表现为典型的冷凝集抗体，

二维码知识聚焦 3-1 在 25℃以上很快失去活性。抗-M 和抗-N 抗体极少引起急性和迟发性溶血性输血反应，有报道显示可引起严重的新生儿溶血病。抗-S 和抗-s 抗体多数是免疫产生的 IgG 类抗体，在 37℃有活性，能引起溶血性输血反应和致死性的新生儿溶血病。在中国香港和中国台湾地区，抗-Mur 抗体是除了抗-A、抗-B 抗体之外最常见的血型抗体，

可引起较为严重的溶血性输血反应和新生儿溶血病。如果患者血液中检出 37℃有活性的 MNS 抗体，输血时应选择相应抗原阴性、间接抗球蛋白试验（IAT）配血相合的血液。

问题导航 3-2

1. ABO 血型检测的影响因素有哪些？
2. ABO 血型反定型检测的意义是什么？
3. 交叉配血的标本有何要求？

四、血型鉴定

（一）ABO 血型鉴定

血型鉴定（blood grouping）是确认血细胞上具有遗传多态性的抗原特异性。ABO 血型定型（ABO blood group determination）是用试剂分别检测红细胞膜表面的 A 抗原和 B 抗原，以及血清或血浆中的抗-A 和抗-B 抗体，通过反应格局判断 ABO 血型。正、反定型结果应相互验证，结果一致才能报告 ABO 血型。

1. 原理　在特定介质（生理盐水、微柱凝胶等）中，红细胞表面的 A 和 B 抗原可以与 IgM 型的抗-A 和（或）抗-B 抗体在室温下出现肉眼可见的凝集。当有补体激活时可引起红细胞膜损伤，出现溶血现象。

2. 操作流程

（1）盐水试管法

1）正定型：①取小试管 2 支，标记抗-A、抗-B，各管分别加相应抗-A、抗-B 标准血清 50μl。②各管中分别加 2%～5% 待检红细胞悬液 50 μl，混匀。③ 1000×g 离心 15 s，观察结果。

2）反定型：①取小试管 3 支，分别标记 A_1c、Bc 和 Oc，各管分别加 100 μl 待检血浆。②各管分别加相应的 2%～5% 标准红细胞 50 μl，混匀。③ 1000×g 离心 15 s，观察结果。

（2）微柱凝胶法：①在抗-A 和抗-B、ctl（红细胞质控）反应孔中分别加 5% 待检红细胞悬液 10 μl（参考试剂说明书）。②在反定型 A_1 和 B 反应孔中分别加入 0.8% 标准红细胞 50 μl。③在反定型反应孔中分别加入待检血浆 50μl。④专用离心机 1030 r/min 离心 10 min，观察结果。

3. 结果判读

（1）盐水试管法：在白色背景下，先观察上清液有无溶血，再将试管倾斜成锐角，轻摇试管使上清液体反复冲刷管底的红细胞扣，当红细胞不再附着在试管壁上时，继续缓慢倾斜和振摇，观察试管内是否形成均匀的红细胞悬液或凝集块。当发生可疑弱凝集时需在光学显微镜下加以确认。红细胞凝集和溶血均为阳性结果。盐水试管法红细胞凝集强度的判断标准见表 3-4 和图 3-1。

表 3-4　盐水试管法红细胞凝集强度判断标准

凝集强度	描述
4+	红细胞凝集成一大块，血清清晰透明
3+	红细胞凝集成数大块，血清尚清晰
2+	红细胞凝块分散成许多小块，可见到游离红细胞
1+	肉眼可见大颗粒，周围有较多游离红细胞
±	镜下可见数个红细胞凝集在一起，周围有很多游离红细胞
混合凝集外观（MF）	混合凝集外观，镜下仅见少数红细胞凝集，绝大多数红细胞呈分散分布
完全溶血（H）	完全溶血，无红细胞残留
—	阴性，镜下未见凝集，红细胞均匀分布

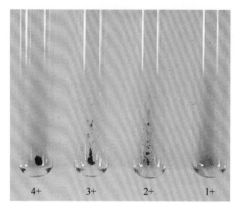

图 3-1 血型鉴定阳性凝集程度肉眼结果判断

（2）微柱凝胶法：凝集强度的判断标准见表 3-5 和图 3-2。

表 3-5 微柱凝胶法凝集强度判断标准

凝集强度	描述
4+	凝集的红细胞全部集中在介质的顶部，基本处于同一平面
3+	凝集的红细胞大部分集中在介质的顶部，上半部分有少量凝集红细胞"拖尾"
2+	凝集的红细胞分布于整个柱体，微柱底部可见少量红细胞
1+	凝集的红细胞绝大部分集中在介质的下半部分，微柱底部可见少量红细胞
±	红细胞在介质的底部形成粗糙聚集带，上方可见少量红细胞
dp	双群，介质的顶部和底部分别出现一条红细胞聚集带
H	完全溶血，介质呈透明的红色
—	红细胞全部在介质的底部，形成一个完整的红细胞聚集带

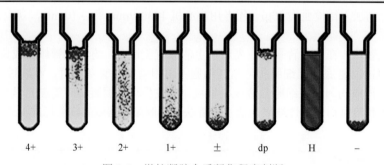

图 3-2 微柱凝胶介质凝集程度判断

（3）ABO 血型结果判断：根据正、反定型反应结果判断受检者血型（表 3-6）：两者结果相一致，报告检查结果（如图 3-3，ABO 血型：O 型）；两者结果不一致，需查明原因。微柱凝胶法的质控孔（ctl）阳性时结果无效。

表 3-6 ABO 血型正、反定型结果判断表

标准血清＋待检红细胞（正定型）		血型	待检血清/血浆＋标准红细胞（反定型）		
抗-A	抗-B		A_1c	Bc	Oc
+	−	A	−	+	−
−	+	B	+	−	−

续表

标准血清 + 待检红细胞（正定型）		血型	待检血清/血浆 + 标准红细胞（反定型）		
抗-A	抗-B		A_1c	Bc	Oc
–	–	O	+	+	–
+	+	AB	–	–	–

注："+"为凝集或溶血，"–"为不凝集。正定型一般产生3+～4+的凝集强度，反定型凝集强度相对较弱。

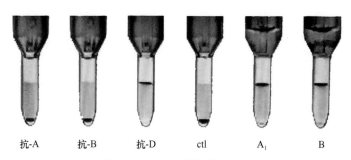

抗-A　　抗-B　　抗-D　　ctl　　A_1　　B

图 3-3　ABO 血型结果示意图

4. 质量控制

（1）耗材：试管大小一致，干净、干燥，一次性使用。凝胶卡封口完整，介质无断层、干胶、气泡、液体挂壁等现象。

（2）标本：①标本新鲜无溶血，血清标本需排除补体干扰，血浆标本要注意纤维蛋白析出干扰，最好用 EDTA 盐抗凝血以防止激活补体。②受血者 3 个月内输过血，可导致血型鉴定出现混合凝集，需要增加试验排除干扰。③婴儿体内可能存在母亲的血型抗体，且自身血型抗体效价较低，一般出生 6 个月内的婴儿不宜做反定型试验。④标本在 4℃下保存 7 天，以备复查。

（3）标准血清质量：临床主要使用单克隆抗体进行红细胞表面抗原检测。①效价：单克隆抗-A 与 A_1、A_2、A_2B 型红细胞的凝集效价和单克隆抗-B 与 B 型红细胞的凝集效价均≥128。②特异性：抗-A 与 A_1 型和 A_2B 型红细胞凝集，与 B 型和 O 型红细胞不凝集；抗-B 与 B 型红细胞凝集，与 A_1 型和 O 型红细胞不凝集，且均不出现溶血现象。③亲和力：抗-A 与 10% 的 A_1 型、A_2 型及 A_2B 型红细胞出现凝集时间分别不长于 15s、30s 和 45s；抗-B 与 10% 的 B 型红细胞出现凝集时间不长于 15s，且在 3min 内凝集块达 $1mm^2$ 以上。④无冷凝集素和意外抗体。⑤无菌。⑥灭活补体。

（4）操作：①标准血清从冰箱取出后应平衡至室温再使用，用完后应立即放回 2～8℃保存，在有效期内使用，如试剂变质不可再继续使用。②盐水试管法一般先加血浆或血清，再加红细胞悬液，以便核实是否漏加抗体；正定型红细胞与抗体比例一般为 1:1，反定型比例为 1:2。微柱凝胶法一般先加红细胞悬液，再加血浆或血清。③离心能提高反应灵敏度和缩短反应时间，但离心时间和离心力（速度）应严格遵守试剂说明书，以防出现假阳性或假阴性结果。

（5）反应温度：IgM 类抗体最适反应温度为 4℃，为了防止冷凝集干扰，一般在室温（20～24℃）下进行试验，37℃可使反应减弱。反定型的凝集常较正定型弱，盐水试管法在凝集结果不明显时，室温放置 5～15min 或在 4℃下放置 15～30min（需加入自身对照）以增强反应。

（6）室内质控：每天试验开始前需进行一次阴、阳性质控品检测，阳性质控品凝集强度应≥3+。试验中途更换试剂批号后应重做质控。当质控结果与预期结果不符时需查找原因，纠正后才可进行临床样本检测。

5. 方法学评价　ABO 血型鉴定的方法学评价见表 3-7。

表 3-7 ABO 血型鉴定的方法学评价

方法	优点	缺点
盐水玻片法	操作简单,无须离心,可用于大规模普查和 POCT 检查	灵敏度低,易忽略弱凝集导致定型错误,不适于临床常规使用
盐水试管法	所需器材简单,单个样本检测快,适用于常规和急诊血型鉴定;可更改反应条件,适用于疑难血型的鉴定	手工加样,操作较盐水玻片法复杂
微孔板法	可自动化、标准化,适于大量标本血型鉴定,目前中心血站应用较多	自动鉴定需要特殊仪器
微柱凝胶法	操作简便,结果可靠,易于判读;自动化程度较高,批量样本检测速度快;灵敏度高,能检测到弱凝集;检测后扫描图像可长期保存,临床应用较广泛	需微柱凝胶卡和专用仪器,成本较高

（二）Rh 血型鉴定

1. 原理 在特定介质（生理盐水、酶液、微柱凝胶等）中，红细胞表面的 Rh 抗原（C、c、D、E、e）可以与单克隆 IgM 抗体在室温下出现肉眼可见的凝集。

2. 操作流程

（1）盐水试管法：①取 6 支试管，分别标记抗-C、抗-c、抗-D、抗-E、抗-e 和盐水对照。②各管分别加入对应单克隆抗体和生理盐水 50μl。③各管加入 2%～5% 待检红细胞悬液 50 μl，混匀。④ 1000×g 离心 15s，观察并判断结果。

（2）微柱凝胶法：①加入 0.8% 待检红细胞悬液 50μl 于相应反应孔中（参考试剂说明书）。②专用离心机离心 5min。③取出检测卡，观察判读结果或用仪器进行扫描、自动判读结果。

3. 结果判读

（1）凝集强度判断：同 ABO 血型检测。

（2）结果：阳性结果表示相应抗原阳性，阴性结果表示相应抗原阴性，如图 3-4 所示 RhD 阳性，Rh 分型结果为 CCDee。

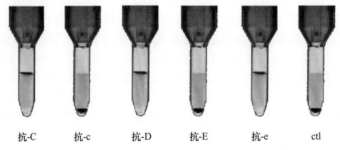

| 抗-C | 抗-c | 抗-D | 抗-E | 抗-e | ctl |

图 3-4　Rh 分型结果示意图

4. 质量控制

（1）方法学：① RhD 阴性个体无天然抗体，一般只做正定型。②使用抗-D 血清检测受血者标本时，结果阴性可直接报告阴性；对于献血者 RhD 阴性时，需增加试验判断是否为 D 变异型。③使用 IgM 和 IgG 混合的抗-D 血清检测受血者标本时，只能采用盐水介质法，不能采用抗球蛋白法。

（2）结果观察：盐水对照孔凝集，结果无效，需查找原因并重复进行试验，可能是异常蛋白、IgG 或 IgM 自身抗体的干扰。微柱凝胶法 RhD 血型鉴定通常与 ABO 血型鉴定共用一张凝胶卡，两个试验可以共用一个质控对照。

（3）室内质控：每天试验开始前进行一次阴、阳性质控品检测，阳性质控品凝集强度应≥3+。试验中途更换试剂批号后应重做质控。当质控结果与预期结果不符时需查找原因，纠正后才可进行临床样本检测。

5. 方法学评价 Rh 血型鉴定的方法学评价见表 3-8。

表 3-8 Rh 血型鉴定的方法学评价

方法	评价
盐水介质法	单独进行 RhD 抗原鉴定简单、快速，Rh 分型操作较复杂，无需特殊仪器，适合 IgM 型抗体试剂
抗球蛋白法	是检测 IgG 抗体最敏感、最可靠的方法，但操作复杂，适用于 D 变异型检测
微柱凝胶法	操作简单，易于标准化和自动化，灵敏度高，重复性好，结果准确，可批量检测，目前临床应用较多

<h2 align="center">五、交叉配血试验</h2>

输血前的相容性试验（compatibility test）是指采用免疫血清学方法，预判患者输血后是否会产生免疫性输血反应的体外试验，包括血型鉴定、血型抗体检测和交叉配血试验。交叉配血试验的检测方法主要有盐水介质法、聚凝胺介质法、抗球蛋白介质法和微柱凝胶抗球蛋白法等。

交叉配血（crossmatch）是检测受血者（患者）和供血者间红细胞抗原抗体相容性的试验，主要包括两部分：①检测供血者的红细胞与受血者的血清（或血浆）是否发生免疫性凝集和（或）溶血反应的试验称为主侧交叉配血（major crossmatch）。②检测供血者的血清（或血浆）与受血者的红细胞是否发生免疫性凝集和（或）溶血反应的试验称为次侧交叉配血（minor crossmatch）。

通过交叉配血可以发现血型鉴定错误、亚型和意外抗体等，找到配血相合的血液供给受血者。交叉配血选择的技术方法应尽可能多地检出具有临床意义的抗体，包括 IgM 和 IgG 抗体，最大限度地减少抗体漏检，防止溶血性输血反应的发生。

（一）盐水介质法

1. 原理 根据 IgM 抗体在盐水介质中可与红细胞上对应抗原结合，产生肉眼可见凝集的特点，检测供血者、受血者是否存在抗原-抗体反应。

2. 操作流程 ①取 2 支试管分别标记主侧和次侧。②主侧管受血者血清（或血浆）2 滴 + 供血者 2%～5% 红细胞悬液 1 滴，次侧管供血者血清（或血浆）2 滴 + 受血者 3%～5% 红细胞悬液 1 滴，混匀。③ $1000 \times g$ 离心 15 s，观察结果。

3. 结果判读 凝集强度判断同 ABO 血型检测的盐水试管法。主/次侧均无凝集和（或）溶血表示盐水介质法配血相合，任一侧出现阳性结果表示交叉配血不合，需要进一步查找原因。

4. 质量控制

（1）标本：标本新鲜无溶血，交叉配血的标本必须是输血前 3 天内的。如受血者最后一次输注红细胞已间隔 24 h，建议重新采集标本进行交叉配血试验，避免因回忆反应产生的抗体漏检。

（2）方法学：不能单独使用盐水介质进行交叉配血，为防止 IgG 类血型抗体的漏检，必须增加能够检出 IgG 抗体的试验。

（3）操作：注意温度、离心力、离心时间、红细胞浓度、抗原抗体比例和试管振摇力度等对试验结果的影响。为防止冷凝集引起的干扰，实验室温度应严格控制在 20～24℃，必要时在 37℃下水浴后观察结果。

（4）结果分析：当主侧和（或）次侧结果阳性时，宜增加自身对照试验（自身红细胞和自身血清或血浆反应），检测受血者是否存在异常蛋白、自身抗体、红细胞致敏等干扰配血，帮助分析交叉配血不合的原因。

（5）室内质控：应能检出 IgM 血型抗体引起的交叉配血不合。每天试验开始前需进行一次阴、阳性质控品检测，阳性质控品凝集强度应≥2+。试验中途更换试剂批号后应重做质控。当质控结果与预期结果不符时需查找原因，纠正后才可进行临床样本检测。

（二）聚凝胺介质法

1. 原理　首先利用低离子溶液降低反应体系的离子强度，减少红细胞周围的阳离子云，促进血型抗体与红细胞膜上相应抗原结合。然后加入带正电荷的聚凝胺（polybrene）溶液中和红细胞表面负电荷。在低离子介质、聚凝胺以及离心力共同作用下，IgG 血型抗体与相应红细胞抗原发生结合从而促进红细胞凝集，同时也可使红细胞发生可逆性的非特异性聚集。离心后，加入枸橼酸盐重悬液中和聚凝胺，非特异性聚集因电荷中和而消失，红细胞散开，呈阴性反应；IgM 或 IgG 血型抗体与相应抗原特异结合出现的凝集不会散开，呈阳性反应。

2. 操作流程

（1）在盐水介质法阴性的基础上可加做聚凝胺介质检测，向每支试管加入低离子盐溶液 0.65ml（参考试剂说明书），混匀。

（2）每管再加入聚凝胺溶液 2 滴，混匀。

（3）$1000 \times g$ 离心 15s。

（4）弃上清液，管中残留约 0.1ml 液体，轻摇试管，肉眼观察有无凝集（有凝集继续进行下一步试验，无凝集需查找原因）。

（5）每管加入 2 滴重悬液，轻轻混匀，1 min 内观察凝集是否消失，有无溶血现象。

3. 结果判读　凝集强度判断同 ABO 血型检测的盐水试管法。主/次侧均无凝集和（或）溶血表示聚凝胺介质法配血相合，任一侧出现阳性结果表示交叉配血不合，需要进一步查找原因。

4. 质量控制

（1）标本：不建议使用枸橼酸或肝素抗凝标本。进行透析、介入、体外循环等治疗的患者样本含有肝素，可能会干扰试验结果，需多加几滴聚凝胺以拮抗肝素的作用。

（2）方法学：聚凝胺对 Kell 血型系统抗体敏感性低，容易发生漏检。聚凝胺只能使正常红细胞发生凝集，对缺乏唾液酸的细胞无作用。

（3）操作：离心力不够、观察结果时振摇力度过大或观察时间超过 1 min 都可能造成假阴性。

（4）室内质控：应能同时检出 IgM 和 IgG 血型抗体引起的交叉配血不合。其余同盐水介质法交叉配血试验。

（三）抗球蛋白介质法

1. 原理　在盐水介质中 IgG 血型抗体与红细胞膜上相应抗原结合发生致敏，而不出现肉眼可见的凝集，通过抗球蛋白的"搭桥"作用，能够使抗体致敏的红细胞发生肉眼可见的凝集。

根据试验目的不同，抗球蛋白试验分为直接抗球蛋白试验和间接抗球蛋白试验，直接抗球蛋白试验（DAT）是用抗球蛋白试剂直接与红细胞反应出现肉眼可见的凝集；间接抗球蛋白试验（IAT）是红细胞在体外与不完全抗体结合后，再加入抗球蛋白试剂进行检测的试验。DAT 检测红细胞是否被不完全抗体和（或）补体致敏，IAT 检测血清中是否含有不完全抗体。

2. 操作流程　①在盐水试管法阴性的基础上可加做抗球蛋白介质检测，试管放入 37℃水浴箱，致敏 30 min（参考试剂说明书）。②生理盐水洗涤红细胞 3 次，扣干残余液体。③加入抗球蛋白试剂 1 滴，混匀。④ $1000 \times g$ 离心 15 s，观察结果。

3. 结果判读　凝集强度判断同 ABO 血型检测的盐水试管法。主/次侧均无凝集和（或）溶血表示抗球蛋白法配血相合，任一侧出现阳性结果表示交叉配血不合，需要进一步查找原因。

4. 质量控制

（1）试剂：不同厂家的抗球蛋白试剂对于离心条件、孵育条件、最适稀释度可能有所不同，应严格按照试剂说明书操作。

（2）操作：①以低离子盐溶液代替生理盐水配制的红细胞悬液，孵育时间可以缩短。②洗涤致敏红细胞应及时，中途不能停止，否则可能会使结合在红细胞表面的抗体释放而形成假阴性。③阴性结果需加入 IgG 致敏红细胞再次观察结果，防止因红细胞洗涤不充分出现假阴性结果。

（3）室内质控：同聚凝胺介质法交叉配血试验。

（四）微柱凝胶抗球蛋白法

1. 原理 用装有凝胶介质的微柱代替试管，并在微柱反应孔中预先加入抗球蛋白试剂。在凝胶介质的分子筛作用下，红细胞抗原与对应 IgG 抗体结合，通过抗球蛋白抗体的作用形成细胞凝集团块。在一定的离心力作用下，未结合抗体的游离红细胞穿过介质到达柱的底部，即为阴性反应；发生抗原-抗体反应的凝集红细胞被凝胶阻滞在柱的顶部或柱体中，即为阳性反应。

2. 操作流程

（1）取微柱凝胶卡，在反应柱的底部分别标记主侧和次侧。

（2）主侧反应孔为 1% 供血者红细胞悬液 50 μl＋受血者血浆 25 μl（参考试剂说明书），次侧反应孔为 1% 受血者红细胞悬液 50 μl＋供血者血浆 25 μl。

（3）凝胶卡 37℃孵育 15 min。

（4）专用离心机离心后肉眼判读结果。

3. 结果判读 凝集强度判断同 ABO 血型检测的微柱凝胶法。主/次侧均无凝集和（或）溶血表示微柱凝胶抗球蛋白法配血相合，任何一侧出现阳性结果表示交叉配血不合，需要进一步查找原因。

4. 质量控制

（1）标本：首选 EDTA 盐抗凝血标本，尽可能使用新鲜血标本进行试验，陈旧血标本建议使用生理盐水洗涤至少 3 次以去除红细胞碎片等干扰。

（2）试剂：储存条件应符合厂家要求，不同厂家的加样量、细胞浓度、孵育条件和离心条件可能有所不同，应严格按照试剂说明书进行操作，操作前应检查微柱凝胶卡的质量。

（3）室内质控：同聚凝胺介质法交叉配血试验。

（五）方法学评价

交叉配血方法学评价见表 3-9。

表 3-9 交叉配血方法学评价

方法	优点	缺点
盐水介质法	简单、方便、快速，不需要特殊条件，可检出 IgM 抗体引起的配血不合	不能检出 IgG 血型抗体引起的配血不合
聚凝胺介质法	快速、灵敏，结果可靠，能同时检出 IgM 和 IgG 抗体引起的配血不合，临床应用广泛	需要特殊试剂，操作较复杂，易漏检 Kell 血型系统的抗体
抗球蛋白介质法	经典配血法，是检测不完全抗体最为可靠的方法	操作烦琐，耗时长，难以自动化
微柱凝胶抗球蛋白法	操作简单，易于标准化和自动化，灵敏度高，重复性好，结果准确，可批量检测。能同时检出 IgM 和 IgG 抗体引起的配血不合，临床应用广泛	成本较高，需要特殊试剂和器材

六、意外抗体筛查试验

输血前对患者血清或血浆进行意外抗体筛查，以发现具有临床意义的意外抗体。通常选择 2 组或 3 组具有能覆盖常见的、有临床意义的血型抗原的 O 型红细胞作为筛查细胞（表 3-10）。如果存在意外抗体，则会与携带相应抗原的筛查细胞出现阳性反应。目前，临床上意外抗体筛查多是在盐水介质法的基础上，按照抗体血清学特征和实验条件再选择一种能够检出 IgG 类抗体的方法。抗体筛查试验方法的原理、操作过程及质量保证基本与交叉配血试验相同。

表 3-10　抗体筛查试剂红细胞抗原格局表

系统	Rh					Kell		Duffy		Kidd		Lewis		MNS				P1PK
抗原	D	C	E	c	e	K	k	Fy^a	Fy^b	Jk^a	Jk^b	Le^a	Le^b	M	N	S	s	P1
1	+	+	−	−	+	+	+	+	−	+	−	+	−	−	+	+	+	+
2	+	−	+	+	+	−	+	+	+	+	−	−	+	+	−	+	−	+
3	+	+	−	+	+	−	+	+	−	−	+	−	+	+	+	−	+	+

注：+：阳性；−：阴性。

红细胞血型意外抗体筛查适用于：① ABO 血型鉴定发现受检者有意外抗体。②输血前受血者抗体筛查。③交叉配血次侧不合怀疑供血者有意外抗体。④怀疑为同种抗体引起的溶血性输血反应。⑤孕妇及新生儿溶血病患儿的抗体检查。

抗体筛查细胞质量对检测结果的影响：①意外抗体与抗原反应存在剂量效应时，如 Rh、MNS、Duffy 和 Kidd 血型系统抗体，当筛选细胞上特定抗原是杂合子时，此类抗体可能会被漏检。②抗体筛查细胞保存过久，红细胞表面抗原老化，结果可能出现假阴性。③单一人份的抗体筛查细胞比多人份混合细胞敏感性更高。④抗体筛查细胞通常不包括低频抗原，针对低频抗原的抗体可能会漏检。⑤由于地域的差异，意外抗体产生的频率有所不同，选择抗体筛查细胞时应符合地域抗体各自的特点。

二维码知识聚焦 3-2

案例 3-1 分析

本案例结果显示 ABO 血型正、反定型不一致，需查找原因。

首先应重复试验一次，严格执行操作规程，使用质量合格的试剂并仔细观察凝集结果，如重复试验结果仍不一致，则需进一步调查：①重新采集受检者血标本，避免标本采集错误或原标本受污染导致的错误结果。②查询受检者既往病史、输血史和用药史等。③将受检者红细胞用生理盐水洗涤，排除异常蛋白导致的假凝集。④检测受检者血清或血浆意外抗体，确定是否为意外抗体干扰反定型结果。⑤对受检者红细胞做直接抗球蛋白试验，如为阳性，表示红细胞已被致敏。⑥如怀疑为 A 抗原或 B 抗原减弱，按照亚型的检测方法进一步确定血型。

经过标本核对、操作过程复核、试剂检查，结合患者病史（有输血史），怀疑血清中存在意外抗体。意外抗体筛查结果见表 3-11。

表 3-11　意外抗体筛查结果

方法	Ⅰ 号细胞	Ⅱ 号细胞	Ⅲ 号细胞
微柱凝胶法	−	−	−
盐水试管法（直接离心）	1+	3+	1+

意外抗体筛查结果表明受检者血清中存在 IgM 类意外抗体，盐水试管法意外抗体鉴定结果（标准谱细胞）提示符合抗-M 抗体反应格局。

同时，检测受检者 M 抗原，结果显示 M 抗原阴性。

结论：受检者血型为 A 型 RhD 阳性，血清中存在抗-M 抗体。

当患者需要输血治疗时应如何提供合适的血液？因受检者体内存在抗-M 意外抗体，输注红细胞悬液时首选 A 型、RhD 阳性、M 抗原阴性且交叉配血相合的血液。血浆首选 A 型、RhD 阳性的新鲜冰冻血浆。因血小板表面有 ABH 抗原而没有 M 抗原，首选 A 型、RhD 阳性的机采血小板，或 A 型、RhD 阳性、M 抗原阴性且交叉配血相合的手工血小板（混入的红细胞较多）。为防止出现血小板输注无效，可考虑进行血小板抗体检测和血小板交叉配血，选择血小板特异性抗原相合的血小板进行输注。

问题导航 3-3

1. HLA 系统在移植医学上有什么意义？
2. 简述常见的 HLA 基因分型方法及其检测原理。
3. 什么是群体反应性抗体？其检测方法及临床意义有哪些？
4. 什么是微量淋巴细胞毒试验？

第二节　白细胞血型系统

一、概　述

人类白细胞表面表达多种抗原，其中与输血医学有关的是白细胞血型抗原。它主要包括三类：与红细胞共有的血型抗原、与其他组织细胞共有的血型抗原和白细胞本身所特有的血型抗原。

1. 与红细胞共有的血型抗原　包括 ABO、P、Lewis、Diego、Ii、MNS、Kidd、Kell 血型系统中的 A、B、H、Tj^a、Le^a、Le^b、Di^b、I、i、U、Jk^a、Jk^b、K、k 等抗原，但表达量比较少，临床意义不大。

2. 与其他组织细胞共有的血型抗原　1958 年，Dausset 首次发现肾移植患者与供者组织细胞表面的同种异型抗原存在着差异，患者出现排斥反应；反复输血患者血清中存在着与供者白细胞发生反应的循环抗体，这些抗体针对人体所有有核细胞表面的靶分子。这些代表个体特异性并能引起迅速而强烈排斥反应的同种异型抗原为主要组织相容性抗原（major histocompatibility antigen，MHA），由一组紧密连锁的基因编码，其编码的基因群称为主要组织相容性复合体（major histocompatibility complex，MHC）。人的主要组织相容性抗原首先在人白细胞表面被发现，故又称为人类白细胞抗原（human leucocyte antigen，HLA）或 HLA 分子，其编码基因被称为 HLA 复合体或 HLA 基因。

HLA 是一组由人类主要组织相容性复合体编码产生的糖蛋白，具有个体特异性，表达在细胞表面，识别自体和异己成分，参与机体免疫调节，调节细胞免疫和体液免疫，对选择器官、组织的移植和血液成分输注的合适供者均具有重要的临床意义。

3. 白细胞本身所特有的血型抗原　白细胞本身所特有的血型抗原主要有粒细胞及其前体细胞的特异性抗原（HNA-1a、HNA-1b、HNA-1c、HNA-2a、HNA-3a 等）和淋巴细胞上的糖皮质激素受体（GR）系统抗原等。

二、人类白细胞抗原系统

人类白细胞抗原系统包括一系列复杂的基因及其编码的蛋白。HLA 基因编码的 HLA 分子是人类白细胞上最强的同种抗原。

1. HLA 复合体　HLA 复合体位于人第 6 号染色体短臂 6p21.31（图 3-5a），全长 3600 kb，共有 224 个基因位点，包括 128 个功能基因和 96 个假基因。HLA 基因具有多基因型、多态性和连锁不平衡等遗传特点，从而构成复杂的基因多样性。HLA 复合体按其编码分子的结构、表达方式、组织分布和功能等特性不同，可分为三类，即 HLA-Ⅰ类、HLA-Ⅱ类和 HLA-Ⅲ类，各类基因均含有多个基因位点（图 3-5）。

2. HLA 分子

（1）HLA 分子的分类：依据 HLA 基因分类情况，其编码的产物依次被称为 HLA-Ⅰ类分子、HLA-Ⅱ类分子和 HLA-Ⅲ类分子，进一步可分为经典 HLA-Ⅰ类分子（HLA-A、HLA-B、HLA-C）和非经典 HLA-Ⅰ类分子（HLA-E、HLA-F、HLA-G、HLA-H、HLA-J），经典 HLA-Ⅱ类分子（HLA-DP、HLA-DQ 和 HLA-DR）和非经典 HLA-Ⅱ类分子（HLA-LMP、HLA-TAP 和 HLA-DM）

以及 HLA-Ⅲ类分子（C4、C2、B 因子、TNF-α、TNF-β、HSP70）。

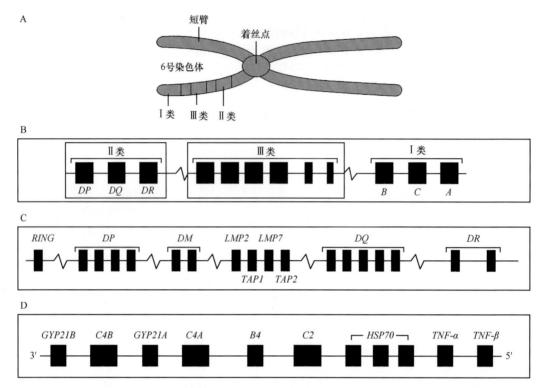

图 3-5　HLA 复合体结构

A. HLA 复合体在 6 号染色体上的定位；B. HLA 复合体结构示意图；C. HLA-Ⅱ类基因结构示意图；D. HLA-Ⅲ类基因结构示意图

（2）HLA 分子的组织分布

1）HLA-Ⅰ类分子：广泛分布于体内所有有核细胞表面，其中淋巴细胞表达水平最高；其次为巨噬细胞、树突状细胞及中性粒细胞；而心、肝、肺、成纤维细胞、肌细胞、神经细胞及角膜细胞 HLA-Ⅰ类分子表达水平较低。某些特殊类型的红细胞（如网织红细胞）也能检出 HLA-Ⅰ类分子，但成熟红细胞和滋养层细胞则不表达。

2）HLA-Ⅱ类分子：表达范围极其狭窄，主要表达在某些免疫细胞表面，如树突状细胞、单核巨噬细胞、B 淋巴细胞等。此外，精子细胞和活化 T 淋巴细胞表面也表达 HLA-Ⅱ类分子，其表达水平与细胞分化及抗原刺激有关；内皮细胞和某些组织上皮细胞表达的 HLA-Ⅱ类分子与某些自身免疫病的发生有关。中性粒细胞，未致敏的 T 淋巴细胞，肝、肾、脑及胎儿滋养层细胞等均不表达 HLA-Ⅱ类分子。

3. HLA 抗体　HLA 基因具有遗传多态性，其编码的 HLA 抗原具有较强的免疫原性，致使个体之间细胞膜表面的 HLA 抗原分子相容性概率很低，人类容易通过输血、妊娠及移植等免疫刺激形成同种免疫，产生 HLA 抗体。目前，国内各级采供血机构所提供的红细胞悬液、血浆制品和浓缩血小板虽然均经过去白细胞处理，但这些血液制品中仍会或多或少地存在着一定量的白细胞，并且血小板上本身就含有 HLA 抗原，所以反复输注血液制品的患者可能会因为 HLA 抗原的刺激而诱发机体免疫反应，产生 HLA 抗体，导致临床出现各种输血反应。

4. HLA 检测　HLA 分型技术已广泛应用于 HLA 群体遗传学研究、器官和造血干细胞移植供受者组织相容性配型、HLA 与疾病关联性研究等方面。HLA 分型方法主要包括三种：血清学分型、细胞学分型和基因分型。早期主要采用血清学方法、细胞学方法检测 HLA 的抗原并进行分型，随着分子生物学技术的发展和应用，通过检测 HLA 等位基因的分型技术得到飞速发展，基因分型技术已成为 HLA 分型的主流。

（1）HLA 血清学分型：采用一系列已知的抗 HLA 标准血清检测待检淋巴细胞表面的 HLA 抗原的方法。临床上应用最广泛的 HLA 血清学分型方法是微量淋巴细胞毒试验（lymphocyte cytotoxicity test，LCT），该方法需要活的 T 淋巴细胞或 B 淋巴细胞和特异性抗体，容易受到标准抗血清的特异性、淋巴细胞和补体的活性及操作者的经验技术等多种因素影响。

（2）HLA 细胞学分型：该技术是通过测定细胞识别非己 HLA 抗原后发生增殖反应来分析抗原型别，主要有混合淋巴细胞培养试验、纯合分型细胞试验和预致敏淋巴细胞试验。HLA 细胞学分型存在细胞来源困难、操作烦琐、试验过程长、指定抗原偏差较大等不足，且随着基因分型技术的普及和应用，现已很少应用于 HLA 分型。

（3）HLA 基因分型：主要技术方法有聚合酶链反应-序列特异性引物技术（polymerase chain reaction-sequence specific primer，PCR-SSP）、PCR-序列特异性寡核苷酸探针技术（PCR- sequence specific oligonucleotide，PCR-SSO）、Luminex 液相芯片技术、测序分型技术（sequencing based typing，SBT）、基因芯片及下一代测序技术（next generation sequencing，NGS）等。HLA 基因分型具有分辨率高、错误率低、样本需要量少且可长期保存、分型试剂可大量制备且来源不受限制、试验结果精确可靠且重复性好等诸多优点，现已基本取代血清学分型及细胞学分型方法。

HLA 同种抗原可刺激机体引起免疫应答并产生 HLA 抗体。HLA 抗体检测在 HLA 相关的输血反应诊断及治疗、器官移植配型及移植后监测等方面有重要的临床意义。目前用于 HLA 抗体检测的方法有多种，常见的方法为补体依赖的淋巴细胞毒法、酶联免疫吸附测定（ELISA）法、流式细胞术、Luminex 免疫微球检测技术。

5. HLA 系统在医学中的应用 某些疾病状态可出现 HLA 表达异常，引起非溶血发热反应（NHFTR）、输血相关性急性肺损伤（TRALI）、血小板输注无效（PTR）、白细胞减少、荨麻疹、嵌合体及输血相关移植物抗宿主病（T-GVHD）等。HLA 系统在移植医学、输血医学和法医学等学科中均具有重要作用。

三、粒细胞抗原系统

20 世纪初期，人们发现某些患者的血清可以引起其他一些患者的白细胞发生凝集，之后多次在输血患者中检测到粒细胞抗体。1960 年 Lalezari 在研究同种免疫性中性粒细胞减少症的新生儿中，首次提出了粒细胞特异性抗原和抗体。近年来，随着分子生物学技术的发展，对粒细胞的研究也取得了迅速的进展。

1. 粒细胞抗原 粒细胞表面抗原一般分为两大类：一类为与其他组织或细胞共有的抗原，另一类为粒细胞特异性抗原。

（1）与其他组织或细胞共有的抗原：粒细胞表面存在与其他组织或细胞共有的同种抗原。例如，与红细胞血型系统共有的抗原有 Lewis、P、Kx、Ge、Ii 系统抗原等，但没有 ABO 血型系统的 A、B 抗原；与血小板和淋巴细胞共有的 HLA 抗原有 5 位点的 5a、5b，经典 HLA-I 抗原、HLA-II 抗原等。

（2）粒细胞特异性抗原：是指仅分布于粒细胞表面的抗原，这些特异性抗原除分布在中性粒细胞表面外，也可能分布于嗜酸性粒细胞和嗜碱性粒细胞表面。由于正常人外周血中嗜酸性粒细胞和嗜碱性粒细胞数量极少，鉴定比较困难，故统称为粒细胞特异性抗原。

1998 年国际输血协会（ISBT）粒细胞抗原工作组在西班牙建立了粒细胞同种特异性抗原新的命名原则，包括①命名为人类中性粒细胞抗原（human neutrophil antigen，HNA）。②抗原糖蛋白位点在 HNA 后用数字依次编码表示。同一糖蛋白位点上的不同抗原用小写英文字母表示，如 HNA-1a、HNA-1b、HNA-1c 等。③中性粒细胞的命名原则以"中性粒细胞特异性抗原"的英文首字母 N 为字头，第二个大写字母表示控制该抗原的基因位点，然后再标出这个位点的等位基因特异性编码，如 NA1、NA2、NBl 等。④新发现的粒细胞抗原暂时用字母缩写命名，直至粒细胞工作委员会提出正式命名。到目前为止，HNA 系统发现 14 种抗原，分属于 5 个粒细胞抗原系统，见表 3-12。

表 3-12　人类粒细胞特异性抗原

系统（曾用名）	糖蛋白	基因	抗原
HNA-1（NA1，NA2，SH）	FcγRⅢb，CD16	*FcGR3B*01*	HNA-1a
		*FcGR3B*02*	HNA-1b，HNA-1d
		*FcGR3B*03*	HNA-1b，HNA-1c
		*FcGR3B*04*	HNA-1a
		*FcGR3B*05*	HNA-1b variant
	无糖蛋白（No glycoprotein）	*FcGR3B*null*	HNA-1 null
HNA-2（NB1）	CD177	*CD177^a*	HNA-2
	无糖蛋白（No glycoprotein）	无基因序列（No allele）	HNA-2 null
HNA-3（5b，5a）	CTL2	*SLC44A2*01*	HNA-3a
		*SLC44A2*02*	HNA-3b
		*SLC44A2*03*	HNA-3a variant
HNA-4（Mart）	CD11b	*ITGAM*01*	HNA-4a
		*ITGAM*02*	HNA-4b
HNA-5（Ond）	CD11a	*ITGAL*01*	HNA-5a
		*ITGAL*02*	

注：资料来源于 International Society of Blood Transfusion Granulocyte Immunology Working Party（ISBT GIWP）（Flesch et al.，2016）。

2. 粒细胞抗体　粒细胞抗原免疫刺激产生粒细胞抗体，如 HNA-1a、HNA-1b、HNA-1c、HNA-1d、HNA-2、HNA-3a、HNA-3b、HNA-4a、HNA-4b、HNA-5a 和 HNA-5b 抗体，多数为 IgG，但也存在 IgM 抗体，以及 IgM 与 IgA 的混合抗体。多数情况下，IgG 抗体致敏在粒细胞表面，与粒细胞抗原结合，导致粒细胞被肝脏和脾脏的单核吞噬细胞系统清除。

3. 粒细胞抗原抗体检测　粒细胞抗原抗体检测在免疫性粒细胞减少症、粒细胞相关输血反应的诊断及治疗中有重要的应用价值。血清学技术检测粒细胞抗原或抗体的方法主要有粒细胞凝集试验、流式细胞术和单克隆抗体特异性捕获粒细胞抗原试验等。HNA 系统抗原表达的差异多由单核苷酸多态性（SNP）引起，因此，可以通过提取受检者 DNA 及检测 HNA 的 SNP 进行基因分型。常用的 HNA 基因分型方法有 PCR-SSP、PCR-限制性片段长度多态性（PCR-RFLP）和 PCR-SBT 等。

二维码知识聚焦 3-3

4. 粒细胞抗原系统的临床意义　粒细胞抗原诱导产生粒细胞抗体，粒细胞抗体与粒细胞抗原发生免疫反应，破坏粒细胞，引起新生儿同种免疫性粒细胞减少症（NAN），自身免疫性粒细胞减少症（AIN），药物诱导的免疫性粒细胞减少症（DIN），骨髓移植后同种免疫性粒细胞减少症（ANBT），输血相关同种免疫性粒细胞减少症，TRALI，NHFTR 等。

第三节　血小板血型系统

二维码知识导图 3-2 血小板抗体检验

问题导航 3-4

1. 简述血小板输注无效的定义，以及引起血小板输注无效的主要原因。
2. 简述固相红细胞吸附试验原理。

一、血小板血型系统抗原

　　血小板表面表达了多种抗原，主要分为两大类，即血小板相关性抗原（platelet-associated antigen）和血小板特异性抗原（platelet-specific antigen）。

（一）血小板相关性抗原

　　血小板相关性抗原是指血小板表面存在的与其他细胞或组织共有的抗原，如一些红细胞血型系统抗原和 HLA 系统血型抗原。

1. 红细胞血型系统抗原 现已证明血小板表面存在 ABH、Lewis、Ii、P 等红细胞血型系统抗原，但无 Rh、Duffy、Kell、Kidd、Lutheran 等红细胞血型系统抗原。血小板上的 ABH 血型抗原大部分是机体产生的，在血小板糖蛋白（GP）上表达，小部分是从血浆中吸附的。GPⅡb 和血小板内皮细胞黏附分子 1（PECAM-1）/CD31 上的 A 抗原和 B 抗原的数量最多。血小板表面 A 抗原和 B 抗原水平在不同个体之间有差异，5%～10% 的非 O 型个体血小板上表达高水平的 A_1 抗原或 B 抗原，这也是临床上出现血小板无效输注或新生儿同种免疫性血小板减少症（NAIT）的主要原因之一。

由于血小板表面存在着 ABH 血型抗原，因此国内《临床输血技术规范》对于血小板输血仍推荐 ABO 血型同型输注。国外有些地区输注血小板时常常不考虑 ABO 血型是否相容，但使用 ABO 不相容的血小板经常导致输血后的血小板回收率较低。例如，ABO 主侧不相容输注血小板时，A 型或 B 型血小板输注给 O 型受血者，血小板表面的 A 抗原或 B 抗原与 O 型受血者血清中高效价 IgG 型抗-A 抗体或抗-B 抗体可以发生免疫反应，导致血小板无效输注；ABO 次侧不相容输注血小板时，O 型血小板输注给 A 型或 B 型受血者，O 型供者血清中的抗-A 抗体或抗-B 抗体可以和受血者血浆中的可溶性 A 或 B 物质通过 FcγRⅡa 结合输注（和自体）的血小板形成抗原抗体复合物，从而影响所输注血小板的存活率。

2. HLA 系统血型抗原 血小板表面存在 HLA-A、HLA-B 和 HLA-C 位点的 HLA-Ⅰ类抗原，大部分为内源生成的血小板膜蛋白，小部分是从血浆中吸附的。血小板表面几乎不表达 HLA-Ⅱ类抗原（HLA-DR、HLA-DP 和 HLA-DQ）。

3. GPⅣ/CD36 血小板表面除了表达红细胞血型抗原、HLA 抗原外，还表达 CD36 抗原。CD36 存在于血小板的 GPⅣ上，表达 GPⅣ/CD36 的血细胞还有单核巨噬细胞。CD36 基因突变可导致血小板和单核细胞表面 CD36 抗原的缺失。CD36 缺失个体，经多次输血或妊娠后可以产生抗-CD36 抗体，引起 NAIT、输血后紫癜（PTP）和血小板无效输注 PTR。

（二）血小板特异性抗原

血小板特异性抗原，又称为人类血小板抗原（human platelet antigen，HPA），是血小板糖蛋白携带的一类特异性抗原，是血小板膜结构的一部分，具有独特的型特异性，表达在血小板和巨核细胞上。血小板特异性抗原基因属于双等位共显性遗传系统，具有单核苷酸多态性。最新研究发现，HPA 并非血小板所特有，HPA 也分布于其他细胞上，如 HPA-1 和 HPA-4 存在于内皮细胞、成纤维细胞和平滑肌细胞上；HPA-5 存在于活化的 T 淋巴细胞和内皮细胞上。大部分 HPA 定位于细胞膜糖蛋白 GPⅡb/Ⅲa、GPⅠa/Ⅱa、GPⅠb/Ⅸ、CD109 上。

目前免疫血清学至少已经确定了 33 个 HPA，其中 12 个抗原已纳入了 6 个系统，即 HPA-1～HPA-5 和 HPA-15 系统，见图 3-6。

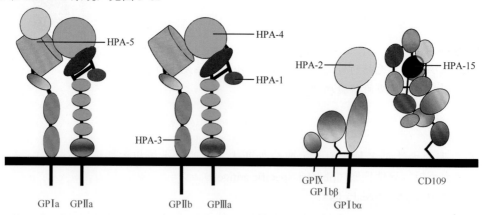

图 3-6 血小板糖蛋白上的特异性抗原示意图

（1）HPA-1 系统：最早发现的血小板同种特异性抗原，位于 GPⅢa 分子上，HPA 互补脱氧核糖核酸（cDNA）链上的 T176C 出现多态性，导致 GPⅢa 分子第 33 位氨基酸由亮氨酸变为脯氨酸，决定了 HPA-1a/HPA-1b 的特异性。同种免疫产生的 HPA-l 特异性抗体可引起 PTP 和 NAIT 等。

（2）HPA-2 系统：HPA-2 抗原定位于 GPIbα 上，HPA cDNA 的 C482T 核苷酸突变导致 Thr145Met 的转变，产生了 HPA-2a 和 HPA-2b 抗原。HPA-2a 为高频抗原，HPA-2b 为低频抗原，同种免疫产生的 HPA-2a 抗体多为 IgM 型，可直接导致血小板凝集。

（3）HPA-3 系统：HPA-3 系统抗原位于 GPⅡb 上，由于单核苷酸 T2621G 变异引起氨基酸 Ile843Ser 转变，产生 HPA-3a 和 HPA-3b 抗原。同种免疫产生的 HPA-3 抗体可引起 NAIT。

（4）HPA-4 系统：HPA-4 系统抗原位于 GPⅢa 上，单核苷酸 G506A 变异引起多肽链 Arg143Gln 的转变，产生了 HPA-4a 和 HPA-4b 抗原。同种免疫产生的 HPA-4 抗体可引起 NAIT、PTP 和血小板无效输注。

（5）HPA-5 系统：HPA-5 系统定位于血小板 GPIa 上，也表达在淋巴细胞上。由于血小板 GPIacDNA 多肽链 G1600A 多态性引起 Glu505Lys 的替换，产生了 HPA-5a 和 HPA-5b 抗原。

（6）HPA-15 系统：HPA-15 系统抗原定位于 CD109 糖蛋白上，由于 cDNA C2108T 多态性引起 Ser703Tyr 的替换，产生两种抗原，国际上命名为 HPA-15a 和 HPA-15b 抗原。HPA-15 抗体在临床上大多引起血小板无效输注。

二、血小板血型系统抗体

血小板表面 HLA 和 HPA 均具有多态性，可介导同种抗体的产生，如 HLA 抗体、HPA 抗体和血小板自身抗体等，引发同种免疫性血小板减少。

1. HLA 抗体 血小板上 HLA 抗原的免疫原性比白细胞弱，但血小板上 HLA 抗原数量较多，约占外周血 HLA-I 类抗原总量的 70% 左右，对于多次进行血小板输注治疗的患者来说，仍会刺激机体产生免疫反应，产生 HLA 抗体。妊娠次数在 4 次及以上的妇女中，超过 32% 可检测到 HLA 抗体，没有妊娠史或输血史的女性和无输血史的男性，也有可能产生 HLA 抗体。多种因素可以影响 HLA 抗体的产生，如患者基础疾病、免疫抑制剂的使用情况以及血液制品中白细胞数量等。受血者体内存在 HLA 抗体，可导致输入的血小板被破坏，引起血小板无效输注和非溶血发热反应。因此，去白细胞血液的推广应用，可以大幅减少 HLA 相关的同种免疫。

2. HPA 抗体 受血者因输注 HPA 不相容的血小板，或因多次妊娠等免疫刺激，机体可能会产生抗血小板抗体（如 HPA-1a、HPA-2b、HPA-3a、HPA-4a 抗体等），引起血小板无效输注、PTP 或 NAIT。由于不同人种的血小板抗原频率不相同，因此同种免疫产生的特异性抗体也不尽相同。欧美国家 PTR 和 NAIT 多数由 HPA-1a 抗体引起。我国由于 HPA-1a 阳性率＞99%，HPA-1a 阴性率低，故由 HPA-1a 抗体引起的 PTR 不多见，但 HPA-3a、HPA-4a 抗体可以引起 NAIT。我国和日本曾有个案报道由 HPA-2b 抗体引起 PTR。

3. 血小板自身抗体 由于患者体内自身免疫系统失调，机体产生针对自身血小板抗原（如 HPA、HLA 等）的抗体，多为 IgG 或 IgA 型抗体，可引起免疫性血小板减少症（immune thrombocytopenia，ITP）。

三、血小板血型系统抗原抗体检测方法

血小板血型（包括血小板抗原及其对应抗体）在临床医学和输血实践中具有重要意义，以前研究血小板血型的方法主要依靠血清学分型，如固相红细胞吸附试验、单克隆抗体特异性捕获血小板抗原试验和改良的抗原捕获酶联免疫吸附试验等。近年来，随着分子免疫学、分子生物学的发展和各种标记技术（如流式细胞术、荧光显微镜、免疫电镜等）在医学领域的应用，血小板血清学检测方法有了很大进展，一些分子生物学技术也开始应用于血小板血型分型。主要方法有

PCR-RFLP、PCR-等位基因特异性寡核苷酸探针法（PCR-ASO）、PCR-SSP、DNA 序列分析法（DNA sequencing）。PCR-SSP 技术快速、简便和可靠，是最简单常用的血小板 HPA 分型方法。

四、血小板血型的临床意义

二维码知识聚焦 3-4

通过妊娠、输血或骨髓移植等免疫刺激，患者体内均有可能产生同种血小板抗体，导致 PTR、PTP、NAIT 和骨髓移植相关的血小板减少症等。由于自身免疫系统失调，患者体内产生的血小板自身抗体可以诱导发生 ITP。因此，掌握血小板的血型系统，对临床血小板减少的发病机制的理解和相关疾病的处理及输血治疗，具有重要的临床意义。

案例 3-2 分析

　　该患者的血小板抗体检测报告显示：GPⅡb/Ⅲa、GPⅠa/Ⅱa、GPⅠb/Ⅸ和 GPⅣ的 S/N 值均小于 2.0，结果判断为无反应性，不存在 HPA 特异性抗体；HLA 抗体阳性，考虑存在 HLA-Ⅰ类抗体。当血小板糖蛋白抗体检测单孔阳性时考虑有 HPA 特异性抗体，复孔阳性时考虑有血小板自身抗体存在。

　　血小板无效输注的免疫性因素中，70%～85% 是由 HLA-Ⅰ类抗体引起的，而 HPA 抗体为 15%～30%，还有部分是 HLA-Ⅰ类抗体和 HPA 抗体联合引起的。血小板抗体在不同人群和不同地区存在差异，广州市报道的免疫性抗体中，HLA-Ⅰ类抗体可高达 96.5%。

　　本例患者检出抗-HLA 抗体，实验室检测显示血小板无效输注，考虑为抗-HLA 抗体引起的 PTR。输注血小板交叉配型相合的机采血小板是解决免疫性因素所致 PTR 的有效方法。大多数免疫性 PTR 可以通过配型选择到相容性血小板，以减少抗原的免疫刺激和规避患者体内存在的 HLA、HPA、CD36 等抗体，实现安全有效输注。也可根据患者的 HLA 和 HPA 分型结果为患者寻找基因型相合的供者血小板，但需要血液中心建立一定规模的供者库，找到合适献血者后再采集血小板，配型时间相对较长。因白细胞存在 HLA 抗原，为避免输血反应的发生，在输注含白细胞成分的血液制品时需要去除白细胞。

（吴新忠）

第四章 尿液标本的采集和处理

尿液（urine）是对临床检验具有重要意义的排泄物。因标本易得、检测简便，尿液检验成为临床应用最广泛的常规检验项目之一。尿液检验可以反映泌尿系统及其他系统疾病的病变，能监测临床用药安全并有效筛查相关疾病，其检验结果的准确性直接关系到疾病的诊断与治疗。

案例 4-1

患者朱某，女，40 岁。尿频、尿急、尿痛 2 天，今晨自感发热，来院就诊。患者主诉小便时有疼痛和烧灼感，乏力，不想进食，夜尿 10 余次，量约 800 ml。查体：T 39℃，P 100 次/分，R 24 次/分，BP 120/70mmHg，精神萎靡。心肺正常。胸腹部无异常。主诊医师开具尿液常规检验，检验结果如下。

*** 医院检验报告

姓名：**	患者 ID 号：***	申请单号：*********		标本状态：合格
性别：女	科别：** 科	申请医生：**		标本类型：尿液
年龄：40 岁	床号：**	临床诊断：*********		检验项目：尿液分析
项目名称	结果	提示	单位	参考区间/参考值
颜色	黄色			
透明度	微浊			
尿酸碱度（尿 pH）	6.5			4.5～8.0
尿比重（SG）	1.020			1.003～1.030
尿胆素原（UBG）	阴性（−）			阴性或弱阳性
尿胆红素（BIL）	阴性（−）			阴性
尿酮体（KET）	阴性（−）			阴性
葡萄糖（GLU）	阴性（−）			阴性
尿亚硝酸盐（NIT）	阳性（+）			阴性
尿蛋白（PRO）	阴性（−）			阴性
潜血（或）红细胞（BLD）	1+			阴性
白细胞酯酶（LEU）	3+			阴性
白细胞计数（WBC）	1019	↑	/μl	0～15
红细胞计数（RBC）	27	↑	/μl	0～15
鳞状上皮细胞计数（SEC）	15		/μl	0～15
非鳞状上皮细胞计数（NEC）	5		/μl	0～5
细菌（BAC）	500	↑	/μl	0～150
透明管型（HYA）	<5		/μl	0～5
病理管型（PAT）	阴性（−）			阴性
结晶（CRY）	阴性（−）			阴性
酵母菌（YEA）	阴性（−）			阴性
黏液（MUC）	阴性（−）			阴性
备注：				
采集时间：*****	接收时间：*****	报告时间：*****		
检验者：**	批准者：**	检验仪器/方法：*** 尿液分析工作站		

---- **问题导航 4-1**

1. 案例中患者需要进行尿液实验室检查，作为检验人员如何指导患者采集尿液？
2. 尿标本有哪些类型及采集方法？
3. 尿标本采集后应如何保存和处理？
4. 检验后的尿标本如何处理？可以直接丢弃到普通垃圾桶吗？

第一节　尿标本采集

尿标本采集和处理的规范化是分析前质量保证的主要内容，是保证尿液检验结果可靠性的重要前提。因此，临床实验室必须规范尿标本采集操作程序，以便为临床提供具有诊断意义的信息。

一、尿标本采集的一般要求

（一）尿标本采集对容器的要求

尿标本采集对容器的要求见表 4-1。

表 4-1　尿标本采集对容器的要求

项目	要求
材料	（1）保证清洁、干燥、无渗漏、无颗粒、无吸附性，其制备材料与尿液成分不发生反应 （2）容器和盖子无干扰物质附着，如清洁剂等 （3）推荐使用一次性容器
规格	（1）容器的容积≥ 50ml，倒取约 10ml 尿液至 15ml 尿管中用于尿常规检查。收集 24 小时尿标本容器的容积应为 3L 左右 （2）容器的开口为圆形，直径≥4cm （3）容器具有较宽的底部，适于稳定放置 （4）容器具有安全、易于开启且密封性良好的盖子
种类	收集微生物检查标本的容器应干燥、无菌
其他	容器外表有足够的空间标识患者的信息

（二）尿标本采集对患者的要求

1. 尿标本采集前，应告知患者尿标本采集的目的，并以口头或书面形式指导尿标本留取方法。
2. 患者按平常生活饮食习惯，并处于安静状态。
3. 运动、性生活、月经、过度空腹或过度饮食、饮酒、吸烟和体位等可影响尿液检查的结果。
4. 清洁外生殖器、尿道口及周围皮肤，女性患者尽量避免尿液被阴道分泌物或经血污染。
5. 尿液细菌培养必须在抗生素治疗前，于无菌条件下，采集中段尿液。
6. 导尿标本或耻骨上穿刺采集尿标本，应由医护人员在告知患者及家属有关注意事项的前提下完成，而婴幼儿尿液则由儿科医护人员指导，用小儿专用尿袋采集。

（三）尿液检验对申请信息的要求

在尿液检验申请单上应准确标记患者姓名、年龄、性别、患者所在病区、病历号或门诊号、标本类型（如晨尿、中段尿或其他类型的尿标本）、申请检测的项目、临床诊断、尿液分析项目有关的服用药物、申请医生、收集尿液的日期和时间等信息。

（四）尿标本标识要求

标签应贴在容器上，不可贴在盖子上；标签的粘贴材料性能好；标识具有唯一性，标识提供的信息包含患者姓名、病历号、条形码、标本类型、检测项目、标本留取时间等；如需加入防腐剂，应标注防腐剂溢出可能对人体造成伤害的警示内容，并口头告知患者。

二、尿标本类型及采集方法

为保证向临床提供正确的尿液分析结果，尿液检查应根据临床检验目的、患者状况和检验要求，合理地选择尿标本类型和采集方式。临床常用的尿标本类型及应用范围见表 4-2。

表 4-2　临床常用的尿标本类型和应用范围

标本类型	应用范围
晨尿	尿液常规筛检和有形成分的检验
随机尿	门诊、急诊尿液常规筛检和有形成分的检验
计时尿	化学成分定量分析、有形成分的定量检验、肌酐清除率试验等
中段尿	尿液常规筛检、有形成分的检验、病原生物学培养
导管尿（经尿道）	尿液常规筛检、病原生物学培养
导管尿（经输尿管）	鉴别肾脏和膀胱感染
耻骨上穿刺尿	尿液常规筛检、有形成分的检验、微生物（尤其厌氧菌）培养

（一）晨尿标本及采集方法

1. 晨尿　即清晨起床后空腹状态排出的第一次尿液，通常在膀胱中的存留时间达 6～8h，因各种化学成分和有形成分处于浓缩状态，常用于肾浓缩功能的评价、人绒毛膜促性腺激素（hCG）测定及血细胞、上皮细胞、管型及细胞病理学等有形成分分析。住院患者最适宜采集晨尿标本。为提高晨尿标本的留取质量，在标本采集前一天，应向患者提供书面采集说明和尿采集容器，告知标本采集前外阴的清洁方法和留取中段清洁尿的注意事项等。尽可能避免使用防腐剂，标本采集后 2h 内进行尿液分析。晨尿常偏酸性，因在膀胱内停留时间过长，不利于检测酸性环境中易变的有形成分，因此有学者推荐用第二次晨尿取代晨尿。

2. 第二次晨尿　是指首次晨尿排空后 2～4h 内再次采集的中段尿标本，要求患者在前一晚 10 时起到进行晨尿标本采集时为止，只能饮用 200ml 水，以提高细菌培养和有形成分计数的阳性率。

（二）随机尿标本及采集方法

随机尿指任何时间排出的中段尿标本，适用于门诊、急诊患者的尿液筛检。随机尿留取方便，但尿液成分易受饮食、运动和药物的干扰，不能准确反映患者状况。

（三）计时尿标本及采集方法

计时尿指采集规定时间段内的尿标本，如采集治疗后、进餐后或卧床休息后 3h、12h 或 24h 内的全部尿液。准确的计时和规范的操作（包括防腐方法、食物或药物禁忌等）是确保计时尿检验结果可靠的重要前提。采集前尽可能提供书面说明，告知患者采集尿标本起始和截止时间点，嘱患者在采集标本前将尿液排空，然后收集该时段内（含截止时间点）排出的所有尿液，并记录尿量。计时尿常用于化学成分定量测定、肌酐清除率试验和有形成分研究。

1. 餐后尿　指餐后 2～4h 内的尿液，通常采集患者午餐后 2～4h 的尿液。此标本利于检出病理性糖尿、蛋白尿和尿胆素原，有助于肝胆疾病、肾脏疾病、糖尿病、溶血性疾病等的临床诊断。

2. 3 小时尿　患者早上 6 时前排空尿液后，采集上午 6～9 时的全部尿液，并记录尿量。临床常用于尿液有形成分测定，如 1 小时细胞排泄率试验。

3. 12 小时尿　患者晚上 8 时前排空膀胱尿液后，留取晚 8 时至次日上午 8 时的全部尿液，并记录尿量，可加入 40% 甲醛液防腐处理。此类标本可用于 12 小时尿液有形成分计数，如 Addis 计数。因检验结果变化较大，目前较少应用。

4. 24 小时尿　采集前书面告知患者尿标本采集步骤。选取大容量干净器皿，并预先加入合适的防腐剂，嘱患者标本采集当天上午 8 时排空膀胱尿液，留取上午 8 时后至次日上午 8 时的全部尿液，并记录 24h 总尿量，充分混匀后取 50ml 送检。主要用于肌酐、尿糖、尿蛋白、尿酸、尿 17-羟皮质类固醇、尿 17-酮皮质类固醇、电解质等定量检查。这些成分在一天的不同时间段排泄浓度不同，采集 24h 尿能较好地保证定量结果的准确性。

（四）特殊尿标本及采集方法

1. 尿三杯试验　患者清洗外阴及尿道口后，一次连续排尿，分别留取前段、中段、末段的尿液，将最初和终末的 10ml 尿液留于第一杯和第三杯中，中段尿液留在第二杯中。此试验多用于泌尿系统出血或炎症部位的诊断。

2. 尿红细胞形态检查　患者保持正常饮食状态，避免大量饮水，清洁外阴，采集第二次晨尿的中段尿 10ml 送检。用带有刻度的一次性标准离心管，以相对离心力 400×g 水平离心 5min，弃上清液留取约 0.2ml 尿沉渣备用。主要用于泌尿系统出血部位的判断。

3. 浓缩稀释试验　试验前 24h 内，患者保持日常饮食和生活状态。早上 8 时排空尿液，自 8 时至晚 8 时，每 2h 留尿一次，晚 8 时至次日上午 8 时留取全部尿液 1 次，共计 7 次尿液，测量并记录每次尿量与比重，主要用于评价肾小管功能。

4. 酚红排泄试验　嘱患者晨起禁食，排尿后饮水 300～500ml，促进排尿。静脉注射 0.6% 酚红注射液 1ml（剂量必须准确），并记录注射时间。注射后第 15min、30min、60min 及 120 min 分别收集尿液 1 次，记录每次尿量，待全部标本采集后，及时送检。主要反映肾功能损害状况。

5. 内生肌酐清除率（endogenous creatinine clearance，Ccr）试验　主要反映肾小球滤过率。试验前应给受试者无肌酐饮食 3 天，并限蛋白质入量，避免剧烈运动，使血中内生肌酐浓度达到稳定。试验前 24h 禁服利尿剂，留取 24 小时尿，其间保持适当的水分入量，禁服咖啡、茶等利尿性物质，准确计量全部尿量 V（ml）。测尿肌酐（U）和血肌酐（P），将以上 V、U 和 P 三个参数代入公式计算：Ccr= $U×V/P$（ml/min）。其中，V：每分钟尿量（ml/min）= 全部尿量（ml）÷（24×60）min，U：尿肌酐（μmol/L），P：血肌酐（μmol/L）。受个体高矮、胖瘦等因素影响，为消除个体差异可进行体表面积标准化。标准化 Ccr=（U/P）×（1.73/A），受试者体表面积 A 计算公式：log$A$（m^2）= 0.425log[体重（kg）]+0.725log[身高（cm）]–2.144。

6. 中段尿（midstream urine）　留尿前先清洗外阴，女性应清洗尿道旁的阴道口，男性应清洗龟头；再用 0.1% 清洁液（如新洁尔灭等）消毒尿道口，不可使用抗生素清洗尿道口，以免影响细菌生存力。在不间断排尿过程中，弃去前、后时段排出的尿液，以无菌容器收集中间时段的尿液，避免生殖道和尿道远端细菌的污染。中段尿一般用于病原微生物培养、鉴定及药物敏感试验。

7. 导管尿（catheterized urine）、耻骨上穿刺尿（suprapubic aspiration urine）　患者发生尿潴留或排尿困难时，在征得患者或家属同意的前提下，由医护人员在无菌操作条件下行导尿术或耻骨上穿刺术采集尿标本。2 岁以下的儿童应慎用此种采集方法。

三、尿标本的保存和处理

（一）尿标本保存

为避免微生物繁殖及有形成分的破坏，尿标本应在采集后及时送检，并在 2h 内完成检验。对不能及时进行检验的尿标本，可于 2～8℃冷藏，6h 内完成检验，或根据检验目的采取适当的防腐处理，减缓因标本送检延时引起的尿液理化性质改变（表 4-3）。

表 4-3 非防腐处理保存尿标本的潜在变化

理化性质	变化及原因
颜色	颜色加深：因氧化还原反应，使尿色素原或其他成分分解所致，如胆红素转为胆绿素、血红蛋白转为高铁血红蛋白、尿胆素原转为尿胆素
透明度	下降：因细菌繁殖、盐类结晶析出所致
气味	氨臭味增加：因细菌繁殖或尿素分解形成氨所致
pH	假性增高：因细菌繁殖分解尿素形成氨、CO_2 所致 假性减低：因细菌或酵母菌分解葡萄糖为代谢性酸类物质所致
葡萄糖	假性减低：因细胞消耗或细菌分解葡萄糖所致
酮体	假性增高：因细菌将乙酰乙酸盐代谢成丙酮所致 假性减低：因丙酮和乙酰乙酸挥发所致
胆红素	假性减低：因光氧化作用将胆红素转变为胆绿素、水解为游离胆红素所致
尿胆素原	假性减低：因氧化为尿胆素所致
亚硝酸盐	假性增高：因微生物繁殖所致 假性减低：因转变为氮所致
红/白细胞、管型	假性减低：因细胞和有形成分分解，特别是在稀释的碱性尿液中
细菌	假性增高：因尿标本中细菌繁殖所致

1. 冷藏 冷藏是尿标本最简便的保存方法。将尿液置 2～8℃下避光加盖冷藏保存，可防止一般微生物生长及维持较恒定的弱酸性，保持尿液有形成分形态和稳定某些成分的生物活性，可延长保存 6h。但有些尿标本冷藏后，由于尿酸盐和磷酸盐的沉淀析出可影响有形成分分析，因此，不推荐对 2h 内可完成检测的尿标本进行冷藏。

2. 防腐 尿液常规检查尽量不要使用防腐剂（preservative）。对收集后无法立即进行检测的标本或待分析成分不稳定的标本，可根据检验项目采用相应的防腐剂，并冷藏保存。主要用于尿电解质、肌酐、葡萄糖、总蛋白、清蛋白、重金属、药物筛查、促卵泡激素、雌三醇等项目的检查。有多种防腐剂适用于该分析时，应选择危害性最小的防腐剂。常用化学防腐剂的种类及作用如下。

（1）甲醛（formaldehyde）：40% 甲醛溶液又称福尔马林（formalin）。每 100ml 尿液加入 400g/L 甲醛 0.5ml，适用于细胞、管型等有形成分的固定。因甲醛具有还原性，不适于尿糖等化学成分的检查。

（2）甲苯（toluene）：每 100ml 尿液加入甲苯 0.5ml，可在尿标本表面形成一层甲苯薄膜，阻止尿液与空气的接触，达到防腐效果。常用于尿肌酐、尿糖、尿蛋白等化学成分的定性或定量分析。

（3）麝香草酚（thymol）：每 100ml 尿液中加入 0.1g 麝香草酚，既能抑制细菌生长，起防腐作用，又能较好地保存尿液中的有形成分。主要用于尿液有形成分检查，尤其是尿浓缩检验结核分枝杆菌，也可用于化学成分检验。过量使用会干扰加热乙酸法尿液蛋白定性试验和尿胆色素的检测。

（4）浓盐酸（high concentration hydrochloric acid）：每升尿液加入 10ml 浓盐酸。因可破坏有形成分、沉淀溶质及杀菌，不能用于常规筛查，主要用于 17-羟皮质类固醇、17-酮皮质类固醇、肾上腺素、儿茶酚胺、草酸盐、钙、磷等项目的定量测定。浓盐酸具有极强的腐蚀性，常温下又容易挥发，所以需加入浓盐酸的容器要耐腐蚀、耐压。务必告知使用者小心使用，以免烧灼皮肤、衣物。一定要在收集第 1 次尿液以后再加入防腐剂。

（5）氟化钠（sodium fluoride）：1% 氟化钠能防止尿糖酵解，适于葡萄糖测定的尿标本防腐。

（6）硼酸（boric acid）：每升尿中加入约 10g 硼酸，在 24h 内可抑制细菌生长，可有尿酸盐沉淀。用于蛋白质、尿酸、5-羟吲哚乙酸、羟脯氨酸、皮质醇、雌激素、类固醇等项目的检查。因可干扰尿液酸碱度，不适于 pH 检查。

（7）冰醋酸（glacial acetic acid）：24 小时尿中加入 5～10ml，用于醛固酮、儿茶酚胺、雌激素等项目检测的尿标本防腐。

（8）碳酸钠：24 小时尿中加入约 4g 碳酸钠。用于卟啉、尿胆素原检查，不能用于常规检查。

（二）尿标本检验后处理

1. 检验后尿液　检验后标本一律视为传染性生物污染源，须经过 10g/L 过氧乙酸或漂白粉消毒处理后才能排入下水道。

二维码知识聚焦 4-1

2. 标本容器　如果所用的盛尿容器及试管等不是一次性的，须在30～50g/L 漂白粉或 10g/L 次氯酸钠溶液中浸泡 2h，也可用 5g/L 过氧乙酸浸泡30～60min，再用清水冲洗干净。

3. 一次性容器　使用后的一次性容器，应先消毒，再烧毁。需对污染性医疗废物进行无害化处理，并做好记录。

> **知识拓展 4-1**
>
> 1. 尿液细菌培养对标本有哪些特殊要求？
> 2. 哪些送检的尿标本应予以拒收？
> 3. 为什么尿标本检验后必须进行生物安全处理？

尿液检验是临床上最常用的检测项目之一，主要用于泌尿系统疾病诊断和治疗监测、其他系统疾病诊断、安全用药监测、职业病辅助诊断和健康状况评估等。本章案例中包括了尿液检验中的采集和处理，那么应该如何做到尿标本的规范化采集和处理的质量保证呢？第二节通过尿标本采集和处理的标准操作规程、标本采集前患者的准备、采集过程的质量控制、尿标本运送和接收等方面学习尿标本采集和处理的质量保证。

---- **问题导航 4-2** --------

1. 标本采集前应该如何做到质量保证？
2. 标本采集过程中应该如何进行质量控制？
3. 有哪些因素会对尿液分析造成干扰？

第二节　尿标本采集和处理的质量保证

尿标本的规范化采集和处理是分析前质量保证的主要内容，包括患者准备、标本容器准备、标本采集与处理、储存和运送等。正确、合理的标本采集和处理是保证尿常规检查可靠性结果的基本条件之一。

一、尿标本采集和处理的标准操作规程

临床实验室编制尿标本采集的标准操作规程（standard operating procedure，SOP）文件，并下发到各临床部门，内容应包括：患者准备、采集容器、留尿方式、尿量、标本运送和接收等。

二、检验项目选择和申请

根据病情需要，合理应用检验项目，正确选择标本留取方式，并规范填写检验申请单。检验申请单必须涵盖患者的基本信息，包括姓名、性别、年龄、科别、病房、床号、病历号、检验目的、

临床诊断、标本采集时间、送检时间和医师姓名等内容。目前医院信息系统（hospital information system，HIS）可提供规范的电子检验申请单，并应用条码管理系统产生标本的唯一标识，有效解决标本传送过程中的监控和签收问题。

三、标本采集前患者的质量保证

患者的生理状态和饮食情况等非病理性因素可直接影响尿液检测结果。医护人员（包括实验室技术人员）必须全面了解影响尿标本的生物学变异，并告知患者影响结果的非疾病性因素，才能规范患者尿标本的采集和处理流程，保证标本能客观真实地反映患者的身体状况。

1. 应激状态　情绪激动或剧烈运动（如爬山、骑自行车、跑步等），一方面可使尿液 pH 降低，另一方面使肾脏的毛细血管通透性增强，血浆蛋白可透过肾小球滤过膜形成生理性蛋白尿；长途跋涉可引起尿肌红蛋白增高；精神紧张可使尿儿茶酚胺增高。

2. 年龄和性别　年龄和性别的差异可导致检测结果的不同。因此，必须设定不同年龄和性别相应的参考值或参考区间，以消除年龄和性别因素对结果判读的影响。

3. 月经和妊娠　月经周期易干扰尿红细胞的检查；hCG 含量变化随妊娠时间的增加而逐渐增高；妊娠后期，由于产道微生物代谢物的污染，使尿白细胞酯酶定性检查呈假阳性。

4. 饮食状态　长期饥饿可以使尿 pH 降低，酮体增高；进餐后尿 pH 呈一过性增高，称之为碱潮；高蛋白膳食可使尿 pH 降低；而进食过多的蔬菜、水果等偏碱性食物时，尿 pH 增高；多食香蕉、菠萝、番茄可增加尿 5-羟吲哚乙酸的排泄；大量饮水后尿液被稀释，降低干化学分析中的化学成分及有形成分的阳性率，容易掩盖病情；长期饮啤酒者尿液中尿酸增高。

四、采集容器

尿液采集容器应清洁、干燥、无渗漏、不含颗粒或干扰物质，避免被清洁剂污染，避免使用空饮料瓶或空药瓶；容器应具有较宽的底部，便于稳定放置；容器必须有标识，标识内容包括患者个人信息、检测项目、标本类型及标本采集时间等。

五、采集过程的质量控制

1. 采集前的准备工作　核查申请单信息，根据检查目的选择标本类型及留取方式。嘱患者检查前 1 天避免过多饮水，女性患者注意清洗外阴等。

2. 避免体液污染　女性尿标本易被阴道分泌物污染，可引起尿蛋白、白细胞、红细胞阳性，并改变尿液酸碱度；男性尿标本易被精液、前列腺液污染，引起尿蛋白、白细胞阳性；小儿尿标本易被粪便污染，导致尿液胆红素和尿胆原出现假阳性。

3. 避免药物干扰　许多药物如青霉素可干扰尿蛋白检查（干化学分析法出现假阴性，磺柳酸法出现假阳性）；大剂量头孢菌素类或庆大霉素类药物治疗时，尿液白细胞酯酶测定可出现假阳性；使用大量左旋多巴胺可使尿糖结果偏低或出现假阴性；服用大量维生素 C 会抑制偶氮反应，使尿糖、尿潜血（或）红细胞、尿胆素原、尿胆红素、白细胞酯酶等出现假阴性结果；氯丙嗪、吩噻嗪可使尿胆红素、尿胆素原呈假阳性。

4. 物理及化学因素对尿液检验结果的干扰　物理及化学因素对尿液检验结果的干扰见表 4-4。

表 4-4　物理及化学因素对尿液检验结果的干扰

项目	假阳性	假阴性
尿蛋白	碱性尿、季铵盐	本周蛋白、黏蛋白、大剂量青霉素
葡萄糖	过氧化氢	维生素 C（750mg/L）、乙酰乙酸（400mg/L）、大剂量青霉素、长期服用左旋多巴、高比重尿（＞1.020）

续表

项目	假阳性	假阴性
胆红素	大剂量氯丙嗪	阳光照射、亚硝酸盐、维生素 C（250mg/L）
尿胆素原	胆红素、吩噻嗪	阳光照射、服用对氨基水杨酸
酮体	苯丙酮酸尿、磺溴酞钠、左旋多巴、头孢类抗生素	
潜血（或）红细胞	过氧化氢、肌红蛋白尿、不耐热酶	甲醛、高比重尿（＞1.020）、维生素 C（100mg/L）、高蛋白尿
白细胞酯酶	福尔马林、胆红素尿、呋喃妥因	高比重尿（＞1.020）、庆大霉素、高浓度草酸
亚硝酸盐	长时间放置造成细菌污染	维生素 C

六、尿标本保存时间和温度对检验结果的影响

随着保存时间的延长，尿液中的细胞和管型发生不同程度的破坏而逐渐减少；因盐类析出使尿比重增加；细菌增殖时分解尿素产生氨，使尿液 pH 增高，同时可使亚硝酸盐和尿潜血（或）红细胞呈假阳性，尿糖和尿酮体测定结果偏低。此外，随着环境温度的升高，尿液有形成分的稳定性逐渐降低。因此，标本采集后，应于 1h 内送检，在 15～25℃的条件下，2h 内完成检测。对于不能在规定时间内检测的尿标本应置于 2～8℃保存，并在 6h 内完成检测。若采用防腐处理，必须注意防腐剂对尿液分析的影响，如甲醛除了可导致尿糖假阳性外，过量的甲醛还可以与尿素产生沉淀，影响显微镜有形成分检查；麝香草酚过量可导致加热乙酸法测定尿蛋白出现假阳性，干扰尿胆色素的检验，因此必须严格控制防腐剂用量。

七、尿标本运送和接收

尿标本采集后必须简化运送环节，按规定时限由专人运送标本。运送过程中注意生物安全，避免标本渗漏和侧翻，避免震动产生过多的泡沫引发细胞的溶解。

建立严格的标本接收制度和不合格标本拒收制度。对下列情况的尿标本应当拒收：标本容器未加盖或容器破损导致标本渗漏；标本标识与检验申请单内容不符；检验申请单信息不完整；尿标本采集方式和时间错误；尿标本采集量不足；尿标本可见粪便或杂物污染；尿标本采集后的保存时间不规范；防腐剂使用不当等。对不合格标本要及时与送检部门联系，说明标本拒收原因，指导重新采集标本，并做好拒收记录。对采集困难的尿标本，与临床医师协商后如仍需检验，则应在检验报告上注明标本不合格原因及"检验结果仅作参考"的说明。

八、尿标本检验后处理

尿标本因可能含有细菌、病毒等污染物，需用过氧乙酸或漂白粉消毒处理后才能排入下水道。

二维码知识聚焦 4-2

所用容器及试管需经 70% 乙醇溶液浸泡或 30～50g/L 漂白粉溶液处理，也可用 10g/L 次氯酸钠溶液浸泡 2h 或用 5g/L 过氧乙酸浸泡 30～60min，再用清水冲洗干净。使用后的一次性容器，需经高压灭菌和毁形后，按医疗废物流程处理。

知识拓展 4-2

1. 患者服用维生素 C 后会导致哪项尿液检测指标假阴性？

2. 孕妇做了口服葡萄糖耐量试验后能马上进行尿检吗？为什么？

案例 4-1 分析

　　尿液能反映身体健康状况，也能筛查某些疾病，可从尿液颜色、透明度、潜血反应等多项参数来判断身体是否健康，尿液检查也可以提示许多疾病。正常人的尿液大多数为淡黄色清晰透明的液体。审核尿常规检验报告第一步看尿液的理学检查部分，如颜色、透明度和比重等，案例中患者的尿液呈黄色，微浊，提示患者尿液中可能存在细菌或者结晶等成分。第二步是审核尿液化学检查部分，如尿胆素原、尿胆红素、尿酮体、潜血（或）红细胞和白细胞酯酶等，该案例显示患者潜血（或）红细胞1+，白细胞酯酶3+，亚硝酸盐阳性，其中白细胞酯酶增多明显，说明患者存在感染的可能。第三步是审核尿液有形成分检查部分，如白细胞计数、红细胞计数、鳞状上皮细胞计数和细菌等，案例中患者白细胞计数为 1019/μl，红细胞计数为 27/μl，细菌为 500/μl，结晶为阴性，这从细胞层面提示患者存在尿路感染的可能。尿液的理学检查、化学检查和有形成分检查的结果，均提示患者存在尿路感染，并且根据患者的临床症状，基本可以证实。因此该案例的检验报告可以进行审核，但是要注意形态学的显微镜人工镜检，确认干化学与形态学结果是否一致。

（彭　亮）

第五章　尿液一般检验

第一节　尿液分析仪检验

尿液由肾脏生成，清晰透明、呈淡黄色。新鲜尿液有微弱的气味，放久后会有氨味。尿液是维持机体内环境相对稳定的终末代谢产物。尿液物理性状观察、化学成分分析和显微镜检验，可反映机体的代谢情况。临床上，尿路感染、肾血管病变、循环系统疾病、变态反应及代谢异常、毒素或药物刺激、泌尿道的病理产物或血液及造血系统疾病等，均可通过观察尿液化学成分和有形成分的改变，了解有关信息。尿液分析仪的应用，能够提高分析速度，也能提高检测结果准确性。

二维码知识导图 5-1 尿液一般检验

案例 5-1

患者，王某，女，89 岁。主诉：口渴、多饮 10 年，尿常规检查异常 2 年，水肿 2 个月。

现病史：7 年前无诱因出现尿频、尿急，无尿痛，无寒战、发热、腰背部疼痛不适，未予以重视。10 天前上述症状加重，遂就诊于我科门诊，以"尿路感染"收住入院，自本次病情加重以来，精神食纳欠佳，体重未见明显增减。主诊医师开具尿常规检查，检验结果如下。

*** 医院检验报告

姓名：**	患者 ID 号：***	申请单号：*********	标本状态：合格
性别：女	科别：** 科	申请医生：**	标本类型：尿液
年龄：89 岁	床号：**	临床诊断：尿路感染	检验项目：尿常规检查

项目名称	结果	提示	单位	参考区间/参考值
颜色	黄色			
透明度	清亮			
尿酸碱度（尿 pH）	6.00			4.50～8.00
尿比重（SG）	1.017			1.003～1.030
尿胆素原（UBG）	阴性（−）			阴性或弱阳性
尿胆红素（BIL）	阴性（−）			阴性
尿酮体（KET）	阴性（−）			阴性
葡萄糖（GLU）	阴性（−）			阴性
尿亚硝酸盐（NIT）	阴性（−）			阴性
尿蛋白（PRO）	1+	↑		阴性
潜血（或）红细胞（BLD）	1+	↑		阴性
白细胞酯酶（LEU）	1+	↑		阴性
红细胞计数（RBC）	32.2	↑	/μl	0.0～15.0
白细胞计数（WBC）	48.3	↑	/μl	0.0～15.0
鳞状上皮细胞计数（SEC）	10.2		/μl	0.0～15.0
非鳞状上皮细胞计数（NEC）	1.5		/μl	0.0～5.0

续表

细菌（BAC）	120	/μl	0～150
透明管型（HYA）	＜5	/μl	0～5
病理管型（PAT）	阴性（−）		阴性
结晶（CRY）	阳性（+）　　↑		阴性
酵母菌（YEA）	阴性（−）		阴性
黏液（MUC）	阴性（−）		阴性
== 镜检结果 ==			
红细胞	3～5　　↑	个/HP	0～2
肾小管上皮细胞	0～1	个/HP	
尿酸结晶	3+		
备注			

采集时间：*****	接收时间：*****	报告时间：*****
检验者：**	批准者：**	检验仪器/方法：*** 尿液分析工作站

问题：

1. 采用什么方法进行尿常规检查？
2. 如何判断尿常规检查的结果是否需要复检？
3. 如何建立及验证复检规则？

问题导航 5-1

1. 为什么要用全自动干化学尿液分析仪？为什么要规范干化学尿液分析仪检验过程？
2. 为什么要进行尿液有形成分的仪器筛查？
3. 为什么要制定尿液有形成分分析仪结果复核规则？为什么实验室间相同的尿液有形成分分析仪镜检复核规则会不同？

一、干化学尿液分析仪检验

干化学尿液分析仪检验是指利用干化学尿液分析仪对尿液中的化学成分进行检测，由此对泌尿系统疾病、肝胆疾病、糖尿病等进行辅助诊断与疗效观察，对安全用药进行监测，以及评估健康状态等。1956 年，美国艾尔弗雷德·弗里（Alfred Free）用葡萄糖氧化酶（glucose oxidase，GOD）和过氧化物酶（peroxidase，POD）检测葡萄糖，发明了尿液分析史上第一条试带 Clinistix 检测方法，开创了"浸入即读"（dip and read）干化学试带法新纪元。干化学试带法操作方便、检测迅速、结果准确；检测结果既可目测，也可进行自动化分析。随着新技术的不断发展，尿液分析由半自动化发展到全自动化，检测项目由单项发展到多项组合，检测速度也得到显著提升。

（一）检测方法及原理

1. 干化学尿液分析仪仪器类型　干化学尿液分析仪分为半自动干化学尿液分析仪和全自动干化学尿液分析仪。

（1）半自动干化学尿液分析仪：半自动干化学尿液分析仪需在分析前，将试带浸入混匀后的尿液，使试剂块与尿液充分接触后再取出，用滤纸吸去多余的尿液，并在规定时间内将试带放入仪器正确的位置，然后开始检测，在规定的时间内读取结果。

（2）全自动干化学尿液分析仪：全自动干化学尿液分析仪采用全自动进样模式，将标本放在进样架上后，仪器自动混匀并吸取尿液加至试带上，在规定时间内完成反应与检测。全自动干化学尿液分析仪能从试剂块接触尿液起对整个反应时间进行控制，检测结果的可靠性明显优于半自动仪器，但在吸取高浓度尿标本后可能会对下一个标本产生携带污染，因此应评估全自动仪器的这种污染。

2. 干化学尿液分析仪组成　干化学尿液分析仪通常由机械系统、光学检测系统和电路系统三部分组成。

（1）机械系统：主要起传输作用。在微型计算机控制下，将试带传送至预定的检测区，检测完成后将试带排入废物盒。

（2）光学检测系统：光学检测系统包括光源、单色处理、光电转换。光线照射到试带表面产生反射光，反射光强度与各项目反应颜色成正比。不同强度的反射光信号经光电检测器转换为电信号后进行处理。

（3）电路系统：电路系统是将转换后的电信号放大，经模/数转换后送至微中央处理器（central processing unit，CPU）处理，计算最终检测结果，然后将结果输出到屏幕显示并打印。CPU 除了负责处理和校正检测信号外，还控制整个仪器运作，并通过软件实现其多种功能。

3. 尿液干化学试带

（1）试带的分类与基本结构

1）单项试带：是干化学试带发展初期的最基本结构形式。它以滤纸为载体，用各种试剂成分浸渍、干燥后作为试剂层，再在表面覆盖一层纤维膜作为反射层。尿液浸入试带与试剂发生反应从而产生颜色变化。

2）多联试带：将多种检测项目的试剂膜块，按一定间隔、顺序固定在同一试带上，然后浸入尿液以检测多个项目。试带采用多层膜结构：第一层尼龙膜起保护作用，防止大分子物质对反应的污染。第二层为绒制层，包括试剂层和碘酸盐层。试剂层含有试剂成分，主要与尿液中化学物质发生反应，产生颜色变化；碘酸盐层可破坏维生素 C 等物质的干扰。第三层为吸水层，可使尿液均匀快速地渗入，并能抑制尿液渗透到相邻反应区。最后一层为支持层，由尿液无法浸润的塑料片组成，起支撑作用。

不同型号的干化学尿液分析仪使用配套的专用试带，试剂膜块的排列顺序可不相同。各试剂膜块与尿液成分反应呈不同的颜色变化。通常情况下，试带上的试剂膜块比检测项目多一个，作为空白模块，以消除尿液本身的颜色在试剂膜块上所产生的检测误差。

（2）试带的保存：①试带易受空气中氧气、水分、温度、酸碱性物质等的影响而变质，因此应严格按照使用说明书进行储存。②试带使用后，剩余试带应立即加盖密闭保存。尚未使用的试带，储存环境应避免紫外线或阳光直射，温度应低于 30℃。也可将试带打开后，一并倒入全自动干化学尿液分析仪内的试带储存仓中，装好试带后，应立即加盖密封。储存仓中的试带如储存时间较长，应确认其有效性。

（3）试带的使用要点：①检测前充分混匀尿标本。使用半自动仪器需使每个试剂块都充分接触尿液，并严格控制浸入时间，以防试带间出现"溢出"现象，导致结果错误。②不同仪器结果报告方式和检测结果浓度等级有差异。③尿液中含有维生素 C 等还原性物质可能会影响检测结果，某些品牌的试带具抗维生素 C 干扰能力；某些品牌试带含有维生素 C 检测模块，可以提示结果是否可信。

4. 干化学尿液分析仪检测原理　尿液的化学成分使多联试带上的试剂膜块发生颜色变化，颜色深浅与尿液中化学成分浓度成正比。当试带进入干化学尿液分析仪比色槽时，各试剂膜块依次受到仪器光源照射并产生不同的反射光，仪器接受不同强度的光信号后，将其转换为相应的电信号，经 CPU 处理，计算出各个检测参数的反射率，与标准曲线比较并进行校正，最后以定性或半定量的方式自动输出结果。

干化学尿液分析仪检测原理本质是对光的吸收和反射。试剂膜块颜色的深浅对光的吸收、反射不同。颜色越深，光吸收越大，反射越少，反射率越小；反之，颜色越浅，光吸收越小，反射越多，反射率越大。反射率计算公式如下。

$$R\% = \frac{T_m \times C_s}{T_s \times C_m} \times 100\%$$

其中，R 为反射率；T_m 为试剂膜块对检测波长的反射强度；C_s 为试剂膜块对参考波长的反射强度；T_s 为标准膜块对检测波长的反射强度；C_m 为标准膜块对参考波长的反射强度。

（二）检测参数

从最初的单一测试到现今的多项测试，干化学尿液分析仪检测参数随试带的发展而逐渐增多。根据检测的项目数量，可将干化学尿液分析仪分为 8 项、9 项、10 项或 11 项等类型。8 项检测项目包括尿酸碱度、尿蛋白、尿糖、尿酮体、尿胆红素、尿胆素原、潜血（或）红细胞和尿亚硝酸盐；9 项检测项目在 8 项检测项目基础上增加了白细胞酯酶；10 项检测项目在 9 项检测项目的基础上增加了尿比重；11 项检测项目在 10 项检测项目的基础上增加了尿维生素 C。除此之外，目前还有一些干化学尿液分析仪可以检测尿液中 14 项检测项目，它在 11 项检测项目的基础上增加了钙离子、肌酐和微量白蛋白。干化学尿液分析仪检测参数的原理及参考值/参考区间见表 5-1。

表 5-1　干化学尿液分析仪检测参数的原理及参考值/参考区间

参数	英文缩写	反应原理	参考值/参考区间
尿酸碱度	pH	酸碱指示剂法	随机尿：4.5～8.0
尿蛋白	PRO	pH 指示剂蛋白误差法	阴性
葡萄糖	GLU	葡萄糖氧化酶-过氧化物酶法	阴性
尿酮体	KET	亚硝基铁氰化钠法	阴性
尿胆红素	BIL	偶氮反应法	阴性
尿胆素原	UBG	醛反应法、重氮反应法	阴性或弱阳性
潜血或红细胞	BLD	血红蛋白亚铁血红素类过氧化物酶法	阴性
尿亚硝酸盐	NIT	Griess 法	阴性
尿比重	SG	多聚电解质离子解离法	1.003～1.030
白细胞酯酶	LEU	酯酶法	阴性
尿维生素 C	VitC	还原法	阴性

1. 尿酸碱度　采用酸碱指示剂法。pH 试剂块含有甲基红（pH 4.6～6.2）和溴麝香草酚蓝（pH 6.0～7.6）两种酸碱指示剂，在 pH 4.5～9.0 范围内，颜色由橙红色经黄绿色到蓝色变化。

2. 尿蛋白　采用 pH 指示剂蛋白误差法。在 pH 3.2 条件下，溴酚蓝产生的阴离子与带阳离子的蛋白质结合发生颜色变化。

3. 尿糖　采用葡萄糖氧化酶-过氧化物酶法。试剂膜块中的葡萄糖氧化酶作用于尿液中的葡萄糖，产生 H_2O_2，试剂膜块中的过氧化物酶进一步作用于 H_2O_2 使色素原发生颜色变化，颜色深浅与葡萄糖含量成正比。常见色素原有邻联甲苯胺、碘化钾等。

4. 尿酮体　采用亚硝基铁氰化钠法。在碱性条件下，亚硝基铁氰化钠可与尿液中的乙酰乙酸、丙酮起反应，试剂膜块发生由黄色到紫色的颜色变化，颜色的深浅与酮体含量成正比。

5. 尿胆红素　采用偶氮反应法。在强酸介质中，结合胆红素与二氯苯胺重氮盐发生偶联反应，生成红色复合物。试剂膜块发生由黄色到红色的颜色变化，颜色的深浅与结合胆红素含量成正比。

6. 尿胆素原　采用醛反应法或重氮反应法。在强酸条件下，尿胆素原与对-二甲氨基苯甲醛发生醛化反应，生成樱红色物质。试剂膜块发生由黄色到红色的颜色变化，颜色的深浅与尿胆素原含量成正比。

7. 潜血或红细胞　采用血红蛋白亚铁血红素类过氧化物酶法。血红蛋白亚铁血红素类过氧化物酶催化试剂块中的过氧化氢烯钴和邻联甲苯胺（或四甲基联苯胺），后者脱氢氧化呈色。颜色的深浅与红细胞或血红蛋白含量成正比。

8. 尿亚硝酸盐　采用亚硝酸盐还原法（Griess 法）。当尿液中感染具有硝酸盐还原酶的细菌时，如大肠埃希菌，可将硝酸盐还原为亚硝酸盐，可使膜块中的氨基苯砷酸重氮化生成重氮盐，其再与 N-1-萘基乙二胺偶联。试剂膜块发生由黄色到红色的颜色变化，颜色的深浅与亚硝酸盐含量成正比。

9. 尿比重　采用多聚电解质离子解离法。尿比重偏高时，尿液中所含盐类成分较多，试带中电解质多聚体释放的 H^+ 增多，释放出的 H^+ 使溴麝香草酚蓝以分子型和离子型两种形式共存，以分子型居多，呈黄色；尿比重偏低时，尿液中所含盐类成分较少，试带中电解质多聚体释放的 H^+ 减少，溴麝香草酚蓝为离子型，呈蓝色。

10. 白细胞酯酶　采用酯酶法。粒细胞中存在酯酶，它能与膜块中的吲哚酚酯反应产生吲哚酚，后者再与重氮盐发生反应生成紫红色缩合物，试剂膜块发生由黄色到紫色的颜色变化，颜色的深浅与白细胞酯酶含量成正比。

11. 尿维生素 C　采用还原法。利用维生素 C 的还原性，在酸性条件下，维生素 C 将呈色试剂还原，试剂膜块发生由绿色或深蓝色到粉红色的颜色变化。

（三）临床意义

1. 尿酸碱度　pH 检测主要用于了解体内酸碱平衡情况，监测泌尿系统疾病患者的临床用药情况，预防肾结石的形成和复发，同时了解尿 pH 变化对试带上其他膜块反应的干扰作用。检测时应严格按照使用说明书操作，试带在尿液中浸渍时间过长，会使尿 pH 降低，出现假阴性结果；检测时应使用新鲜尿标本，标本放置过久，因尿液中细菌繁殖，分解尿素产生氨，使尿液呈碱性。

2. 尿蛋白　尿蛋白检测主要用于肾脏疾病及其他相关疾病的诊断、治疗、预后判断等。肾小球受到感染、毒素、免疫、代谢等因素的损害后可引起肾小球性蛋白尿；肾小管受到感染或中毒损伤后会出现肾小管性蛋白尿；血液病、大面积肌肉损伤、血管内溶血等可出现肾前性蛋白尿；泌尿生殖系统或邻近器官炎症反应、肿瘤可出现肾后性蛋白尿。生理性蛋白尿包括功能性蛋白尿、直立性蛋白尿、摄入性蛋白尿、偶然性蛋白尿、老年性蛋白尿和妊娠性蛋白尿。

3. 尿糖　主要作为糖尿病筛检和病情判断的检测指标。在对尿糖进行检验时，应同时检测血糖，以提高诊断的准确性。血糖增高性尿糖分为摄入性尿糖、应激性尿糖、代谢性尿糖（最常见于糖尿病）。血糖正常性糖尿又称肾性糖尿，出现糖尿是由肾小管对滤过液中葡萄糖重吸收能力减低，进而使肾糖阈减低所致。

4. 尿酮体　尿酮体是尿中乙酰乙酸、β-羟丁酸及丙酮的总称。酮体是机体脂肪代谢的中间产物，当糖代谢发生障碍、脂肪分解增高，酮体产生速度超过机体组织的利用速度时，可出现酮血症，一旦血浓度超过肾阈值就会产生酮尿。尿酮体检验主要用于糖代谢障碍和脂肪不完全氧化性疾病或状态的诊断，强阳性结果具有医学决定价值，对糖尿病酮症酸中毒的早期诊断与治疗监测有重要意义。

5. 尿胆红素　尿胆红素检测主要用于消化系统肝脏、胆道疾病及其他相关疾病的诊断和治疗，尤其是黄疸的诊断和黄疸类型的鉴别诊断。溶血性黄疸尿胆红素呈阴性；肝细胞性黄疸尿胆红素呈阳性，有助于病毒性肝炎的早期诊断；胆汁淤积性黄疸尿胆红素呈阳性。

6. 尿胆素原　尿胆素原检验结合血清胆红素、尿胆红素和粪胆原等指标，主要用于黄疸的诊断和黄疸类型的鉴别诊断。溶血性黄疸尿胆素原呈阳性；肝细胞性黄疸尿胆素原轻度或明显增高；胆汁淤积性黄疸尿胆素原呈阴性。

7. 潜血或红细胞　尿潜血主要用于肾脏、泌尿系统疾病以及其他相关疾病的诊断和治疗，有助于血管内溶血疾病的诊断。

8. 尿亚硝酸盐　尿亚硝酸盐是尿路细菌感染的快速筛检试验，阳性结果取决于三个条件：

尿液中致病菌含有硝酸盐还原酶；体内有适量的硝酸盐存在；尿液在膀胱内有足够的停留时间（＞4h），且排除药物等干扰。

9. 尿比重 主要用于了解尿液中固体物质的浓度，估计肾脏浓缩功能，也对临床输液和休克扩容有良好的指导作用。在出入量正常的情况下，比重增高表示尿液浓缩，比重减低则反映肾脏浓缩功能减退。

10. 白细胞酯酶 尿白细胞酯酶检测主要用于肾脏、泌尿系统疾病的诊断、治疗等。试带法检测尿液中的白细胞是通过粒细胞酯酶，对尿路感染有筛查价值，但不能检测尿中单核细胞和淋巴细胞，故不适于免疫性肾病、泌尿系统结核和肾移植后排异反应等淋巴细胞增多性疾病的检验。

11. 尿维生素 C 尿维生素 C 的含量可以对葡萄糖、胆红素、血红蛋白、亚硝酸盐检测产生严重的负干扰，且干扰的程度随浓度的增加而增加。因此，尿维生素 C 检测的意义在于提示其他项目检测结果的准确性，防止出现假阴性结果。

（四）质量控制

虽然干化学尿液分析仪检测方便，但试带化学反应复杂，且不同试带的试剂成分不同，故反应的呈色、灵敏度、特异度也不同。任何外源性物质、人为因素都会对尿标本或多联试带试剂膜块产生干扰。因此，干化学尿液分析仪检测的质量控制十分重要。

1. 分析前

（1）尿样收集：提前告知患者留取尿液的方法。根据检测内容留取适当的标本，防止非尿液成分（如阴道分泌物等）混入。使用一次性尿杯，应有明显的标识，包含患者的姓名、性别、年龄、病历号、检测项目等。

（2）尿样保存：尿样收集后应在 2h 内完成检测，否则应使用合适的防腐剂或冷藏保存。

（3）了解患者可能影响尿化学检测的进食及用药情况。干化学尿液分析仪检测的假阳性、假阴性常见原因见表 5-2。

表 5-2 干化学尿液分析仪检测假阳性、假阴性常见的原因

参数	假阳性	假阴性
尿酸碱度（pH）	标本久置后，细菌繁殖或 CO_2 丢失	试带浸润尿液时间过长
尿蛋白（PRO）	奎宁、嘧啶、聚乙烯、吡咯酮、氯己定（洗必泰）、磷酸盐、季铵盐类消毒剂、尿液 pH ≥ 9.0	大量青霉素尿、尿液 pH < 3.0
葡萄糖（GLU）	H_2O_2、强氧化性清洁剂污染	左旋多巴、大量水杨酸盐、维生素 C（＞500mg/L）、氟化钠、高比重尿、尿酮体（＞0.4g/L）
尿酮体（KET）	酞、苯丙酮、左旋多巴代谢物	试带潮解、陈旧尿液
尿胆红素（BIL）	吩噻嗪类或吩嗪类药物	维生素 C（＞500mg/L）、亚硝酸盐、光照
尿胆素原（UBG）	吲哚、吩噻嗪类、维生素 K、磺胺类药	亚硝酸盐、光照、重氮药物、对氨基水杨酸
潜血（或）红细胞（BLD）	肌红蛋白、菌尿、氧化剂、易热性触酶	蛋白质、维生素 C（＞100mg/L）
尿比重（SG）	尿蛋白	尿素＞10g/L、尿液 pH<6.5
尿亚硝酸盐（NIT）	陈旧尿液、亚硝酸盐或偶氮剂污染、含硝酸盐丰富的食物	尿胆素原、尿液 pH<6.0、维生素 C、尿量过多、食物中含硝酸盐过低、尿液在膀胱的储存时间<4h
白细胞酯酶（LEU）	甲醛、毛滴虫、氧化剂、高浓度胆红素、呋喃妥因	蛋白质、维生素 C、葡萄糖、头孢氨苄
尿维生素 C（Vit C）	巯基化合物、胱氨酸、内源性酚	碱性尿

2. 分析中 包括仪器和试带的准确性、试带的有效期、仪器操作的正确性和仪器校准等方面。

（1）性能验证：①仪器的校正：利用标准的校正带对仪器的光路、状态进行校正，以达到最

佳状态，只有校正过的干化学尿液分析仪才能进行正常工作。②仪器和试带的准确度：准确度是指测定值与真值的接近程度，由于干化学尿液分析仪是半定量仪器，因此它的准确度评价需要根据仪器制造商规定的测定范围配制一定浓度的标准物，在仪器上严格按照说明书操作，每份标准物测定3次，观察测定结果与标准物配制浓度相符的程度。③仪器和试带的精密度：取人工尿质控液（含低浓度或高浓度）和自然尿标本（含正常尿和异常尿），连续测定20次，观察每份标本每次是否在靶值允许范围内（一般每次检测最多相差1个定性等级）。④敏感性和特异性：与传统方法作对比，评价干化学尿液分析仪的敏感性和特异性。⑤检测参数的参考区间：了解仪器对每个测试指标的测试范围，并建立仪器的正常参考区间。

（2）室内质控：严格、规范和正确地操作，合理地应用尿质控液，判断干化学尿液分析仪是否处于最佳或正常的工作状态。尿质控液可以来自商品，也可以人工配制。在定期校准干化学尿液分析仪的基础上，每天使用正常和异常两种浓度的尿质控液，对仪器和试带进行质控。任意一个试剂膜块的检测结果与尿质控液期望靶值允许有1个定性等级的差异，超过此范围或结果在"正常与异常"之间跳跃均应视为失控。

3. 分析后　包括参考区间的认可、报告单书写是否规范、检测报告签发及时性、检测结果与临床诊断符合性等。应注意检测结果之间的关联性，如出现以下情况，被视为可疑结果，应进一步查明原因。

（1）干化学分析潜血为阴性，而镜检可见大量红细胞。

（2）干化学分析潜血为强阳性，而镜检不见或见极少量红细胞。

（3）干化学分析白细胞酯酶为阴性，而镜检见大量白细胞。

（4）干化学分析白细胞酯酶为阳性，而镜检不见或见极少量白细胞。

（5）干化学分析亚硝酸盐为阳性，而尿蛋白和白细胞酯酶均为阴性。

（6）干化学分析蛋白质为阴性，而镜检红细胞、白细胞和管型增多等。不同的可疑结果可根据尿干化学分析各测试项目的检测原理和影响因素具体分析。如尿液放置时间过长，摄食含硝酸盐丰富的食物等均可造成亚硝酸盐假阳性，从而出现（5）的情况。常见尿干化学分析与尿显微镜检验不相符的情况与原因见表5-3。

表5-3　常见尿干化学分析与尿显微镜检验不相符的情况与原因

参数	干化学试带法	显微镜检验法	原因
尿白细胞	白细胞酯酶阳性	阴性	尿液在膀胱中储存时间过长，导致白细胞被破坏，粒细胞酯酶释放
	白细胞酯酶阴性	阳性	尿液以淋巴细胞或单核细胞为主，见于肾移植（干化学分析检测完整或溶解的中性粒细胞，而与淋巴细胞和单核细胞不反应）
尿红细胞	潜血（或）红细胞阳性	阴性	尿液红细胞被破坏，释放血红蛋白或尿液中含有易热性触酶、肌红蛋白尿（将尿液煮沸冷却后再检测可以排除酶的影响）等导致干化学反应阳性而显微镜检验法红细胞有形成分为阴性
	潜血（或）红细胞阴性	阳性	少见，见于维生素C>100mg/L或试带失效

另外，应注意维生素C对其他检测结果的影响；如果检测结果与患者病情矛盾或与最近一次检测结果差异巨大，应与临床医生进行沟通。如果尿干化学分析结果同时满足以下四项条件：①白细胞酯酶结果为阴性。②亚硝酸盐结果为阴性。③尿蛋白结果为阴性。④潜血（或）红细胞结果为阴性，可不进行尿液有形成分显微镜检验。否则，必须进行镜检复查。

（五）方法学评价

1. 主要优点　标本用量较少，速度快、项目多、重复性好、准确性较高，适用于大批量标本的筛查。

2. 主要缺点

（1）不能替代病理性尿标本的显微镜检验，对白细胞、管型和结晶属于间接检测。

（2）很难判断尿液红细胞的形态特征。

（3）检测尿蛋白以白蛋白为主，对球蛋白不灵敏，不适用于肾病患者的检验。

（4）易受药物、外源性物质或人为因素等干扰，可出现假阳性或假阴性。

（5）亚硝酸盐检验只能检出含有亚硝酸盐还原酶的细菌。

（6）对多联试带的保存和使用要求高。

（7）各厂家试带成分不同，灵敏度和特异度也不同，应注意批间差异。

二、尿液有形成分分析仪检验

虽然标准化尿液显微镜检验法是尿液有形成分检验的金标准，但在实际应用中往往存在费时费力、重复性差、易受人为因素影响、难以进行室内质控等缺点。因此，尿液有形成分分析的自动化仪器应运而生。最先开发的尿液有形成分分析系统始于 20 世纪 80 年代，相比于传统的显微镜检验法，尿液有形成分分析仪具有检测快速、误差小、精密度高、对检验人员安全等特点。随着现代科学技术的飞速发展，应用计算机技术、电子信息技术并吸收血液分析仪、流式细胞仪研制经验的各类高效能尿液有形成分分析仪相继问世。

（一）检测方法及原理

目前，尿液有形成分分析仪根据检测原理主要分为两大类：一类是流式尿液有形成分分析仪，另一类是影像式尿液有形成分分析仪。后者根据数字图像拍摄方式又分为两种：一种是流动拍摄型数字影像尿液有形成分分析仪，另一种是静止拍摄型数字影像尿液有形成分分析仪。

1. 流式尿液有形成分分析仪 应用流式细胞术、荧光核酸染色技术与电阻抗检测原理，通过物理或化学的方法对尿液中有形成分进行测定。

（1）仪器组成：主要包括光学检测系统、液压系统、电阻抗检测系统等。

（2）检测原理：

1）尿液有形成分染色：标本被混匀吸入后，采用含有荧光染料（如菲啶、羧花氰等）的试剂进行特异性的荧光核酸染色。荧光染料能够进入细胞内，使有形成分细胞核、细胞膜和细胞器着色，在激光照射后产生特定波长的荧光，细胞发出的荧光强度与细胞和染料的结合程度成正比。同时，经过染色的细胞随鞘液流经激光检测区时，被染色部分可发生光吸收现象，使光检测器接收到的散射光强度改变，通过检测着色颗粒前向散射光和不同荧光强度，提供尿液中颗粒大小及染色敏感性等信息，从而区分细胞种类。

2）尿液有形成分识别：定量吸入的尿标本，经稀释、加温和染色后，在液压系统的作用下进入鞘液流动池。当标本从样品喷嘴出口进入鞘液流动池时，被无粒子鞘液包围，使有形成分以单个纵列的形式，沿中心竖轴线依次通过氩激光检测区。每个有形成分被氩激光照射后，产生不同程度的荧光强度及散射光强度。仪器将捕捉到的荧光强度信号、散射光信号、电阻抗信号转变成电信号，并对各种信号进行分析，综合识别和计算得到相应细胞的大小、长度、体积和染色质长度等信息（表 5-4），形成红细胞、白细胞、细菌、管型等有形成分定量分析报告，并得到有形成分的直方图和散点图。

表 5-4 流式尿液有形成分分析仪检测信号与意义

信号	意义
荧光强度（Fl）	主要反映细胞染色质的信号强度
前向荧光脉冲宽度（Flw）	主要反映细胞染色质的长度
前向散射光强度（Fsc）	主要反映细胞大小
前向散射光脉冲宽度（Fscw）	主要反映细胞长度
电阻抗	主要与细胞体积成正比

2. 影像式尿液有形成分分析仪 主要采用数字图像分析技术，以显微镜为基本检测平台，配合数字图像及计算机处理软件对尿液有形成分进行分类和定量计数。该类仪器目前发展较快、类型众多，根据数字图像的拍摄方式可分为两大类：一类为标本在平板鞘液流辅助下，在流动过程中拍摄数字图像，再经计算机软件系统处理识别的仪器，将其称为流动式拍摄仪器；另一类是应用沉淀技术将标本稳定地沉淀于特殊的计数板后，在静止状态下拍摄数字图像，再经计算机软件系统处理和识别的仪器，将其称为静止式拍摄仪器。两者的特点与区别见表 5-5。

表 5-5 流动拍摄型和静止拍摄型数字影像式尿液有形成分分析仪的特点

特点	流动拍摄型	静止拍摄型
染色	无	多无、个别有
沉淀	无	多数自然沉淀，个别有离心沉淀
计数板	无，但有平板鞘流池	多种形式：单通道、多通道、固定式、移动式或一次性计数板
图像形式	分割图像技术	全视野实景显示
放大倍率	不确定	$10\times$、$20\times$、$40\times$
识别方式	自动识别加人工辅助	自动识别加人工辅助
报告方式	定量或换算/HPF	多为定量，部分可换算/HPF
可报告参数	12～40 个有形成分类别（含自动识别和人工辅助判断识别）	

（1）流动拍摄型数字影像尿液有形成分分析仪：其系统主要特点是尿液中各种有形成分在鞘液流的包裹下通过流动计数池，首先是能使细胞排成一列，尽量避免发生重叠，从而方便拍摄可以分割开的图像；其次是细胞在流动过程中，能尽量使被测细胞的最大平面与全自动智能显微镜的摄像头保持 90° 垂直方向，从而方便摄像镜头拍摄有形成分的最大平面图像。细胞和有形成分在进入流动计数池前需经过特殊的试剂做技术处理，使得所拍摄和分析的图像更加清晰而利于区分。

拍摄数字图像后，后续的程序是采用智能化显微镜图像分析技术和自动粒子识别分析软件系统，对有形成分进行分类和计数。目前该类仪器可定量分析尿液中的 12 种有形成分，所拍摄的数字图像经软件识别后，以单一成分分类，排列并显示在屏幕上。操作者可以在显示屏上浏览所拍摄到的图像，对仪器自动识别错误或不易识别的成分，通过人工在屏幕上重新鉴别、分类和确认。

（2）静止拍摄型数字影像尿液有形成分分析仪：多以传统光学显微镜为基本平台，以固定或一次性定量计数板为载体，加装自动进样系统、数字相机和软件系统。

这类分析仪器的检测原理和流程基本相近，都是将尿标本混匀后充入计数板，计数板被固定在带有 X、Y 双向可移动自动控制的显微镜载物台上，显微镜一般加配 100 万或 200 万像素的数字相机。其检测流程是标本通过吸样针或管道充入计数板，经一定时间的自然沉淀或离心加速沉淀，使得各类有形成分沉淀于计数板的底部，再由数字相机通过显微镜低倍镜视野和高倍镜视野镜头拍摄一定数量的数字图像。这些图像首先由智能软件识别程序进行初步鉴别和定量计数，对仪器不能正确识别或出现错误识别的情况，仪器会做出报警提示或在屏幕上显示图像，再由有经验的专业人员通过屏幕识别，对其进行重新确认和分类后发出报告。

无论哪种类型的影像式尿液有形成分分析仪，其计算机软件中均建立了大量的数据模型库，会自动根据目标大小、边缘、弧度、长度、颜色、灰度、纹理等各种特征数据对图像进行数字化处理，通过计算机神经网络与系统内已经建立的标准数据模型进行对比、分析、处理和识别。此类仪器的识别软件可定期升级，不断扩充数据库，提高软件识别能力，使其"认识"更多成分，从而不断提升尿液有形成分的检出率、识别率和正确率。

（二）检测参数

流式尿液有形成分分析仪除了给出主要有形成分的定量参数外，还给出一些标记参数以及Fl-Fsc、Fscw-Flw 等散点图和红细胞相关信息。

1.定量参数 红细胞计数（RBC/μl）、白细胞计数（WBC/μl）、上皮细胞（epithelial cell，EC/μl）、管型（cast，CAST/μl）、细菌（bacterium，BACT/μl）、电导率（conductivity）。

2.标记参数（定性） 病理管型（pathologic cast，PAT）、小圆上皮细胞（small round epithelial cell，SRC）、类酵母细胞（YLC）、结晶（X-TAL）和精子（sperm，SPERM）。

3.Fl-Fsc、Fscw-Flw 散点图

（1）红细胞：直径大约为 8μm，无细胞核和线粒体，常有部分红细胞溶解成小红细胞碎片，呈现明显的大小不均，在 Fl-Fsc 散点图中，红细胞分布区域的特点为 Fl 极低和 Fsc 大小不等。

（2）白细胞：直径大约为 10μm，有细胞核，有高强度的 Fl 和 Fsc，出现在 Fl-Fsc 散点图中。

（3）上皮细胞：种类较多且大小不等，但无论何种类型的上皮细胞都有细胞核，主要分布在 Fscw-Flw 散点图左上角。

（4）管型：出现在 Fscw-Flw 散点图中，透明管型因管型体积大、无内含物，有极高的 Fscw 和微弱的 Flw；病理管型体积与透明管型相似，但含细胞核和线粒体，故有极高的 Fscw 和 Flw。

（5）结晶：在染色过程中不着色，其 Fl 较红细胞更低，由于结晶多样性、大小、Fsc 的变化，其散射光强度分布很宽。草酸钙散于 Fl-Fsc 散点图中，贴近 Y 轴分布；尿酸盐结晶散于散点图中，与红细胞散点交叉分布。

（6）细菌：体积小但含有 DNA，所以 Fsc 较红细胞和白细胞弱，Fl 较红细胞强，但较白细胞弱，出现在 Fl-Fsc 及 Fscw-Flw 散点图中。

（7）真菌和精子：出现在 Fl-Fsc 散点图中，精子细胞含有 DNA 和 RNA，有很高的 Fl，且其 Fsc 与红细胞和白细胞相似，故分布在红细胞与白细胞之间的区域。真菌的 Fscw 小于精子细胞 Fscw，在低浓度时，区分精子细胞与真菌有一定难度；而在高浓度时，部分真菌和红细胞分布区域有交叉，故对红细胞计数有影响。

4.红细胞信息 流式尿液有形成分分析仪可对尿中红细胞体积进行分析，根据红细胞直方图对红细胞体积大小和分布宽度进行判断。以红细胞体积 70% 百分位数（RBC-P70Fsc）作为红细胞体积指标、峰高 60% 处宽度作为红细胞大小分布宽度（RBC-Fsc-DW），从而将尿红细胞分为非均一性尿红细胞、均一性尿红细胞和混合性尿红细胞。

（1）非均一性尿红细胞：70% 红细胞前向散射光强度（RBC-P70Fsc）＜70ch，散点图中 RBC 集中分布点在纵坐标低于 70ch 位置，且红细胞前向散射光强度分布宽度（RBC-Fsc-DW）＞50ch。

（2）均一性尿红细胞：RBC-P70Fsc＞100ch，散点图中 RBC 集中分布点在纵坐标大于 100ch 位置，且 RBC-Fsc-DW≤50ch。

（3）混合性尿红细胞：70ch≤RBC-P70Fsc≤100ch，散点图中 RBC 集中分布点在纵坐标 70~100ch 位置，且 RBC-Fsc-DW≥50ch。

（三）方法学评价

1.流式尿液有形成分分析仪 流式尿液有形成分分析仪使用方法统一规范，自动化程度高，可报告参数多。这类仪器突出的优点是可以通过分析尿液红细胞形态和体积直方图变化判断血尿来源，与传统的显微镜法比较有明显的优势。但由于其基本原理仍是根据有形成分大小进行非形态分析，对形态异常的红细胞、白细胞，具有诊断意义的各类管型、肿瘤细胞，此时仪器"报警"提示不能准确辨认细胞类型和计数，与显微镜法相比仍存在明显不足（表 5-6）。

表 5-6　流式尿液有形成分分析仪的方法学评价

项目	评价
优点	①需离心，可自动进样；②标本用量少，速度快，一次检测可报告多个参数，且可定量；③依据直方图中红细胞体积信息确定血尿来源；④提供电导率信息辅助判断肾脏对尿液的浓缩、稀释功能；⑤方法和流程统一，易于标准化和进行质量控制
缺点	①假阳性率高，不能鉴别异常细胞；②对结晶和管型不能明确分类；③大量细菌、酵母菌可干扰计数，容易漏检影红细胞

2. 影像式尿液有形成分分析仪　影像式尿液有形成分分析仪能通过调节焦距实现最佳的视觉效果，将显微镜下所见有形成分实景显示在显示屏上。经人工审核确认结果后计算机自动进行有形成分计数，分析结果呈现良好的重复性。人工涂片复检率低，克服了人工涂片镜检中操作环节对技术水平的影响，同时大大降低了尿液检验的生物性污染。这类仪器与显微镜法比较有明显的优点，但也存在不足。

（1）优点为：①仪器定量准确，检出率高，重复性好。②直接提供拍摄的有形成分图像，并可对图像进行回顾性分析，大大减少了人工复检率。③当形态变化超过仪器的识别能力时，可在仪器屏幕上进行人工判别并可同时修改报告。

（2）不足为：①含杂质多的标本可导致图像模糊，难以准确辨认，假阳性率高。②有些结晶和真菌容易被误认为红细胞。③非鳞状上皮细胞、结晶、管型等仍要依靠显微镜检验进行确认。

由于尿液有形成分很多，识别难度较大，目前市面上无论何种原理和型号的尿液有形成分分析仪，对形态复杂或罕见的有形成分都是无法正确识别的，对许多细胞、管型、结晶的亚类也不能准确划分。因此，对于仪器不能识别或出现"报警"的标本，仍需建立已证明切实可行的标准进行筛选，其筛选假阴性率应符合临床诊断的基本要求，筛选假阳性率尽可能地减低，并且与标准的显微镜检验结果比对必须有较好的符合率。

（四）临床意义

1. 红细胞　尿液有形成分分析仪提供的红细胞相关参数，可帮助进行血尿相关疾病的诊断和鉴别诊断，如肾炎、膀胱炎、肾结核、肾结石等。通过动态观察这类患者尿红细胞数量变化，有助于评估患者的治疗效果和判断预后。此外，尿液有形成分分析仪提供的红细胞形态相关信息，对鉴别血尿的来源具有重要价值，其中非均一性尿红细胞可作为肾小球性血尿可靠的诊断依据。其影响因素：①结晶、真菌、细菌等增多时，其参数结果与红细胞参数相重叠，可误计为红细胞，其中以草酸钙结晶最常见。②如果标本放置时间过长，或血尿同时存在菌尿、pH≥7.0、尿渗透压≤700 mOsm/(kg·H$_2$O) 时，则均一性尿红细胞有可能向非均一性尿红细胞转变。

2. 白细胞与细菌　尿液有形成分白细胞数量可协助诊断和鉴别诊断尿路感染，如肾盂肾炎、膀胱炎、尿道炎、肾结核等。通过分析流式尿液有形成分分析仪的白细胞相关参数（WBC-MFSc）可了解白细胞的状态，存活的白细胞呈现出 Fsc 强和 Fl 弱的特点，而受损或死亡的白细胞则表现为 Fsc 弱和 Fl 强。尿路感染时，尿液中除了白细胞增多外，常同时存在大量细菌。某些类型的分析仪具有专门的细菌通道，可以高精度地检测到微小的细菌并计数，并且可以大致鉴别出以球菌为主还是以杆菌为主，通过联合检验白细胞和细菌对尿路感染的诊断有重要意义。其影响因素有真菌、滴虫、脂肪滴、大量上皮细胞等，这些因素均可使尿液白细胞计数不同程度地增高。

3. 上皮细胞　健康人尿液中可见少量鳞状上皮细胞，尿路感染时上皮细胞增多。尿液有形成分分析仪能给出上皮细胞的定量结果，并标记出是否含有小圆上皮细胞。仪器所标识的小圆上皮细胞是指大小与白细胞相似或略大、形态较圆的上皮细胞，并不能准确区分肾小管上皮细胞、中层移行上皮细胞和底层移行上皮细胞。因此，当上皮细胞数量明显增多时，需用显微镜检验进行准确分类。其影响因素有大量白细胞、滴虫等，这些因素与上皮细胞重叠，使得上皮细胞计数显著增高。

4. 管型　健康人尿液中可见极少量的透明管型，管型对肾脏实质性病变的诊断有重要价值。但由于管型的种类较多，且形态特点各不相同，仪器只能区分出透明管型和病理管型。因此，当仪器标示出现病理管型时，需进一步采用显微镜检验以进行准确分类。其影响因素：①黏液丝、棉毛、麻纤维类等管型异物可引起假阳性。②有些管型短而小，易被仪器漏检，产生假阴性。

5. 其他　流式尿液有形成分分析仪还能提示真菌（YLC）、结晶（X-TAL）和精子（SPERM）等。尿液电导率反映尿液中粒子带电电荷的多少，仅代表总粒子中带电荷的部分（即电解质），与尿渗透压既有关系又有差别。尿液电导率的分级信息可评价肾脏的浓缩稀释功能，是反映肾脏功能的重要指标。尿液电导率降低见于肾小球肾炎伴肾小管和肾间质病变，显著降低见于肾小管、肾间质结构和功能受损所致肾脏浓缩功能障碍者。如患者尿液电导率长期偏高，表明尿液中存在大量易形成结石的电解质，应警惕发生结石的可能。

（五）质量控制

1. 分析前

（1）认真检查仪器工作状态，设置参数，确保仪器处于稳定、合适的检测环境。

（2）在检测临床标本前，必须先做室内质控，确定各项检测参数在允许范围内，排除来自仪器、试剂、标本的错误。

（3）当仪器失控时，应及时查找失控原因并纠正。无技术条件的实验室应及时联系厂方，协助对仪器进行调整与质控参数的校准。

流式尿液有形成分分析仪可通过校准物、质控物对仪器进行有效的质量管理。仪器备有专用的校准物，可用于激光光路的调整和校正。质控物为一种特殊的乳胶微粒，可以提供 WBC、RBC、CAST、EC、BACT 参数的靶值和浮动范围，还可以提供包括前向散射光、荧光强度、电导率等多项系统参数的质控范围。流动拍摄型数字影像尿液有形成分分析仪可以通过三种配套的物质（焦点校准物、阴性和阳性质控品）对仪器进行质量管理，仪器具有焦点校准和质量控制功能。静止拍摄型数字影像尿液有形成分分析仪一般通过调整镜头对焦方式来达到系统校正的目的，同时可选择至少包括两个水平的质控品（如阴性和阳性质控品）做室内质控管理。

2. 分析中

（1）当计数、分类、电导率异常，仪器出现复查信号时，提示结果可信度低。

（2）当定性参数提示结晶、真菌、精子、小圆上皮细胞、病理管型存在时，常存在一些干扰物质，如黏液丝、草酸钙结晶等，其结果未必完全准确。

（3）通过人工复查，可验证检测结果的准确性，并发现可能干扰检测的因素。

3. 分析后

（1）注意报告的文字书写或计算机录入有无错误，确保检测报告的及时发放。

（2）实验室内结果分析：根据本实验室设定的复检规则，确定是否需要显微镜复检，同时注意分析尿液理学、化学、干化学、显微镜检验及仪器分析结果之间的关联性。

（3）结合临床资料做相关性分析：必须重视检验结果与临床资料的整合，注意临床诊断和检验结果的符合性，如有明显矛盾或与最近一次检测结果有较大差异，应及时复查，必要时应联系临床医师共同探讨可能的原因。

三、尿液检验复检

（一）尿液检验复检规则的建立

在一些与肾脏疾病有关的疾病检测与诊断过程中，通常需要为患者开展尿液分析，但是全自动尿液分析仪仍存在一定的局限性，对于检验过程中遇到异常的分析结果，还需要进一步建立尿液干化学联合尿液有形成分分析的显微镜复检规则，并对已建立的显微镜复检规则进行验证。

1. 建立符合实验室实际情况的复检规则　复检是对仪器检测结果有疑问时所采取的结果确认

手段。尿液有形成分复检是采用标准显微镜对尿液有形成分结果进行确认，以避免干扰引起的假性结果或不能识别成分的漏检，如红细胞、白细胞、病理管型分类、肾小管上皮细胞等。干化学复检是用各种确认方法对干化学结果进行确认以避免干扰引起的假性结果，如尿蛋白、潜血（或）红细胞、白细胞酯酶、尿糖、尿胆红素、尿胆素原等。值得注意的是，由于仪器型号与检测原理的不同，假阳性、假阴性结果可能存在差异，同一款仪器在不同实验室间也有可能存在明显的差异，这与标本选择、设计思路、参考区间、判别标准等诸多因素相关，各医院检验科应根据自己科室情况建立复检规则。要熟悉仪器的性能特点，包括各参数的检测原理，方法学优缺点，阴、阳性符合率，抗维生素 C 能力等，同时要满足实验室质量指标要求，即假阴性率≤5%。在实际工作中，建议所有医院在考虑标本量的情况下制定复检规则，各科室应根据自身条件选择合适的检测手段，平衡效率和质量的关系。标本量不足以满负荷时，可以对阳性标本全部进行标准化尿液有形成分镜检；标本量较大或者人员不足时，可探索并制定适合本科室特点的复检规则。

总之，复检规则的制定，可以减少显微镜形态学观察的例数，提高工作效率。复检规则不是统一的规则，其制定要根据不同实验室的实际情况。在保证尽量低的假阴性率的前提下，尽可能降低复检率。

2.复检规则

（1）掌握正确的复检流程：首先看尿液分析结果，主要关注异常结果，同时注重核对历史结果及其他检验项目结果，如生化、细菌培养、血细胞分析等感染指标，寻找临床诊断线索及医生的诊断思路。其次根据患者信息判断异常结果与疾病的关系。最后根据仪器的报警信息和检测结果判断符合的复检规则及解读规则条款。

（2）正确执行复检规则：为了判断尿液有形成分参数的阴性或阳性，需要设定 WBC、RBC、CAST 三个参数的 cut off 值，即 RBC＞3 个/HP、WBC＞5 个/HP、CAST＞1 个/LP，为阳性。由尿液有形成分（WBC、RBC、CAST）和干化学分析（LEU、BLD、PRO）的 6 个参数通过阳性或阴性进行排列组合，共生成 64 种组合。其中有 27 条无须镜检的规则（表 5-7）和 37 条需要镜检的规则（表 5-8）。

表 5-7 27 条无须镜检规则

序号	规则	序号	规则
1	WBC–RBC–CAST–LEU–BLD–PRO–	15	WBC+RBC–CAST–LEU+BLD–PRO+
2	WBC+RBC–CAST–LEU+BLD–PRO–	16	WBC+RBC–CAST–LEU+BLD+PRO–
3	WBC–RBC+CAST–LEU–BLD–PRO–	17	WBC–RBC+CAST+LEU–BLD–PRO–
4	WBC–RBC+CAST–LEU–BLD+PRO–	18	WBC–RBC+CAST–LEU+BLD+PRO–
5	WBC–RBC–CAST–LEU+BLD–PRO–	19	WBC–RBC+CAST+LEU–BLD+PRO+
6	WBC+RBC–CAST–LEU–BLD–PRO–	20	WBC+RBC+CAST+LEU+BLD–PRO+
7	WBC+RBC+CAST–LEU–BLD+PRO+	21	WBC–RBC–CAST–LEU–BLD– PRO+
8	WBC+RBC+CAST–LEU–BLD–PRO–	22	WBC+RBC+CAST–LEU+BLD–PRO+
9	WBC+RBC–CAST+LEU–BLD–PRO–	23	WBC+RBC–CAST–LEU–BLD–PRO–
10	WBC+RBC+CAST–LEU–BLD+PRO–	24	WBC+RBC+CAST+LEU–BLD+PRO–
11	WBC+RBC+CAST+LEU–BLD+PRO+	25	WBC+RBC+CAST+LEU–BLD+PRO+
12	WBC+RBC–CAST+LEU+BLD–PRO–	26	WBC+RBC+CAST–LEU+BLD+PRO–
13	WBC+RBC+CAST+LEU–BLD+PRO+	27	WBC–RBC+CAST+LEU–BLD+PRO–
14	WBC–RBC–CAST–LEU–BLD+PRO–		

表 5-8　37 条需要镜检的规则

序号	规则	序号	规则
1	WBC–RBC–CAST–LEU–BLD–PRO+	20	WBC+RBC–CAST–LEU+BLD+PRO+
2	WBC+RBC+CAST+LEU–BLD+PRO+	21	WBC+RBC+CAST+LEU–BLD+PRO+
3	WBC+RBC+CAST–LEU–BLD+PRO+	22	WBC–RBC–CAST–LEU–BLD+PRO+
4	WBC+RBC–CAST+LUE–BLD–PRO–	23	WBC–RBC–CAST+LEU–BLD–PRO+
5	WBC+RBC+CAST–LEU–BLD–PRO–	24	WBC–RBC–CAST–LEU–BLD–PRO+
6	WBC+RBC+CAST–LEU–BLD+PRO+	25	WBC+RBC+CAST+LEU–BLD–PRO–
7	WBC–RBC+CAST–LEU–BLD–PRO+	26	WBC–RBC–CAST–LEU–BLD+PRO+
8	WBC+RBC–CAST+LEU–BLD–PRO+	27	WBC+RBC–CAST–LEU–BLD+PRO+
9	WBC+RBC+CAST+LEU–BLD–PRO–	28	WBC–RBC+CAST+LEU–BLD–PRO–
10	WBC+RBC+CAST+LEU–BLD+PRO+	29	WBC–RBC+CAST–LEU+BLD+PRO+
11	WBC–RBC+CAST+LEU+BLD+PRO–	30	WBC+RBC+CAST+LEU–BLD+PRO–
12	WBC–RBC+CAST+LEU–BLD+PRO+	31	WBC+RBC+CAST+LEU–BLD+PRO–
13	WBC–RBC+CAST+LEU+BLD+PRO+	32	WBC+RBC+CAST–LEU–BLD+PRO+
14	WBC–RBC–CAST+LEU–BLD–PRO+	33	WBC+RBC–CAST+LEU+BLD+PRO–
15	WBC+RBC–CAST–LEU–BLD+PRO+	34	WBC+RBC+CAST+LEU–BLD+PRO+
16	WBC+RBC+CAST–LEU–BLD–PRO+	35	WBC–RBC+CAST+LEU–BLD+PRO+
17	WBC–RBC+CAST–LEU–BLD+PRO+	36	WBC–RBC–CAST+LEU–BLD+PRO+
18	WBC–RBC–CAST–LEU–BLD+PRO–	37	WBC–RBC–CAST+LEU+BLD–PRO+
19	WBC+RBC–CAST+LEU+BLD+PRO–		

3. 应重视尿液有形成分分析仪检测结果的复检及审核问题　尿液有形成分复杂且多变，规范的显微镜检验是尿液有形成分检测的金标准。使用影像式尿液有形成分分析仪检测的结果为阳性时，需要对仪器拍摄的实景图像进行人工审核并确认。使用流式尿液有形成分分析仪检测的结果为阳性时，必须用尿液有形成分检测的参考方法进行镜检。

当尿液有形成分检验结果为阳性时（如红细胞、白细胞、管型等超出各实验室设定的参考区间），原则上按以下规则处理。

（1）当尿液干化学分析结果潜血（或）红细胞、白细胞酯酶、尿蛋白均为阴性时，同时尿液有形成分分析仪检测尿红细胞、白细胞和管型的结果在参考区间内，可免除标本图像审核或显微镜检验。

（2）尿液有形成分分析仪检测尿红细胞、白细胞、管型等结果呈阳性，均需进行图像审核，不能提供图像审核的仪器，需显微镜镜检确认。

（3）当尿液干化学检验的潜血（或）红细胞、白细胞酯酶检测结果与尿液有形成分分析仪检验结果出现不符时，需进行图像审核，不能提供图像审核的仪器，需显微镜镜检确认。

（4）尿液干化学分析仪测得尿蛋白结果为阳性，需对尿液有形成分分析仪测得的结果进行实景图像审核，不能提供图像审核的仪器，需显微镜镜检确认。

（5）当尿液有形成分的图像审核依然不能满足鉴别要求时，应使用标准的尿液有形成分检验方法进行显微镜镜检，必要时采用染色法或特殊显微镜法进行鉴别。

（6）临床医师要求镜检的特殊尿标本（如免疫抑制剂使用者、肾病患者、泌尿系统疾病患者、孕妇、糖尿病患者等的标本），需进行本图像审核或显微镜镜检，必要时采用特殊鉴别方法确认。

将上述 6 条规则进行整理，如表 5-9 所示。

表 5-9 尿液有形成分临床检验共识

条款	内容含义	图像法处理	非图像法处理
1	干化学分析结果潜血（或）红细胞、白细胞酯酶、尿蛋白均为阴性；尿液有形成分分析仪检测红细胞、白细胞和管型结果在参考区间内	免除镜检，直接签发报告	免除镜检，直接签发报告
2	尿液有形成分分析仪检测红细胞、白细胞、管型等结果呈阳性	图像审核后，签发报告	显微镜复检，签发报告
3	干化学分析结果潜血（或）红细胞、白细胞酯酶与尿液有形成分分析仪检测结果不符	图像审核后，签发报告	显微镜复检，签发报告
4	干化学分析尿蛋白结果呈阳性	图像审核后，签发报告	显微镜复检，签发报告
5	尿液有形成分的图像审核依然不能满足鉴别要求时	标准尿液有形成分检验法镜检，必要时采用染色法或特殊显微镜法进行鉴别	显微镜镜检，必要时采用特殊鉴别方法确认
6	临床医师要求镜检的特殊尿标本（如免疫抑制剂使用者、肾病患者、泌尿系统疾病患者、孕妇、糖尿病患者等的标本）	显微镜镜检，必要时采用特殊鉴别方法确认	显微镜镜检，必要时采用特殊鉴别方法确认

（二）复检规则的验证方法及标准

在验证时，需选择一定数量的具有临床意义的标本，对验证标本同时进行仪器及人工显微镜检测，以人工镜检结果为标准验证规则的复检率、真阳性率、假阳性率、真阴性率及假阴性率，并对假阴性标本进行分析；验证结果假阴性率应≤5%，无重要病理信息的漏检及复检率不能过高。在验证过程中，根据验证结果对规则进行反复调整，使复检规则既能满足制定标准又能降低复检率，达到最优状态。

（三）尿液显微镜镜检的标准化

标准化的尿液有形成分检验方法为显微镜有形成分检验法，留取新鲜清洁中段尿液 10 ml，离心力为 $400 \times g$ 离心 5min，弃去上清液，留下离心管底部液体 0.2ml，充分混匀后吸取尿液约 20μl，滴在载玻片上，用 18 mm×18 mm 盖玻片覆盖后镜检（也可使用一次性标准化尿液有形成分检验板）。

二维码知识聚焦 5-1

先在低倍镜（10×10）下观察全片，再在高倍镜（10×40）下仔细观察，细胞检验 10 个高倍镜视野（HP），管型检验 20 个低倍镜视野（LP）并使用高倍镜鉴定，但计数在低倍镜下观察视野，记录结果。报告方式：×× 个细胞/HP，×× 个管型/LP。

知识拓展 5-1

为什么要统一尿液有形成分报告格式？

案例分析 5-1

尿常规检查主要由三部分组成：尿液化学检验、尿液有形成分检验和尿液有形成分手工镜检。尿液化学检验主要检测尿液中的重要化学成分及相关指标，包括：尿蛋白、葡萄糖、酮体、亚硝酸盐、尿胆素原、胆红素、潜血（或）红细胞、白细胞酯酶、pH 和维生素 C 等。尿液有形成分检验主要测定尿液中的红细胞、白细胞、上皮细胞、结晶、管型、霉菌等有形成分。两种检验的对象、原理和意义各不同，在某些项目上互为补充，如干化学白细胞酯酶和尿液有形成分白细胞、干化学潜血与尿液有形成分红细胞。尿液干化学分析仪和尿液有形成分分析仪具有检验快速、重复性好、准确性较高、适用于大批量标本筛检等特点，但检测时存在假阳性、假阴性，所以对于异常标本需进行尿液有形成分手工镜检。标准化的尿液有形成分镜检是尿液有形成分检验的"金标准"，可弥补理学、化学检验难以发现的异常变化，对减少漏诊、误诊有重要价值。因此通过建立尿常规检查复检规则进行筛查，对符合复检规则的标本进行手工镜检，结果应以显微镜检验为准。

该案例中，采用全自动尿液分析仪对尿液进行检测，结果提示尿红细胞增高、白细胞增高、尿蛋白升高、结晶升高、干化学尿潜血阳性，均触发了复检规则，对该样本进行镜检复查，红细胞呈阳性，可见大量尿酸结晶，考虑尿路结石可能，因此该报告可以在镜检复查后发出，并建议进一步行生化肾功能检验。

（吴文婧）

第二节　尿液理学检查

尿液理学检查一般包括尿量、气味、颜色、透明度、尿比重和尿渗量等项目，是尿常规检查中最基本的内容。尿液理学检查结果与尿液化学、形态学检查结果密切相关，甚至可能对后两者产生影响，因此在尿标本检测、分析过程中，同样需要关注尿液理学检查。

案例 5-2

张 **，男，65 岁。患者既往有慢性肾功能不全，长期卧床休养。近日出现发热、尿痛等症状，来院就诊。患者主诉小便时有疼痛感，且尿色变深，浑浊，偶见红色尿。查体：T 38.6℃，P 100 次/分，R 24 次/分，BP 135/80mmHg，精神萎靡，心肺正常，胸腹部无异常。主诊医师开具尿常规检查，检验结果如下。

*** 医院检验报告

姓名：**	患者 ID 号：***	申请单号：*********	标本状态：合格
性别：男	科别：** 科	申请医生：**	标本类型：尿液
年龄：65 岁	床号：**	临床诊断：*********	检验项目：尿液分析

项目名称	结果	提示	单位	参考区间/参考值
颜色	浅红色			
透明度	浑浊			
尿酸碱度（pH）	6.8			4.5～8.0
尿比重（SG）	1.025			1.003～1.030
尿胆素原（UBG）	阴性（−）			阴性或弱阳性
尿胆红素（BIL）	阴性（−）			阴性
尿酮体（KET）	阴性（−）			阴性
葡萄糖（GLU）	阴性（−）			阴性
尿亚硝酸盐（NIT）	阳性（+）			阴性
尿蛋白（PRO）	阴性（−）			阴性
潜血（或）红细胞（BLD）	2+			阴性
白细胞酯酶（LEU）	3+			阴性
白细胞计数（WBC）	846.50	↑	/μl	0.00～15.00
红细胞计数（RBC）	247.33	↑	/μl	0.00～15.00

续表

鳞状上皮细胞计数（SEC）	15.00		/μl	0.00～15.00
非鳞状上皮细胞计数（NEC）	5.00		/μl	0.00～5.00
细菌（BAC）	1350.00	↑	/μl	0.00～150.00
透明管型（HYA）	＜5.00		/μl	0.00～5.00
病理管型（PAT）	阴性（−）			阴性
结晶（CRY）	阴性（−）			阴性
酵母菌（YEA）	655.30	↑		阴性
黏液（MUC）	阴性（−）			阴性
备注：镜下见真菌孢子及菌丝。				

采集时间：*****	接收时间：*****	报告时间：*****
检验者：**	批准者：**	检验仪器/方法：*** 尿液分析工作站

问题导航 5-2

1. 尿标本的理学检查主要包括哪些内容？
2. 本案例中导致尿液理学检查结果异常的原因有哪些？

一、尿　量

尿量（urine volume）一般是指 24h 内排出体外的尿液总量，有时也指每小时排出的尿液量。尿量的变化主要取决于肾小球滤过和肾小管重吸收功能，同时还与外界因素如日饮水量、食物种类、周围环境（气温、湿度）、排汗量、年龄、精神因素、活动量及药物等有关。因此，即使是健康人，24h 尿量的变化也较大。

（一）检测方法及原理

使用量筒等刻度容器直接测量 24h 内排出体外的尿液总量。常用方法如下。

1. 累计法　分别测定 24h 内每次排出体外的尿液体积，最后记录尿液总量。
2. 直接法　将 24h 内每次排出的全部尿液收集于一个容器内，然后测定其总量。
3. 计时法　测定每小时排出的尿量或特定时间段内一次排出的尿量，换算成 24h 尿量。

（二）方法学评价

尿量检测的方法学评价见表 5-10。

表 5-10　尿量检测的方法学评价

方法	方法学评价
累计法	需多次测定，容易漏测，误差较大，影响结果的准确性
直接法	准确性较好，但需加入防腐剂，否则尿液易变质
计时法	常用于危重患者的尿量观察

（三）质量保证

必须使用合格的尿量测定容器，测定容器上的容积刻度应清晰（精确到毫升）。尿液采集必须准确、完全。测定 24h 尿量时，读数误差不得＞20ml。

（四）参考区间

成人：1～2 L/24h，约为 1ml/（h·kg 体重）；儿童：按每千克体重计算尿量，约为成人的 3～4 倍。

（五）临床意义

1. 多尿（polyuria）　成人 24h 尿量＞2.5L，儿童 24h 尿量＞3L 时称为多尿。

（1）生理性多尿：指肾脏功能正常，因生理性或外源性因素所导致的多尿。可见于饮水过多，食用水分含量高的食品过多，食用咖啡等具有利尿作用的食品，精神紧张或癔症，静脉输注液体过多，应用咖啡因、脱水剂、利尿剂等有利尿作用的药物。

（2）病理性多尿

1）肾脏疾病性多尿：肾小管受损使肾脏浓缩功能降低所致。其特点是昼夜尿量的比例失常，夜尿量增多，昼夜尿量之比＜2∶1。肾性疾病性多尿常见于慢性肾炎、慢性肾盂肾炎、肾功能不全、多囊肾、肾髓质纤维化或萎缩、急性肾衰竭多尿期、慢性肾衰竭早期等。

2）内分泌疾病性多尿：如出现尿崩症时，由于垂体分泌抗利尿激素严重不足或缺乏（中枢性尿崩症），或各种原因致肾小管、集合管对抗利尿激素的反应性降低（肾源性尿崩症），使肾小管、集合管重吸收水分的能力明显减低。此种尿比重很低，呈持续性低比重多尿，比重常＜1.010，尿量多＞4L/24h。多尿还见于甲状腺功能亢进、原发性醛固酮增多症等。

3）代谢性疾病性多尿：如糖尿病患者由于渗透性利尿作用而引起尿量增多，尿中葡萄糖、电解质等溶质增多，尿渗透压、尿比重增高。因此可与尿崩症区别。

2. 少尿（oliguria）　成人 24h 尿量＜0.4L 或每小时尿量持续＜17ml（儿童＜0.8ml/kg）时称为少尿。生理性少尿见于机体缺水或出汗过多时，在尚未出现脱水临床症状和体征之前可首先出现尿量减少。病理性少尿根据病因可分为肾前性少尿、肾性少尿和肾后性少尿三种（表 5-11）。

表 5-11　病理性少尿的原因与发生机制

分类	原因	可能机制
肾前性少尿	严重腹泻、呕吐、大面积烧伤	血液浓缩
	大失血、休克、心功能不全等，肾血管栓塞、肾动脉狭窄、肿瘤压迫	肾血流量减少，肾缺血
	重症肝病、低蛋白血症	有效血容量减低
	严重创伤、感染等应激状态时，交感神经兴奋、肾上腺皮质激素和抗利尿激素分泌增加	肾小管重吸收增强
肾性少尿	①急性肾小球肾炎、急性肾盂肾炎、急性间质性肾炎、慢性肾炎急性发作等，尿渗透压＞600mOsm/（kg·H₂O），尿比重＞1.018	肾小球滤过率减低
	②高血压和糖尿病性肾血管硬化、慢性肾小球肾炎、多囊肾等导致的肾衰竭尿渗透压 300～500mOsm/（kg·H₂O），尿比重＜1.015	
	③肌肉损伤（肌红蛋白尿）、溶血（血红蛋白尿）及肾移植术后急性排异反应等	
肾后性少尿	肾或输尿管结石、损伤、肿瘤、药物结晶（如磺胺类药）和尿路先天畸形、膀胱功能障碍、前列腺肥大、前列腺癌等疾病	尿路梗阻

3. 无尿（anuria）　成人 24h 尿量＜0.1L 或 12h 内完全无尿排出，儿童 24h 尿量＜50ml 称为无尿，若进一步发展至排不出尿液称为尿闭。其发生原因与少尿相同。汞、四氯化碳、二乙烯乙二醇等肾毒性物质所致的急性肾小管坏死常可突然引起少尿和尿闭。

二、尿气味

（一）检测方法及原理

通过嗅觉进行检查。

（二）参考值

新鲜尿液有微弱的芳香气味，放置后有氨臭味。

（三）临床意义

健康人新鲜尿液的气味由肾脏不断产生的酯类和尿内含有的挥发性酸共同组成，受食物或药物影响明显。如过多进食芦笋会有硫黄燃烧的气味，进食葱、蒜、韭菜、饮酒过多或服用二巯丙醇、维生素 B_6 等可出现异常气味。尿液久置后因尿素分解可产生氨臭味。新鲜尿液出现的异常气味及原因见表 5-12。

表 5-12　新鲜尿液出现的异常气味及原因

异常气味	原因
氨臭味	慢性膀胱炎、慢性尿潴留
腐臭味	尿路感染、晚期膀胱癌
烂苹果样气味	糖尿病酮症酸中毒
大蒜味	有机磷农药中毒
鼠尿味	苯丙酮尿症
枫糖浆甜味	枫糖尿症

三、尿颜色和透明度

正常新鲜尿液多呈淡黄色。尿液颜色可随机体生理和病理的代谢情况而变化。影响尿液颜色的主要物质为尿色素（urochrome）、尿胆素原（urobilinogen，URO）、尿胆素（urobilin，URB）和尿卟啉（uroporphyrin）等。此外尿液的颜色还受尿量、酸碱度、摄入食物或药物的影响。

正常新鲜尿液清晰透明，放置后可出现少量由上皮细胞、黏蛋白或某些盐类结晶形成的絮状沉淀，尤以女性尿液多见。尿液透明度一般以浑浊度（turbidity）表示，分为清晰透明、轻度浑浊（雾状）、浑浊（云雾状）和明显浑浊 4 个等级。

（一）检测方法及原理

通过肉眼或仪器判断尿液颜色和透明度。尿液浑浊程度取决于其含有混悬物质的种类和数量。

（二）方法学评价

尿液颜色和尿液透明度受尿液分析仪设计标准或观察者的主观因素影响，对尿液外观的表述很难统一，临床应用中仅作参考。

（三）质量保证

1. 标本必须新鲜　尿液放置时间过长，可因盐类结晶析出、尿素分解为氨、尿胆素原转变为尿胆素、细菌繁殖等多种原因而使尿色加深、尿液浑浊度增高。

2. 防止污染　盛放标本的容器应无色、透明、洁净、无化学物质污染。采集尿标本前 3 天应禁止服用碘化物、溴化物等药物，避免产生假阳性。

3. 统一判断标准　统一手工操作者对尿液颜色和透明度判断的认知能力。使用尿液分析仪、化学试带的判断标准要统一。

（四）参考值

淡黄色、清晰透明。

（五）临床意义

尿液颜色、透明度可随机体生理、病理性因素影响而变化。

1. 生理性变化

（1）尿色与尿量多少有关：尿量多则尿色浅淡；尿量少则尿色偏深。

（2）尿色与食物种类有关：如大量食用胡萝卜、木瓜等可使尿液呈深黄色，大量食用芦荟可使尿液呈红色。

（3）经血污染可使女性尿液呈浅红色或红色。

（4）药物对尿液颜色的影响见表 5-13。

表 5-13 药物对尿液颜色的影响

颜色变化	影响药物
苍白色	乙醇
粉红色（碱性）	苯酚红
黄色、深黄色	核黄素、呋喃唑酮、小檗碱、牛黄、米帕林、吖啶黄
橙色、橙黄色	番泻叶、苯茚二酮等
红色、红褐色	酚磺酞、番泻叶、芦荟、氨基比林、磺胺类药等
红色、紫色	氯唑沙宗、去铁胺、酚酞
暗红色（碱性）黄褐色（酸性）	大黄蒽醌
棕色	山梨醇铁、苯酚、利福平
绿棕色	氨基甲酸酯
绿色	吲哚美辛、阿米替林
蓝色	靛青红、亚甲蓝
暗褐色、黑色	左旋多巴、激肽、甲硝唑、氯喹等
棕黑色	非那西丁、奎宁

2. 病理性变化

（1）红色

1）血尿：尿液中含有一定量红细胞时称为血尿（hematuria）。由于尿中含血量的不同，可呈淡红色、血红色、洗肉水样；每升尿液中含血量超过 1ml，尿液外观就会呈淡红色或红色，称为肉眼血尿（gross hematuria）；若尿液外观变化不明显，而离心尿沉渣镜检时每高倍镜视野平均≥3 个红细胞，称为镜下血尿（microscopic hematuria）。血尿的确诊须通过尿沉渣镜检、尿沉渣自动分析仪检查证实。

在排除女性月经血污染后，引起血尿的原因见于：①泌尿系统疾病，如膀胱炎、肾盂肾炎、急性肾小球肾炎、肾结核、肾结石或尿道结石、肾肿瘤等。②生殖系统疾病，如前列腺炎、输卵管炎、宫颈癌、子宫肌瘤等。③出血性疾病，如血友病、血小板减少性紫癜等全身出血性疾病。④药物的影响，如服用抗结核药利福霉素类可使尿液呈砖红色，应注意与肉眼血尿区别。⑤其他，如感染性疾病、结缔组织病、心血管疾病、内分泌代谢疾病等。健康人剧烈运动偶可致一过性血尿。

为初步确定血尿的来源，可采用尿三杯试验，即一次排尿过程中分别收集初段尿（第一杯）、中段尿（第二杯）和末段尿（第三杯）进行检查。仅初段血尿（即第一杯有血液）提示尿道病变，仅末段血尿（即第三杯有血液）可能为膀胱颈、膀胱三角区、精囊或后尿道出血，全程血尿（三杯尿液均有血液）提示为肾脏、输尿管或膀胱颈上部位病变。

2）血红蛋白尿：尿液呈暗红色、棕红色甚至酱油色。血管内溶血时，破碎的红细胞释放出血红蛋白，超过珠蛋白的结合能力时，导致血浆游离血红蛋白增多，又因血红蛋白分子量较小，可通过肾小球滤入原尿，超过肾小管的重吸收阈值而形成血红蛋白尿（hemoglobinuria）。常见于葡萄糖-6-磷酸脱氢酶缺乏症、阵发性睡眠性血红蛋白尿症、阵发性冷性血红蛋白尿症、行军性血红蛋白尿症、血型不合的输血反应和免疫性溶血性贫血等。

3）肌红蛋白尿：尿液呈粉红色或暗红色。因肌细胞发生损伤、破裂，肌红蛋白释出，其分子质量约为 17 000Da，极易从肾小球滤过而致肌红蛋白尿（myoglobinuria）。常见于肌肉组织发生广泛损伤、变性，如急性心肌梗死、大面积烧伤、创伤等。正常人剧烈运动后可偶见。

血红蛋白尿、肌红蛋白尿均可使尿液潜血试验呈阳性。如需进一步鉴别，可根据肌红蛋白溶于 80% 硫酸铵溶液而血红蛋白不溶的特性，在尿中加入 80% 硫酸铵，过滤后再进行尿液潜血试验，仍为阳性的是肌红蛋白尿，此即肌红蛋白定性试验。

4）卟啉尿（porphyrinuria）：尿液呈红葡萄酒色，常见于先天性卟啉代谢异常。

此外，药物、食物等亦可使尿液外观呈现红色，称为假性血尿。不同原因所致红色尿液的鉴别见表 5-14。

表 5-14　各种红色尿液的鉴别

鉴别项目	血尿	血红蛋白尿	肌红蛋白尿	假性血尿
原因	泌尿生殖系统出血	血管内溶血	肌肉组织损伤	卟啉代谢异常、药物、食物
颜色	淡红色云雾状、洗肉水样或混有血凝块	暗红色、棕红色甚至酱油色	粉红色或暗红色	红葡萄酒色、红色
显微镜检查	大量红细胞	无红细胞	无红细胞	无红细胞
离心上清液	清或微红	红色	红色	红色
上清液潜血试验	弱阳性或阴性	阳性	阳性	阴性
尿蛋白定性试验	弱阳性或阴性	阳性	阳性	阴性
肌红蛋白定性试验	阴性	阴性	阳性	阴性

（2）深黄色：最常见于胆红素尿（bilirubinuria），为含有大量结合胆红素的尿液。该尿液较黏稠，有"挂盆"现象，振荡后泡沫亦呈黄色。此点可与药物性深黄色尿液相鉴别。药物性深黄色尿液振荡后泡沫呈乳白色，胆红素定性试验呈阴性。胆红素尿常见于阻塞性黄疸和肝细胞性黄疸。久置后，尿中胆红素被氧化为胆绿素，使尿液呈棕绿色。

（3）白色

1）乳糜尿和脂肪尿：由于泌尿系统淋巴管破裂或深部淋巴管阻塞致使淋巴液进入尿液中，尿液呈乳白色浑浊，称为乳糜尿（chyluria）。由于淋巴液含量不同，尿液外观可呈乳白色、乳状浑浊或有凝块，且有光泽感。乳糜尿的主要成分是脂肪微粒、磷脂酰胆碱、胆固醇、三酰甘油、少量纤维蛋白原和清蛋白等。尿中出现脂肪小滴则称为脂肪尿（lipiduria），是因脂肪细胞受损导致脂肪小滴出现于血和尿中。由于乳糜微粒和脂肪小滴溶于有机溶剂，若用乙醚等有机溶剂进行抽提，则尿液变澄清，可用于与其他浑浊尿鉴别。

乳糜尿常见于丝虫病，也可见于腹腔淋巴管结核、肿瘤压迫胸导管和腹腔淋巴管、肾病综合征、肾小管变性、胸腹部创伤或某些原因引起肾周围淋巴循环受阻等。脂肪尿见于脂肪组织挤压损伤、骨折、肾病综合征、肾小管变性坏死等。

2）脓尿和菌尿：脓尿（pyuria）外观呈黄白色或白色浑浊，由尿中含有的大量白细胞、炎性渗出物及病原菌所致。脓尿中的白细胞和炎性渗出物，静置后可下沉，形成白色云雾状沉淀。菌尿（bacteriuria）含有大量细菌，呈云雾状浑浊，静置后不下沉。脓尿和菌尿加热或加酸，其浑浊均不消失。常见于肾盂肾炎、膀胱炎、尿道炎等尿路感染性疾病。感染性前列腺炎、精囊炎亦可见。

尿路感染引起的炎症亦可通过尿三杯试验初步了解炎症部位，协助临床医师鉴别诊断（表 5-15）。

表5-15　尿三杯试验结果对泌尿系统炎症部位的初步判断

第一杯	第二杯	第三杯	炎症部位
有弥散脓液	清晰	清晰	急性尿道炎，且多在前尿道
有脓丝	清晰	清晰	亚急性或慢性尿道炎
有弥散脓液	有弥散脓液	有弥散脓液	尿道以上部位的尿路感染
清晰	清晰	有弥散脓液	前列腺炎、精囊炎
有脓丝	清晰	有弥散脓液	尿道炎、前列腺炎、精囊炎

3）结晶尿（crystalluria）：外观呈黄白色、灰白色或淡粉红色浑浊状。主要由尿液含有的高浓度的盐类结晶所致，常见的有磷酸盐结晶尿、碳酸盐结晶尿、尿酸盐结晶尿、草酸盐结晶尿。碱性尿液内可有大量磷酸盐和碳酸盐，形成白色沉淀，加酸后溶解。碳酸盐结晶遇酸溶解时，可产生气泡。酸性尿液可含有大量尿酸盐，尿液自然冷却后析出淡红色沉淀，加热或加碱后浑浊消失。草酸盐结晶尿加15%盐酸后浑浊消失。如果患者长期排出盐类结晶尿，易导致感染或结石形成。浑浊尿液的鉴别及临床意义见表5-16。

表5-16　浑浊尿液的鉴别及临床意义

浑浊状态	原因	检验特点	临床意义
灰白色云雾状	磷酸盐结晶	加乙酸溶解	可能有尿结石
	碳酸盐结晶	加乙酸溶解并产生气泡	可能有尿结石
	尿酸盐结晶	加热至60℃，加碱后溶解	可能有尿结石
	草酸盐结晶	加15%盐酸后浑浊消失	可能有尿结石
红色云雾状	红细胞	加乙酸溶解并变棕红色	血尿
黄色云雾状	白细胞、脓细胞、细菌、黏液	加乙酸不溶解	尿路感染
膜状	蛋白质、血细胞、上皮细胞	有膜状物出现	肾病综合征、出血热
白色絮状	脓液、坏死组织、黏液丝	放置后有沉淀物	细菌感染
乳状浑浊	乳糜尿、脂肪尿	乳糜试验阳性	丝虫病、淋巴管破裂、肾病

（4）黑褐色：见于重症血尿、变性血红蛋白尿，也可见于酪氨酸病、酚中毒、尿黑酸尿症或黑色素瘤等。

（5）蓝色：主要见于蓝尿布综合征（blue diaper syndrome），常由尿中过多的尿蓝母（indican）衍生物靛蓝（indigot）所致，也可见于尿蓝母、靛蓝生成过多的某些胃肠疾病。

（6）淡绿色：见于铜绿假单胞菌感染、尿中胆绿素增多等。

（7）近于无色：常见于尿崩症、糖尿病等尿量增多性疾病。

四、尿 比 重

尿比重（urine specific gravity，SG）又称尿密度，是指在4℃时尿液与同体积纯水的质量之比。因尿液中含有3%～5%的固体物质，故尿比重常大于1。尿比重是尿液中所含溶质浓度的指标，可粗略反映肾小管的浓缩和稀释功能。尿比重与尿中可溶性物质数目、质量成正比，而与尿量成反比，同时与年龄、饮食、饮水量、出汗量和气温等有关。病理情况下还受尿蛋白、尿糖、细胞、管型等成分影响。

（一）检测方法及原理

尿比重的测定方法有干化学试带法、折射仪法、尿比重计法、称量法和超声波法等。尿比重的检测方法及原理见表5-17。

表 5-17　尿比重的检测方法和原理

检测方法	检测原理
折射仪法	利用光线折射率与溶液中总固体量相关性进行测定。有手提式折射仪法和坐式折射仪法
超声波法	利用声波在不同特性物质中传播速度与密度相关的性质,通过测定声波的偏移而计算比重
称量法	在同一温度下,分别称取同体积尿液和纯水的质量,进行比较后求得尿比重
干化学试带法	又称干化学法。试带模块中含有多聚电解质、酸碱指示剂及缓冲物。尿液离子浓度与经过处理的多聚电解质的 pK_a 改变相关,根据颜色变化先换算成尿液电解质浓度,再换算成尿比重
尿比重计法	尿比重的直接测定方法。采用特制的尿比重计测定4℃时尿液与同体积纯水的质量(密度)之比

(二)方法学评价

尿比重测定易受非离子成分如糖、尿蛋白、造影剂等干扰,可靠性不如尿渗透压测定。虽然尿比重各种检测方法的原理不同,检验结果之间缺乏可比性,但由于测定方法相对简便,目前仍作为尿液一般检查内容。近年来尿比重有被尿渗透压取代的趋势。尿比重测定的方法学评价见表 5-18。

表 5-18　尿比重测定的方法学评价

检测方法	方法学评价
折射仪法	易于标准化、标本用量少(1滴尿液)、可重复测定。CLSI和中国临床检验标准委员会(CCCLS)推荐的参考方法
超声波法	易于自动化、标准化,适用于浑浊的尿标本,与折射仪法有良好的相关性,但需特殊仪器
称量法	准确性较高,曾作为参考方法。但操作烦琐,易受温度变化的影响,不适用于常规测定
干化学试带法	操作简便、快速。不受高浓度葡萄糖、尿素或放射造影剂的影响,但受强酸、强碱及尿蛋白的影响较大。灵敏度低、精密度差、检测范围窄。适用于正常人群的筛检试验
尿比重计法	操作简便,但标本用量大,易受温度、尿糖、尿蛋白、尿素或放射造影剂等尿内容物影响,准确性低。CLSI建议不再使用此法

(三)质量保证

1. 折射仪法　温度和入射光波长会影响折射率,操作时需注意仪器的温度补偿调校;要用去离子水(SG = 1.000)和已知浓度的标准溶液校准仪器,如可用 10g/L、40g/L、100g/L 蔗糖溶液校正折射仪,其折射率分别为 1.3344、1.3388 和 1.3479。

2. 超声波法　严格遵循仪器使用说明,并严格按操作规程进行操作。

3. 称量法　称量器具须符合国家计量标准,严格控制测定时的温度。

4. 干化学试带法　使用与仪器匹配、合格且在有效期内的试带;每天用标准色带进行校正;当尿比重过高或过低时,此法不灵敏,应以折射仪法作为参考;如果尿液 pH > 7.0,测定值应增高 0.005;用于评价肾脏浓缩和稀释功能时,应连续多次测定。

5. 尿比重计法　①新购尿比重计须经过校正后方可使用,可使用纯水在规定温度下观察其准确性。在 15.5℃时,蒸馏水的比重为 1.000,8.5g/L 氯化钠溶液的比重为 1.006,50g/L 氯化钠溶液的比重为 1.035。②尿量要充足,保证比重计悬浮于液面中央而不贴壁。③尿比重计读数要准确。④检测时尿液面应无泡沫。⑤校正测定时的温度,蛋白尿、糖尿标本测定结果应校正。

(四)参考区间

晨尿或通常饮食条件下为 1.015～1.025,成人随机尿为 1.003～1.030、晨尿 > 1.020;新生儿为 1.002～1.004。

(五)临床意义

尿比重测定可粗略反映肾脏的浓缩与稀释功能。由于尿比重测定的影响因素较多,用于评价肾功能时，在 24h 内多次测定结果较一次测定结果更有参考价值。

1. 高渗尿 尿量减少尿比重增高：见于急性肾炎、肝脏疾病、心力衰竭、休克、高热、脱水或大量排汗等。尿量增多尿比重增高：常见于糖尿病和使用放射造影剂等。

2. 低渗尿 指尿比重持续＜1.015。若尿比重固定在 1.010 ± 0.003（与肾小球滤过液比重接近），称为等渗尿（isosthenuria），提示肾脏浓缩和稀释功能受到严重损害。低渗尿见于急性肾衰竭多尿期、慢性肾衰竭、肾小管间质性疾病和急性肾小管坏死等。尿崩症常出现严重低渗尿（＜1.003）。尿比重测定有助于多尿的糖尿病（高渗尿）和多尿的尿崩症的鉴别。

3. 药物影响 可致尿比重增高的药物有右旋糖酐、造影剂、蔗糖等。可致尿比重减低的药物有氨基糖苷类、锂、甲氧氟烷等。

4. 尿比重监测在补液中的意义 尿比重测定对临床上补液和休克的扩容治疗有良好的指导作用。例如，休克抢救时在扩容治疗中，如果尿比重逐渐从高值不断降低、血压恢复，说明扩容有效；如果尿比重仍大于 1.025，说明液体补充不足，需要继续扩容治疗；如果尿比重持续在 1.010 左右，提示有急性肾衰竭，应限制液体入量。

五、尿渗量

尿渗量（osmolality，Osm）又称尿渗透量，是指尿液中具有渗透活性的全部溶质颗粒（分子或离子等）的总数量。尿渗量反映了肾脏对溶质和水的相对排泄速度，与标本中颗粒的大小及所带电荷无关，大分子物质如蛋白质、葡萄糖等对其影响较小。尿渗量确切地反映了肾脏的浓缩和稀释功能，是评价肾脏浓缩功能的较好指标。尿渗量以 mOsm/(kg·H₂O) 表示，常与血浆渗量共同使用。

（一）检测方法及原理

任何物质溶于溶剂后与原来的纯溶剂相比，均有冰点下降、沸点上升、蒸气压减低以及渗透压增高等改变，其改变的过程取决于溶质微粒的数量。根据拉乌尔冰点下降原理，任何溶液，如果单位体积中所溶解的颗粒（分子和离子）的总数目相同，引起溶液冰点下降的数值也相同。因此，冰点下降法常用于溶液渗量的测定。1 渗量的溶质可使 1kg 水的冰点下降 1.858℃，冰点下降的程度与溶质渗量呈比例。渗量（Osm/(kg·H₂O)）= 测得溶液冰点下降度（℃）/1.858。实际应用时渗量的单位太大，故常用毫渗量表示。1 渗量 =1000 毫渗量。

（二）方法学评价

尿比重和尿渗量均能反映尿中溶质的含量。尿比重测定比尿渗量测定操作简便、成本低，但尿比重测定易受溶质性质的影响。尿渗量不受标本中大分子物质的影响，只与溶质微粒的数量有关，在评价肾脏浓缩和稀释功能上，优于尿比重。冰点下降法广泛用于临床及科研，专用的冰点渗透压计测定精确度高，不受标本温度影响。

（三）质量保证

包括仪器的标准化、操作条件的控制和标本的正确处理。①容器应清洁、干燥、带盖、不加防腐剂。②仪器要进行标准化，严格按说明书操作。③标本检测前应离心去除其中的不溶性颗粒，但须注意不能丢失盐类结晶。④若不能立即测定标本，应将其保存于 2～8℃环境中，测定前置于温水浴中使盐类结晶溶解。

（四）参考区间

尿渗量一般为 600～1000 mOsm/(kg·H₂O)（相当于尿比重为 1.015～1.025），最大范围为 40～1400 mOsm/(kg·H₂O)。尿渗量/血浆渗量为（3.0～4.7）:1.0。

（五）临床意义

1. 判断肾脏浓缩和稀释功能 禁饮状态下尿渗量在 300mOsm/(kg·H₂O) 左右时，即与正常血浆渗量相等，称为等渗尿；高于血浆渗量，表示尿液已经被浓缩，称为高渗尿；低于血浆渗量，表示尿液已被稀释，称为低渗尿。健康人禁水 12h 后，尿渗量＞800 mOsm/(kg·H₂O)，尿渗量与血浆渗量之比＞3。若低于此值，说明肾脏浓缩功能不全。等渗尿或低渗尿见于慢性肾炎、慢性肾盂肾炎、多囊肾、阻塞性肾病等。

2. 鉴别肾性少尿和肾前性少尿　肾性少尿时肾小管浓缩功能受损，尿渗量降低，常＜350 mOsm/(kg·H₂O)；肾前性少尿时肾小管浓缩功能无明显降低，尿渗量较高，常＞450 mOsm/(kg·H₂O)。

尿比重和尿渗量均能反映肾脏浓缩和稀释功能，二者的比较见表 5-19。

表 5-19　尿比重和尿渗量测定的比较

比较项目	尿比重	尿渗量
影响物质	晶体性溶质，胶体性溶质，各种有机物如葡萄糖、尿素、脂类、有机碘造影剂等。蛋白质每增加 10g/L，尿比重应减少 0.003；葡萄糖每增加 10 g/L，尿比重应减少 0.004；碘造影剂可使尿比重高达 1.060	主要为晶体性溶质，溶质微粒总数，特别是离子化的溶质微粒总数，不能离子化的物质及大分子物质影响小
测定仪器	比重计、折射仪、干化学试带等	冰点渗透压计
方法学评价	操作简便、快速，成本低；实验影响因素多	操作繁杂、成本高；精确度高，不受尿液温度的影响
报告方式	比重单位 1.0××	尿渗量，以 mOsm/(kg·H₂O) 表示
参考区间	晨尿或通常饮食条件下 1.015～1.025	600～1000mOsm/(kg·H₂O)
肾调节范围	1.003～1.030	40～1400mOsm/(kg·H₂O)
临床应用	肾脏浓缩和稀释功能初筛试验	评价肾脏浓缩和稀释功能的较好指标

二维码知识聚焦 5-2

知识拓展 5-2

1. 对案例中尿标本进行镜检分析，镜下见大量的红细胞、白细胞占据视野，有什么方法能较好地区分细胞与真菌孢子？

2. 当尿液化学分析与有形成分分析结果矛盾时，应如何处理和分析结果？

案例 5-2 分析

检验报告的分析应结合患者的临床诊断和病情因素。尿液是机体的重要代谢产物，通过理学检查明确尿液的基本性状（颜色、透明度），结合化学检查及有形成分分析进行综合评定，得到对临床有帮助的检验结果。首先，正常人的尿液一般为澄清透明的淡黄色液体，该患者尿液呈浅红色、浑浊状态，初步可以判定尿液中可能存在红细胞或微生物等，需镜检确认。其次，查看尿液的化学分析结果，潜血（或）红细胞为 2+，白细胞酯酶为 3+，亚硝酸盐为阳性，结合患者的发热症状，可考虑有感染可能。最后对有形成分结果的确认，当仪器报告尿液中出现细胞、管型、结晶、细菌或真菌时，应进行镜检确认。案例中患者尿红细胞计数为 247.33/μl，尿白细胞计数为 846.50/μl，细菌及酵母菌均为阳性，结果提示有尿路感染的可能。镜检发现，尿中出现中等量的红细胞和大量白细胞，可见活动的杆菌和部分真菌孢子及菌丝。以上结果再次印证了患者存在细菌合并真菌的尿路感染，建议进一步进行尿培养鉴定，明确病原菌的类型和药敏结果，选择正确的抗菌药进行治疗。

（彭　亮）

第三节　尿液化学检验

尿液化学检验主要包括酸碱度、蛋白质、葡萄糖、酮体、胆红素、尿胆素原、尿胆素、血红蛋白、亚硝酸盐、白细胞酯酶、维生素 C 等检测项目，对泌尿系统疾病、肝胆疾病、糖尿病等疾病的辅助诊断与疗效观察，以及健康状态的评估有重要意义。全自动干化学分析仪广泛应用于临床实验室，采用干化学分析技术，与尿中相应物质发生化学反应而显色，从而检测尿液中相关成分。

案例 5-3

患者，男性，20岁，因多尿、口渴、多饮半月，恶心、呕吐4天，昏迷2h入院。患者半月前无诱因出现口渴，多尿多饮，4天前口渴加剧，尿多并伴有恶心、呕吐，2h前患者出现呼之不应，病程中患者疲乏无力。尿常规检查结果如下。

*** 医院检验报告

姓名：***	患者 ID 号：***	申请单号：*********		标本状态：合格
性别：男	科别：** 科	申请医生：***		标本类型：尿液
年龄：20 岁	床号：**	临床诊断：*********		检验项目：尿常规检查

项目名称	结果	提示	单位	参考区间/参考值
颜色	黄色			
透明度	微浊			
尿酸碱度（尿 pH）	4.8			4.5~8.0
尿比重（SG）	1.020			1.003~1.030
尿胆素原（UBG）	阴性（-）			阴性或弱阳性
尿胆红素（BIL）	阴性（-）			阴性
尿酮体（KET）	2+			阴性
葡萄糖（GLU）	3+			阴性
尿亚硝酸盐（NIT）	阴性（-）			阴性
尿蛋白（PRO）	阴性（-）			阴性
潜血（或）红细胞（BLD）	阴性（-）			阴性
白细胞酯酶（LEU）	阴性（-）			阴性
白细胞计数（WBC）	8.80		/μl	0.00~15.00
红细胞计数（RBC）	4.28		/μl	0.00~15.00
鳞状上皮细胞计数（SEC）	3.10		/μl	0.00~15.00
非鳞状上皮细胞计数（NEC）	1.50		/μl	0.00~5.00
细菌（BAC）	150.00		/μl	0.00~150.00
透明管型（HYA）	<5		/μl	0~5
病理管型（PAT）	阴性（-）			阴性
结晶（CRY）	阴性（-）			阴性
酵母菌（YEA）	阴性（-）			阴性
黏液（MUC）	阴性（-）			阴性
备注：				

采集时间：*****	接收时间：*****	报告时间：*****
检验者：**	批准者：**	检验仪器/方法：*** 尿液分析工作站

问题：

1. 上述的尿液检验报告如何审核？

2. 如何解读该患者的尿液检验报告及患者进一步该做哪些检验？

问题导航 5-3

1. 简述目前临床实验室常用的干化学试带法的发展变化？
2. 简述干化学尿液分析仪的优缺点？
3. 如何做好尿液化学检验的分析前质量控制？

一、尿液酸碱度

尿液酸碱度主要取决于尿中的酸性磷酸盐和碱性磷酸盐的相对含量，受生理活动、食物、药物、运动、疾病影响较大。尿液酸碱度简称为尿液酸度，分为可滴定酸度（titratable acidity）和真酸度（genuine acidity），前者可用酸碱滴定法进行测定，相当于尿液酸度总量，后者是指尿液中所有能解离的氢离子浓度，通常用氢离子浓度的负对数来表示。

（一）检测方法及原理

1. 干化学试带法　含有双指示剂的模块中含溴麝香草酚蓝和甲基红两种试剂，变色范围为橙红色（pH 4.5）—黄绿色（pH 7.0）—蓝色（pH 9.0），检测结果通常由仪器判读，也可用肉眼进行观察，与标准色板比较来判断。

2. pH 试纸法　pH 广泛试纸是浸渍有多种指示剂混合液的试纸条，色泽范围为棕红色至深黑色，与标准色板比较，肉眼可判断尿液 pH 近似值。

3. 指示剂法　采用酸碱指示剂原理进行测定。常用 0.4g/L 溴麝香草酚蓝溶液，当指示剂滴于尿液后，显示黄色为酸性尿，蓝色为碱性尿，绿色为中性尿。

4. 滴定法（titration）　利用酸碱中和反应原理进行测定。采用 0.1mol/L NaOH 溶液将尿液滴定至 pH 7.4 时，由 NaOH 消耗量求得尿液可滴定酸度。

5. pH 计法　又称电极法，银-氯化银指示电极通过盐桥与对 pH 灵敏的玻璃膜和参比电极（甘汞电极，$Hg\text{-}Hg_2Cl_2$）相连。当指示电极浸入尿液后，H^+ 通过玻璃膜时，指示电极与参比电极之间产生电位差，经电压计测得后转为 pH 读数。

（二）方法学评价

1. 干化学试带法　配套应用于尿液分析仪，是应用最广泛的筛检方法，适用于临床实验室尿液 pH 的检验。

2. pH 试纸法　操作简便，采用 pH 精密试纸能提高检测的灵敏度，但试纸易吸潮而失效。

3. 指示剂法　溴麝香草酚蓝溶液变色范围为 pH 6.0～7.6，当尿液 pH 偏离此范围时，检测结果不准确；黄疸尿、血尿可影响结果判读。

4. 滴定法　可测定尿液酸度总量。临床上用于尿液酸度动态监测，但操作复杂。

5. pH 计法　结果精确可靠，需特殊仪器，操作烦琐。可用于肾小管性酸中毒定位诊断、分型、鉴别诊断。

（三）质量控制

1. 分析前　确保标本新鲜、容器未被污染。陈旧标本可因尿液 CO_2 挥发或细菌生长使 pH 增高；细菌和酵母菌可使尿液葡萄糖降解为酸和乙醇，使 pH 降低。

2. 分析中

（1）pH 试纸法或干化学试带法：要充分考虑试带能否满足临床对病理性尿液 pH 变化的需要；定期用弱酸和弱碱检查试带的灵敏度；确保试纸或试带未被酸碱污染、未受潮变质，并在有效期内使用。

（2）指示剂法：因一般指示剂不溶于水，指示剂解离质点状态与未解离质点状态呈现的颜色不尽相同，故在配制指示剂溶液时，应先用少许碱溶液（如 NaOH 溶液）助溶，再加蒸馏水稀释到适当浓度，以满足指示剂颜色变化范围。

（3）pH 计法：定期校准 pH 计，确保其处于正常状态。本法对测定温度有严格要求，温度升高时 pH 下降。因此，在使用时首先调整测定时所需的标本温度。某些新型 pH 计可自动对温度进行补偿。

3. 分析后　生理条件下，尿液 pH<4.5 或>8.0 少见。尿液 pH<4.5 可见于：①尿液中含有高浓度葡萄糖，并被细菌污染。②患者服用大量酸性制剂。尿液 pH>8.0 可见于：①标本防腐或保存不当，造成细菌大量繁殖并分解尿素产生氨。②患者服用大量碱性制剂。

（四）参考区间

正常饮食条件下：①晨尿 pH 5.5～6.5，平均 pH 6.0。②随机尿 pH 4.5～8.0。

（五）临床意义

尿液酸碱度检测主要用于了解机体酸碱平衡和电解质平衡情况，尿液酸碱度是诊断呼吸性酸/碱中毒或代谢性酸/碱中毒的重要指标。此外，可通过尿液 pH 的变化来调节结石病患者的饮食状态，或帮助机体解毒、促进药物排泄。

1. 生理性变化　尿液 pH 受生理活动、食物、进餐后碱潮状态和药物的影响。在剧烈运动、应激、饥饿、出汗等情况下，尿液 pH 可呈酸性。进餐后，因胃黏膜分泌盐酸促进消化，通过神经体液调节，使肾小管分泌 H^+ 的作用减低和重吸收 Cl^- 的作用增强，尿液 pH 呈一过性增高，即为碱潮（alkaline tide）。食用肉类、高蛋白及混合食物（含硫、磷）等尿液可呈酸性，食用蔬菜、水果（含钾、钠）等食物后尿液可呈碱性。

2. 病理性变化　尿液 pH 升高：①碱中毒如呼吸性碱中毒。②肾小管性酸中毒。③尿路感染如膀胱炎、肾盂肾炎等。④其他如尿路结石、严重呕吐等。尿液 pH 降低：①酸中毒、发热、慢性肾小球肾炎等。②代谢性疾病如糖尿病、痛风等。

3. 药物影响　①用氯化铵酸化尿液，可促进碱性药物从尿液排泄，对使用四环素类、呋喃妥因治疗尿路感染非常有利。②用碳酸氢钠碱化尿液，可促进酸性药物从尿液排出，常用于氨基糖苷类、头孢菌素类、大环内酯类、氯霉素等抗生素治疗尿路感染时。发生溶血反应时，口服碳酸氢钠碱化尿液，可促进血红蛋白溶解及排泄。

二、尿　蛋　白

正常情况下，血液流经肾小球时，仅有少量小分子量蛋白质通过肾小球滤过膜，由于肾小球滤过膜的孔径屏障和电荷屏障作用，以及肾小管重吸收功能，血浆中的中分子量蛋白如白蛋白和高分子量蛋白如球蛋白不能通过滤过膜，分子量小的蛋白质，如 β_2 微球蛋白（β_2-microglobulin，β_2-M）、α_1 微球蛋白（α_1-microglobulin，α_1-M）、溶菌酶等，则可以自由通过滤过膜，但其滤过率低，95% 又在近曲小管中被重吸收，使得终尿中的蛋白质含量很少，仅为 30～130mg/24h。随机尿中蛋白质为 0～80mg/L，尿蛋白定性试验呈阴性。当尿液中的蛋白质超过 150mg/24h（或超过 100mg/L）时，尿蛋白定性试验呈阳性，称为蛋白尿（proteinuria）。

（一）检测方法及原理

1. 试带法　试带法采用了 pH 指示剂蛋白质误差原理。在 pH 3.2 的条件下，酸碱指示剂溴酚蓝产生的阴离子与带阳离子的蛋白质结合生成复合物，引起指示剂进一步电离，当超过缓冲范围时，指示剂发生颜色改变。颜色的深浅与蛋白质含量成正比。同时，酸碱指示剂也是灵敏的蛋白质显色剂，试带法可用于尿蛋白定性或半定量检测。

2. 磺基水杨酸（sulfosalicylic acid，SSA）法　又称磺柳酸法。在略低于蛋白质等电点的酸性环境下，磺基水杨酸根离子与蛋白质中氨基酸阳离子结合，形成不溶性蛋白盐而沉淀。沉淀量或溶液反应后的浑浊程度，可反映蛋白质的含量，为尿蛋白定性或半定量检查方法。

3. 加热乙酸法（heat and acetic acid method）　是经典的尿蛋白检测方法。蛋白质遇热变性凝固，加稀酸使尿液 pH 降低并接近蛋白质等电点（pH 4.7），使变性凝固的蛋白质进一步沉淀，同时消除某些磷酸盐和碳酸盐析出所造成的浑浊干扰。根据白色沉淀的量判断尿蛋白的含量。

（二）方法学评价

1. 试带法　主要用于尿液干化学分析仪，必要时也可用肉眼观察。操作简便、快速、易于标准化，适用于健康普查或临床筛检。

（1）灵敏度和特异性：不同类型试带的灵敏度可有一定差异，一般为 70～100mg/L，与使用的酸碱指示剂有关。试带对白蛋白灵敏，对球蛋白的灵敏度仅为白蛋白的 1/100～1/50，容易漏检本周蛋白。试带法不适用于肾脏疾病的疗效观察及预后判断。采用单克隆抗体技术的试带检测白蛋白，可排除其他蛋白质的干扰。基于考马斯亮蓝等染料结合蛋白质的原理，国外已研发出一种新型蛋白试带，对白蛋白、球蛋白、本周蛋白具有同样的灵敏度。

（2）干扰因素：标本、食物、药物、操作等因素均可对结果的准确性产生影响。①标本因素：当尿液 pH＞9 时，可产生假阳性；尿液 pH＜3，可导致假阴性。最适宜尿液 pH 5～6，故必要时可先调节尿液 pH。②食物因素：尿液酸碱度与摄入食物有关，检验前 1 天应均衡饮食，避免摄入过多肉类或蔬菜、水果。③药物因素：药物引起的假阳性可见于奎宁、奎尼丁、嘧啶等或尿液中含有聚乙烯、吡咯酮、氯己定（洗必泰）、磷酸盐等，尿液呈强碱性（pH≥9.0）。假阴性可见于滴注大剂量青霉素或应用庆大霉素、磺胺类药、含碘造影剂等。④操作不当：假阳性可见于试带浸渍时间过长，反应颜色变深。假阴性见于试带浸渍时间过短，反应不完全，或浸渍时间过长使模块中的试剂流失。

2. 磺基水杨酸法　操作简便、反应灵敏、结果显示快，与白蛋白、球蛋白、糖蛋白和本周蛋白均能发生反应。灵敏度达 50mg/L，但有一定的假阳性。CLSI 将其推荐为确证试验。

（1）假阴性：见于尿液偏碱（pH＞9）或偏酸（pH＜3）的情况，因此，检测前应调节尿液 pH 5～6。

（2）假阳性：见于尿液中含高浓度尿酸、尿酸盐、草酸盐。与碘造影剂、大剂量青霉素钾盐有关。尿液中混入生殖系统分泌物也可造成假阳性。

3. 加热乙酸法　方法经典而准确，但操作复杂。特异性强、干扰因素少，与白蛋白和球蛋白均能发生反应，灵敏度为 150mg/L。

（1）假阴性：见于尿液偏碱（pH＞9）或偏酸（pH＜3）的情况，因此，检测前应调节尿液 pH 5～6。对于无盐或低盐饮食患者，检测前在尿液中加入少许盐溶液。

（2）假阳性：尿液中混入生殖系统分泌物可造成假阳性。

（三）质量控制

应根据具体情况选择尿蛋白定性检查方法。初次就诊患者、现场快速检测、健康体检、疾病筛检等，可采用试带法或磺基水杨酸法。当进行疗效观察或预后判断时，不宜只采用试带法或磺基水杨酸法，需配合加热乙酸法，必要时还需进行尿蛋白定量和特定蛋白质的分析。尿蛋白检测结果的准确性、可靠性和可比性是临床比较关注的问题。应注重检测方法间的比较和比对，必要时阳性结果要用另一种方法核实。标本量多的实验室可按比例抽取阳性标本进行核对和定期进行方法学比对。

1. 分析前　确保标本新鲜。避免摄入过多或应用导致尿液呈强酸或强碱的食物或药物。

2. 分析中　坚持室内质量控制，可采用阳性和阴性两种浓度水平。采用试带法，应严格遵循规范操作程序，保证浸渍时间准确无误，时间过短或过长均可造成结果存在偏差。试带应妥善保存于阴凉干燥处，并注意在有效期内。加热乙酸法可因盐类析出产生浑浊而引起假阳性，故务必遵守加热—加酸—再加热的操作程序。应控制乙酸加入量，否则可影响结果。加热乙酸法和磺基水杨酸法，均需要调节最适宜尿液酸碱度。

3. 分析后　建立完善的检验报告审核制度，检验结果与临床诊断如有不符，应分析检测前、检测中可能存在的影响因素，以提高尿蛋白定性检验的诊断价值。

（四）参考值

阴性。

（五）临床意义

蛋白尿可分为生理性蛋白尿和病理性蛋白尿两种。

1. 生理性蛋白尿（physiological proteinuria） 是指因机体内、外环境因素的变化所产生的蛋白尿。生理性蛋白尿常见如下几种情况。

（1）功能性蛋白尿（functional proteinuria）：是指泌尿系统无器质性病变，尿液内暂时出现少量蛋白质。常见于机体剧烈运动、发热、低温刺激、精神紧张、交感神经兴奋等，由肾血管痉挛或充血等暂时性改变，使肾小球毛细血管壁通透性增高而导致蛋白尿。当消除影响因素后，尿蛋白自然消失。功能性蛋白尿一般不超过 1+，定量小于 0.5g/24h，多见于青少年。

（2）体位性蛋白尿（postural proteinuria）：又称直立性蛋白尿（orthostatic proteinuria）。在直立体位时出现尿蛋白而在卧位时消失，且无血尿、高血压、水肿等现象。直立体位时，可能由于前突的脊柱压迫肾静脉或因直立过久肾脏下移，使肾静脉扭曲造成肾静脉淤血，淋巴、血流循环受阻，进而出现体位性蛋白尿。其特点是卧位时尿蛋白呈阴性，起床活动或久立后，尿蛋白呈阳性，平卧后又为阴性。多见于青少年。

（3）偶然性蛋白尿（accidental proteinuria）：是指尿液中混入血液、脓液、黏液、生殖系统分泌物（如白带、精液、前列腺液）或月经血等，导致尿蛋白定性试验阳性。因无肾脏本身的损害，又称假性蛋白尿。

（4）摄入性蛋白尿：在输注成分血浆、白蛋白及其他蛋白制剂，或摄入过多蛋白质食品后，尿蛋白呈阳性。

（5）妊娠性蛋白尿：与机体处于妊娠状态有关，分娩后可消失。

2. 病理性蛋白尿

（1）肾小球性蛋白尿（glomerular proteinuria）：是最常见的蛋白尿。由肾小球滤过膜因炎症、免疫、代谢等因素损伤后，滤过膜孔径增大、断裂和（或）静电屏障作用减弱，血浆蛋白质特别是白蛋白滤出，超出近端肾小管重吸收能力而形成的蛋白尿。若肾小球损害较重，球蛋白及其他分子量较大的蛋白质也可滤出。根据滤过膜损伤程度及尿蛋白的组分，可将其分为选择性蛋白尿（selective proteinuria）和非选择性蛋白尿（non-selective proteinuria）。①选择性蛋白尿：以清蛋白为主，并有少量的小分子量蛋白质（如 β_2-M），无大分子量的蛋白质（如 IgG、IgA、IgM、C3、C4），半定量结果多在 +++～++++，典型病种是肾病综合征。②非选择性蛋白尿：肾小球毛细血管壁有严重的损伤断裂，尿中有大分子量的蛋白质，如免疫球蛋白、补体；中分子量的清蛋白及小分子量的 β_2-M，半定量结果在 +～++++，多见于原发性肾小球疾病，也可见于继发性肾小球疾病。

（2）肾小管性蛋白尿（tubular proteinuria）：是指肾小管受到感染、中毒损伤或继发于肾小球疾病时，重吸收能力降低或受抑制，而出现的以分子量较小的蛋白质为主的蛋白尿。尿液 β_2-M、溶菌酶增高，尿液白蛋白正常或轻度增多；尿蛋白定性结果为 +～++，定量 1～2g/24h。常见于肾小管损伤性疾病。

（3）混合性蛋白尿（mixed proteinuria）：是指病变同时或相继累及肾小球和肾小管而产生的蛋白尿，具有两种蛋白尿的特点，但各组分所占比例因病变损害部位不同而不一致，也可因肾小球或肾小管受损害程度的不同而有所差异。

（4）溢出性蛋白尿（overflow proteinuria）：是指肾小球滤过功能和肾小管重吸收功能均正常，因血浆中分子量较小的蛋白质或带阳性电荷的蛋白质异常增多，经肾小球滤过，超过肾小管重吸收能力所形成的蛋白尿。异常增多的蛋白质有游离血红蛋白、肌红蛋白、溶菌酶、本周蛋白（Bence Jones protein，BJP）等，溢出性蛋白尿多为 +～++，常见于多发性骨髓瘤等。

（5）组织性蛋白尿（histic proteinuria）：是指来源于肾小管代谢产生的、组织破坏分解的、炎症或药物刺激泌尿系统分泌的蛋白质，进入尿液而形成的蛋白尿。以 T-H 糖蛋白为主，生理性约为 20mg/d，组织性蛋白尿多为 ± ～+，定量 0.5～1.0g/24h。

根据蛋白尿发生的部位又可将病理性蛋白尿分为肾前性蛋白尿、肾性蛋白尿和肾后性蛋白尿。肾前性蛋白尿可见于多发性骨髓瘤等浆细胞疾病、阵发性睡眠性血红蛋白尿、横纹肌溶解综合征、挤压综合征等。肾性蛋白尿主要是肾小球性蛋白尿、肾小管性蛋白尿和混合性蛋白尿。肾后性蛋白尿主要见于膀胱以下尿道的炎症、结石、结核、肿瘤，泌尿系统邻近器官疾病（如急性阑尾炎、慢性盆腔炎、宫颈炎、盆腔肿瘤等），生殖系统炎症等。

二维码知识聚焦 5-3

问题导航 5-4

1. 引起尿糖假阴性和假阳性的因素有哪些？
2. 如果患者尿液中检出大量维生素 C，会对哪些检测项目产生影响？
3. 尿液亚硝酸盐阳性产生的条件有哪些？

三、尿葡萄糖

健康人尿液中含有微量葡萄糖（<2.8mmol/24h），使用定性方法检测为阴性。当血糖浓度超过 8.88mmol/L（1.6g/L）时，尿液中开始出现葡萄糖。尿糖定性试验呈阳性的尿液称为糖尿（glucosuria）。尿糖主要指葡萄糖，也有微量乳糖、半乳糖、果糖、戊糖、蔗糖等。尿液中是否出现葡萄糖取决于血糖浓度、肾血流量和肾糖阈（renal threshold for glucose）。

（一）检测方法及原理

1. 试带法　采用葡萄糖氧化酶-过氧化物酶法（glucose oxidase-peroxidase method），也称葡萄糖氧化酶法。试带膜块中含有葡萄糖氧化酶（glucose oxidase，GOD）、过氧化物酶、色素原等。尿糖经试带中葡萄糖氧化酶催化，生成葡萄糖酸内酯和 H_2O_2。在有过氧化物酶存在时，以 H_2O_2 为电子受体使色素原氧化而呈现颜色变化，颜色深浅与葡萄糖含量成正比。常用的色素原有邻联甲苯胺、碘化钾、4-氯-1-萘酚、4-氨基安替比林等。不同色素原反应后的呈色不同，有蓝色、红褐色或红色等。

2. 本内迪克特法（Benedict 法）　在高热和强碱溶液中，葡萄糖或其他还原性糖，能将溶液中蓝色的硫酸铜还原为黄色的氢氧化亚铜沉淀，进而形成红色的氧化亚铜沉淀。根据沉淀的有无和颜色变化判断尿糖含量。

3. 薄层色谱法（thin layer chromatography，TLC）　采用涂布吸附剂作固定相，醇类或其他有机溶剂作流动相，两相间可做相对移动。各组分随流动相通过固定相时，发生反复的吸附、解吸或亲和作用，因其不同的展开速度而得以分离。显色后观察斑点移动距离和溶剂移动距离，计算比移值（rate of flow，R_f）。根据 R_f 值可定性鉴定尿液成分，根据斑点面积或颜色深浅作定量测定。

（二）方法学评价

1. 试带法

（1）灵敏度和特异性：虽然色素原种类不同，但大多数不与非葡萄糖还原性物质发生反应，故试带法特异性强，灵敏度高（1.67～2.78mmol/L），简便、快速，适用于自动化分析。

（2）干扰因素：分为标本因素和药物因素。标本因素：假阳性见于尿标本容器有残留物（如漂白粉、次氯酸、亚氯酸等强氧化性物质）或尿比重过低；假阴性见于标本久置后葡萄糖被细菌或细胞中的酶分解，或尿液酮体浓度过高（>0.4g/L）。药物因素包括：①当尿糖浓度低（14mmol/L）时，维生素 C（>500mg/L）可与试带中的试剂发生竞争性抑制反应，产生假阴性。

②尿液中含有左旋多巴、大量水杨酸盐等可导致假阴性，而氟化钠可导致假阳性。

2. 本内迪克特法　本法稳定，试验要求和成本较低，为非特异性方法，可测定尿液中所有还原性物质，包括：①还原性糖类，如半乳糖、果糖、乳糖。②非糖还原性药物，如水合氯醛、氨基比林、阿司匹林、青霉素、链霉素、维生素 C、异烟肼等。

本内迪克特法的灵敏度低于试带法，当葡萄糖浓度达 8.33mmol/L 时才呈现弱阳性。多种抗生素对本内迪克特法也有不同程度的影响，可能与本内迪克特试剂中铜离子发生反应有关。目前，利用本内迪克特法原理已生产出药片型试剂，广泛应用于检测还原性物质，其检测便捷，有助于筛检遗传性疾病（如半乳糖血症），对 2 岁以下婴幼儿作尿糖检验时，应该包括铜还原试验。

3. 薄层色谱法　可作为确证试验，但操作复杂、费时、成本高，多用于研究。薄层色谱法是检测和鉴定非葡萄糖的还原性糖的首选方法。

（三）质量控制

1. 分析前　检测前必须注意标本容器、标本采集和药物影响等。标本容器：清洁，不能含有氧化性物质，推荐使用带盖的一次性尿杯。标本采集：必须新鲜，标本久置导致细菌繁殖将消耗尿液中的葡萄糖，从而造成假阴性。药物影响：滴注大剂量维生素 C 后可导致试带法检测葡萄糖出现假阴性，因此滴注大剂量维生素 C 后慎做尿糖定性试验，应将尿液煮沸几分钟后再检测，可排除维生素 C 的影响。含维生素 C 氧化酶的试带可排除这一干扰。

2. 分析中　强调室内质量控制，可采用阳性和阴性两种浓度水平。①试带法：采用酶促反应，其测定的结果与尿液和试剂膜块的反应时间、温度有关。试带应妥善保存于阴凉、干燥处，注意有效期。②本内迪克特法：严格遵循标准化操作规程，并在规定的温度下按规定时间进行比色。

3. 分析后　建立完善的检验报告审核制度，检验结果与临床诊断如有不符，应分析检测前、检测中可能存在的影响因素，以提高尿糖检测的诊断价值。

（四）参考值

阴性。

（五）临床意义

尿糖检测主要用于内分泌疾病，如糖尿病及其他相关疾病的诊断、治疗监测、疗效观察等，尿糖检测时应同时检测血糖，以提高诊断的准确性。

1. 血糖增高性糖尿（hyperglycemic glycosuria）　是由血糖浓度增高导致的糖尿，主要包括代谢性糖尿和内分泌性糖尿。代谢性糖尿是由内分泌激素分泌失常，糖代谢发生紊乱引起的高血糖所致。典型的相关代谢性疾病是糖尿病。内分泌性糖尿见于各种内分泌相关疾病，如甲状腺功能亢进、垂体前叶功能亢进、嗜铬细胞瘤、库欣（Cushing）综合征等。

2. 血糖正常性糖尿（normoglycemic glycosuria）　又称肾性糖尿（renal glycosuria），由肾小管重吸收葡萄糖的能力及肾糖阈降低所致，常见于家族性糖尿、新生儿糖尿、妊娠或哺乳期。

3. 暂时性糖尿　①进食大量碳水化合物：如进食含糖食品、饮料或静脉注射大量高渗葡萄糖溶液后，血糖可短暂、一过性增高，超过肾糖阈而导致糖尿。②应激性糖尿：情绪激动、脑血管意外、颅脑创伤、脑出血、急性心肌梗死时，延脑血糖中枢受刺激或肾上腺素、胰高血糖素分泌过多，呈暂时性高血糖和一过性糖尿。

4. 其他糖尿　原尿中乳糖、半乳糖、果糖、戊糖、蔗糖的重吸收率虽低于葡萄糖，但尿液中总含量并不高。当进食过多或受遗传因素影响时，糖代谢紊乱，这些糖的血液浓度增高而出现相应的糖尿。

四、尿 酮 体

酮体（ketone body）是乙酰乙酸（acetoacetic acid，占20%）、β-羟丁酸（β-hydroxybutyric acid，占78%）及丙酮（acetone，占2%）的总称。酮体是机体脂肪氧化代谢产生的中间产物，当糖代谢发生障碍、脂肪分解增多、酮体产生速度超过机体组织利用速度时，可出现酮血症（ketonemia），血浆酮体浓度一旦超过肾阈值，就可产生酮尿（ketonuria）。

（一）检测方法及原理

1. 亚硝基铁氰化钠法　乙酰乙酸或丙酮与亚硝基铁氰化钠反应生成紫色化合物，但亚硝基铁氰化钠不与 β-羟丁酸发生反应。基于亚硝基铁氰化钠法的尿酮体检测方法如下。

（1）试带法：试带中含甘氨酸、碱缓冲剂、亚硝基铁氰化钠。在碱性条件下，亚硝基铁氰化钠与乙酰乙酸、丙酮发生紫色反应。

（2）兰格（Lange）法：向尿液中先加入固体亚硝基铁氰化钠，然后加入少量冰醋酸，反复振荡使其溶解、混匀，再沿试管壁缓慢加入氢氧化铵溶液，丙酮或乙酰乙酸与亚硝基铁氰化钠反应，在与氨接触面上形成紫色环。

（3）罗瑟拉（Rothera）法：向尿液中加入50%乙酸溶液，再加入200g/L亚硝基铁氰化钠溶液，混匀，沿试管壁缓慢加入浓氢氧化铵溶液，丙酮或乙酰乙酸与亚硝基铁氰化钠反应，尿液表面出现紫色环。

（4）改良 Rothera 法：又称酮体粉法，将亚硝基铁氰化钠、硫酸铵、无水碳酸钠混合研磨成粉，在碱性条件下，丙酮或乙酰乙酸与亚硝基铁氰化钠和硫酸铵作用，生成紫色化合物。

（5）片剂法：含甘氨酸（与丙酮反应）和其他物质，可检测尿液、血清、血浆或全血酮体。于片剂上加尿液1滴，片剂呈色，在规定时间内与标准色板进行比色。

2. 格哈特（Gerhardt）法　铁离子（Fe^{3+}）与乙酰乙酸的烯醇式基团发生螯合，形成酒红色的乙酰乙酸铁复合物。Gerhardt 法只用于检测乙酰乙酸。

（二）方法学评价

由于丙酮和乙酰乙酸在尿液中含量高，而 β-羟丁酸在尿液中含量低，尿酮体测定实际上是对乙酰乙酸和丙酮的检测。

1. 灵敏度

（1）试带法：本法对乙酰乙酸的敏感度为 50～100mg/L，对丙酮的敏感度为 400～700mg/L。

（2）Lange 法：本法对乙酰乙酸的敏感度为 50mg/L，对丙酮的敏感度为 200mg/L。

（3）Rothera 法：本法对乙酰乙酸的敏感度为 10～50mg/L，对丙酮的敏感度为 100～250mg/L。

（4）改良 Rothera 法：本法对乙酰乙酸的敏感度为 80mg/L，对丙酮的敏感度为 1000mg/L。

（5）片剂法：本法对乙酰乙酸的敏感度为 50～100mg/L，对丙酮的敏感度为 200～250mg/L。

（6）Gerhardt 法：本法对乙酰乙酸的敏感度为 250～700mg/L，与丙酮不发生反应。

2. 干扰因素　假阳性：尿液中含大量肌酐、肌酸、酞、苯丙酮、左旋多巴代谢物等，高色素尿。假阴性：最主要的原因是标本采集和保存不当，另外，亚硝基铁氰化钠对湿度、温度或光线很灵敏，试带受潮失活均可能造成假阴性。

（三）质量控制

1. 分析前　丙酮在室温下可以快速挥发，乙酰乙酸在菌尿中会被细菌降解。因此，应使用新鲜尿标本并尽快检测，如需保存尿液时应密闭冷藏或冷冻，检测时先将标本恢复至室温后再检测。

2. 分析中　阴性和阳性对照是获得可靠结果的保证。为了防止过多的肌酐、肌酸引起假阳性，可在标本中加入少许冰醋酸。试带应存放于阴凉、干燥处，并注意有效期。

3. 分析后　酮体成分的多样性、检测方法的灵敏度、不同病程酮体成分的变化性，均要求检验人员仔细审核结果，及时与临床医师进行沟通，做出合理正确的解释。

（四）参考区间/参考值

①定性：阴性。②定量：丙酮 170～420mg/L；乙酰乙酸≤20mg/L。

（五）临床意义

在正常情况下血酮体和尿酮体存在一定的关系。当血酮体（乙酰乙酸 +β-羟丁酸）达到

80mg/L 时，尿酮体可达 +；当血酮体达到 130mg/L 时，尿酮体可达 +++；而相对于血酮体，检查尿酮体更加简便、快速。因此，尿酮体检查常被用于糖代谢障碍和脂肪不完全氧化性疾病或状态的辅助诊断。强阳性结果具有医学决定价值，只有约 10% 的患者体内仅有 β-羟丁酸而呈阴性反应。

1. 糖尿病酮症酸中毒的诊断和治疗监测　酮体尿是判断糖尿病酮症酸中毒的前期指标，多伴有高血糖和糖尿。由于糖尿病未控制或治疗不当，血酮体增高而引起酮症，尿酮体检查有助于糖尿病酮症酸中毒早期诊断（尿酮体阳性），并能与低血糖、心血管疾病、乳酸中毒或糖尿病高渗性昏迷相鉴别。但是，当肾功能严重损伤而肾阈值增高时，尿酮体排出量减少，甚至完全消失。当临床高度怀疑为糖尿病酮症酸中毒时，即使尿酮体阴性也不能排除诊断，应进一步检查血酮体。糖尿病酮症酸中毒早期的主要酮体成分是 β-羟丁酸（试带法无法测定），而乙酰乙酸很少或缺如，此时测得结果对总酮体量估计不足。当糖尿病酮症酸中毒症状缓解之后，β-羟丁酸转变为乙酰乙酸，反而使乙酰乙酸含量比急性期的早期高，此时易造成对病情估计过重。

2. 碳水化合物摄入不足或丢失过多　造成的主要原因如饥饿、饮食疗法、剧烈运动、寒冷、频繁呕吐（妊娠、疾病）、肾脏重吸收功能障碍、消化系统疾病等。

3. 其他　氯仿、磷等中毒或全身麻醉后，尿酮体可呈阳性。服用双胍类降糖药等，由于药物抑制细胞呼吸，可出现血糖减低而尿酮体呈阳性的现象。新生儿出现尿酮体呈强阳性，应高度怀疑遗传性疾病。

五、尿胆红素

胆红素（bilirubin）有未结合胆红素（unconjugated bilirubin，UCB）、结合胆红素（conjugated bilirubin，CB）和 δ-胆红素三种，血浆中以前两者为主。健康人血液结合胆红素含量很低（＜4μmol/L），尿液中不能检出；当血液结合胆红素增高，超过肾阈值时，结合胆红素即可从尿液排出。

（一）检测方法及原理

1. 偶氮法　试带法多采用此原理。在强酸介质中，结合胆红素与重氮盐发生偶联反应呈红色，其颜色深浅与胆红素含量成正比。

2. 氧化法　哈里森（Harrison）法：胆红素被硫酸钡吸附而浓缩，再与氯化铁反应，被氧化为胆青素、胆绿素和胆黄素复合物，呈蓝绿色、绿色或黄绿色，呈色快慢和深浅与胆红素含量成正比。史密斯（Smith）碘环法：胆红素被碘氧化成胆绿素，在尿液中与试剂接触面呈现绿色环。

（二）方法学评价

1. 偶氮法　2,4-二氯苯胺试带的灵敏度为 5～10mg/L；二氯重氮氟化硼酸盐试带的灵敏度为 2～5mg/L。假阳性见于接受大剂量氯丙嗪治疗或尿液中含有盐酸苯偶氮吡啶代谢产物。假阴性见于①尿液维生素 C 浓度达 1.42mmol/L 和存在亚硝酸盐时，可抑制偶氮反应。②尿标本保存不当，胆红素遇光被氧化。

2. 氧化法　Smith 碘环法最简便，但灵敏度低（胆红素检测限为 17.1μmol/L），目前已较少使用。Harrison 法灵敏度较高（胆红素检测限为 0.9μmol/L 或 0.5mg/L），但操作稍烦琐。假阳性见于使用水杨酸盐、阿司匹林、牛黄等时，尿液呈紫红色，干扰 Harrison 法测定。假阴性见于标本未避光保存。

（三）质量控制

1. 分析前　胆红素在强光下易变为胆绿素，1h 后下降约 30%。应使用避光棕色容器和新鲜尿标本检测尿胆红素。

2. 分析中　应规范化操作，做好两种水平室内质控，并定期用阳性标本检测试带，确保试带质量。试带应放于阴凉、干燥处，密封避光保存，并注意有效期。Harrison 法检测尿胆红素时，尿液中要有充足的硫酸根离子，故当加入 $FeCl_3$ 后未见足够的 $BaSO_4$ 沉淀时，可再加入适量硫酸铵，促使沉淀产生。

3. 分析后　试带法操作简便，目前多作为定性筛检试验，若反应颜色不典型或结果可疑时，可采用 Harrison 法验证。

（四）参考值

阴性。

（五）临床意义

尿胆红素检查主要用于黄疸的诊断和鉴别诊断，可结合血胆红素进行判断。尿胆红素阳性见于胆汁淤积性黄疸、肝细胞性黄疸，而溶血性黄疸为阴性。

六、尿胆素原和尿胆素

结合胆红素随胆汁排泄进入肠道，在肠道细菌的作用下，先脱去葡糖醛酸基，再逐步还原为中胆素原（mesobilinogen）、尿胆素原（urobilinogen，URO）、粪胆素原等，从粪便中排出的为粪胆素原（stercobilinogen）。由肠道重吸收的尿胆素原，大部分经肝脏（肝肠循环）转化为结合胆红素再排入肠腔，小部分尿胆素原则从肾小球滤过或肾小管排出。无色尿胆素原经空气氧化及光照后形成黄色的尿胆素（urobilin）。

（一）检测方法及原理

1. 试带法　①醛反应法：基于改良的埃利希（Ehrlich）醛反应原理。②偶氮法：在强酸性条件下，尿胆素原与对四氧基苯重氮四氟化硼发生偶联反应，生成胭脂红色化合物，其呈色深浅与尿胆素原含量成正比。

2. 改良 Ehrlich 法　在酸性溶液中，尿胆素原与对二甲氨基苯甲醛发生醛化反应，生成樱红色缩合物，其呈色深浅与尿胆素原含量成正比。

3. Schleisinger 法　在无胆红素尿标本中，加入碘液，尿胆素原氧化成尿胆素，后者与试剂中锌离子作用，形成带绿色荧光的尿胆素-锌复合物。

（二）方法学评价

1. 醛反应法　可用于尿胆素原定性和定量检验，但不同试带的灵敏度不同。醛反应法的干扰因素主要分为标本因素、药物因素和内源性物质等。①标本因素：标本久置，尿胆素原被分解氧化成尿胆素；标本中大量胆红素可造成颜色干扰。②药物因素：假阳性见于吩噻嗪类、磺胺类、普鲁卡因、氯丙嗪类药物，这些药物可使尿液颜色发生变化。假阴性与尿液中含有大量维生素 C 或长期服用广谱抗生素抑制肠道菌群等有关。③内源性物质：卟胆原、吲哚类化合物等可与 Ehrlich 醛试剂作用显红色，引起假阳性，可用氯仿抽提法鉴别和确证。

2. 偶氮法　灵敏度为 4mg/L，不受胆红素干扰，对尿胆素原有特异性。当尿标本中甲醛浓度为 2000mg/L 或亚硝酸盐＞50mg/L，其灵敏度下降。

3. Schleisinger 法　灵敏度为 0.05mg/L，当尿胆素原呈阴性时，测定尿胆素才有意义。

（三）质量控制

1. 分析前　采集新鲜尿标本；为提高尿胆素原检测阳性率，可于检测前嘱患者口服少量 $NaHCO_3$ 以碱化尿液；采集餐后尿标本更有价值。

2. 分析中　服用 $NaHCO_3$ 后采集的尿标本，检测前要先以乙酸调节尿液 pH 至弱酸性。采用试带法应规范化操作，做好两种水平的室内质控，并定期用阳性标本检测试带，确保试带质量。试带应存放于阴凉、干燥处，密闭、避光保存，并注意有效期。

3. 分析后　结合尿胆红素的变化正确评价尿胆素原和尿胆素测定结果。当尿胆素原呈阴性且怀疑为标本久置所致时，应作尿胆素定性试验进行验证。

（四）参考值

①尿胆素原定性：阴性或弱阳性（1∶20稀释后阴性）。②尿胆素定性：阴性。

（五）临床意义

尿胆素原已成为尿液分析仪试带法组合检验项目之一。胆红素、尿胆素原等检验有助于黄疸的诊断与鉴别诊断（表5-20）。

表5-20　不同类型黄疸的诊断与鉴别诊断

标本	指标	健康人	溶血性黄疸	肝细胞性黄疸	胆汁淤积性黄疸
血清	总胆红素	正常	增高	增高	增高
	未结合胆红素	正常	增高	增高	正常/增高
	结合胆红素	正常	增高/正常	增高	增高
尿液	颜色	浅黄	深黄	深黄	深黄
	尿胆素原	阴性或弱阳性	强阳性	阳性	阴性
	尿胆素	阴性	阳性	阳性	阴性
	胆红素	阴性	阴性	阳性	阳性
粪便	颜色	黄褐色	深色	黄褐色或变浅	变浅或白陶土色
	粪胆素原	正常	增高	减低/正常	减低/消失

七、尿血红蛋白

健康人血浆中大约有50mg/L游离的血红蛋白，但尿液中无游离血红蛋白。当发生血管内溶血时，大量Hb释放入血液中形成血红蛋白血症（hemoglobinemia）。若血红蛋白浓度超过结合珠蛋白结合能力时，血浆游离血红蛋白可经肾小球滤出，当超过$1.00\sim1.35g/L$时，Hb可随尿液排出，即为血红蛋白尿（hemoglobinuria）。因此，溶血时是否出现血红蛋白尿取决于三个因素：血浆内游离的血红蛋白、结合珠蛋白和肾小管重吸收能力。

（一）检测方法及原理

1. 试带法　即过氧化物酶法。血红蛋白含有血红素基团，具有与过氧化物酶一样的活性，能催化H_2O_2作为电子受体使色素原氧化呈色，借以识别微量血红蛋白的存在，其呈色深浅与血红蛋白含量成正比。常用的色素原有邻联甲苯胺、氨基比林和四甲基联苯胺（3, 3′, 5, 5′-tetramethylbenzidine，TMB）等。

2. 化学法　与试带法反应原理一致。常用方法有邻联甲苯胺法、氨基比林（匹拉米洞）法等。

3. 免疫法　采用免疫胶体金法测定原理进行测定。

（二）方法学评价

1. 试带法　目前广泛使用的尿血红蛋白测定方法，操作简单、快速，可作为尿血红蛋白的筛检试验。不同试带灵敏度有所差异，一般为$0.15\sim0.30mg/L$，除与游离血红蛋白反应外，也与完整的红细胞反应。但在高蛋白、高比重尿液中，红细胞不溶解，此时结果只反映血红蛋白的含量。假阳性：尿液中含有易热性触酶、尿液被氧化剂污染或有尿路感染时某些细菌产生过氧化物酶。假阴性：尿液中含大量维生素C或其他还原性物质、过量甲醛、大量亚硝酸盐（导致反应延迟）。

2. 化学法　邻联甲苯胺法灵敏度为$0.3\sim0.6mg/L$。操作简单，但试剂稳定性差，特异性较低。假阳性：尿液中有铁盐、硝酸、铜、锌、碘化物或过氧化物酶、其他易热性触酶。

3. 免疫法　操作简便，灵敏度高（Hb为0.2mg/L），特异性强，不受鸡、牛、猪、羊、兔血红蛋白（500mg/L），辣根过氧化物酶（200mg/L）干扰，可作为确证试验。

（三）质量控制

1. 分析前　确保标本新鲜，检测前将尿液煮沸约 2min，以破坏白细胞过氧化物酶或其他易热性触酶。

2. 分析中　做好两种水平的室内质控或设置阳性对照，验证 3% 过氧化氢或试带的质量，以确保其有效性和可靠性。

3. 分析后　正确分析审核结果，及时与临床医师进行沟通，对异常结果或不能合理解释的结果，要选用其他方法进行验证。

（四）参考值

阴性。

（五）临床意义

尿液出现 Hb 是血管内溶血的证据之一。因此，尿血红蛋白测定有助于血管内溶血性疾病的诊断。常见血管内溶血的因素如下。

1. 红细胞破坏　见于心脏瓣膜修复术、大面积烧伤、剧烈运动、严重肌肉创伤和血管组织损伤。

2. 免疫因素　血栓性血小板减少性紫癜、阵发性冷性血红蛋白尿症、血型不合的输血。

3. 药物作用　伯氨喹、阿司匹林（乙酰水杨酸）、磺胺、非那西丁等引起的血管内溶血。

4. 其他　疟疾、梭状芽孢杆菌中毒等，DIC，蛇毒、蜂毒、毒蕈等引起的血管内溶血。

八、尿亚硝酸盐

尿亚硝酸盐（urine nitrite）主要来自病原菌对硝酸盐的还原反应，泌尿系统中存在的某些革兰氏阴性杆菌可将尿中蛋白质代谢产物硝酸盐还原为亚硝酸盐。其次来源于体内的一氧化氮（NO）。体液中内皮细胞、巨噬细胞、粒细胞等使精氨酸在酶的作用下生成 NO，而 NO 极易在体内有氧条件下，氧化成亚硝酸盐和硝酸盐。

（一）检测方法及原理

格里斯（Griess）法　尿液中含有来源于食物或蛋白质代谢产生的硝酸盐，如果感染了大肠埃希菌或其他具有硝酸盐还原酶的细菌时，则可将硝酸盐还原为亚硝酸盐。尿亚硝酸盐先与对氨基苯磺胺（或对氨基苯砷酸）形成重氮盐，再与 3-羟基-1, 2, 3, 4-四氢苯并喹啉（或 N-1-萘基乙二胺）结合形成红色偶氮化合物，其颜色深浅与亚硝酸盐含量成正比。

（二）方法学评价

Griess 法　尿亚硝酸盐阳性检出率取决于三个条件：尿液中的致病菌存在硝酸盐还原酶、尿液在膀胱内停留足够长的时间（≥4h）、尿液中存在适量硝酸盐。Griess 法的灵敏度为 0.3～0.6mg/L。影响亚硝酸盐检测的干扰因素及评价如下。

1. 标本因素　高比重尿使其灵敏度降低；假阳性见于陈旧尿、偶氮剂污染的尿液。晨尿标本较好，尿液在膀胱内停留时间长，细菌有充分的作用时间。

2. 食物因素　尿液中硝酸盐主要来源于正常饮食、体内蛋白质代谢、或由氨通过内源性合成。不能正常饮食的患者，体内缺乏硝酸盐，即使有细菌感染，也可出现阴性。

3. 病原菌因素　常见致病菌有大肠埃希菌属（致病率最高）、克雷伯菌属、变形杆菌属、葡萄球菌属、假单胞菌属等。阳性诊断与大肠埃希菌感染符合率约为 80%，粪链球菌属感染时则呈阴性。

4. 药物因素　假阴性与使用利尿剂、大量维生素 C 有关。假阳性见于使用非那吡啶。

（三）质量控制

1. 分析前　宜使用晨尿标本，及时送检并尽快检测。

2. 分析中 做好两种水平的室内质控，定期用阳性标本验证试带的质量。试带应干燥、避光储存，并注意有效期。

3. 分析后 仔细审核检验报告，综合分析亚硝酸盐、试带法白细胞酯酶检测结果，必要时进行显微镜检验，以提高尿路感染诊断的可靠性。

（四）参考值

阴性。

（五）临床意义

亚硝酸盐作为尿液化学检查组合项目之一，主要用于尿路感染的快速筛检。与大肠埃希菌感染的相关性高，阳性结果常表示有细菌存在，但阳性程度不与细菌数量成正比。单一检测亚硝酸盐的影响因素较多，阴性结果不能排除菌尿的可能，阳性结果也不能完全肯定为尿路感染。因此，解释结果时可与白细胞酯酶、尿沉渣显微镜检查结果相结合综合分析。尿细菌培养法为确证试验。

九、尿白细胞酯酶

白细胞酯酶（leukocyte esterase，LE）是人体白细胞内含有的一种特异性酶类，当人体发生炎症反应时白细胞释放 LE，通过检测尿液中白细胞酯酶来判断标本中是否含有白细胞。

（一）检测方法及原理

中性粒细胞酯酶法：中性粒细胞细胞质中含有特异性酯酶，能使试带中吲哚酚酯产生吲哚酚，吲哚酚与重氮盐形成紫红色缩合物，其呈色深浅与中性粒细胞的多少成正比。

（二）方法学评价

1. 灵敏度与特异性 灵敏度为 5～15/µl，特异性较强。只与粒细胞反应，与淋巴细胞不发生反应。

2. 干扰因素 ①假阳性：假阳性率较高，主要由尿标本被阴道分泌物或甲醛污染所致，或受到在酸性尿液中呈红色或深色的药物或食物影响，如高浓度胆红素、非那吡啶等。②假阴性：见于尿液白细胞少于 10µl、尿蛋白≥5g/L、尿糖≥30g/L、高比重尿，尿液中含维生素 C、庆大霉素、头孢菌素等。健康人尿液 pH≥4.5，草酸多以草酸盐的形式存在，如尿标本中加酸化剂使尿液 pH≤4.4，草酸盐被还原为草酸，则白细胞酯酶反应偏低或出现阴性。

（三）质量控制

1. 分析前 确保标本新鲜、容器未被污染。若标本久置后白细胞被破坏，可导致试带法与显微镜检验结果差异过大。

2. 分析中 检测中规范操作和做好质控。

3. 分析后 结合临床资料分析白细胞酯酶、亚硝酸盐结果，必要时进行显微镜检验，以提高尿路感染筛检诊断的可靠性。

（四）参考值

阴性。

（五）临床意义

用于诊断尿路感染。肾移植后发生排斥反应时，尿液中以淋巴细胞为主，白细胞酯酶呈阴性，此时，应以显微镜检查结果为准。

十、尿液其他化学成分

上述内容为尿液的常用化学检验，尿液其他化学成分检验还包括尿液维生素 C 检测、人绒毛膜促性腺激素（human chorionic gonadotropin，hCG）检测、本周蛋白（Bence Jones protein，BJP）检测、肌红蛋白（myoglobin，Mb）检测等。

（一）维生素 C

1. 检测方法及原理　采用还原法进行检测。试带膜块中含有 2, 6-二氯酚靛酚、中性红、亚甲基绿、磷酸二氢钠和磷酸氢二钠，在酸性条件下，维生素 C（具有 1, 2-烯二醇还原性基团）能将试带膜块中粉红色的氧化态 2, 6-二氯酚靛酚还原为无色的 2, 6-二氯二对酚胺。呈色反应由绿色或深蓝色向粉红色变化，其呈色深浅与维生素 C 含量成正比。

2. 方法学评价　维生素 C 有左旋抗坏血酸（还原型）和左旋脱氢抗坏血酸（氧化型）两种天然形式。试带法只能检测左旋抗坏血酸，灵敏度（一般为 50～100mg/L）因试带不同而异。干扰因素：假阳性见于龙胆酸、左旋多巴或尿液 pH＞4.0 时的内源性酚及巯基化合物、半胱氨酸和硫代硫酸钠等。假阴性见于碱性尿液（因维生素 C 易分解）。

3. 质量保证　检测前随机尿标本无须特殊处理，检测中做好试带的质控，检测后综合分析维生素 C 是否对潜血/血红蛋白、胆红素、葡萄糖、亚硝酸盐结果产生影响。尤其当试带法酮体阳性、葡萄糖阴性或葡萄糖试带法与本迪内特法结果出现矛盾时，特别注意是否为尿液维生素 C 浓度过高所致。

4. 参考值　阴性。

5. 临床意义　维生素 C 水平与外源性摄入量有极大相关性。维生素 C 浓度增高可对潜血/血红蛋白、胆红素、葡萄糖、亚硝酸盐试带反应产生严重的干扰。检测维生素 C 并非用于维生素 C 的定量，而是判断试带法其他检测项目是否准确可靠，是否受到维生素 C 的影响，以便对阴性结果给予正确的分析和评价。

（二）人绒毛膜促性腺激素

hCG 是由胎盘合体滋养细胞分泌的一种具有促进性腺发育的糖蛋白激素，分子量为 47 000。受精卵着床后不久滋养细胞就开始产生 hCG。妊娠 1 周后血液 hCG 为 5～50IU/L，尿液 hCG＞25IU/L，至妊娠第 8～10 周时达到峰值（50 000～100 000IU/L），持续 1～2 周后迅速减低，以后逐渐下降并以 1/10～1/5 的峰值水平维持至分娩。分娩后若无胎盘残留，产后 2 周内消失。

hCG 是唯一不随胎盘重量增加而分泌增多的胎盘激素，分泌后直接进入母体血液，几乎不进入胎儿血液循环。hCG 可通过孕妇血液循环而排泄到尿液中，血清 hCG 浓度略高于尿液，且呈平行关系。

hCG 的主要功能有：①维持月经黄体寿命，使月经黄体增大成为妊娠黄体，增加甾体激素的分泌以维持妊娠。②促进雄激素芳香化转化为雌激素，同时刺激孕酮的形成。③抑制植物血凝素对淋巴细胞的刺激作用，并吸附于滋养细胞表面，以免母体淋巴细胞攻击胚胎滋养层。④刺激胎儿睾丸分泌睾酮，促进男性性分化。⑤与母体甲状腺细胞促甲状腺激素受体结合，刺激甲状腺活性。

1. 检测方法及原理　单克隆免疫胶体金法，采用双抗体夹心法原理。胶体金是由氯金酸和枸橼酸合成的胶体物质，直径 5～150nm，胶体金颗粒在液体状态中呈现紫红色。以胶体金颗粒作为示踪物标记鼠抗人 hCGβ 链单克隆抗体（monoclonal antibody，McAb）、羊抗人 hCG 和羊抗鼠 IgG 多克隆抗体，应用大分子物质加以保护，并固相化于硝酸纤维素膜上。待检 hCG 在检测区域形成 McAb-hCG-羊抗人 hCG 双抗体夹心抗原抗体复合物，呈现紫红色。对照区域则形成 McAb-羊抗鼠 IgG 多克隆抗体复合物，也呈现紫红色。

2. 方法学评价　单克隆免疫胶体金法操作简便、无需特殊设备、试剂商品化、特异性强，最低检出限为 25IU/L，是目前比较理想的早孕诊断方法。

3. 质量保证　宜用晨尿进行检测，否则尿液 hCG 被稀释可呈假阴性。严重血尿、菌尿标本不宜测定 hCG。检测中使用单克隆免疫胶体金试带，操作时注意试带浸入尿液时，液面要低于两抗体检测线。每次测定应设置阴性、阳性对照，同时做原浓度和 2 倍稀释浓度尿液的检验，若两种浓度尿液 hCG 均呈阳性反应，视为真阳性。审核结果时，要注意引起结果异常的可能影响因素。

4. 参考值　阴性。

5. 临床意义　①诊断早期妊娠。妊娠 4～5 周时，血清 hCG 为 1000～50 000IU/L，尿液 hCG 超过 2500IU/L，8～12 周时出现高峰，常用的检验方法均能显示阴性结果。②诊断异位妊娠。正常妊娠时血清 hCG 水平随着不同孕周呈现规律性变化，而异位妊娠时血清 hCG 浓度增高不如正常妊娠。如果早期 hCG 不是每 1.5～3 天成倍增长，影像检查无宫内妊娠征象，应高度怀疑异位妊娠。在异位妊娠中，只有 60%～80% 患者的 hCG 呈阳性。因此，hCG 呈阴性并不能完全排除诊断。③诊断流产。先兆流产 hCG 呈阳性；难免流产、不全流产 hCG 多呈阳性；完全流产或死胎时 hCG 由阳性转为阴性；人工流产后 hCG 仍呈阳性，提示宫腔内尚有残留的胚胎组织。④辅助诊断滋养细胞疾病。因葡萄胎、侵蚀性葡萄胎、绒毛膜癌等滋养细胞高度增生，产生大量的 hCG，血清及尿液 hCG 明显增高。⑤肿瘤标志物。男性尿液 hCG 升高可见于精原细胞瘤、睾丸畸胎瘤等。绒毛膜上皮癌 hCG 的分泌量与肿瘤体积成正比。此外，肺癌、胃癌、肝癌、卵巢癌、子宫颈癌等患者血清和尿液 hCG 也明显增高。当 hCG 作为肿瘤标志物时，必须与临床表现和其他检查结果综合分析才有意义。

（三）本周蛋白

本周蛋白是骨髓瘤细胞所合成的异常免疫球蛋白，其轻链（light chain，LC）与重链（heavy chain，HC）合成不平衡，因 LC 产生过多，使游离 LC 过剩。LC 能自由通过肾小球滤过膜，当浓度超过近曲小管的重吸收能力时，可自尿液中排出，即本周蛋白尿或轻链尿。此轻链有 κ 型和 λ 型两种，单体分子量为 23 000，二聚体分子量为 46 000。本周蛋白在 pH 4.9 ± 0.1 条件下，加热至 40～60℃时可发生凝固，温度升至 90～100℃时溶解，而温度减低至 56℃左右，又可重新凝固，故本周蛋白又称为凝溶蛋白。

1. 检测方法及原理　本周蛋白检测方法常用的是免疫固定电泳（IFE）法和免疫速率散射浊度法。免疫固定电泳法的检测原理是基于区带电泳和特异性抗原-抗体反应。免疫速率散射浊度法的检测原理是基于可溶性抗原-抗体反应，形成不溶性抗原抗体复合物。

2. 方法学评价　检测尿液游离 LC 的最佳方法是免疫固定电泳法，可以判断出 LC 是 κ 型、λ 型或两者均存在。本周蛋白常用的定量检测方法为免疫速率散射浊度法，在抗原-抗体反应的最高峰测定其复合物形成量，能定量检测 κ、λ 轻链，检测速度快、灵敏度和精确度高、稳定性好。尿标本稀释可以导致假阴性，大剂量青霉素或阿司匹林可导致假阳性。

3. 质量保证　使用新鲜尿标本；尿液浑浊时需要离心后取上清液检验。采用免疫固定电泳法时，需预先浓缩尿液为原来的 1/50～1/10。检测中按照 SOP 进行严格、规范的操作。检测后认真审核报告，及时与临床医师进行沟通。

4. 参考值　阴性。

5. 临床意义　尿液本周蛋白检测主要用于多发性骨髓瘤（MM）、原发性淀粉样变、巨球蛋白血症及其他恶性淋巴增殖性疾病的诊断和鉴别诊断。① MM：99% 患者血清 M 蛋白或尿液 M 蛋白增高。早期尿液本周蛋白可间歇性排出，50% 患者＞4g/24h。②巨球蛋白血症：80% 患者尿液中有本周蛋白轻链。③原发性淀粉样变：80%～90% 患者血清或浓缩尿液中发现本周蛋白轻链。④其他：2/3 的 μ 重链病（μ heavy chain disease）患者尿液中有本周蛋白。本周蛋白也见于恶性淋巴瘤、慢性淋巴细胞白血病、转移癌、慢性肾炎、肾盂肾炎、肾癌等。

（四）肌红蛋白

肌红蛋白（myoglobin，Mb）是横纹肌（心肌和骨骼肌）合成的一种含亚铁血红素单链的蛋白质，其分子量为 17 800，结构及特性与血红蛋白相似。当横纹肌组织受损伤时，Mb 可大量释放至细胞外，并可迅速通过肾小球滤过而由肾脏排出。Mb 阳性的尿液称肌红蛋白尿（myoglobinuria）。

1. 检测方法及原理　①潜血试验法：Mb 与血红蛋白结构相似，都具有类似过氧化物酶的活性，能用邻联甲苯胺等潜血试验法检出。②斑点免疫金渗滤试验（dot immunogold filtration assay，

DIGFA）：为免疫标记技术的双抗体夹心法，将 Mb 抗体（Ab）结合在硝酸纤维素膜（NC）上，尿液中 Mb（Ag）与 Ab 结合，再加入胶体金（红色）标记的 Mb 抗体（Ab*），形成固相 Ab-Ag-Ab*，显示红色为阳性，不显色为阴性。③其他：ELISA 双抗体夹心法。

2. 方法学评价　①潜血试验法：操作简单，但试剂稳定性差，特异性较低，对 Mb 与 Hb 均起反应。② DIGFA：简便、快速、灵敏度高（Mb＞100μg/L）、特异性高，可用于定性或半定量检测，已取代肌红蛋白溶解试验。③ ELISA 双抗体夹心法：操作简便，灵敏度高（为 25～800ng/L），特异性高，可用于定量检测。

3. 质量保证　使用新鲜尿标本，氧合 Mb 久置后可被还原，引起假阴性。在酸性尿液中 Mb 不稳定，在碱性（pH 8～9）条件 4℃下至少稳定 1 周。因此，如果尿标本需要保存，宜碱化后冷冻保存。检测中，按照 SOP 进行严格、规范的操作。检测后，认真审核、分析检测结果，查找引起结果异常的可能影响因素。

4. 参考值　阴性。

5. 临床意义　肌红蛋白尿检测主要用于鉴别是否发生肌肉损伤。①组织局部缺血、心肌梗死早期、动脉阻塞缺血。一般情况下，不以尿液 Mb 阳性作为心肌梗死的确诊依据，应同时检测血清 Mb，并结合其他心肌损伤标志物进行综合分析。②骨骼肌损伤。Mb 对肾小管的毒性作用强于

二维码知识聚焦 5-4

血红蛋白，急性肾衰竭患者肌红蛋白尿呈阳性有诊断意义，乙醇过量、可卡因或海洛因导致的急性肾衰竭是引起非创伤性肌红蛋白尿的主要原因。③创伤，挤压综合征、电击伤、烧伤等。④阵发性肌红蛋白尿常见于剧烈运动后，如马拉松长跑等。⑤见于原发性肌肉疾病如皮肌炎、多发性肌炎等。

知识拓展 5-3

1. 试带法检测患者尿潜血试验阳性，如何判断其为血尿还是血红蛋白尿？
2. 如何正确理解尿液检测报告"白细胞酯酶"项目和"白细胞"项目的关系？

案例分析 5-3

尿液是机体的代谢废物，泌尿系统通过生成和排出尿液来实现机体代谢终产物的排出，因此，检测尿液中某成分的变化可用于泌尿系统疾病、肝胆疾病、糖尿病等疾病的辅助诊断与疗效观察，以及健康状态的评估。案例中患者的尿液化学检验的阳性指标表现为：

（1）尿糖为 3+，尿糖呈阳性可见于几种情况：①血糖增高性糖尿，是由血糖浓度增高导致的糖尿。主要包括代谢性糖尿和内分泌性糖尿。代谢性糖尿是由内分泌激素分泌失常，糖代谢发生紊乱引起的高血糖所致。典型的相关代谢性疾病是糖尿病。内分泌性糖尿见于各种内分泌相关疾病，如甲状腺功能亢进、垂体前叶功能亢进、嗜铬细胞瘤、Cushing 综合征等。②血糖正常性糖尿，又称肾性糖尿，由肾小管重吸收葡萄糖的能力及肾糖阈降低所致，常见于家族性糖尿、新生儿糖尿、妊娠或哺乳期。③暂时性糖尿。进食大量碳水化合物：如进食含糖食品、饮料或静脉注射大量高渗葡萄糖溶液后，血糖可短暂、一过性增高，超过肾糖阈而导致糖尿。④应激性糖尿。情绪激动、脑血管意外、颅脑创伤、脑出血、急性心肌梗死时，延脑血糖中枢受刺激或肾上腺素、胰高血糖素分泌过多，呈暂时性高血糖和一过性糖尿。⑤其他糖尿。原尿中乳糖、半乳糖、果糖、戊糖、蔗糖的重吸收率虽低于葡萄糖，但尿液中总含量并不高。当进食过多或受遗传因素影响时，糖代谢紊乱，这些糖的血液浓度增高而出现相应的糖尿。

（2）尿酸碱度为 4.8，尿酸碱度减低也就是尿液呈酸性，可见于几种情况：①生理性变化，在剧烈运动、应激、饥饿、出汗等情况下，尿液 pH 可呈酸性。食用肉类、高蛋白及混合食物（含硫、磷）等尿液可呈酸性。②病理性变化，酸中毒、发热、慢性肾小球肾炎、代谢性疾病如糖尿病、痛风等可使尿液呈酸性。

（3）尿酮体为2+，尿酮体阳性可见于几种情况：①糖尿病酮症酸中毒，酮体尿是判断糖尿病酮症酸中毒的前期指标，多伴有高血糖和糖尿。由于糖尿病未控制或治疗不当，血酮体增高而引起酮症，尿酮体检查有助于糖尿病酮症酸中毒早期诊断（尿酮体阳性），并能与低血糖、心血管疾病、乳酸中毒或糖尿病高渗性昏迷相鉴别。②碳水化合物摄入不足或丢失过多。常见的原因有饥饿、饮食疗法、剧烈运动、寒冷、频繁呕吐（妊娠、疾病）、肾脏重吸收功能障碍、消化系统疾病等。

结合以上3个尿液化学指标的变化以及患者多尿、口渴、多饮半月，恶心、呕吐4天，昏迷2h的临床表现，患者最可能诊断为糖尿病酮症酸中毒。

（金英玉）

第四节　尿液显微镜检验

尿液显微镜检验是尿常规检查中非常重要的一部分，是指通过显微镜对尿液中的有形成分（细胞、管型、结晶、黏液丝、寄生虫等）进行直观的检验。尿液显微镜检验与尿液分析仪检验、一般检验以及干化学检验互相补充、相辅相成，辅助临床医师诊断泌尿系统疾病，判断疾病发生部位、严重程度等。此外，尿液显微镜检验也是尿液有形成分的形态学金标准，严格意义上尿标本应全部进行显微镜检验；若使用自动化仪器进行有形成分筛查，实验室应制定尿液有形成分的显微镜复检程序，并进行确认。

案例5-4

青年男性，21岁，因腹痛、尿频、尿急、尿痛来院就诊。患者1天前无诱因出现下腹疼痛，尿频、尿急，排尿疼痛，无寒战、发热。查体：右侧肾区有叩痛，耻骨上方腹部压痛，余无异常。主诊医师开具尿常规检查，检验结果如下。

*** 医院检验报告

姓名：***	患者 ID 号：***	申请单号：*********		标本状态：合格
性别：男	科别：** 科	申请医生：**		标本类型：尿液
年龄：21 岁	床号：**	临床诊断：*********		检验项目：尿常规检查

项目名称	结果	提示	单位	参考区间/参考值
颜色	黄色			
透明度	微浊			
尿酸碱度（尿 pH）	5.5			4.5～8.0
尿比重（SG）	1.009			1.003～1.030
尿胆素原（UBG）	阴性（-）			阴性或弱阳性
尿胆红素（BIL）	阴性（-）			阴性
尿酮体（KET）	阴性（-）			阴性
葡萄糖（GLU）	阴性（-）			阴性
尿亚硝酸盐（NIT）	阴性（-）			阴性
尿蛋白（PRO）	阳性（+）			阴性
潜血（或）红细胞（BLD）	3+			阴性
白细胞酯酶（LEU）	3+			阴性

续表

白细胞计数（WBC）	1785.00	↑	/μl	0.00～15.00
红细胞计数（RBC）	3244.00	↑	/μl	0.00～15.00
鳞状上皮细胞计数（SEC）	2.00		/μl	0.00～15.00
非鳞状上皮细胞计数（NEC）	0.00		/μl	0.00～5.00
细菌（BAC）	623.00	↑	/μl	0.00～150.00
透明管型（HYA）	0		/μl	0～5
病理管型（PAT）	阴性（–）			阴性
结晶（CRY）	阴性（–）			阴性
酵母菌（YEA）	阴性（–）			阴性
黏液（MUC）	阳性（+）			阴性

备注：尿液显微镜镜检可见：红细胞 3+，白细胞 3+，细菌 3+（为杆菌），未见管型

采集时间：*****	接收时间：*****	报告时间：*****
检验者：**	批准者：**	检验仪器/方法：*** 尿液分析工作站

问题：

1. 为何该份检验报告中备注了"尿液显微镜镜检"的结果？哪些情况需进行尿液有形成分的显微镜复检？

2. 结合病史及该份检验报告，患者需进一步做哪些检查？

----- **问题导航 5-5** -----

1. 案例中的尿液检验报告中哪些属于显微镜检验？

2. 案例中患者尿常规自动分析仪有形成分检验中细菌为 623.00/μl，尿液显微镜检也为 3+，而亚硝酸盐为阴性，如何解释这一现象？

3. 患者的尿常规检查中蛋白质为 1+，却未见管型，如何解释这一现象？

一、检测方法及参考区间

尿液显微镜检验主要通过显微镜检验尿液中有无病理成分，如细胞、管型、结晶、细菌、真菌、黏液丝、脂肪滴等，有助于泌尿系统疾病和其他全身性疾病的诊断与治疗。

（一）尿沉渣显微镜检验

1. 尿沉渣未染色检验法

（1）准确量取尿液 10ml。如标本量＜10ml，应在结果报告单中注明。

（2）离心留尿量：在相对离心力为 $400 \times g$（转速 1500r/min）条件下离心 5min。离心后，一次性倾倒或吸弃上清尿液，留取离心管底部液体 0.2ml。

（3）尿沉渣制备：充分混匀尿沉渣液，取适量滴入尿沉渣计数板；或取 20μl，滴到载玻片上，加盖盖玻片（18mm×18mm）后镜检。

（4）结果报告：①方法 1：以每微升尿沉渣成分数量报告结果。②方法 2：管型，以低倍镜（10×10）视野全片至少 20 个视野所见的平均值报告；细胞以高倍镜（40×10）视野所见的最低到最高数的范围报告；尿结晶等则以每高倍镜视野所见数换算为半定量的"–、±、1+、2+、3+"等级报告（表 5-21）。

表 5-21　尿结晶、细菌、真菌、寄生虫卵等报告方式

项目	报告等级				
	−	±	1+	2+	3+
结晶	0		1～4 个/HP	5～9 个/HP	≥10 个/HP
原虫、寄生虫卵	0		1 个全片～4 个/HP	5～9 个/HP	≥10 个/HP
细菌、真菌	0	数个视野散在可见	各视野均可见	量多、团状聚集	无数
盐类	无	罕见	少量	中等量	多量

2. 尿沉渣染色检验法

活体染色（如 Sternheimer-Malbin 染色或 0.5% 甲苯胺蓝染色）有助于细胞和管型的鉴别，但不能鉴别或确认尿沉渣中所有有形成分，对以下有形成分，可采用一种或多种方法进行特殊染色。通常特殊染色需要制备特定涂片，如浓缩涂片、印片或细胞离心涂片。

（1）脂肪和卵圆脂肪小体：采用油红 O 染色和苏丹Ⅲ染色。

（2）细菌：采用革兰氏染色和巴氏染色。

（3）嗜酸性粒细胞：采用汉塞尔（Hansel）染色、瑞特染色、吉姆萨染色、瑞-吉染色和巴氏染色。

（4）含铁血黄素颗粒：采用普鲁士蓝染色。

（5）肾小管上皮细胞、异常尿路上皮细胞、腺上皮细胞和鳞状上皮细胞：采用巴氏染色。

3. 参考区间　由于各实验室所用标本量、相对离心力、尿沉渣液量、观察尿沉渣用量、尿沉渣计数板规格不尽相同，尿沉渣检验参考区间应由实验室通过必要的验证或评估来确定。国内《实用内科学》所提供参考区间与《西氏内科学》相同（表 5-22）。

表 5-22　《实用内科学》尿沉渣检验参考区间（同《西氏内科学》）

检验项目	参考区间
红细胞	0～2 个/HP
白细胞	男性：0～3 个/HP；女性：0～5 个/HP
透明管型	0～1 个/HP
上皮细胞	少，以鳞状上皮细胞为主
细菌和真菌	无

4. 注意事项　实验室应统一尿液有形成分形态的鉴别标准、报告方式及复检规则。

（二）1h 尿沉渣计数

目前临床实验室常用的长时段尿沉渣计数主要有 1h 尿沉渣计数。其检测方法、结果报告及参考区间如下。

1. 操作方法

（1）正确收集 3h 计时尿液于清洁、干燥容器内送检。

（2）准确测量 3h 尿总量，充分混匀。取混匀尿液 10ml，置刻度离心管中，1500r/min 离心 5min，用吸管吸弃上层尿液 9ml，留下 1ml，充分混匀。吸取混匀尿液 1 滴，注入血细胞计数板内。细胞计数 10 个大方格，管型计数 20 个大方格。

（3）计算：

$$1h \text{ 细胞数} = 10 \text{ 个大方格细胞总数} \times \frac{1000}{10} \times \frac{3h \text{ 尿总量}}{3}$$

$$1\text{小时管型数} = \frac{20\text{个大方格管型总数}}{2} \times \frac{1000}{10} \times \frac{3\text{小时尿总量}}{3}$$

式中，1000 为 μl 换算成 ml 数；10 为尿液浓缩倍数。

2. 参考区间　红细胞：男性＜3 万/h，女性＜4 万/h；白细胞：男性＜7 万/h，女性＜14 万/h；管型＜3400 个/h。

3. 注意事项

（1）尿液应新鲜，pH 应在 6 以下，若为碱性尿，则血细胞和管型易溶解。

（2）被检尿液比重最好在 1.026 以上，如果小于 1.016 则为低渗尿，细胞易被破坏。

（3）如尿中含较多磷酸盐时，应加入少量稀乙酸使其溶解；但切勿加酸过多，以免红细胞及管型溶解；含大量尿酸盐时，应加温使其溶解，以便观察。

二、尿液细胞形态及临床意义

（一）血细胞

1. 红细胞

（1）正常红细胞（normocytic RBC）：直径为 7～8μm，无核，呈圆形、近卵圆形或双凹盘形，细胞质淡黄色或无色，染色后呈红色或紫色（图 5-1）。高渗标本中红细胞可因脱水，直径缩小到 6～7μm 甚至更小，形状呈锯齿形，边缘和表面不规则；低渗标本中红细胞因吸水而胀大，颜色变浅，呈球形，甚至由于血红蛋白从细胞中脱出，呈"面包圈"状；有的仅存少许血红蛋白，光镜下只能看到细胞膜轮廓，状如淡影，称为"影细胞"。

（2）异型红细胞（dysmorphic RBC）：大小不一、形态不一、血红蛋白含量不一。常见的形状有棘形红细胞、锯齿形（或车轮状）红细胞、皱缩形（桑葚形）红细胞、口型红细胞、破碎红细胞（新月形、三角形、星形、不规则形）、影红细胞（图 5-2）。尿中出现异型红细胞的机制可能与肾小球基底膜的功能损伤有关。

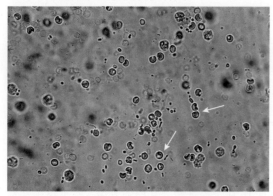

图 5-1　尿液正常红细胞（400×）

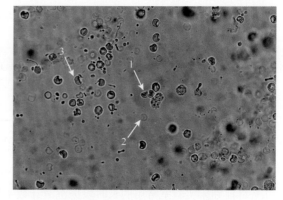

图 5-2　尿液异型红细胞（400×）
1. 口型红细胞；2. 影红细胞；3. 破碎红细胞

（3）形态鉴别：尿液中的红细胞与类酵母菌孢子、脂肪滴、草酸钙结晶、气泡等在形态上容易发生混淆，尤其在不染色的情况下，要仔细辨别其形态、折光性和大小等，必要时采用其他试验或通过染色进行鉴别。尿液红细胞有折光性弱、大小一致、排列无规律、水破坏试验阳性、潜血试验阳性以及苏丹Ⅲ及碘染色均呈阴性的特点，可与其他相似有形成分鉴别。

（4）临床意义：肉眼未见血尿，显微镜下所见红细胞≥3 个/HP 称为镜下血尿。血尿常见于急性肾小球肾炎和慢性肾小球肾炎、急性膀胱炎、肾结核、肾结石、肾盂肾炎等，亦可见于出血性疾病及女性月经污染。新鲜尿液中的红细胞形态与泌尿系统疾病有一定关系，通过对尿液红细胞形态的鉴别，可初步鉴别诊断肾小球性血尿或非肾小球性血尿。根据尿液中红细胞的形态，可将血尿分为三种：畸形红细胞占 80% 以上为肾小球性血尿；畸形红细胞＜20%，均一性红细胞＞80% 以上为非肾小球性血尿；畸形红细胞占 20%～80% 为混合性血尿。需注意的是：尿液中红细胞形态与尿液的 pH、渗透压、标本新鲜度有密切关系，因此需要注意标本本身的性状及标本留取等问题。

2. 中性粒细胞

（1）新鲜尿中的中性粒细胞：直径为 8～12μm，呈圆形、卵圆形或不规则形（类似阿米巴形）；细胞核呈分叶状，细胞质呈颗粒状，与血液中的中性粒细胞结构基本一致（图 5-3）。不染色时，细胞呈灰白色，加 1% 冰醋酸处理后，可清晰地看到细胞核；结晶紫-沙黄（Sternheimer-Malbin，SM）染色后细胞核呈紫红色，细胞质中分布着紫色颗粒；Sternheimer-Malbin 染色几乎不着色。

（2）陈旧尿中的中性粒细胞或死亡的中性粒细胞：胞体变化较大，直径为 6～20μm，细胞核模糊，呈圆形或卵圆形，染色质粗颗粒状聚集。Sternheimer-Malbin 染色良好，细胞核呈蓝色，细胞质呈淡紫红色且无颗粒。中性粒细胞的死细胞也被称为"脓细胞"，结构模糊，常成团存在，边界不清晰（图 5-4）。中性粒细胞和脓细胞无本质差别。

（3）临床意义：尿中中性粒细胞增加主要见于泌尿系统及生殖系统炎症，如肾盂肾炎、尿道炎、前列腺炎，泌尿系统结核及结石症、膀胱癌、尿道癌等疾病。也可见于女性白带污染的尿标本。

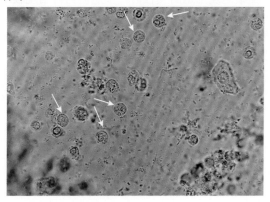 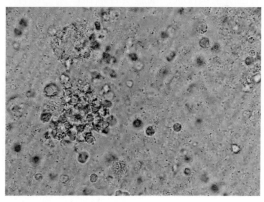

图 5-3　尿液中性粒细胞（400×）　　　图 5-4　尿液脓细胞团（400×）

3. 嗜酸性粒细胞　直径多在 8～20μm，呈圆形、卵圆形；细胞核呈分叶状，常分为两叶，呈"眼镜"状，染色质粗颗粒状；细胞质含粗颗粒，其嗜酸性颗粒为直径为 0.5μm 的球状，有折光性。Sternheimer-Malbin 染色后，其嗜酸性颗粒不着色，细胞核呈蓝色，细胞质呈淡紫红色；瑞-吉染色后与血液中嗜酸性粒细胞形态结构一致，嗜酸性颗粒呈橘红色。急性间质性肾炎、药物所致变态反应、过敏引起的泌尿系统炎症可见尿液嗜酸性粒细胞增多。

4. 淋巴细胞　直径为 7～10μm，呈圆形、卵圆形；细胞核呈圆形、卵圆形或锯齿形，染色质致密；细胞质透明。无染色时呈灰色或灰白色，细胞边缘明显、细胞内部结构均质。冰醋酸处理后可见明显细胞核，呈圆形或类圆形，常居中。Sternheimer-Malbin 染色后细胞核呈蓝色，细胞质呈淡紫红色。尿淋巴细胞或单核细胞增多常见于泌尿系统慢性炎症，特别是肾移植排异反应和尿路淋巴瘘时管尿中淋巴细胞会明显增多；应用抗生素、抗癌药物引起的间质性肾炎则以淋巴细胞、单核细胞增加为主。

5. 单核细胞和吞噬细胞　单核细胞体积较大，直径为 12～14μm，细胞质有伪足伸出，不染色时呈灰白色，细胞边缘可有乳头状凸起。冰醋酸作用后细胞核常偏位，呈马蹄形、"山"字形、肾形。经 Sternheimer-Malbin 染色，细胞质多为淡蓝紫色。单核细胞吞噬了其他有形成分（红细

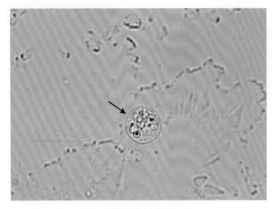

图 5-5 尿液吞噬细胞（400×）

胞、白细胞、脂肪颗粒、精子等）后也被称为"吞噬细胞"，细胞质含吞噬物质时或多核者较大，呈圆形、卵圆形或不规则形；细胞核呈分叶状、锯齿状、折叠状，细胞质呈泡沫状、空泡、含吞噬物质（图 5-5）。

尿中出现吞噬细胞提示泌尿道急性炎症，可见于：急性肾盂肾炎、膀胱炎、尿道炎等，常伴白细胞、脓细胞和细菌。

（二）上皮细胞

1.鳞状上皮细胞 主要来自输尿管下部、膀胱、尿道和阴道表层，是尿路细胞里体积最大的，直径为 30～50μm，为白细胞的 4～6 倍。形状扁平，常为圆形、多角形或卷曲呈管状，细胞核小、圆形、居中，染色质中度致密；细胞质中含有大量物质、无色，伴角化颗粒（图 5-6）。鳞状上皮细胞在输尿管下部、膀胱、尿道和阴道的表层有炎性病变时，可大量出现。也可见于女性白带污染的尿标本。

2.肾小管上皮细胞 来自肾小管远曲小管、近曲小管的立方上皮脱落细胞，形态不一，容易因尿渗透压等因素变形，直径为 15～35μm，呈小圆形、多面体形或卵圆形；细胞核呈圆形和偏位，染色质呈颗粒状；细胞质含颗粒，无色。肾小管上皮细胞发生脂肪变性时，细胞质内可出现较多数量不等、分布不均的脂肪颗粒或脂滴空泡，常见于慢性肾脏疾病。红细胞破坏后血红蛋白被肾小管上皮细胞重吸收，分解的铁以含铁血黄素的形式沉积在细胞里，经普鲁士蓝染色后可出现蓝色反应。除此之外，也可通过 Rous 试验证实，常见于慢性血管内溶血。

肾小管上皮细胞在急性肾小球肾炎时最为多见。成堆出现时，表示肾小管有坏死性病变。肾移植后 1 周内，尿内发现较多的肾小管上皮细胞，随后可逐渐减少直至恢复正常。当发生排斥反应时，尿中可再度出现成片的肾小管上皮细胞。

3.移行上皮细胞 来自肾盂、输尿管、膀胱、尿道近膀胱段等处，直径为 20～40μm，形态多变，可呈多面体形或球形；细胞核呈圆形或卵圆形，染色质细颗粒状；细胞质无色、细颗粒状，可呈尾形。由于来源不同，可分为表层移行上皮细胞（图 5-7）、中层移行上皮细胞（图 5-8）和底层移行上皮细胞（图 5-9）。三类移行上皮细胞鉴别点见表 5-23。

在肾盂、输尿管、膀胱、尿道近膀胱段等部位发生炎症、肿瘤时，尿沉渣中常见移行上皮细胞。底层移行上皮细胞过多出现表示炎症较为严重。

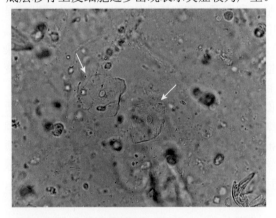

图 5-6 尿液鳞状上皮细胞（400×）

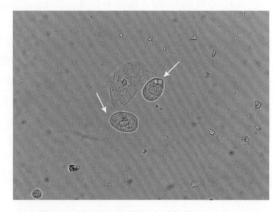

图 5-7 尿液表层移行上皮细胞（400×）

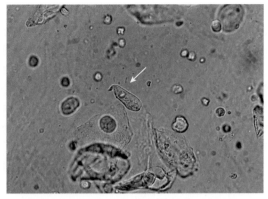

图 5-8　尿液中层移行上皮细胞（400×）

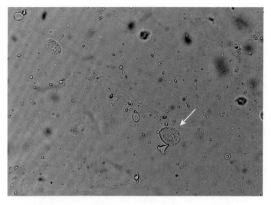

图 5-9　尿液底层移行上皮细胞（400×）

表 5-23　三种尿液中移行上皮细胞形态学鉴别

名称	形态	大小	细胞核
表层移行上皮细胞	不规则	白细胞的 4～6 倍	细胞核小，居中
中层移行上皮细胞	圆形、尾形、梨形	白细胞的 3～4 倍	稍大，居中或居于一侧
底层移行上皮细胞	圆形	白细胞的 2～3 倍	稍大，居中（需与肾小管上皮细胞鉴别）

4. 复粒细胞　复粒细胞（compound granular cell）是指肾小管上皮细胞发生脂肪变性，细胞内充满脂肪颗粒并覆盖细胞核（图 5-10）。慢性肾炎、肾梗死、肾小管充血性梗阻时，肾小管上皮细胞可发生脂肪变性，细胞质内有较多的脂肪颗粒或脂肪小滴，称为脂肪颗粒细胞；肾小管上皮细胞内出现普鲁士蓝染色的含铁血黄素颗粒（即 Rous 试验阳性），提示血管内溶血所致的血红蛋白尿、肾慢性出血、肾梗死、慢性心力衰竭等。

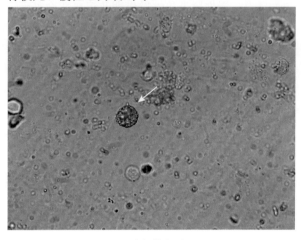

图 5-10　尿液复粒细胞（400×）

三、尿液管型形态及临床意义

1. 透明管型　主要成分是 T-H 蛋白（Tamm-Horsfall protein）和白蛋白。呈长形、雪茄形，有时扭曲或呈卷曲形，其圆形末端或一端呈锥形，边缘光滑；长度不定，宽度常等于肾小管宽度，为 30～12μm，外观透明无色，折光性小，含少量颗粒（图 5-11）。

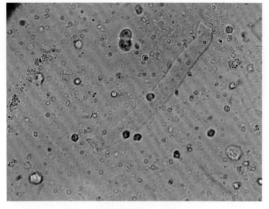

图 5-11　尿液透明管型（400×）

尿流量低、尿液浓缩或酸性环境均可促进透明管型的形成。正常人在脱水或剧烈运动情况下，尿液中可出现透明管型，老年人清晨浓缩尿中亦可见到。在运动、发热、麻醉和应用利尿剂时可一过性增高。在肾病综合征、慢性肾炎、恶性高血压和心力衰竭时可见增多。透明管型持续大量出现，同时可见红细胞时，提示肾小管上皮有剥落现象，说明肾脏有严重的病变。

需注意的是透明管型在碱性尿或低渗尿中很容易溶解破坏，需尽快检验。

2. 颗粒管型　管型内含有大小不等颗粒物，含量超过管型容积的 1/3 时，称为颗粒管型。呈长圆柱形，罕见折叠或弯曲，具圆形末端，边缘光滑；长度不定，宽度常等于肾小管宽度，为 25～50μm；外观可含少量或大量球形颗粒散布在基质上，颗粒大小各异，可细可粗；不染色时呈黄褐色或棕黑色（图 5-12）。

颗粒管型由肾实质病变崩解的细胞碎片、血浆蛋白及其他有形物凝聚于 T-H 蛋白上形成，可分为粗颗粒管型和细颗粒管型。细颗粒管型多由上皮细胞衍化而成，细颗粒酯酶染色阳性而过氧化物酶染色一般为阴性；偶见于正常尿液中，常见于运动后，脱水及发热，若大量出现，提示存在肾实质损伤的可能。粗颗粒管型多由白细胞变性而成，粗颗粒过氧化物酶染色一般为阳性；多见于慢性肾小球肾炎或肾病综合征。若颗粒管型与透明管型同时存在，提示多存在急性肾小球肾炎、慢性肾小球肾炎、肾病综合征、严重感染及肾动脉硬化等。

3. 红细胞管型　管型中以红细胞为主体，略呈黄褐色，呈圆柱状、雪茄形，具圆形末端；长度、宽度不等，多数情况下长度并不长，但可较宽；基质部分或全部覆盖完整红细胞或破碎红细胞个体，易于识别（图 5-13）。尿沉渣染色可见管型基质被染为淡红色，红细胞被染为红紫色。常出现于急性肾小球肾炎、急性肾炎、慢性肾炎急性发作期及溶血性输血反应等患者的尿液中；还可见于狼疮性肾炎、亚急性细菌性心内膜炎、肾梗死、肾静脉血栓形成、恶性高血压等。

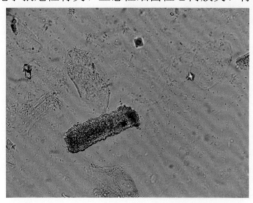

图 5-12　尿液颗粒管型（400×）

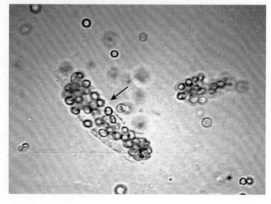

图 5-13　尿液红细胞管型（400×）

4. 白细胞管型　管型内容物以白细胞为主，形态和大小似红细胞管型，基质部分或全部覆盖完整白细胞或破碎白细胞和大量颗粒。不易鉴别时经 1% 冰醋酸处理后，可显示明显细胞核（图 5-14）。白细胞管型在肾脏中滞留时间过长会崩解，称为颗粒管型，均质化后称为蜡样管型。尿沉渣染色可见管型基质被染为淡红色，白细胞为无色或淡蓝色，细胞核为紫色或蓝色。常出现于急性肾小球肾炎、狼疮性肾炎、多发性动脉炎、肾盂肾炎和细菌尿伴有尿路感染等患者的尿液中。

5. 肾小管上皮细胞管型　管型内细胞一般由脱落于肾小管上皮表层的肾小管上皮细胞构成，

形态和大小似红细胞管型，但基质部分或全部覆盖完整肾小管上皮细胞或破碎肾小管上皮细胞，并常在管型中见到白细胞（图5-15）。常出现于急性肾小管坏死、肾移植术后排斥反应期、长期高热、子痫、重金属中毒及肾淀粉样变等患者的尿液中。

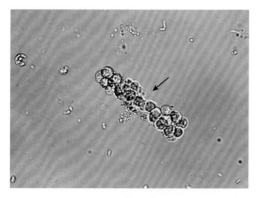

图 5-14 尿液白细胞管型（400×）

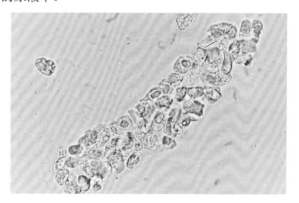

图 5-15 尿液肾小管上皮细胞管型（400×）

6. 蜡样管型 为一类不含任何细胞核颗粒成分、均匀蜡质感的管型。外形呈圆柱状，具钝圆或方形末端；边缘有裂隙或锯齿；长度不定，但相对较短且粗硬，宽度不定，可较宽；是致密凝固蛋白质，牛油蜡样黄色基质，有高折光性（图5-16）。尿沉渣染色整个管型染成均匀的红紫色或深紫色。蜡样管型的出现表示肾小管有严重的变性坏死，常见于重症肾小球肾炎，尤其是慢性肾小球肾炎后期及肾淀粉样变等患者的尿液中。

7. 宽大管型 形态似蜡样管型，常较宽，直径是肾小管宽度的几倍，常＞40μm，是一般管型的2～6倍。宽大管型具有所有管型的特点，内部可有细胞、颗粒等各种成分，亦可呈蜡状（图5-17）。宽大管型一般形成于较宽大的肾小管内，如扩张的肾小管、乳头管、集合管。常见于肾功能不全，在血型不合输血后溶血反应和急性肾衰竭中也可见到。

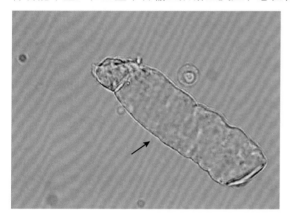

图 5-16 尿液蜡样管型（400×）

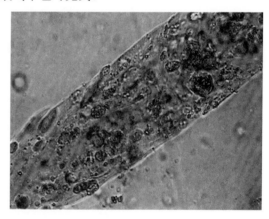

图 5-17 尿液宽大管型（400×）

8. 脂肪管型（空泡变性管型） 管型内脂肪滴含量在1/3以上，呈圆柱状、雪茄形，具钝圆末端；长度不定，但常不长，宽度不定，可较宽；基质较暗，部分或全部覆盖各种大小不等的球形脂肪滴，高折光性，内部结构不易辨认（图5-18）。苏丹Ⅲ染色脂肪滴可染成橙红色或红色。脂肪管型是肾小管上皮细胞管型脂肪变性后，大量脂肪滴进入管型形成，常见于类脂性肾病及肾小球肾炎等。

9. 混合管型 管型内含有红细胞、白细胞、肾上皮细胞及颗粒等多种成分。管型内细胞数量较少，外形与颗粒管型相似，用Sternheimer-Malbin活体染色、尿沉渣染色有助于识别内含物。

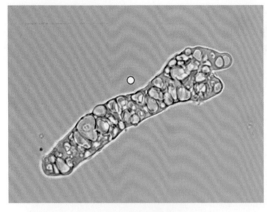

图 5-18　尿液空泡变性管型（400×）

表示肾小球肾炎反复发作、出血和血管坏死，常见于活动性肾炎、肾病综合征进行期、结节性动脉周围炎、狼疮性肾炎及恶性高血压等。

四、尿液结晶形态及临床意义

1. 草酸钙结晶　直径 3～12μm；多为方形、折光性强的八面体；有时呈哑铃形、卵圆形、双锥体形；pH<5.4；强双折光性；无色，偶见胆汁染色（图 5-19）。溶于盐酸，不溶于乙酸和氢氧化钠，常在酸性尿液中出现，一般无临床意义。但在新鲜尿液中如大量出现且伴有红细胞、肾或膀胱刺激症状，可能为肾结石、输尿管结石或膀胱结石的征兆。

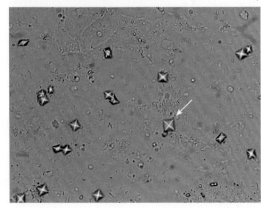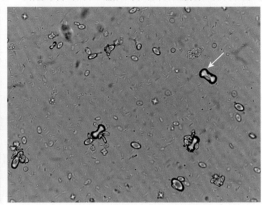

图 5-19　尿液草酸钙结晶（400×）

2. 尿酸结晶　中等大小；长菱形，偶见六角形，也可呈星形、圆筒形、立方形、玫瑰花形；具强折光性；多色，呈黄色、米黄色或棕黄色等（图 5-20）。加热，加乙酸、盐酸、氢氧化钾均可溶解。多食含嘌呤的食物可使尿中尿酸增高，引起结晶增多。尿酸结晶增多可见于急性痛风、儿童急性发热、慢性间质性肾炎；化疗患者在治疗期间出现尿酸结晶增加表明细胞破坏增加。

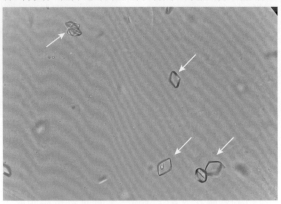

图 5-20　尿液尿酸结晶（400×）

无定形尿酸盐结晶：细颗粒，pH<5.8，双折光性，无色或红黄色、粉红色、棕红色和砖灰色。加热、加酸后溶解，常在碱性尿液中出现，尿液浓缩、温度低时可析出，一般无临床意义。

3. 三联磷酸盐结晶　大小不定，呈方柱形、屋顶形、信封状或羽毛状，无色，具强折光性

（图 5-21）。加热不溶，加乙酸和盐酸可溶解。来源于食物和机体代谢、组织分解时所产生的结晶，为尿液正常成分。 无定形磷酸盐结晶：微小颗粒，pH＞6.3，无色。常在碱性尿液中出现，一般无临床意义。

4. 胆固醇结晶　形似相互层叠摆放的薄玻璃片，多为缺角的长方形、直角平板形，有一个或多个突起或缺损；pH 中性或酸性；具中折光性；无色（图 5-22）。可溶于氯仿和乙醚。取尿液表面薄层观察，阳性率高。正常尿液中少见，多出现于膀胱炎、肾盂肾炎或乳糜尿等尿液中。

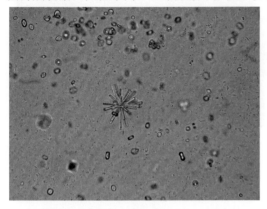

图 5-21　尿液三联磷酸盐结晶（400×）

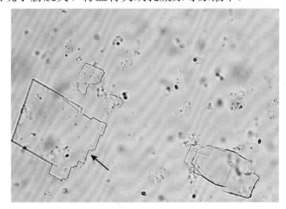

图 5-22　尿液胆固醇结晶（400×）

5. 胱氨酸结晶　蛋白质的分解产物，大小不等，六边形薄片样结晶，常为片层状；具弱折光性；无色（图 5-23）。不溶于乙酸而溶于盐酸。多见于急性肝萎缩、急性磷中毒、风湿病、梅毒、白血病等患者的尿液中。

6. 磺胺类药物结晶　结晶常呈麦秆束状或球形，主要见于部分服用磺胺类药物患者的尿液中，多与用药过量有关（图 5-24）。如伴有红细胞增多则提示可能出现药物性损伤。其形成因素与尿液的酸碱度及磺胺类药物在体内乙酰化作用有关。服用磺胺类药物的患者，应经常性进行尿沉渣检验，观察是否出现磺胺类药物结晶，如有大量出现，提示输尿管、肾盂等部位存在形成沉淀并有阻塞尿路的危险，可能导致无尿或伴有血尿。

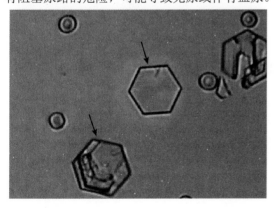

图 5-23　尿液胱氨酸结晶（400×）

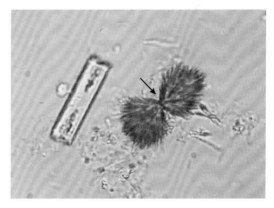

图 5-24　尿液磺胺类药物结晶（400×）

五、尿液其他有形成分

1. 细菌　普通光镜下，未染色时可见单个微生物，大小为 0.5～3μm ；呈杆状或球状；单个或成堆、成链排列（图 5-25）。

2. 寄生虫　可见蛲虫、阴道毛滴虫、埃及血吸虫卵等。

3. 真菌 酵母菌为 5～7μm，假菌丝长度可超过 50μm；酵母菌形态呈卵圆形，假菌丝形态较长伴分支状，末端有出芽；外观无色和具厚壁，显示出芽（图 5-26）。

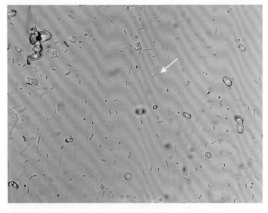

图 5-25　尿液细菌（400×）

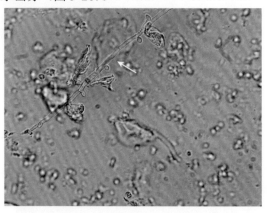

图 5-26　尿液真菌（400×）

4. 污染物 如纤维丝、淀粉颗粒、花粉和脂肪滴等（图 5-27、图 5-28）。

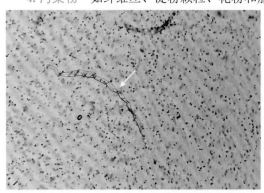

图 5-27　尿液纤维丝（100×）

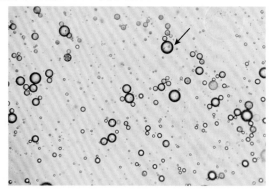

图 5-28　尿液脂肪滴（100×）

5. 黏液丝 大小不定；常呈长条形，可卷曲；外观纤细透明、波浪形，尿沉渣染色呈粉红色或蓝色（图 5-29）。

6. 精子 头长 3～5μm，尾长 40～60μm，可相互分离；头呈圆形或椭圆形，尾呈纤维丝状；细胞质无色（图 5-30）。

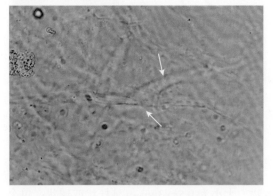

图 5-29　尿液黏液丝（400×）

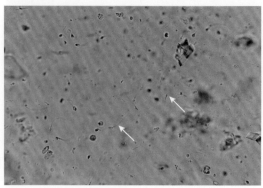

图 5-30　尿液精子（400×）

六、质量控制

1. 分析前

（1）检验人员素质：检验人员要加强专业水平和尿液有形成分的形态学识别能力，有高度的责任心和耐心。定期进行从业人员形态学考核及比对，要求从业人员能通过镜检识别尿液中的有形成分（细胞、管型、结晶等），能力考核时应采用至少50幅显微镜摄影照片（包括正常和异常有形成分）或其他形式的图像，识别正确率应达到80%以上。

（2）器材试剂：所用的离心试管、移液管、载玻片、盖玻片及涂片用的竹签或玻璃棒等器材要洁净，不含任何消毒剂和化学药物。标本容器应使用塑料或硅化玻璃材质，以避免颗粒黏附。

（3）尿沉渣计数板：需标准化，具有可定量沉渣液的计数池，且只能一次性使用。

（4）显微镜：应使用内置光源的双筒显微镜；载物台能靠机械移动玻片；物镜能放大10倍、40倍；同一实验室使用多台显微镜时，其物镜及目镜的放大倍数应一致。

（5）离心机：应使用水平式有盖离心机；离心时的相对离心力应稳定在 $400 \times g$（1500r/min）。应每12个月对离心机进行一次校正。

（6）标本：尿液有形成分检验应采用新鲜尿液。对于尿常规检查，建议留取排去首次晨尿后的第二次尿液。患者留取标本前应清洁外阴，避免尿标本受到白带或尿道口分泌物的污染；女性患者应避开月经期。

2. 分析中

（1）尿沉渣显微镜检验应准确量取10ml尿量；1小时尿沉渣计数准确测定3h混合尿量，并准确记录。

（2）尿液应充分混匀，包括离心前后的操作。

（3）尿沉渣计数充池时速度不能太快；如有充池液太多、计数区域充池不全、有气泡或有碎片等异常情形，均必须重新充池。应于1h内完成计数；计数时如发现计数池干涸，须清洗后重新充池。

（4）实验室收到标本后应于1h内完成检验，否则因细菌繁殖代谢、尿渗透压改变及pH改变等，影响有形成分检验结果。

3. 分析后

（1）尿液显微镜镜检是形态学金标准：当前多数实验室联合干化学尿液分析仪和尿液有形成分分析仪进行尿液分析的初筛，将尿液沉渣显微镜检验作为仪器结果异常的复核、验证和确证手段，并作为真阳性和真阴性结果的判断标准。在满足临床需求、尽可能快地发出检验报告、保证尽可能低的假阴性率情况下（低于5%），制订合理、有效、可行的尿液有形成分显微镜镜检的复检标准，是临床试验人员的共识和工作目标。复检标准应以涵盖实验室对所测项目影响因素的干扰界定、干化学尿液分析仪和有形成分分析仪的报警提示、临床需求、特殊疾病（如泌尿系统疾病、糖尿病、肾病等）时的尿液改变等，成为对本实验室临床实际操作有指导意义的SOP。

（2）尿液显微镜镜检的临床沟通：检验人员应能够分析干化学与分析仪有形成分、尿液显微镜镜检结果之间的关系，当三者不一致时，应及时主动与临床医师沟通，向临床医师询问患者饮食及用药情况，是否存在影响尿常规检查结果的因素（如是否服用维生素C、是否为肾移植术后、是否有肌溶解症、是否使用呋喃妥因或庆大霉素等）；向护士查证患者标本留取过程（是否为中段尿、是否进行了外阴清洁、是否在月经期、尿液何时留取、尿液是否新鲜等），共同探索检验结果"数据"之外的"诊断信息"，为疾病诊断提供更多线索。

干化学用于尿液的化学成分初筛，提供半定量结果；尿沉渣提供定量结果，无异常病理形态时结果准确可信；人工镜检用于病理成分的有效确认，但计数误差较大。三者重叠的检测项目主要为白细胞、红细胞、蛋白质/管型等。

　　尿干化学试带法和有形成分检测之间的不一致最为常见：①红细胞：由于干化学测的是血红蛋白的过氧化物酶活性，热不稳定酶、肌红蛋白以及菌尿、酸性尿均可造成干化学假阳性，而尿沉渣显微镜镜检结果阴性，此时尿沉渣及显微镜镜检的检验结果更具有信服力。对于一些高渗尿标本，由于红细胞脱水皱缩，血红蛋白不易释放，则可能造成干化学阴性，尿沉渣显微镜镜检红细胞增多的结果；此时在显微镜下往往看到大量颜色较深、折光性较强、边缘呈锯齿状的红细胞。②白细胞：常表现为干化学试带法阴性，而镜检阳性。多数原因是尿干化学白细胞检测的仅是中性粒细胞特异性酯酶，如果尿液中增高的白细胞以淋巴细胞或单核细胞为主，则有可能出现干化学检测阴性，尿沉渣计数升高，镜检也可发现白细胞的结果（如肾移植早期排异反应）。③其他干扰干化学检测结果的因素：患者如果使用了呋喃类药物，或者标本胆红素过高均可引起干化学检测假阳性，而尿沉渣显微镜镜检未发现白细胞的情况；如果使用了庆大霉素，则有可能对干化学检测造成负干扰，表现为假阴性，而有形成分检测和镜检均有阳性发现。

　　尿常规检查的蛋白质是白蛋白。它的检测方法依赖于 pH 指示剂，因此尿液本身的 pH 对其影响很大。碱性尿（pH＞8）时，或使用了奎宁、磺胺嘧啶等药物均可造成蛋白质假阳性；而酸性尿（pH＜3）时，患者使用了高浓度青霉素可造成蛋白质假阴性，从而与临床预期不相符。同样，如果尿中增高的蛋白质以球蛋白为主，那么尿干化学试带法蛋白质测定结果极大可能是假阴性。临床实际中，如果出现尿沉渣显微镜镜检发现管型，而干化学检测蛋白质阴性的不相符情况，可以与临床医师沟通和解释结果内涵。

　　解读每份检验报告时，除了需要知道这些检测项目的临床意义，还要对他们各自的诊断价值有所了解。由于实验室医学的飞速发展，越来越多的新检测项目、新方法不断涌现并应用于临床，为了能更加客观准确地提供给临床实验数据，实验室根据它们各自的特点进行了不同检测项目和方法的组合，所以临床医师应结合患者情况，综合分析，实验室数据才能发挥其更大的价值。

二维码知识聚集 5-5

知识拓展 5-4

　　1. 尿路感染的患者除进行尿常规检查外，还可做哪些检验？留取标本时应注意哪些事项？

　　2. 用陈旧尿液做尿常规分析（干化学检测、有形成分检测、显微镜镜检），会对哪些检测项目产生影响？如何影响？

案例 5-4 分析

　　患者为青年男性，急性腹痛就诊，同时伴有尿频、尿急、尿痛；查体发现右侧肾区有叩痛，耻骨上方腹部压痛，余无异常。

　　以急性腹痛为主诉的急诊患者，首先应考虑急腹症，需排除急性阑尾炎、溃疡病急性穿孔、急性肠梗阻、急性胆道感染及胆石症、急性胰腺炎、腹部创伤、泌尿系结石、感染及异位妊娠所致的子宫破裂等。该患者同时伴有明显的尿频、尿急、尿痛一组症状，即尿路刺激征，通常见于尿路感染。如感染累及膀胱，会引起明显的下腹部疼痛；如伴有尿路结石，会引起剧烈的下腹部、腰背部放射痛。医生查体发现患者右侧肾区有叩痛、耻骨上方腹部压痛，进一步佐证了尿路感染的初诊；如何对这一初诊进行确诊，则需进一步的实验室检验进行排查和佐证。

　　尿常规检查是尿路感染的主要实验室检验。其中干化学检验中的白细胞酯酶、潜血、亚硝酸盐、蛋白质，有形成分分析中的白细胞及红细胞、细菌、真菌、结晶等检测项目均有助于对尿路感染的感染部位、严重程度进行判断。以上两种检验各有所长，又互为补充，由于方法学和检测原理的原因，会出现二者不一致甚至矛盾的情况，所以对于异常样本需进行尿沉渣显微镜镜检。该患者尿白细胞及红细胞明显升高，并有大量细菌，三种检测方法结果一致，结合症状、体征及病史，可以诊断为尿路感染。

另外值得注意的是：亚硝酸盐通常作为细菌的干化学补充试验，该患者的细菌计数为 623.00/μl（明显升高），尿液显微镜镜检结果也为 3+，而亚硝酸盐结果为阴性，为什么？

亚硝酸盐检测的是含亚硝酸盐还原酶的一部分细菌，如肠杆菌科细菌；某些不具备还原亚硝酸盐的细菌如不动杆菌等非发酵菌则检测为阴性。另外尿液在膀胱中存留不足 4h、尿液中不含硝酸盐也可造成该实验阴性。相反，尿沉渣显微镜镜检中的细菌定量更为准确。但应该注意的是：尿标本是一个良好的培养基，如果不能及时送检，常温下细菌迅速繁殖，产生大量代谢产物，导致无论是尿常规中的细菌、细胞、化学物质，还是尿培养，都无法保证结果的准确性。

此外需要明确的是，尿常规中尿液有形成分检验只能确认该份标本中有细菌，不能确认细菌是否为感染菌，也无法确认细菌种类。若可识别出的细菌数量较多，应该在报告中大致描述其种类和形态，及时向临床医师提出在使用抗生素之前进行尿细菌培养和鉴定的建议。

（谢晓英）

第六章 粪便检验

粪便（feces）是食物在体内被消化、吸收营养成分后余下的排泄终产物，粪便检查是临床常规检验项目之一，检查目的：①了解消化道有无炎症、出血和寄生虫感染等。②对消化道出血进行鉴别诊断，开展消化道肿瘤筛查。③根据粪便的性状和组成了解消化状况，以间接判断消化系统功能状况。④检查致病菌，协助诊断肠道传染病。

案例 6-1

患者，男，40 岁，因腹痛、腹泻 5 天入院，患者 5 天前无明显诱因出现腹痛伴腹泻，6～8 次/日，水样黑便，排便后腹痛不能缓解，偶有大汗乏力，无发热、寒战，无腹胀，口服保济丸症状不能缓解。查体：左下腹有压痛，余无异常。粪便常规检验结果如下：

*** 医院检验报告

姓名：**	病案号：***	申请单号：*********		样本状态：合格
性别：男	科别：*** 科	申请医生：**		样本类型：粪便
年龄：40 岁	床号：	临床诊断：*********		检验项目：粪便检验
项目名称	结果	提示	单位	参考区间/参考值
颜色	黑色			
性状	水样			
白细胞（手工）	+		个/HP	0～2
红细胞（手工）	+		个/HP	0
吞噬细胞	未见			
食物残渣	淀粉颗粒 +			
寄生虫卵	未见		个/HP	未见
隐血（OB）	阴性			阴性

备注：

采集时间：　　　　　接收时间：　　　　　报告时间：

检验者：　　　　　批准者：　　　　　检验仪器/方法：

问题：

1. 如何采集粪便进行检测？
2. 上述粪便检验报告如何审核？
3. 如何解读该患者的粪便检验报告？

问题导航 6-1

1. 案例中的患者需要进行粪便实验室检查，作为检验人员如何指导患者采集粪便？
2. 检验后的粪便样本如何处理？可以直接丢弃到普通垃圾桶吗？
3. 粪便采集过程存在影响检测的因素吗？具体有哪些影响因素？

第一节　粪便标本采集和处理

标本的采集、存放与运送对粪便的检验结果有着直接的影响，标本采集容器建议使用一次性无吸水性、防渗漏、带盖的干净容器，微生物培养的标本容器应无菌，根据不同的检验项目要求采取不同的采集方法，采集标本后应及时送检。

二维码知识导图 6-1 粪便检验

一、标 本 采 集

1. 标本要求　自然排出粪便或肛门指诊采集粪便，不适宜采集灌肠或服用油类泻剂的粪便以及便盆或坐厕中的粪便。

2. 常规标本　取指头大小（3～5g）新鲜粪便送检，采集时从粪便的表面、深处及粪端多处取材，有意识地选择黏液或脓血等异常外观部分的粪便。

3. 寄生虫检查标本　可采用增加粪便量的方法提高寄生虫的检出率。

（1）检查血吸虫毛蚴，取至少 30g 粪便标本。

（2）寄生虫虫体及虫卵计数则采集 24h 粪便。

（3）蛲虫卵检验，用浸泡生理盐水棉签或透明薄膜拭子于晚 12 时或清晨排便前，自肛门皱襞处拭取粪便送检。

（4）检查肠道原虫滋养体，采集粪便脓血和稀软部分，立即保温送检。

（5）原虫和某些蠕虫有周期性排卵现象，未查到寄生虫和虫卵时，应连续送检 3 天，以免漏诊。

4. 化学法隐血试验　为避免出现假阳性，应于试验前 3 天禁食肉类、动物血和某些蔬菜等食物，并禁服铁剂及维生素 C 等可干扰试验的药物。

5. 脂肪定量试验　每天定量服用 50～150g 脂肪膳食，连续 6 天，第 3 天起开始收集 72h 内粪便并混合称量，从中取出 60g 左右送检。简易法则在正常膳食情况下收集 24h 标本，混合称量，从中送检 60g 粪便。

6. 粪胆原定量试验　连续收集 3 天粪便，每天混匀粪便称重后送检 20g，注意避免室温中长时间放置粪便标本，以免胆汁阳性率减低。

二、标 本 处 理

纸类容器可于焚化炉内进行焚化处理。玻璃或瓷器容器应浸入 5% 甲酚皂溶液中 24h，或浸入 0.5% 过氧乙酸溶液中 12h，弃液，再煮沸、流水冲洗、晾干或烘干备用。

三、标本采集和处理的质量控制

1. 标本容器　容器原则上要求是广口、清洁、干燥、可加盖密封、无吸水性、无渗漏、不与标本任何成分发生反应。细菌培养标本容器应无菌。容器标记必须明显、准确、粘贴牢固。

2. 标本采集　注意采集有异常外观部分的粪便标本，如带有血液、脓血、黏液或色泽异常的部分送检。如标本外观未见异常，则可从粪便表面和深处等不同部位多处取材。寄生虫虫体和虫卵检查的标本，为避免标本量不足而漏检，应尽量增加送检量。检测前应告知患者停用影响检验结果的药物和食物。

3. 送检时间　应及时送检新鲜采集的粪便，夏季不超过 1h 送检，冬季应注意保温，不超过 2h 送检。肠内原虫滋养体，应立即检查，寄生虫虫体和虫卵检查不宜超过 24h。

二维码知识聚焦 6-1

4. 标本检查后处理　标本检查后，应将盛装粪便标本的容器放入黄色医疗废物垃圾袋，按照感染性废物流程处理，并做好记录。容器为玻璃、瓷器及载玻片以 5% 甲酚皂溶液浸泡 24h，或以 0.5% 过氧乙酸溶液浸泡 12h，弃消毒液后，流水冲洗干净备用。

知识拓展 6-1

1. 粪便常规检测以外的粪便检查对粪便标本有哪些特殊要求？
2. 如患者为婴幼儿，留在尿布上的粪便可否用于粪便检查？
3. 为什么粪便标本检验后必须进行生物安全处理？

问题导航 6-2

1. 案例中的粪便报告哪些是理学检查？
2. 粪便的颜色对于疾病诊断有哪些作用？
3. 粪便的性状对于疾病诊断有哪些提示作用？

粪便检验报告包括理学检查、化学检查和显微镜检查三部分，从而为消化系统疾病的诊断提供依据。本章案例检验报告的理学部分是目前医院检验部门常规检查的颜色和性状，广义上的粪便理学检查是指肉眼观察粪便的量、颜色、性状、气味以及有无寄生虫和结石异物等。

第二节　粪便理学检查

一、量

健康成人粪便量可随食物种类、进食量及消化器官功能情况而变化。排便次数多数为每天 1次，每次排便量为 100～250g。当胃肠、胰腺有炎症或功能紊乱时，粪便量和排便次数均有不同程度增加。

二、颜　色

婴儿粪便因胆绿素未转变为胆红素，导致其颜色呈黄绿色或金黄色。健康成人粪便颜色因含粪胆素呈黄褐色，久置后随着粪便中胆素原被氧化而颜色加深。粪便颜色变化及可能的临床原因如表 6-1。

表 6-1　粪便颜色变化原因

颜色	非病理性原因	病理性原因
淡黄色	乳儿便、消化不良或服用大黄、山道年药物	胆红素未氧化、脂肪不消化
白色、灰白色	服用硫酸钡（钡餐造影）	胆道梗阻（因胆道内胆汁减少或缺如）
绿色	食大量绿色蔬菜	婴儿肠炎
红色	进食番茄、西瓜等	下消化道出血如直肠癌、肛裂、痔疮出血
果酱色	食用大量咖啡、巧克力、可可、樱桃等	阿米巴痢疾、肠套叠
黑色（柏油色）	食用动物血、肝脏，服用铁剂及某些中药	上消化道出血

三、性　状

婴儿粪便呈黄色或金黄色糊状便，正常成人粪便性状则与进食的食物种类有关，多呈圆柱状成形或半成形软便。病理情况下，粪便作为身体的代谢产物，呈现的特征性变化一定程度上可反映身体的状况，检验部门正确描述送检粪便的性状，有助于医生对患者的消化系统做出正确的诊断。临床上常见的粪便性状描述为：软、硬、糊状、泡沫状、稀汁状、黏液脓样、有不消化食物等，具体的病因见表 6-2。

表 6-2 粪便性状及病因

性状	病理性原因
稀糊状或稀汁样	各种感染性及非感染性因素刺激消化道，如急性肠炎、服导泻药及甲状腺功能亢进等；婴儿消化不良；伪膜性肠炎；艾滋病患者伴肠道孢子虫感染；副溶血弧菌食物中毒，排洗肉水样便；出血性坏死性肠炎排出红豆汤样便
黏液便	正常粪便中有少量黏液，小肠病变黏液混匀于粪便中，大肠病变由于粪便逐渐成形，黏液不易与粪便混匀而附着于粪便表面。黏液便常见于肠壁受刺激或炎症，如各类肠炎、肿瘤、细菌性痢疾、阿米巴痢疾、肠痉挛、急性血吸虫病等
胶冻样便	肠激惹综合征、慢性菌痢和过敏性肠炎
鲜血便	直肠息肉、直肠癌、肛裂及痔疮均可见鲜血便。痔疮时常在排便之后有滴血现象，而其他疾病则鲜血附着于粪便表面
柏油样便	粪便褐色或黑色，富有光泽如柏油状。多见于各种原因引起的上消化道出血。服用活性炭、铋剂、铁剂时粪便也呈黑色，但无光泽且隐血试验阴性
脓性或脓血便	肠道下段病变，如阿米巴痢疾以血为主，血中带脓呈稀果酱样便；细菌性痢疾以脓为主，脓中带血；还见于直肠癌、结肠癌、溃疡性结肠炎、局限性肠炎等
米泔样便	淘米水样，见于重症霍乱和副霍乱患者
白陶土样便	各种原因引起的胆道梗阻，胃肠道钡餐造影术后粪便也可呈白陶土样便
细条状便或扁片状	结肠紧张亢进、直肠癌或肠道狭窄
乳凝块便	黄白色乳凝块，常见于脂肪或酪蛋白消化不全，婴儿消化不良、婴儿腹泻
硬结便	坚硬圆球状，见于习惯性便秘、老年人和产后无力排便者

四、气　　味

正常粪便有臭味，主要由氨、硫化氢、靛基质、粪臭素、挥发性胺等引起，其中肉食者臭味较重，素食者臭味较轻。粪便的特殊气味也提示身体的某些病变，①恶臭味：慢性肠炎、胰腺疾病、结肠或直肠癌多因未消化的蛋白质发生腐败而致恶臭味。②血腥臭味：见于阿米巴肠炎。③酸臭味：由于脂肪、糖类消化不良或吸收不良，导致脂肪酸分解及糖发酵产生酸臭味。

五、寄生虫及结石

粪便中出现肠道寄生虫虫体，如蛔虫、蛲虫、绦虫等较大的虫体及片段肉眼即可分辨确认，钩虫体须将粪便冲洗过滤才能发现。因此，可通过检验粪便中有无虫体的排出判断服用驱虫剂的驱虫效果，特别是驱绦虫后如未找到绦虫头节，不能说明驱虫成功。

粪便中可见到胆结石、肠结石、粪结石和胰腺结石等，最重要且最多见的是胆结石，呈片状或细粒状时，可漂浮于水面，用有机溶剂可使其溶解；肠结石主要是血液凝固物，多见于植物性食品中，以植物纤维为中心形成结石；粪结石体积较大，应与肠结石区别。结石常见于服用排石药或碎石术之后，较大者肉眼可见，较小者需铜筛淘洗粪便方法检查。

二维码知识聚焦 6-2

知识拓展 6-2

1. 粪便为何变黑色？
2. 阻塞性黄疸患者的粪便颜色发生什么变化？
3. 消化道出血患者的粪便颜色发生什么变化？

······ 问题导航 6-3 ······

1. 案例中的粪便报告哪些项目属于化学检查？
2. 临床上粪便的隐血试验常用哪些方法进行检测，作为检验人员如何选择检测方法？
3. 案例中的患者排黑便，但是隐血试验阴性，请分析原因。
4. 患者为腹泻症状，如何为患者进行粪便的脂肪检查，有何意义？
···

第三节　粪便化学检验

本章案例检验报告的化学检查主要是隐血，广义上的粪便化学检查还包括酸碱度反应及粪胆素、粪胆原和脂肪测定等，其中最常用且具有重要临床意义的是粪便隐血试验（fecal occult blood test，FOBT），下面我们一起了解该试验的相关知识。

一、粪便隐血试验

上消化道出血量小于 5ml 时，粪便不出现肉眼可见的血液，少量红细胞可被消化分解破坏，因而显微镜检查也未见红细胞，需用化学法、免疫法或其他方法证实的出血，称为粪便隐血，检查粪便隐血的试验称为粪便隐血试验。

（一）检测方法及原理

1. 化学法　利用血红蛋白中亚铁血红素的类过氧化物酶活性，催化过氧化氢作为电子受体使色素原氧化呈色，将受体邻联甲苯胺氧化成邻甲偶氮苯显蓝色，呈色深浅与 Hb 量成正比。除邻联甲苯胺法外，还有氨基比林法、愈创木酯法等，其原理基本相同。

2. 免疫学方法　目前，临床主流的免疫学方法是单克隆抗体免疫胶体金法，紫红色胶体金是由氯化金和枸橼酸合成的胶体物质，在试带检测线上包被的是羊抗人 Hb 多抗，而在质控线处包被有羊抗鼠 IgG 抗体，乙酸纤维膜上吸附胶体金标记羊抗人 Hb 单抗，试带条中均匀分布金标记鼠 IgG。当试带浸入粪悬液中，悬液通过层析作用上行，如粪便中含有 Hb，上行过程与胶体金标记羊抗人 Hb 单抗结合，待行至羊抗人 Hb 多抗体线时，形成金标记羊抗人 Hb 单抗-粪 Hb-羊抗人 Hb 多抗复合物，在试带上显现一条紫红色线（被检测标本呈阳性）；试带上金标记鼠 IgG 则随粪悬液上行至羊抗鼠 IgG 处结合形成另一条紫红色线，为试剂质控对照线（阳性对照线）。因此，粪便隐血试验阳性时试带应该出现 2 条紫红色线，如果阳性对照线缺失说明试带失效，需要核查原因进行纠正处理。此外，免疫学方法还有免疫单向扩散法、对流免疫电泳、酶联免疫吸附试验、免疫斑点法和胶乳免疫化学凝聚法等方法。

3. 转铁蛋白（transferrin，Trf）法　健康人粪便中几乎不存在转铁蛋白，消化道出血时，可出现大量的 Trf，因其抗菌能力强，稳定性高于 Hb，使 Trf 成为检测消化道出血的良好指标。临床上建议联合检测 Trf 和 Hb，可有效降低粪便隐血的假阴性，有助于筛检早期大肠癌，成为消化道出血的有效标志。该法的灵敏度为 2mg/L。

4. 血红蛋白荧光测定法　采用卟啉荧光血红蛋白定量试验（Hemo-Quant test，HQT），以热草酸为试剂，血红蛋白的血红素变为原卟啉进行荧光检测。该方法可测定粪便中未降解的血红蛋白和血红素衍生物卟啉，克服了化学法和免疫法受血红蛋白降解而影响检测结果的缺点；灵敏度是愈创木酯法的 2 倍，对上、下消化道出血有同样的灵敏度（2mg/g 粪便），但特异性减低；方法较复杂（手工法需 90min），仍受外源性血红素、卟啉类物质干扰，如食用肉类和服用阿司匹林也可影响试验。

5. 放射性核素铬（^{51}Cr）法　静脉注射 ^{51}Cr 标记红细胞，当消化道出血时标记红细胞随粪便排出，将粪便放射性与每毫升血液放射性进行比较计算，得出肠道出血量。其灵敏度高于化学法，检测隐血特异，不受外源性动物血红蛋白等影响，故无须限制饮食。因价格贵和放射因素，限制了其广泛应用、不适宜用于人群筛检。

（二）操作

1. 化学法 竹签挑取绿豆大小粪便涂于玻片上，加入 10g/L 邻联甲苯胺冰醋酸溶液 2～3 滴，加入等量 3% 过氧化氢溶液，混匀后 2min 内观察结果，出现蓝色为阳性，颜色深浅与出血量相关。

2. 免疫法 参照试剂盒说明，制备蒸馏水的粪便悬液，把试带反应端浸入混悬液，5min 内观察试带的色带出现情况，控制线和反应线出现色带为阳性反应，仅在控制线出现一条色带为阴性反应。

（三）方法学评价

化学法与免疫法均为临床常用的粪便隐血检测方法，可根据需求选用，但免疫法不易受各种动物血红蛋白及食物干扰，临床应用较广。目前，国内外尚无统一标准化方法，美国胃肠病学会（American Gastroenterological Association，AGA）推荐愈创木酯化学法或免疫法。

1. 化学法 如邻联甲苯胺法、氨基比林法和愈创木酯法等，但化学法因试剂不稳定，或有毒性，或特异性较低，或动物性食物含血红蛋白、肌红蛋白等可使结果呈假阳性，目前已被便捷的试带法所替代。各种化学法 FOBT 方法学评价见表 6-3。

表 6-3 化学法隐血试验方法学评价

方法	特点	评价
愈创木酯法	低灵敏度、高特异性	美国胃肠病学会推荐方法。受食物、药物影响因素少，如排除其他影响因素，其阳性结果可基本确定消化道有异常出血。目前已有厂家应用愈创木酯为显色基质生产隐血试带，更为方便
氨基比林法	中灵敏度、中特异性	消化道出血 5～10ml，Hb 1～5mg/L 即可检出阳性，可作为大批量肠癌筛查方法
邻联甲苯胺法	高灵敏度、高假阳性率	1983 年中华医学会全国临床检验方法学学术会推荐方法。灵敏度高，消化道出血 1～5ml，Hb 0.2～1.0mg/L 即可检出阳性，高灵敏度试验阴性时，可确认隐血为阴性。使用方便，但试剂不稳定、特异性较低

2. 免疫学方法 为解决隐血试验的特异性问题及鉴别消化道出血部位，目前单克隆抗体免疫胶体金法是临床应用广泛的粪便隐血试验，此类试验所用抗体分为抗人血红蛋白抗体和抗人红细胞基质抗体两大类。其特异性和灵敏度优于愈创木酯法，一般含 Hb 为 0.2mg/L 或 0.03mg/g 粪便即可检出，不易受各种动物 Hb 及食物干扰，但应注意消化道大量出血时粪便 Hb 浓度过高，即抗原过剩的后带现象所致的假阴性。此外，上消化道出血时，Hb 经不同 pH 消化液、肠道细菌和蛋白酶的降解作用，Hb 变性出现假阴性，而化学法则可检出消化道任何部位的出血，因此联合化学法和免疫法隐血试验可用于鉴别下消化道出血部位。由于该方法主要检测红细胞中释放出来的 Hb，操作过程中，若红细胞膜抗性导致破坏不足，检测结果可出现假阴性。

（四）质量控制

粪便检验受诸多因素影响，可分为分析前、分析中、分析后因素。

1. 分析前 影响因素主要包括生理因素、药物因素、饮食因素、标本因素等（表 6-4）。无论是化学法还是免疫学法，标本应及时送检并建议 1h 内检查完毕，并且避免采集直肠指检标本、便池中标本或污染其他来源血液的标本，如消化道以外的牙龈出血、鼻出血、月经污染等标本。

表 6-4 粪便隐血检验分析前影响因素

因素	化学法	免疫学法
标本因素	假阴性：标本陈旧或血液在肠道停留过久 Hb 被微生物降解	假阴性：Hb 被肠道消化酶或细菌降解后丧失免疫原性；消化道大出血造成抗原的后带现象，对明显柏油样便而检测结果阴性标本，应当稀释标本后再检查

续表

因素	化学法	免疫学法
食物因素	假阳性：动物血、肉类、肝脏及含过氧化物酶的蔬菜	不受动物 Hb 干扰，无须限制饮食
药物因素	①假阴性：大剂量维生素 C 或其他具有还原作用的药物。②假阳性：铁剂、铋剂，能引起胃肠道出血药物如阿司匹林、皮质固醇抗炎药，还有秋水仙素、萝芙木碱中药等药物	刺激胃肠道药物可引起假阳性

2. 分析中　影响因素主要包括检测方法原理、室内质量控制、试剂性能、环境因素以及操作的规范性等（表 6-5）。化学法和免疫学法均要求试验器材洁净，否则可导致假阳性。

表 6-5　粪便隐血检验分析中影响因素

因素	化学法	免疫学法
器材和试剂	①假阴性：H_2O_2 应新鲜配制，浓度过低或失效；试剂保存不当失效。②假阳性：污染铜离子、铁离子、消毒剂、硼酸、过氧化物酶等	试剂盒保存不当失效导致假阴性
反应温度	检测反应时间不足	因抗原抗体反应受温度影响较大，气温过低可致假阴性

3. 分析后　分析后质量控制是检验报告准确审核的最后防线，其环节主要体现在检验结果的审核和发放、检验标本的保存管理以及检验结果的解释和临床反馈。临床工作中应高度重视分析后质量控制环节，如粪便外观为"柏油样便"，但单克隆隐血试验结果为阴性，此时需要检验专业人员分析检测结果是否符合规律，实验室应相应建立复检流程，必要时可与临床医生沟通联系，保证结果的可靠性。

（五）参考区间
阴性。

（六）临床意义
粪便隐血试验是临床诊断和检测消化道出血性疾病的一项重要常规检查，也是普查和筛选消化道肿瘤的有效手段。

1. 消化道良性疾病　阳性见于消化道出血，如消化性溃疡、药物致胃黏膜损伤（如服用阿司匹林、糖皮质激素、吲哚美辛等）、肠结核、溃疡性结肠炎和结肠息肉等疾病，出血完全停止可转阴，故粪便隐血试验为临床判断出血是否完全停止较可靠的指标。

2. 消化道肿瘤　胃癌、结肠癌、直肠癌等消化道恶性肿瘤阳性率可达 95%，呈持续性阳性，而消化道溃疡出血为间断性阳性，故通过粪便隐血试验可进行消化性溃疡与肿瘤出血的鉴别，尤其对中老年人早期发现消化道恶性肿瘤有重要价值。

3. 其他疾病　血友病、急性白血病、恶性组织细胞病、流行性出血热、钩虫病、回归热、血吸虫病等粪便隐血试验可呈阳性。

二、脂肪检查

粪便脂肪检查有助于了解胃肠道消化和吸收功能，其定量检查方法有称量法、滴定法和脂肪吸收率法等。

（一）检测方法及原理
1. 称量法　粪便经盐酸处理后，结合脂肪酸转变成游离脂肪酸，被乙醚、石油醚等有机溶剂萃取中性脂肪及游离脂肪，经蒸发除去有机溶剂后，在分析天平上精确称其重量。

2. 滴定法　氢氧化钾乙醇溶液与粪便中脂肪共煮沸皂化，冷却后加入过量的盐酸使脂皂变成脂酸，再以石油醚提取脂酸，取 1 份提取液蒸干，中性乙醇溶解残渣，以氢氧化钠滴定，计算总脂肪酸含量。

3. 脂肪吸收率法 脂肪定量计算脂肪吸收率，了解胰腺、肝脏和肠道功能。测定前 2～3 天给予患者每天脂肪含量为 100g 标准膳食，从第 3 天起为测定日，仍维持标准膳食，连续 3 天收集 24h 粪便进行总脂测定，吸收率计算如下：

$$脂肪吸收率(\%) = \frac{膳食总量 - 粪便总量}{膳食总脂量} \times 100\%$$

（二）方法学评价

粪便脂肪检查除了称量法、滴定法和脂肪吸收率法外，还可以通过测定患者血清中的胡萝卜素或维生素 A 间接了解脂肪的吸收情况，总体而言，上述的检验方法操作技术复杂，限制了临床的常规应用。因此，在临床工作中更强调在粪便的显微镜检查中观察脂肪小滴，该方法简单易行，普及性广泛，但准确率低，仅作为消化吸收不良的筛选指标，不能作为诊断依据。

（三）质量控制

粪便的脂肪检查最为简单直接的方法是显微镜检查法，该方法简单方便，但是准确率低，只能作为消化吸收不良的筛检试验，不能作为诊断的依据，观察时要注意调整显微镜的光线，必要时用苏丹Ⅲ染色提高检出率。而称量法、滴定法为定量方法，采集标本时避免混入尿液，勿将粪便直接置于卫生纸或擦手纸上，粪便采集量勿过少（3～5g）。婴幼儿因排便量不足，可分次收集粪便并置于冰箱冷藏保存，以避免细菌滋生。

（四）参考区间

成人粪便总脂量（以总脂肪酸计算）：2～5g/24h，或为干粪便的 7.3%～27.6%；成人进食脂肪 50～150g/24h，排出量＜7g，脂肪吸收率＞95%。

（五）临床意义

粪便脂肪包括结合脂肪、游离脂肪酸和中性脂肪，其测定主要了解人体的消化或吸收功能，间接诊断消化道疾病。病理情况下，脂肪消化、吸收能力减退时，粪总脂量大量增加，若 24h 粪总脂量超过 6g，称脂肪泻。粪便脂肪增加可见于：

1. 胰腺疾病 如慢性胰腺炎、胰腺癌、胰腺纤维囊性变等，因胰脂酶缺乏，使脂肪消化能力减低。

2. 肝胆疾病 如胆汁淤积性黄疸、胆汁分泌不足、病毒性肝炎、肝硬化等，使脂肪乳化能力降低。

二维码知识聚焦 6-3

3. 肠道疾病 如乳糜泻、惠普尔（Whipple）病、蛋白性肠病等，使脂肪吸收能力降低。

知识拓展 6-3

1. 为何要进行粪便隐血试验？
2. 如何规范粪便隐血检验？
3. 粪便转铁蛋白检测有什么临床意义？

问题导航 6-4

1. 案例中的粪便报告哪些项目属于显微镜检查？
2. 粪便的显微镜检查具体有哪些项目？这些项目有什么临床意义？
3. 案例中的患者检验报告显示白细胞（+），红细胞（+），有什么提示作用？
4. 患者的粪便显微镜下见大量的细菌，需要向临床医生报告吗？

第四节　粪便显微镜检查

粪便显微镜检查主要检查粪便中有无病理成分,如细胞、寄生虫、结晶、细菌、真菌、食物残渣等,有助于消化道疾病和肠寄生虫病的诊断与治疗。

一、检 测 原 理

粪便用生理盐水稀释涂片,直接在普通光学显微镜下进行识别有形物质。

二、质 量 控 制

1. 分析前

(1)检验人员素质:检验人员要加强专业水平和粪便有形成分的形态学识别能力,有高度的责任心和耐心。

(2)器材试剂:所用的载玻片、盖玻片及涂片用的竹签或玻璃棒等器材要洁净,不含任何消毒剂和化学药物。生理盐水要新鲜,避免杂菌生长。

(3)涂片取材:要取适量的异常部分制片,厚薄适宜均匀。

(4)实验室收到标本后:应于1h内完成检验,否则因细菌繁殖和消化酶的作用致pH改变影响检验结果。

2. 分析中

(1)制备涂片:厚薄要适宜,视野应清晰,以纸上字迹能透视为宜,每份标本应制作3张涂片,覆以盖玻片。以低倍镜观察全片检查有无虫卵、原虫和其他异常成分,再用高倍镜观察细胞及其他病理成分,必要时涂片染色。

(2)检验原虫:应尽快检查,并注意保温。室温较低时可将生理盐水及载玻片置37℃温箱预温后再制作镜检标本。

(3)显微镜观察:按"弓"式观察顺序,先用低倍镜观察全片,然后用高倍镜观察10个以上视野。

3. 分析后　及时主动做好临床沟通,就患者症状、体征与粪便显微镜检验结果不符的检验报告,及时征求医师、护士对粪便检验结果的意见,寻找可供临床诊断的实验室佐证,如黏液便与白细胞关联性、柏油样便与红细胞关联性、果酱便与溶组织阿米巴关联性,以及在广泛应用大量抗生素的情况下,菌群紊乱和菌群失调对粪便检验结果的影响均需综合考虑。建立相应的分析后质控规程,核实检验结果与疾病的符合率,如有不符应分析检验过程中可能存在的影响因素,促进粪检工作全面提高和发展。

三、参 考 值

无红细胞,无或偶见白细胞,无寄生虫卵,无蠕虫,无原虫,可见少量食物残渣。

四、临 床 意 义

(一)细胞

1. 红细胞　正常粪便无红细胞。粪便中新鲜红细胞为带有折光性的草黄色圆盘状(图6-1),常因粪便pH影响多呈皱缩状,或标本放置时间过久而形成环状影红细胞。为更好地与酵母菌鉴别,加冰醋酸后若溶解为红细胞,不溶解则为酵母菌。下消化道出血,如痢疾、溃疡性结肠炎、结肠癌、直肠息肉、痔疮等可出现数量不等的红细胞。消化道炎症损伤出血可见白细胞和红细胞同时存在;细菌性痢疾时红细胞形态正常并散在分布,且数量少于白细胞;阿米巴痢疾时红细胞多粘连成堆并有残碎现象，红细胞数量多于白细胞。上消化道出血的红细胞因受到胃液的消化作用而被破坏，难以于显微镜下检查，可通过隐血试验来证实。

2.白细胞（脓细胞） 正常粪便无或偶见白细胞，在带黏液的标本中易见，主要是中性粒细胞，形态完整的中性粒细胞多呈圆形或不规则形，若细胞被消化则不易辨认。病理情况下的中性粒细胞呈灰白色，胞体肿胀、坏死、破碎、结构不完整，胞质内充满细小的颗粒、核不清楚，常成堆出现，即脓细胞（图6-2）。白细胞病理增多的数量与炎症轻重及部位有关，消化道炎症时，白细胞增多一般＜15个/HP，分散存在，均匀混合于粪便中；结肠炎症如细菌性痢疾时，可见大量白细胞或成堆出现的脓细胞，亦可见到吞有异物的小吞噬细胞；过敏性肠炎、肠易激综合征、肠道寄生虫病（如钩虫病及阿米巴痢疾）时，可见较多的嗜酸性粒细胞，同时可伴有夏科-莱登结晶。

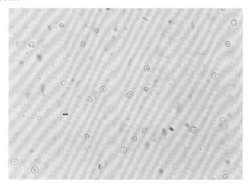

图 6-1 粪便红细胞（400×）

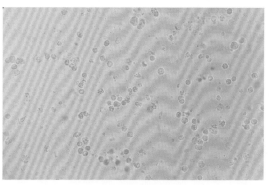

图 6-2 粪便白细胞（400×）

3.大吞噬细胞（巨噬细胞） 来自血液循环中能吞噬较大细胞及异物的大单核细胞，形态特点是细胞体积3倍或以上中性粒细胞，直径＞20μm，呈圆形、卵圆形或不规则形，1～2个大小不等胞核，常偏于一侧，内外质界限不清；常含有吞噬的颗粒、细胞碎屑或较大的异物（图6-3）。其主要功能是吞噬和消化病原体，增多见于细菌性痢疾和溃疡性结肠炎等。

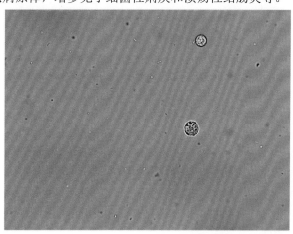

图 6-3 粪便大吞噬细胞（400×）

4.上皮细胞 正常粪便中上皮细胞为肠黏膜上皮细胞，属柱状上皮细胞。其形态呈椭圆形或短柱状，两端钝圆，细胞较厚，结构模糊，夹杂于白细胞之间。正常粪便中没有，增多见于结肠炎症、伪膜性肠炎等。

（二）食物残渣和结晶

正常粪便的食物残渣为已经消化后的细小颗粒，偶见淀粉颗粒和脂肪小滴。当消化道因病变导致消化功能减退，缺乏脂肪酶或胃蛋白酶，造成消化不良和吸收障碍，使脂肪水解不全，肌纤维、植物细胞及植物纤维等食物残渣增多。如慢性胰腺炎、胰腺功能不全时淀粉颗粒增多；肠蠕动亢进、腹泻、消化不良时常可见到脂肪小滴。

1. 食物残渣

（1）淀粉颗粒：形态特点为圆形、椭圆形或多角形大小不等的具有光泽的无色颗粒，呈同心性线纹或不规则放射线纹，滴加碘液后呈黑蓝色，若部分水解为糊精者则呈棕红色。正常粪便偶见淀粉颗粒（图6-4），大量出现常见于消化功能不良、腹泻、慢性胰腺炎、胰腺功能不全等。

（2）脂肪：粪便中的脂肪分为中性脂肪、游离脂肪酸和结合脂肪酸三种形式，常见的脂肪滴即指中性脂肪（图6-5），呈大小不一具有折光性的小球状，苏丹Ⅲ染色后呈橘红色；游离脂肪酸呈片状或针束状结晶，加热后熔化，片状可被苏丹Ⅲ染成橘黄色，而针状者不着色；结合脂肪酸是脂肪酸与钙镁结合形成的不溶性物质，呈黄色、不规则块状或片状，加热不溶解，不被苏丹Ⅲ染色。脂肪滴显微镜检查简单易行，但准确率低，只能作为消化吸收不良的筛检试验，而不能作为确诊的依据。健康人粪便中很少见到脂肪滴，增多见于胰腺功能减退、胆汁分泌失调和腹泻患者，慢性胰腺炎时，粪便量多、呈泡沫状，灰白色有光泽，恶臭，镜检见脂肪小滴较多。

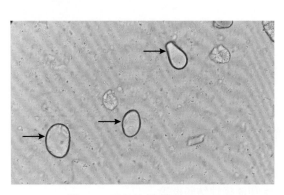

图6-4　粪便淀粉颗粒（400×）

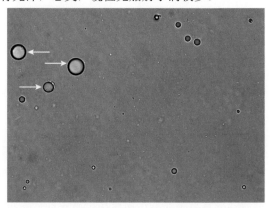

图6-5　粪便脂肪小滴（400×）

（3）肌肉纤维：为淡黄色条状、片状、带纤维的横纹（图6-6），可被伊红染成红色。食用肉主要是动物横纹肌，经蛋白酶消化分解后大部分消失，病理情况下，肠蠕动亢进、腹泻或蛋白质消化不良时可增多，当胰腺外分泌功能减退时，不但肌肉纤维增多，且其纵横纹均易见，甚至可见到细胞核，这是胰腺功能严重不全的佐证。

（4）结缔组织与弹力纤维：结缔组织为无色或微黄色束状边缘轮廓不清晰的线条状物（图6-7），弹力纤维边缘轮廓明显且分叉，加30%乙酸后结缔组织膨胀呈胶状，弹性纤维丝状形

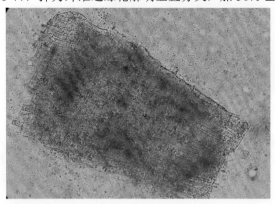

图6-6　粪便肌肉纤维（400×）

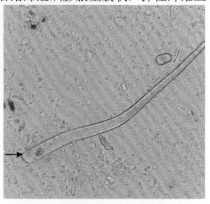

图6-7　粪便结缔组织（400×）

态更清晰。粪便结缔组织与弹力纤维常并存出现，增多见于消化不良和胃蛋白酶缺乏，以了解消化吸收功能，协助诊断消化系统疾病。

（5）植物细胞及植物纤维：植物细胞呈圆形、长圆形、多角形，无色或淡黄色，双层细胞壁，细胞内有叶绿素小体，需注意与寄生虫卵鉴别（图6-8和图6-9），植物纤维为螺旋形或网络状结构（图6-10）。植物细胞及植物纤维增多见于胃蛋白酶缺乏症、肠蠕动亢进和腹泻等，严重者肉眼即可观察到粪便中的若干植物纤维成分。

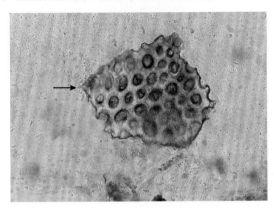

图 6-8 粪便植物细胞（400×）

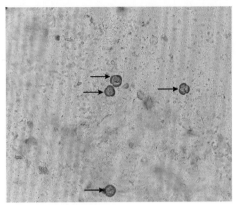

图 6-9 粪便花粉（400×）

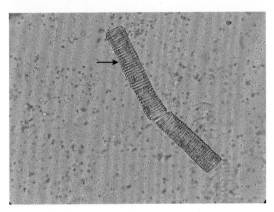

图 6-10 粪便植物纤维（100×）

2. 结晶 健康人粪便中可见少量磷酸钙、草酸钙、碳酸钙和胆固醇结晶，通常无临床意义。病理性结晶为：

（1）夏科-莱登结晶（图6-11）：呈无色透明、两端尖长、大小不等、折光性强的菱形结晶，是嗜酸性粒细胞破裂后嗜酸性颗粒相互融合形成。增多见于过敏性肠炎、阿米巴痢疾，并与嗜酸性粒细胞同时出现。

（2）血红素结晶（图6-12）：斜方形棕黄色结晶，不溶于氢氧化钾溶液，遇硝酸呈蓝色，多见于胃肠道出血患者。

（3）脂肪酸结晶（图6-13）：多呈针状，苏丹Ⅲ染为红色，增多见于阻塞性黄疸。

（4）胆红素结晶：黄红色成束的小针状或小片状结晶，溶于氢氧化钠溶液，遇硝酸可显绿色，多见于细菌性痢疾、婴儿粪便中。

（5）药物结晶：铋剂结晶呈菱形、柱形或颗粒状；铁剂结晶为不定形黑色；硫酸钡结晶呈无色小块；炭末结晶为黑色小块。

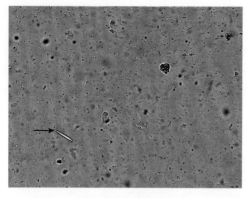

图 6-11　粪便夏科-莱登结晶（400×）

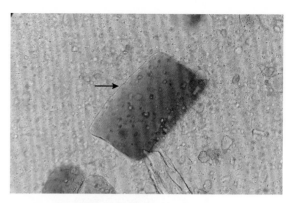

图 6-12　粪便血红素结晶（400×）

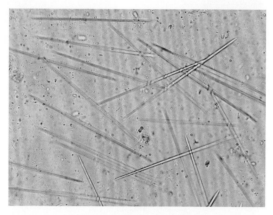

图 6-13　粪便脂肪酸结晶（400×）

（三）病原学检查

1. 寄生虫卵　粪便中检出寄生虫卵是诊断肠道寄生虫感染的可靠方法。粪便中常见的寄生虫卵有华支睾吸虫卵（图 6-14）、蛔虫卵（图 6-15）、蛲虫卵（图 6-16）、钩虫卵（图 6-17）、鞭虫卵、血吸虫卵、姜片虫卵和带绦虫卵等蠕虫卵。检验方法用生理盐水涂片法（直接涂片法），观察 10个低倍视野，以低倍镜所见虫卵的最低数和最高数报告，识别寄生虫卵时应注意虫卵的大小、色泽、卵壳及内部结构等特征进行鉴别。检查寄生虫卵的方法还有厚涂片透明法、加藤法、浓集法（自然沉淀、离心沉淀法、甲醛-乙酸乙酯沉淀法）、浮聚法等，其中甲醛-乙酸乙酯沉淀法、厚涂片透明法和加藤法为 WHO 推荐的方法。值得注意的是粪便检验中常发现灵芝孢子（图 6-18）酷

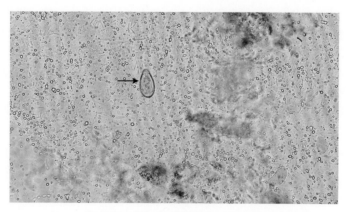

图 6-14　粪便华支睾吸虫（400×）

似华支睾吸虫卵，灵芝孢子呈深红褐色卵圆形，约为华支睾吸虫卵的 1/4～1/2，壁厚，顶端无小盖，无肩峰，后端钝圆，无小疣状突起，内部结构呈均匀颗粒样折光。

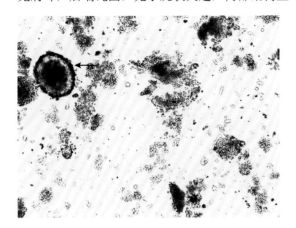

图 6-15　粪便蛔虫卵（400×）

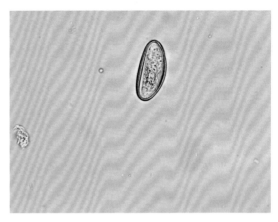

图 6-16　粪便蛲虫卵（400×）

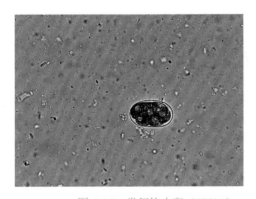

图 6-17　粪便钩虫卵（400×）

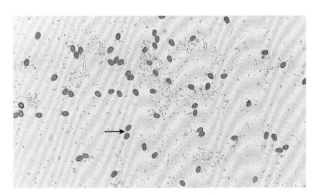

图 6-18　粪便灵芝孢子（100×）

2. 寄生虫　粪便中的寄生虫包括原虫和蠕虫两大类，其中原虫常见的有溶组织内阿米巴、蓝氏贾第鞭毛虫、人肠毛滴虫、结肠小袋纤毛虫、隐孢子虫和人牙囊原虫；蠕虫包括线虫、吸虫和绦虫，线虫主要指钩虫、蛔虫、鞭虫和蛲虫，吸虫包括肝吸虫、血吸虫和姜片吸虫，绦虫主要指猪带绦虫和牛带绦虫。蠕虫的出现多在粪便中可以查到虫卵。

3. 微生物

（1）正常菌群：人类的肠道内寄居着种类繁多的微生物群落，健康人排出的粪便中可见较多肠道正常菌群，主要有大肠埃希菌、肠球菌和厌氧菌，约占 80%，另外还有少量的产气杆菌、变形杆菌、芽孢杆菌及酵母菌等过路菌，不超过 10%。而婴儿粪便中主要为双歧杆菌、拟杆菌、葡萄球菌和肠杆菌等。可见，健康人粪便中菌量和菌谱处于相对稳定状态，保持着细菌与宿主间的生态平衡，其中球菌（革兰氏阳性）与杆菌（革兰氏阴性）比例大约为 1∶10，但在某些病理情况下，如长期应用抗生素或免疫抑制剂，可发生肠道菌群失调，引起革兰氏阳性球菌与革兰氏阴性杆菌比例大于 1∶10，正常菌群减少甚至消失，而葡萄球菌和（或）真菌等明显增多，临床上称为肠道菌群失调症。越来越多的证据显示肠道微生物组对人体健康有着重要影响。

（2）幽门螺杆菌（*Helicobacter pylori*，Hp）：是目前所知能够在人胃中生存的唯一微生物种类，是引起慢性活动性胃炎、消化性溃疡、胃黏膜相关淋巴组织（MALT）淋巴瘤和胃癌的主要病原体。检查方法有尿素呼气试验、血清抗 Hp 抗体、酶联免疫法检查粪便 Hp 抗原，或 PCR 扩增法检测粪便 Hp 基因。

（3）霍乱弧菌：健康人胃酸可杀灭霍乱弧菌，当胃酸分泌不足，或入侵的霍乱弧菌数量较多，未被杀灭的弧菌进入小肠，在碱性肠液内迅速繁殖。检查霍乱弧菌的标本主要以粪便为主，其次为呕吐物，可用悬滴法检查和涂片染色法检查。

（4）真菌：健康人粪便中极少见，粪便中真菌可见普通酵母菌、人体酵母菌、假丝酵母菌（念珠菌）。真菌可分为单细胞（酵母菌）和多细胞（丝状菌或霉菌）两类。病理情况下以假丝酵母菌最为多见，在排除标本污染的前提下，常见于长期使用广谱抗生素、激素、免疫抑制剂、放射治疗和化学治疗之后及各种慢性消耗性疾病。

二维码知识聚焦 6-4

知识拓展 6-4

1. 如何规范粪便的显微镜检查？

2. 粪便中见夏科-莱登结晶有何意义？

3. 粪便中见真菌一定是病理改变吗？

问题导航 6-5

1. 什么是粪便分析工作站？

2. 粪便分析工作站如何检测粪便？

3. 粪便分析工作站有何优势？

第五节　粪便分析工作站

粪便分析工作站（feces analysis workstation）又称粪便自动分析仪，将传统手工法检验过渡到自动仪器分析，主要用于实验室对粪便标本进行常规检验，可以检出粪便中有无寄生虫卵、幼虫、原虫、血细胞、食物残渣等有形成分。粪便分析工作站包括标本收集管、自动加样装置、流动计数室、显微镜系统和微电脑控制台，实现自动吸样、染色、混匀、重悬浮等步骤。工作站具有传动装置，粪便标本经过浓集和过滤处理，去除了粪便粗渣对观察视野的影响，使图像清晰，利于对粪便有形成分作出定量计数，仪器操作简单、快速，全部过程均在封闭系统完成，低人工处理标本强度，在保证检验工作质量的前提下降低了生物危害，达到安全环保的目的。

一、检测方法及原理

粪便分析工作站采用专用的粪便采集管，具有标本采集匙、过滤环、残渣收集、生物安全防护、沉渣收集锥形部分等特殊结构。通过标本采集匙采集粪便标本到采集管"混合室"内拧紧，加入甲醛盐水和乙酸乙酯处理标本，经过浸泡、混匀、过滤后，粪便中大颗粒分子粪渣隔于残渣收集器内，小颗粒如寄生虫卵、幼虫、包囊、细胞或待检油性成分通过滤孔进入离心管内，经离心沉淀后收集于底部呈浓积液。经过振摇，粪便混悬液在微电脑控制台的控制下自动吸样、染色、混匀、重悬浮，在光学流动管标准流动计数池内，通过生物显微镜和高清成像系统，在高倍视野和低倍视野观察粪便有形成分结构并计数。此外，系统具有自动检测胶体金试剂卡的放置、添加、加样检测、判读结果，并自动丢弃检测使用过的胶体金试剂卡，实现形态学和免疫学的同步检测。系统每次吸入量和吸入时间恒定，并可对高浓度样本自动稀释，观察分析后自动冲洗流动计数池。

粪便分析工作站系统内置数码相差显微镜和成像系统，根据光学原理提供位相差和平场光两种视场来观察粪便有形成分的立体结构和平面结构，通过计算机数据处理，在成像系统下进行文字、图像的传输，最后打印出粪便检查报告单（包含肠道寄生虫卵、幼虫、原虫、细胞、食物残渣等图像结果）。

二、方法学评价

粪便分析工作站按照功能结构不同大致分为直接涂片式、过滤悬浮式和离心浓缩式分析工作站，与传统的显微镜检查法比较，粪便分析工作站的特点如下。

1. 简单快捷 只需按开始键在数秒内完成自动吸样、自动染色、定量标本输送、分析、自动冲洗的全过程，可以重复进行分析样本，减轻劳动程度。

2. 智能化 仪器可自动操作，与计算机网络连接，实现无纸数据传输、储存或检索。

3. 规范化 样本可进行定量，通过加液改变粪便的硬度，易于混匀使虫卵、细胞等有形成分释放出来。

4. 阳性率高 标本浓缩收集对粪便进行浓集和过滤处理，避免粪渣对视野背景的影响，使显微镜下视野非常清晰，仪器内置高精度显微摄像系统，易于发现病理有形成分。

5. 安全性高 标本处理是在粪便浓缩离心管内经过甲醛杀菌、乙酸乙酯乳化的无害化处理，无臭、无污染。全部过程均在封闭系统完成，使用一次性载玻片，避免交叉污染，避免了粪便标本对实验环境和操作人员的污染。

三、检测参数与结果

粪便分析工作站可检出肠道寄生虫卵、幼虫、原虫、血细胞、食物残渣、结晶、真菌等20多个参数结果，并能在屏幕上显示出相应数据和图像，图像清晰，可定量报告。检测结果在报告单发送前可编辑，标记清楚已完成的检测结果、已打印的记录或已存储的图片，并在相应的位置出现不同的标记。如患者曾作过粪便检验，在系统中可检索出历史结果进行对照。

四、质量控制

1. 样品采集容器洁净干燥，应一次性使用，采集足够容量的粪便。

2. 嘱咐患者注意收集含脓血、黏液等异常部分到采集管混合室送检。

3. 定期保养自动化仪器管路、显微镜成像摄像系统，做好参数校准，提高有形成分检出率。

4. 所用生理盐水应新鲜，避免有杂菌生长。

二维码知识聚焦 6-5

5. 镜检要求 低倍镜检视全片后转换高倍镜观察鉴别，仪器对红细胞、白细胞、寄生虫卵等常规有形成分可自动识别和分类计数，对特殊病理性有形成分可采集图像由人工辅判完成识别和分类计数，审核后方可发检验报告。

知识拓展 6-5

1. 粪便检验技术进展有哪些？

2. 案例中的粪便报告是通过传统的检验方法进行的，在条件许可的前提下，是否愿意使用粪便分析工作站？

案例分析 6-1

粪便是身体状况的一个很重要的表现，从粪便的性状、颜色、气味、隐血反应、食物残渣等方面可以判断身体是否健康。健康人粪便的性状多为成形、柱状的软便，审核粪便检验报告首先看粪便的理学检查部分如颜色和性状，案例中患者的粪便为水样黑便，可以推测患者存在消化道感染和出血的可能。其次是审核显微镜检查部分如白细胞、红细胞、吞噬细胞、食物残渣和寄生虫卵等，该案例显示白细胞和红细胞阳性，半定量为 +/HP，从细胞层面证实患者存在消化道感染和出血的可能；而食物残渣为淀粉颗粒阳性，半定量为 +/HP，淀粉颗粒的出现恰恰反映患者消化吸收功能的情况，患者有腹泻表明消化功能不良。再次是审核化学检查部分，报告显示隐血为阴性，该结果与患者粪便黑色以及显微镜检查红细胞阳性严重不符，到底是什么原因导致逻辑性矛盾呢？此时应注意隐血的方法学方面思考阴性结果的原因，由于临床广泛使用胶体金免疫学方法进行粪便的隐血试验，作为检验报告审核者应该全面分析该方法学的质量控制，该结果可能是试剂保存失效、反应的悬液误用生理盐水混悬粪便、反应温度过低、血红蛋白在肠道被降解或者由于血红蛋白浓度过高导致的后带现象引起的假阴性反应。根据案例的症状和显微镜红细胞结果，基本可以推测本报告隐血为假阴性，原因极大可能是抗原浓度过高导致的后带现象，建议适当稀释粪便标本后再复检粪便隐血。注意叮嘱患者定期检查粪便隐血，排除消化道肿瘤的可能性，多次粪便隐血阳性需做肠镜检查以查明原因，避免延误病情。

（邓小燕）

第七章　阴道分泌物检验

阴道分泌物（vaginal discharge）又称白带（leucorrhea），是女性生殖系统分泌的液体，主要由阴道黏膜渗出物、宫颈腺体、前庭大腺及子宫内膜腺体的分泌物混合而成，其形成与雌激素作用有关。阴道分泌物检验包括理学、化学检验，以及有形成分分析等，是女性生殖系统疾病检验的常规项目。阴道分泌物的检验常用于女性雌激素水平的判断、女性生殖系统感染、性传播疾病的检验及女性生殖系统肿瘤的诊断。

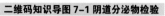

案例 7-1

青年女性，因外阴灼热痛、瘙痒就诊，患者 5 天前服用免疫抑制剂后出现外阴瘙痒和灼痛、尿频和尿痛的症状。3 天前行阴道灌洗不能缓解。查体：阴道水肿、红斑，可见凝乳状白带，余无异常。主诊医师开具阴道分泌物常规检验，检验结果如下：

*** 医院检验报告

姓名：***	病历号：***	标本条码：********	标本号：***
性别：女	科别：*** 科	检测仪器：手工法	样本：阴道分泌物
年龄：** 岁	床号：	执行科室：检验科	标本状态：正常
送检项目：阴道分泌物常规检验		申请时间：******	送检医生：***

项目名称	结果	提示	单位	参考区间/参考值
取材	良好			
涂片	适中			
颜色	灰白色	↑		无色
性状	豆腐渣样	↑		稀稠状
清洁度	Ⅲ度	↑		Ⅰ～Ⅱ度
乳酸杆菌	+			++++
球菌	++	↑		未见
上皮细胞	+			++++
白细胞	++	↑		未见
脓细胞	+	↑		未见
红细胞	未见			未见
线索细胞	未见			未见
阴道毛滴虫	未见			未见
真菌孢子	查见			未见
真菌菌丝	查见			未见
pH	＞6	↑		4.0～4.5
过氧化氢	+	↑		阴性
白细胞酯酶	阴性			阴性
唾液酸苷酶	阴性			阴性
备注：				

采集时间：	送达时间：	接收时间：	检测时间：	审核时间：
采集人：		接受者：	检测者：	审核人：

问题：
1. 如何采集阴道分泌物进行检测？
2. 上述的分泌物检验报告如何审核？
3. 如何解读该患者的阴道分泌物检验报告？

问题导航 7-1
1. 阴道分泌物采集过程存在影响检测的因素吗？具体有哪些影响因素？
2. 检验后的分泌物样本如何处理？可以直接丢弃到普通垃圾桶吗？

第一节　阴道分泌物标本采集和处理

一、标本采集

阴道分泌物因采集部位的特点，应由妇产科医师进行采集。根据不同的检验目的，取材部位不同，如细菌性阴道炎检验时应采集阴道侧壁分泌物，滴虫性阴道炎检验时应采集后穹窿分泌物。一般采用扩阴器，棉拭子自阴道深部或后穹窿、宫颈口等部位采集分泌物，浸入盛有生理盐水1～2ml 的试管内，送检后分泌物制成的生理盐水可直接涂片观察，或用生理盐水悬滴法观察滴虫。

二、标本处理

纸类容器可于焚化炉内进行焚化处理。玻璃或瓷器容器应浸入 5% 甲酚皂溶液中 24h，或浸入 0.1% 过氧乙酸溶液中 12h，弃液，再煮沸、流水冲洗、晾干或烘干备用。

三、标本采集与处理质量控制

1. 标本采集前　患者应停用干扰检验的药物。月经期间不宜进行阴道分泌物检验。检验前 24h 内禁止盆浴、性交、局部用药及阴道灌洗等。

2. 标本容器　标本采集容器和器材应清洁干燥，不含任何化学药品或润滑剂。采集用于细菌学检验标本，应无菌操作。标本采集后要防止污染。

3. 送检时间　应及时送检新鲜采集的阴道分泌物。检验滴虫时，应注意标本保温（37℃），并立即送检。

二维码知识聚焦 7-1

4. 标本检验后处理　标本检验后，应将盛装阴道分泌物标本的容器放入黄色医疗废物垃圾袋，按照感染性废物流程处理，并做好记录。玻璃、瓷器及载玻片以 5% 甲酚皂溶液浸泡 24h，或以 0.1% 过氧乙酸浸泡 12h，弃消毒液后，流水冲洗干净备用。

知识拓展 7-1

阴道分泌物由妇产科医师采集。根据不同检验目的从不同部位取材，一般采用消毒刮板、棉拭子、特殊刷子自阴道深部或后穹窿、宫颈管口等部位采集分泌物，并将该分泌物置于特殊的容器内送检。

问题导航 7-2
1. 案例中的阴道分泌物报告哪些项目是理学检验？
2. 阴道分泌物的颜色对于疾病诊断有哪些提示作用？
3. 何为阴道自净作用？阴道分泌物酸碱度改变对疾病有哪些提示作用？

第二节　阴道分泌物理学检验

阴道分泌物理学检验主要包括颜色和性状、酸碱度等。

一、检测原理

1. 颜色和性状　通过理学方法对新鲜阴道分泌物进行检验，观察其颜色与性状。正常阴道分泌物为白色稀糊状、无异常气味，其性状、量的多少与其生殖器官充血情况及雌激素水平高低有关。临近排卵期，白带呈清澈透明状，稀薄，量增多；在排卵期2～3天后，浑浊黏稠，量减少；月经前，量又增加。另外妊娠期，量较多；绝经期后，因生殖器官腺体逐渐萎缩，雌激素分泌减少，导致阴道分泌物减少。在病理情况下，阴道分泌物可出现颜色性状以及量的变化。

2. 酸碱度　在正常生理状态下，女性阴道内乳酸杆菌较多，可以利用阴道上皮细胞中的糖原而产生大量的乳酸，使阴道pH维持在4.0～4.5呈弱酸性，乳酸杆菌通过替代及竞争排斥机制阻止致病微生物黏附于阴道上皮细胞，从而抑制防御外界病原微生物的侵袭，即健康女性的阴道本身具有自净作用。上述阴道的自然防御机制受到破坏后，病原菌即可侵入机体增殖，从而引起阴道炎症。阴道分泌物酸碱度检验可用于判断阴道微生态是否失衡。患有滴虫性或细菌性阴道炎时pH增高：细菌性阴道炎时pH>4.5，滴虫性阴道炎时pH可>4.8，外阴阴道假丝酵母菌病时pH常在4.0～4.7之间。此外，幼女和绝经期妇女由于缺乏雌激素，阴道上皮变薄且不含糖原，以及阴道内无乳酸杆菌而使pH增高；孕期妇女胎膜早破，呈碱性的羊水（pH 7.0～7.5）渗入阴道，可使阴道分泌物的pH增高呈碱性。

二、参考区间

颜色和形状：无色稀糊状。

酸碱度：pH 4.0～4.5。

三、临床意义

1. 脓性阴道分泌物　呈黄色或黄绿色，味臭，多见于滴虫或化脓性细菌感染，还可见于慢性宫颈炎、老年性阴道炎、子宫内膜炎、宫腔积脓、阴道异物等。滴虫性阴道炎分泌物可伴有泡沫状、脓性特点。

2. 豆腐渣样或凝乳状小碎块阴道分泌物　多见于外阴阴道假丝酵母菌病，常伴有外阴瘙痒。

3. 黄色水样阴道分泌物　常见于子宫黏膜下肌瘤、宫颈癌、宫体癌、输卵管癌等引起的组织变性坏死所致。

4. 血性阴道分泌物　红色伴特殊臭味，常见于宫颈息肉、老年性阴道炎、恶性肿瘤及使用宫内节育器的不良反应等。中老年女性患者，尤应警惕恶性肿瘤。

5. 灰白色奶油样阴道分泌物　稀薄均匀，见于细菌性阴道炎，如阴道加德纳菌感染。

二维码知识聚焦 7-2

6. 无色透明黏性阴道分泌物　通常量大，常见于应用雌激素药物后和卵巢颗粒细胞瘤时。

知识拓展 7-2

　　在正常阴道菌群中，乳酸杆菌占优势，为革兰氏阳性大杆菌，微需氧，但在厌氧环境下生长更好，最适生长温度为35～38℃。健康妇女阴道内可分离出20多种乳酸杆菌。阴道内正常存在的乳酸杆菌对维持阴道正常菌群起着关键的作用。阴道鳞状上皮细胞内的糖原经乳酸杆菌的作用，分解成乳酸，使阴道局部形成弱酸性环境，可以抑制其他寄生菌的过度生长。此外，乳酸杆菌通过替代、竞争排斥机制阻止致病微生物黏附于阴道上皮细胞。同时，分泌过氧化氢、细菌素、类细菌素和生物表面活性剂等抑制致病微生物生长，从而维持阴道微生态环境的平衡。

------ 问题导航 7-3 ---
1. 案例中的阴道分泌物报告哪些项目是化学检验?
2. 阴道分泌物的化学检测指标对于疾病诊断有哪些提示作用?

第三节　阴道分泌物化学检验

阴道分泌物化学检验主要包括过氧化氢、白细胞酯酶、唾液酸苷酶、乙酰氨基葡萄糖苷酶活性和凝固酶检测等。

一、检测原理

1. 过氧化氢　阴道乳酸杆菌可产生乳酸和过氧化氢,通过过氧化氢检测,可反映阴道乳酸杆菌的功能。样品中的过氧化氢经过氧化物酶作用,释放出新生态氧,后者在安替吡啉存在下,使 N-乙基-N-(2-羟基-3-磺丙基)-3-甲基苯胺钠盐(DHBS)氧化,呈现红色或紫红色,在反应系统中加入 DHBS 拮抗物,反应呈蓝色或绿色,呈色深度与过氧化氢浓度成正比。

2. 白细胞酯酶　中性粒细胞胞质破裂后,可释放白细胞酯酶。白细胞酯酶通过水解 X-乙酸盐,释放出溴吲哚基,后者在氧存在的条件下呈蓝色,呈色深度与白细胞酯酶活性成正比。

3. 唾液酸苷酶　一种由阴道厌氧菌(如普雷沃菌、加德纳菌等)分泌的细菌预成酶,能水解 X-乙酰神经氨酸,释放出溴吲哚基,与重氮盐反应呈红色或紫色,呈色深度与唾液酸苷酶活性成正比。

4. 乙酰氨基葡萄糖苷酶　由阴道假丝酵母菌、阴道毛滴虫和部分阴道杂菌合成的一种酶,能水解对硝基-N-乙酰-β-D-乙酰氨基葡萄糖苷,释放出对硝基苯酚,后者在碱性条件下呈黄色,呈色深度与乙酰氨基葡萄糖苷酶活性成正比。

5. 凝固酶　葡萄球菌产生的化学物质,具有类似凝血酶原激酶的活性,非致病性葡萄球菌不产生凝固酶,临床上凝固酶试验可以区分致病性与非致病性葡萄球菌。

二、参考区间

参照相应试剂盒说明书的参考区间。

三、临床意义

1. 过氧化氢　可反映阴道乳酸杆菌的功能,阴性表明乳酸杆菌多,阳性表明阴道乳酸杆菌功能差,阴道环境可能处于病理或亚健康状态。

2. 白细胞酯酶　反映阴道分泌物中白细胞的多少,阳性表明白细胞>5 个/HP,提示可能有阴道炎,或存在阴道既往炎症。也可了解阴道黏膜损伤程度。

3. 唾液酸苷酶　反映厌氧菌及兼性厌氧菌感染指标,阳性可能与细菌性阴道病、生殖道肿瘤或其他炎症等有关。与过氧化氢联合检测,可有效提高细菌性阴道病的诊断特异性。

4. 乙酰氨基葡萄糖苷酶　结合 pH、NAG 酶活性检测可提示白念珠菌及滴虫感染,若 pH<4.6 多为白念珠菌,pH>4.8 则滴虫感染的可能性大。

5. 凝固酶　反映致病性葡萄球菌的感染指标,阳性提示细菌性阴道病。与过氧化氢联合检测,可有效提高细菌性阴道病的诊断特异性。

二维码知识聚焦 7-3

　　阴道分泌物由液体、阴道细胞及其代谢产物、微生物及其酶与代谢产物组成。阴道感染时，由于致病菌的入侵与大量增殖，导致正常菌群改变、阴道细胞变性坏死，阴道分泌物的化学性质发生变化，这种变化主要表现为"三高一低"，即 pH 升高，致病菌分泌的胞外酶和代谢产物增高，阴道内白细胞、吞噬细胞等阴道细胞被细菌破坏释出的白细胞酯酶增高，以及正常菌群的酶与代谢产物减低等。

　　1. 阴道分泌物检验哪些项目是形态学检验？这些项目有什么临床意义？
　　2. 阴道分泌物形态学检验与化学检验项目的对应关系？

第四节　阴道分泌物形态学检验

　　阴道分泌物形态学检验主要包括阴道分泌物湿片检验和革兰氏染色涂片检验。湿片检验可以检验线索细胞、滴虫、白细胞等，而革兰氏染色涂片主要检验有无真菌、阴道加德纳菌、淋病奈瑟菌等。

一、阴道清洁度

　　阴道清洁度（vaginal clearing degree）是指阴道清洁的等级程度。采用阴道分泌物生理盐水直接涂片后，在显微镜下观察阴道清洁度，了解阴道内有无炎症病变。根据上皮细胞、白细胞（或脓细胞）、杆菌、球菌的数量，按照阴道分泌物清洁度判断标准来判断阴道分泌物清洁度，并以"Ⅰ～Ⅳ"方式报告结果。

　　1. 检测原理　应用显微镜对阴道分泌物湿片进行检验，低倍镜观察整个涂片的细胞等有形成分的分布情况，再用高倍镜检验。观察其清洁度和有无阴道毛滴虫、真菌等，诊断炎症的原因。必要时采用染色法，进行革兰氏染色，显微镜下观察有无阴道加德纳菌、乳酸杆菌、淋病奈瑟菌等。需要注意育龄期妇女阴道清洁度与性激素分泌变化有关，排卵前期阴道趋于清洁，卵巢功能不足或病原体侵袭时，阴道感染杂菌，清洁度下降，因此阴道清洁度检验的最佳时间为排卵期。

　　2. 阴道清洁度判断标准　见表 7-1。

表 7-1　阴道涂片清洁度判定

清洁度	杆菌	球菌	上皮细胞	白细胞（或脓细胞）
Ⅰ	多	—	满视野	0～5 个/HP
Ⅱ	中	少	1/2 视野	5～15 个/HP
Ⅲ	少	多	少量	15～20 个/HP
Ⅳ	—	大量	—	>30 个/HP

　　3. 参考区间　Ⅰ～Ⅱ度。
　　4. 临床意义　清洁度与卵巢功能和雌激素水平相关，当卵巢功能不足、雌激素减低时，阴道上皮增生较差，导致阴道杆菌减少，机体易感染杂菌导致清洁度减低。正常女性在排卵前期清洁度好，在行经期和绝经期，清洁度差。当清洁度为Ⅲ～Ⅳ度伴病原微生物时，提示感染引起的阴道炎，Ⅲ度见于阴道炎和宫颈炎，Ⅳ度提示炎症加重，如滴虫性阴道炎、淋球菌性阴道炎、细菌性阴道病等。单纯不清洁，未见滴虫和真菌，见于细菌性阴道病。单纯清洁度不好而未发现病原微生物，可见于非特异性阴道炎，包括化脓性感染性阴道炎、嗜血杆菌性阴道炎、老年性或婴幼儿阴道炎。

二、阴道毛滴虫检查

阴道毛滴虫属鞭毛虫纲，是引起滴虫性阴道炎的致病性厌氧寄生原虫，在 pH 5.5～6.0，25～42℃条件下适宜生存，而正常健康妇女的阴道环境因乳酸杆菌的作用而保持 pH 4.0～4.5，不适于阴道毛滴虫的生存，因此以外来感染为主，主要通过公共浴池、浴具、坐式厕所等间接传播或性交直接传播。

1. 检测原理　自阴道后穹窿采集分泌物立即送检，送检时注意保温，以查见阴道毛滴虫滋养体为确诊滴虫性阴道炎的依据。阴道分泌物用湿片和染色涂片检验，湿片法将阴道分泌物与少许生理盐水混合涂片，低倍镜观察发现有比白细胞大 2～3 倍的活动小体，再用高倍镜观察，该方法简单易行，是最常用的方法；染色涂片多为革兰氏染色或瑞特染色进行显微镜油镜检验。阴道毛滴虫形态多呈顶端宽、尾尖细的倒置梨形，未染色时为透明白色小体，且虫体顶端有 4 根前鞭毛，后端有 1 根后轴柱，体侧有波动膜。虫体的前 1/3 处，有一个椭圆形的泡状核，虫体借助前端 4 根鞭毛的摆动及波动膜的波动做螺旋式运动，如图 7-1 所示。

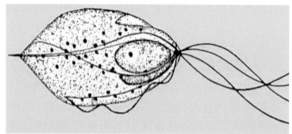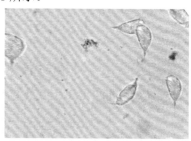

图 7-1　阴道毛滴虫

2. 参考值　阴性。

3. 临床意义　阴道毛滴虫主要寄生于阴道后穹窿，能消耗上皮细胞内糖原，抑制乳酸杆菌的酵解作用，影响乳酸的浓度，使阴道的 pH 转变为中性或碱性，适宜滴虫生长繁殖，常引起滴虫性阴道炎，可合并邻近器官的感染，如尿道和尿道旁腺感染；男性感染者，滴虫可寄生于包皮下、前后尿道、前列腺（最多见，占 90%）、精囊内，可长时间持续存在，具有感染性，作为携带者经直接或间接方法传播。

三、真菌检查

阴道真菌多为白念珠菌，念珠菌是真菌中最常见的条件致病菌，又称假丝酵母菌，平时可寄生在阴道内，当阴道内糖原增多、酸度上升时，可迅速繁殖。其形态在生长受抑制环境中，以短杆状存在；而在有利于繁殖的环境中，则变成有菌丝的霉菌。

1. 检测原理　采用生理盐水涂片法于显微镜下观察，为提高阳性率，可在阴道清洁度和滴虫检验后于阴道分泌物涂片上加 1 滴 2.5mol/L KOH 溶液，混匀后观察。先用低倍镜观察，若发现有与出芽细胞相连接的菌丝样物，成链状及分支状，再换高倍镜仔细观察。镜下确定为管状的菌丝和（或）真菌卵圆形孢子、芽生孢子（有时可不见孢子）者，则为真菌。

2. 参考值　阴性。

3. 临床意义　阴道白念珠菌感染常见于：糖尿病患者、孕妇、大量使用广谱抗生素或肾上腺皮质激素造成阴道菌群紊乱者。此外，维生素 B 缺乏、免疫机制减弱或使用免疫抑制剂者也可发生阴道白念珠菌感染。

四、线索细胞检查

线索细胞（clue cell）为鳞状上皮细胞黏附有大量加德纳菌和厌氧菌，使正常的上皮细胞形态发生改变，如边缘呈锯齿状，核模糊不清，表面毛糙，有斑点和大量细小颗粒，常形成巨大的细胞团。

1. 检测原理 检验清洁度时，高倍镜下观察有无线索细胞。

2. 参考值 阴性。

3. 临床意义 线索细胞是细菌性阴道病特异和敏感的诊断指标，以线索细胞占全部上皮细胞20%以上为线索细胞阳性标准，是细菌性阴道病必须具备的诊断标准，线索细胞如图7-2所示。临床医生还要结合分泌物性状、pH、胺试验等检验指标来做出细菌性阴道病的诊断。

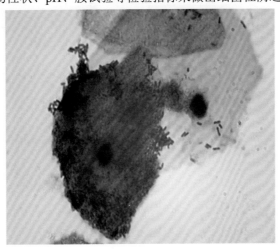

图 7-2 线索细胞

五、其他微生物形态学检验

采集阴道分泌物涂片后进行革兰氏染色，低倍镜观察全涂片的染色情况，再用高倍镜和油镜检验。

1. 乳酸杆菌 为革兰氏染色阳性大杆菌，粗短或细长，呈单根、链状或栅状排列。

2. 阴道加德纳菌 为革兰氏染色阴性或阳性的球杆菌，呈单个或成双排列。

3. 淋病奈瑟菌 为革兰氏染色阴性双球菌，呈肾形或咖啡豆状，凹面相对。

4. 阴道纤毛菌 为革兰氏染色阴性菌，具有尖端，两个或更多的细胞排列在长度可变的无隔菌丝体中，长达200μm的丝状体彼此环绕。

六、质量控制

1. 检验前 采集用棉拭子为一次性使用，试管、载玻片必须干净，生理盐水要新鲜。标本新鲜，防止污染，及时送检，冬季进行滴虫检验时应注意保温。

2. 检验中 注意及时检验，涂片应均匀平铺，不能聚集成滴状；先用低倍镜观察全片，选择薄厚适宜的区域，再用高倍镜检验；观察标准和报告方式应一致，避免漏检。

3. 检验后 对可疑或与临床诊断不符的标本应进行复查，湿片检验阴性时，必要时应行吉姆萨或瑞特染色，一次阴性不能排除诊断。

知识拓展 7-4

阴道清洁度镜下形态，如图 7-3 所示。

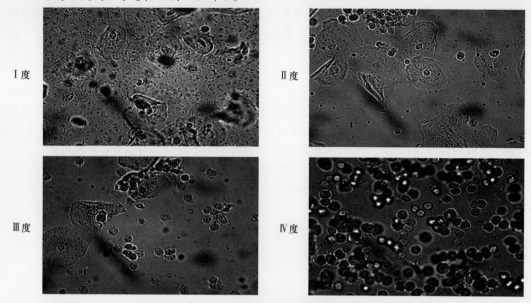

图 7-3　阴道清洁度

二维码知识聚焦 7-4

二维码知识导图 7-2 阴道分泌物检验报告审核

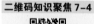

问题导航 7-5

阴道微生态分析仪如何检测阴道分泌物？有何优势？

第五节　阴道微生态分析仪

阴道微生态（vaginal microecology）是由阴道内的微生物菌群、机体周期性的内分泌变化、阴道解剖结构和局部免疫系统共同构成。阴道内的微生物菌群是阴道微生态的核心要素，健康女性正常情况是以乳酸杆菌为优势菌伴有少量厌氧菌和需氧菌共生，乳酸杆菌通过黏附定植、免疫调节和分泌活性物质维持阴道微生态的动态平衡，抵御外界微生物的侵袭。阴道微生态是一个非常灵敏的系统，当受到内源性和外源性因素影响时，微生态平衡被打破，出现阴道微生态菌群异常，引发女性细菌性阴道病、外阴阴道假丝酵母菌病和滴虫性阴道炎等疾病。

从解剖学来看，女性外阴部两侧覆盖大阴唇，遮挡阴道口、尿道口；阴道口闭合，阴道前后壁紧贴。阴道壁是由完整的复层鳞状上皮细胞构成，它们能随着体内雌激素水平的上升而不断增殖、加厚，并随内分泌周期的变化而周期性脱落。阴道内尚未发现分泌性腺体，分泌物可来自前庭大腺、尿道旁腺、宫颈黏液、子宫内膜和输卵管等部位，甚至以"出汗"的方式从黏膜下层渗出。健康女性阴道分泌物呈酸性，宫颈黏液呈碱性。这些解剖生理特点形成了自然的防御功能。

阴道内正常菌群是阴道微生态研究的重要组成。现已确定定植于正常阴道内的微生物主要栖居于阴道的侧壁黏膜皱褶中，其次是穹窿，部分在宫颈。阴道分泌物中已分离出 29 种之多的微生物，细菌主要有革兰氏阳性需氧菌及兼性厌氧菌、革兰氏阴性需氧菌及兼性厌氧菌，还有大肠埃希菌。正常状态下，阴道内厌氧菌与需氧菌的比例为 5：1，二者处于动态平衡状态。此外，还有一些病原体，如活动弯曲杆菌、支原体及念珠菌等。

在正常阴道菌群中，乳酸杆菌占优势。乳酸杆菌为革兰氏阳性大杆菌，微需氧，但在厌氧环境下生长更好，最适生长温度为 35～38℃。阴道鳞状上皮细胞内的糖原经乳酸杆菌的作用，分解成乳酸，使阴道局部形成弱酸性环境（pH ≤4.5，多在 3.8～4.4），可以抑制其他寄生菌的过度生长。此外，乳酸杆菌通过替代、竞争排斥机制阻止致病微生物黏附于阴道上皮细胞。同时，分泌过氧化氢、细菌素、类细菌素和生物表面活性剂等抑制致病微生物生长，从而维持阴道微生态环境的平衡。雌激素水平、月经、妊娠和年龄等因素，会使阴道微生物群随之发生生理范围内波动，月经开始后需氧菌和兼性厌氧菌的活菌数不断减少，而专性厌氧菌却始终保持不变。随着年龄的增加、衰老的出现，阴道的酸性环境被破坏，使白假丝酵母菌、棒状杆菌和乳酸杆菌减少，相反阴道内 B 族链球菌、金黄色葡萄球菌和大肠埃希菌升高。

阴道微生态分析仪，是将阴道分泌物的理学检验、化学检验以及有形形态分析整合在一起的全自动分析仪。分析仪上样标本，自动吸样后，一方面进行充池通过显微镜拍摄识别进行理学分析；另一方面，加样在干化学检测卡上，等待反应结束进行结果自动判读，最后综合报告结果。

一、检测项目

1. 形态学　红细胞、白细胞、上皮细胞、线索细胞、滴虫、细菌、真菌等所有镜下有形成分。
2. 干化学　pH、过氧化氢（H_2O_2）、白细胞酯酶（LE）、碱性磷酸酶（ALP）、唾液酸苷酶（SNA）、β-葡萄糖醛酸酶、脯氨酸氨基肽酶（PLD）、乙酰氨基葡萄糖苷酶（NAG）、凝固酶（CG），可根据临床需要灵活组合。

二、工作原理

1. 形态学检测　应用机器视觉技术对标本中有形成分进行实景采图、识别和分类计数。
2. 干化学检测　通过采集标本在各种检测卡上的显色图像，自动判读检测结果。

三、临床意义

阴道微生态分析仪将干化学及形态学检测，一次进样即可完成，操作更简便。多功能一机多用，可选择干化学模式/形态学检测模式/干化学＋形态学检测模式，根据不同厂家，产品更为丰富，干化学及形态学联合检测，综合评价阴道微生态环境，不同方法学相互补充，提高临床对阴道炎类型的诊断率，指导临床对因治疗。干化学检测可以自动温育、自动判读结果，有效避免人为误差。根据临床需要选择不同项目的联检卡，灵活便捷。形态学检测特点是低倍镜下全视野扫描，对目标定位，高倍镜下对目标自动跟踪放大并分类计数，提高阳性检出率。一些厂家可提供镜下实景图和分割图，可疑目标提示人工审核，并融入智能学习功能，不断提高自动识别准确性。

二维码知识聚焦 7-5

知识拓展 7-5

阴道分泌物检验指标与临床诊断的相关性见表 7-2。

表 7-2　阴道分泌物检验指标与临床诊断的相关性

病名	致病因素	症状	阴道分泌物颜色和性状	阴道分泌物指标
细菌性阴道病	乳酸杆菌减少、加德纳菌及厌氧菌等增高所致的内源性混合感染	10%～40% 患者无临床症状，阴道分泌物多有鱼腥味，可伴有轻度外阴瘙痒或灼热感	灰白色、均匀一致、稀薄，常黏附于阴道壁	pH>4.5 唾液酸酯酶：阳性 过氧化氢：阳性 白细胞酯酶：阳性 线索细胞：阳性

续表

病名	致病因素	症状	阴道分泌物颜色和性状	阴道分泌物指标
霉菌性阴道炎	诱因：妊娠、糖尿病、大量应用免疫抑制剂及广谱抗生素 其他诱因：胃肠道假丝酵母菌、肥胖等	外阴瘙痒、灼热、性交痛、尿频、尿痛	白色稠厚呈凝乳或豆腐渣样	乙酰氨基葡萄糖苷酶：阳性 过氧化氢：阳性 白细胞酯酶：阳性 假丝酵母菌芽孢及菌丝：阳性
滴虫性阴道炎	虫株毒力 阴道自净作用 宿主的生理状态	外阴瘙痒，若合并尿道感染可出现尿频、尿急、尿痛	稀薄脓性、黄绿色，泡沫状，有臭味	乙酰氨基葡萄糖苷酶：阳性 过氧化氢：阳性 白细胞酯酶：阳性 阴道毛滴虫：阳性
需氧菌性阴道炎	产过氧化氢的乳酸菌减少或缺失，其他厌氧菌增多	外阴瘙痒、灼热、性交痛	稀薄脓性、黄色或黄绿色，有时有泡沫，有异味	pH>4.5 过氧化氢：阳性 白细胞酯酶：阳性
混合型阴道炎	阴道受多种致病微生物感染	至少有两种致病微生物分别或协同造成阴道异常		pH>4.5 过氧化氢：阳性 白细胞酯酶：阳性 两种以上致病菌

案例 7-1 分析

阴道分泌物呈灰白色，豆腐渣样，清洁度Ⅲ度，过氧化氢（+），且镜下可见真菌菌丝和孢子，pH>6是真菌性阴道炎分泌物的特征。

（唱　凯）

第八章　精液检验

精液（semen）是一种混合物，由储存在双侧附睾内的高度浓缩精子悬液与附性腺分泌液通过射精过程混合而成。精液分成数段射出。正常情况下，90% 的精液量由附性腺的分泌液组成，主要来源于前列腺（约占 30%）和精囊腺（约占 60%），少量来源于尿道球腺（bulbourethral gland）和附睾。精液检查是临床常规检验项目之一，检查的目的：①了解睾丸的生精状况和睾丸后输精管道系统的通畅性；②评价附性腺的分泌功能；③分析精子功能质量，评估男性生育力。

案例 8-1

某男性，30 岁，因婚后未避孕 2 年不育就诊，性生活正常。查体：第二性征正常，外生殖器检查未见畸形，双侧睾丸大小正常，附睾、输精管无结节及缺如。在 3 个月内，于同一家医院检验科共进行了 5 次精液检查，排除标本弄错的可能性。其间未做任何治疗，无伴发其他影响生育力的疾病，无明显的发热、环境、饮食、药物等影响因素。3 个月内 5 次精液检验结果见表 8-1。

表 8-1　5 次精液检验结果

检测日期	取精方式	精液量（ml）	精液 pH	液化时间（min）	精子浓度（10⁶/ml）	精子前向运动率（%）	正常形态精子（%）	MAR IgG（%）	精浆果糖（μmol/次）	中性 α-葡糖苷酶（mU/次）
5.25	手淫	3.1	7.2	30	65.2	21	–	–	–	–
6.18	手淫	1.6	6.5	10	0	–	–	–	0.6	3.5
6.23	手淫	1.2	6.5	0	0	–	–	–	0	2.8
7.28	性交	3.3	7.4	>60	48.7	14	7	–	–	–
8.11	性交	4.6	7.5	30	59.8	35	10	8	68.5	53.4

问题：

1. 怎样正确采集精液标本？
2. 如何进行精液常规分析？
3. 精子形态分析的技术方法有哪些？
4. 男性免疫性不育的诊断指标与检测方法是什么？
5. 精浆生化项目检测的意义是什么？
6. 如何做好精液分析的质量控制工作？
7. 怎样解读上述精液检验报告？

二维码知识导图 8-1 精液检验

问题导航 8-1

1. 案例中的患者需要进行精液检查，作为检验人员如何指导患者采集精液？
2. 精液标本采集前实验室需要重点关注哪些质量控制工作？
3. 案例中为何会采用不同的方式采集精液？该实验室在标本采集导引环节存在何种不足？

第一节 精液标本采集和处理

标本的采集、存放与运送对精液的检验结果有着直接的影响。精液标本采集要求禁欲时间规范、采集方式正确、采收完整、标本容器洁净且不杀伤精子。微生物培养的标本容器应无菌。采集后的标本须及时送检。

一、标本采集

（一）准备

为了限制精液暴露于温度波动的环境和控制从采集到检测的时间，应该安排在靠近实验室的私密房间内采集标本。精液标本采集前需要禁欲，禁欲时间不少于48h且不超过7天。如果需要多次采集标本，每次禁欲天数应尽可能一致。应该给予受检者关于精液标本采集的清晰书面和口头指导，强调精液标本采集必须完整，以及受检者要报告精液标本任何部分的丢失情况。检测报告单上应该记录：受检者姓名、年龄、禁欲时间、标本采集日期和时间、标本的完整性、获取标本遇到的任何困难、标本采集与开始精液分析的时间间隔。

（二）以诊断或研究为目的的精液采集

1. 手淫法 通常以手淫方式采集标本，但这可能并不适用于所有受检者。取精过程中避免使用润滑剂以免污染精液、杀伤精子。精液射入一清洁广口的玻璃或者塑料容器内，且已证实该批次容器对精子无毒性。

2. 安全套法 不得采用普通乳胶材质（有杀精毒性）的安全套以性交或中断性交方式留取精液。仅可使用专门为采集精液设计的无毒性（如亚胺酯材质）且未添加润滑剂的安全套性交取精，市场上可以购买到此类特殊安全套。

标本容器应该保持在20～37℃环境中，以避免精子射入容器后，由于较大的温度变化对精子产生影响。容器上必须标记受检者姓名、编码、采集日期和时间。精液液化期间，标本容器放置在37℃实验台上或者孵育箱内。如果标本不完整，要在检测报告上注明或建议在禁欲2～7天后重新采集标本检测。

（三）用于辅助生殖的精液无菌采集

依照用于诊断目的的采集方法来采集精液，但是标本容器、移液器吸头和混匀用的吸液管必须是无菌的。

（四）用于微生物学分析的精液无菌采集

在这种情况下，必须避免非精液来源的微生物污染（如来自皮肤的共栖微生物），标本容器、移液器吸头和混匀用的吸液管必须是无菌的。受检者应该：

1. 排尿。

2. 用肥皂清洗双手和阴茎，降低来自皮肤共栖微生物所致的标本污染的风险。

3. 冲洗掉肥皂沫。

4. 使用一次性新的毛巾擦干手和阴茎。

5. 精液射入无菌容器。

二、标本处理

精液标本可能含有危险的传染性病原体，如人类免疫缺陷病毒（HIV）、肝炎病毒或者单纯疱疹病毒，因此应视为生物危险品处理。如果标本用于生物检测、宫腔内人工授精（intrauterine insemination，IUI）、体外受精（in vitro fertilization，IVF）、卵母细胞质内单精子注射

（intracytoplasmic sperm injection，ICSI）或者进行精液培养，处理标本过程中必须使用无菌物品和无菌技术。

三、标本采集和处理的质量控制

（一）标本运输质控

精液标本采集后 1h 内送到实验室。在运送到实验室的过程中，标本应避免过冷或过热（<20℃或>37℃）。

（二）标本采集质量状况评估

实验室需要认真询问受检者禁欲的时间、精液采集的方式、收集过程中精液有无遗漏或溢洒、本次采集的精液量与常态的比较（特别是注意与相同禁欲条件下性交状态的排射量比对）。若标本收集或采集不完整，则为不合格标本。不建议实验室接收不合格精液标本用于诊断目的检测，因为这将影响后续检测数据的可靠性。

（三）精液标本容器的毒性考评

选择数份精子浓度高和活动力好的精液标本，将每份标本的一半放在已知无毒性的容器内（通常采用洁净的玻璃容器或商品化的无毒精液标本容器）作为对照组，另一半放在待检测的容器内，在 4h 内、室温或者 37℃下每间隔 1h 重复评估 1 次精子活动力。如果每个时间点在对照组与测试组之间没有显著性差异（配对 t 检验，$P > 0.05$），即可认为待检测的容器对精子是无毒性的，达到精液采集的要求。

知识拓展 8-1

1. 患者要求在家中采集精液，作为实验室工作人员该如何处理？
2. 如何指导患者通过性交方式采集精液？

二维码知识聚焦 8-1

二维码知识拓展 8-1

问题导航 8-2

1. 案例中的精液报告哪些是理学检查？
2. 引起精液体积明显减少的原因有哪些？
3. 精液体积的测量方法有哪些？
4. 如何判断精液液化迟缓以及促进精液液化的方法有哪些？
5. 双侧射精管梗阻或精囊缺如的精液理学特征是什么？

精液常规分析包括理学检查和显微镜检查两部分。精液常规报告的内容包括：精液排出量、精液颜色、pH、液化时间、黏稠度、精子浓度、精子活动力分级、精子凝集度、圆细胞数量等。精液常规分析主要用于：①男性生育力评价；②了解性腺、附性腺功能状况；③一定程度上提示生殖道感染、损伤或肿瘤状况。

已经证实正常形态精子百分率与妊娠等待时间（time-to-pregnancy，TTP）、体内与体外妊娠率（pregnancy rate *in vivo* and *in vitro*）存在联系。精子形态介导精子结构实现精子功能，正常精子功能基础体现在具有正常的形态。精子形态学分析可能对判断生育力的预后有意义。此外精子存活率、精液白细胞染色检测，也是临床常用的检查项目。

第二节　精液理学检验

精液分析应在液化不久后立即开始简单的检查，最好在射精后 30min 时，不要超过 1h，以避免脱水或温度变化影响精液质量。

一、精液外观

正常液化精液标本呈现均质性灰白色或淡黄色的外观，禁欲时间过长者精液呈黄色。精液如有红细胞时呈红褐色，为血精。黄疸患者的精液和服用维生素或药物者的精液可呈黄色。如果精子浓度非常低，精液显得更透明。

二、精液体积

精液的体积主要由精囊腺和前列腺的分泌液构成，还包括少量来自尿道球腺和附睾分泌的液体。由于要计算精液中的精子总数和非精子细胞，所以精确测量精液体积是精液评价的基础。此外，评价附属性腺分泌功能时，也需要计算各生化指标一次射精的总分泌量。测量精液体积的方法有两种。

（一）称重法

使用称重法测量精液体积时，注意要预先称量标本容器重量、定期校准天平。

1. 用一个预先称重、洁净的容器收集精液。
2. 称重盛有精液的容器。
3. 减去容器的重量。
4. 用精液的重量计算出精液体积。

假设精液的密度为 1g/ml（精液密度的变化范围在 1.043～1.102g/ml）。例如：标本容器质量为 6.5g，盛有精液的容器质量为 10.6g，则精液的体积 =（10.6–6.5）g÷1g/ml=4.1ml。

（二）直接测量法

将精液标本直接采集到一个改良的上端广口、下端细小带体积刻度的容器中，直接从刻度上读取精液体积（精确到 0.1ml）。不推荐将精液从量杯中吸到移液管和注射器或倒入量筒中来测量体积，因为不能完全回收精液，因此会低估精液体积。丢失的体积一般为 0.3～0.9ml。

精液体积参考区间是 ≥1.4ml（下限的第 5 个百分位数，95% 的可信区间为 1.3～1.5）（《世界卫生组织人类精液检查与处理实验室手册（第 6 版）》。

射精管阻塞或先天性双侧输精管缺如、精囊腺发育不良、雄激素缺乏可导致精液体积减小。精液体积小也可能是采集问题（射精不够兴奋或丢失了一部分射出的精液）或不完全逆行射精所致。精液体积大可能为附性腺活动性炎症情况下的活跃分泌。

三、精液 pH

精液 pH 反映了不同附性腺分泌液 pH 之间的平衡。正常情况下，主要是碱性的精囊腺分泌液和酸性的前列腺分泌液之间的平衡。测量精液 pH 的方法有两种。

（一）pH 试纸法

测量时首先充分混匀精液标本，在 pH 试纸上均匀地涂上一滴精液，等待浸渍区的颜色变得均匀（<30s），与标准条带进行颜色对比，读出 pH。对于正常精液标本，应该使用测量范围在 6.0～10.0 的 pH 试纸。

（二）pH 计法

对于黏稠的标本，使用为测量黏稠液体而设计的 pH 计来测量少量精液的 pH。pH 应在液化后测量，最好在射精后 30min 后，但不要超过 1h 内测量，因为精液 pH 会受射精后精液中 CO_2 逸出的影响。

pH 试纸和 pH 计法应定期用 pH 标准溶液进行检测和校准。

精液 pH 参考区间是 7.2～8.0。pH 低于 7.2 可能表示缺乏碱性精囊液，也可能是由于尿液污染。pH 高于 8.0 提示可能存在感染。

四、精液液化

精液射到收集容器后很快呈现典型的半固体凝胶的团块。通常在室温下几分钟内，精液开始液化（变得稀薄），此时精液中可见异质性混合团块。随着继续液化，精液变得更加均质和十分稀薄，在液化最后阶段仅存留少量小凝团。有时候精液液化迟缓会使得精液评估变得困难。在这种情况下，需要另行处理，机械混匀（用吸管反复吹打）或酶消化（如菠萝蛋白酶）可能是必要的，有助于促使精液液化。

在室温下，通常在 30min 内，精液标本完全液化。如果 60min 仍未完全液化，则报告液化迟缓或不完全液化。正常液化的精液标本可能含有不液化的胶冻状颗粒（凝胶状团块），无临床意义。然而，黏液丝的存在可能干扰精液分析。前列腺分泌功能受损，液化因子分泌减少，可导致精液液化迟缓。精囊腺分泌凝固因子，当精囊缺如、精囊腺发育不良、双侧射精管梗阻或精液采集不完整时，排射出的精液中缺乏精囊液，精液射出后便呈不凝固状态。

五、精液黏稠度

精液液化后或液化时间达到 60min 后，采用拉丝试验进行精液黏稠度评估：将精液轻轻吸入一支广口径（直径约 1.5mm）的一次性塑料吸管内，然后让精液借助重力滴下，观察拉丝的长度。正常精液形成不连续的小滴并从吸液管口滴下。如果黏稠度异常，液滴会形成超过 2cm 的拉丝。另一种方法是，将一根玻璃棒插入标本，然后提起玻璃棒，观察拉丝长度来评估标本的黏稠度。当拉丝长度超过 2cm 时，应记录为不正常的黏稠度。

精液黏稠度参考区间：拉丝长度＜2cm。与不完全液化的标本相比，黏稠的精液标本呈现均质黏性，并且其黏稠度不随时间而变化。降低黏稠度的方法与液化迟缓时促进液化的处理方法相同。

二维码知识聚焦 8-2

问题导航 8-3

1. 案例中精子活动力是如何分级的？
2. 精子活动力与存活率有何关联与差异，如何检测？
3. 案例中第 2、3 次检测均为无精子症，怀疑无精子症时实验室需要如何处理标本？
4. 案例中精子形态是如何分析的？正常形态的标准及异常形态的类型有哪些？
5. 精液中圆细胞与白细胞的关系如何？精液白细胞的检测方法学及优缺点有哪些？
6. 简述精子凝集的意义，男性免疫性不育的评估方法。

第三节　精液显微镜检验

精液显微镜检验是精液分析的核心内容，主要检查精液中精子的浓度、活动力、存活率、形态、圆细胞、凝集等，是男性生育力评估最基本的指标。

一、制备湿片

充分混匀精液标本，混匀后立即取精液样本。若重复取样，则取样前需要再次充分混匀精液。取出的精液体积和盖玻片的规格必须标准化，以便在固定深度约 20μm 的制片上进行精液分析，这样精子可以自由泳动。湿片标准制作方法：取一定标准体积的精液，置于洁净的载玻片上，盖上恰当规格的盖玻片。例如，11.5μl 精液采用 24mm×24mm 的盖玻片；10μl 精液采用 22mm×22mm 的盖玻片；8μl 精液采用 20mm×20mm 的盖玻片；6.5μl 精液采用 18mm×18mm 的盖玻片。如此盖玻片的重量使标本散开，形成一约 20μm 深的池。小心操作，尽量避免在盖玻片和载玻片之间形成气泡。一旦制片后精液不再漂移，立即评估此新鲜制备的湿片。

二、显微镜初检

建议使用相差显微镜观察未染色的新鲜精液标本湿片。在 100 倍低倍放大视野下扫描样本的概况，观察精子是否均匀分布。如果分布不均，原因可能是：混合不充分、高黏稠、液化不足或者精子聚集。然后，标本制片应在 200 倍或 400 倍高倍放大倍数下观察。用于评估精子活动力、确定准确评估精子数量所需的稀释度、确定是否存在精子以外的细胞（如上皮细胞）或"圆细胞"（白细胞和未成熟生殖细胞）、确定是否存在需要进一步评估的圆细胞。

准确测量精子浓度所需的精液稀释度是根据高倍显微镜视野中观察到的精子数量来估算的。

三、精子凝集

不活动精子之间、活动精子与黏液丝、非精子细胞或细胞碎片之间黏附在一起，为非特异性聚集，这种情况应如实记录。

精子凝集特指活动精子以头对头、尾对尾或混合型相互黏附在一起的现象。精子经常呈现活跃的快速摆动方式，但是有时精子凝集太严重，以致其活动受制约。应该记录所有活动精子通过头、尾、中段黏附在一起的情况。凝集程度分为 4 级：

1 级：零散的，每个凝集＜10 个精子，有很多自由活动精子（图 8-1A）。

2 级：中等的，每个凝集 10～50 个精子，存在自由活动精子（图 8-1B）。

3 级：大量的，每个凝集＞50 个精子，仍有一些自由活动精子（图 8-1C）。

4 级：全部的，所有的精子凝集，数个凝集又粘连在一起（图 8-1D）。

活动精子黏附细胞或细胞碎片，或不活动精子之间相互黏附（聚集），不应该记为凝集。

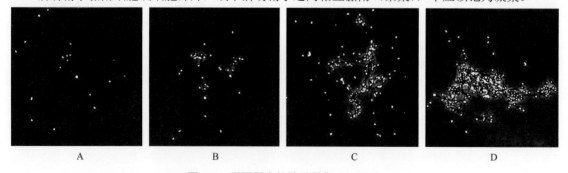

图 8-1　不同程度的精子凝集（100×）

存在凝集时不足以推断免疫因素导致不育，但暗示存在抗精子抗体可能；需要做进一步的实验证明。

四、精子活动力

前向运动精子水平与妊娠率有关。射出精液中前向运动精子的总数（精子总数 × 前向运动精子百分率）具有生物学意义。推荐使用带有网线和网格的目镜（图 8-2A）进行精子活动力分析，以限制观察区域。这对于在每个区域都有大量精子的样本非常有用。

（一）精子运动分类

2010 年《世界卫生组织人类精液检查与处理实验室手册（第 5 版）》采用了三级分类标准，将精子分类为前向运动、非前向运动和不活动的精子。前向运动（progressive motility，PR）是指精子主动地呈直线或沿一大圆周运动，不管其速度如何。非前向运动（non-progressive motility，NP）是指所有其他非前向运动的形式，如以小圆周泳动，尾部动力几乎不能驱使头部移动，或者只能观察到尾部摆动。不活动（immotile，IM）是指没有运动。

目前普遍采用的是 2021 年《世界卫生组织人类精液检查与处理实验室手册（第 6 版）》推荐的四分类标准，将精子分类为快速前向运动、慢速前向运动、非前向运动和不活动精子。具体分类标准如下：

1. 快速前向运动（rapidly progressive motility）（≥ 25μm/s）（a 级） 精子主动地呈直线或沿一大圆周运动。每秒钟从起点到终点的移动距离至少为 25μm（或 1/2 尾长）。

2. 慢速前向运动（slowly progressive motility）（5～25μm/s）（b 级） 精子主动地呈直线或沿一大圆周运动。每秒钟从起点到终点的移动距离为 5～25μm（或至少一个头部长度但小于 1/2 尾部长度）。

3. 非前向运动（non-progressive motility）（＜5μm/s）（c 级） 所有其他非前向运动的形式，如以小圆周泳动，尾部动力几乎不能驱使头部移动，每秒钟从起点到终点的移动距离＜5μm（一个头部长度）。

4. 不活动（d 级） 没有尾部运动。

（二）精子活动力评估

精子活动力评估操作步骤如下：

1. 推荐温度在 37℃评估精子活动力，保温板应预热 10 min，使温度保持恒定。
2. 充分混匀精液标本。混匀后立即取精液样本，使精子在悬浮液中没有沉降的时间。
3. 制备一个 20μm 深的湿片。
4. 用 200× 或 400× 的相差显微镜观察制备的湿片。
5. 等待湿片内精液样本停止漂移。
6. 为防止干燥影响观察精子活动力的效果，应在距离盖玻片边缘至少 5mm 的区域观察精子（图 8-2B）。
7. 按顺序仔细观察玻片，避免重复观察相同的区域。经常更换视野，避免根据看见一定数量的活动精子来选择视野（应随机选择视野）。
8. 在一定区域，应随机立即开始评估计数。不要等精子游入观察区域或网格中才开始评估。
9. 在视野中界定的区域内评估所有精子的活动力，用带有网格的目镜很容易做到（图 8-2A）。根据精子浓度选择部分视野或网格评估，如果精子浓度高，则仅在网格的最上一行评估；如果精子浓度低，则评估整个网格。
10. 快速浏览和计数，先计数快速前向和慢速前向运动的精子。立即计数网格中所有前向运动的精子，避免计数评估过程中游入网格的精子。然后再计数网格内非前向运动和不活动精子的数量。
11. 借助实验室计数器，记录每种活动力级别的精子数目。

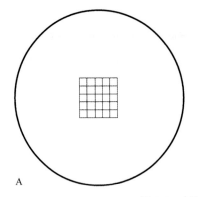
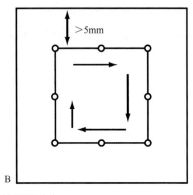

图 8-2　辅助评估精子活动力

A. 使用带网格的目镜，更易于评估活动和不活动精子；B. 有顺序地选择评估精子活动力的区域，至少距离盖玻片边缘 5mm

（三）质量控制

1. 精子活动力检测时间节点　如果射精后液化在 30min 内完成，则应开始检测精子活动力。如果 30min 后出现不完全液化，可将精液在温度 37℃ 环境中继续放置 30min 后再开始检测，若仍未液化完全，则报告中应注明液化迟缓并进行活动力检测。

2. 温度控制　精子的运动速度与温度有关，在活动力评估期间，有必要对温度进行标准化。但这要求显微镜配备温控台，对显微镜载玻片和盖玻片进行预热，并在评估前将样品加热至温度 37℃。如果在室温条件下进行检测会存在很多问题，因为室温无法准确定义，变化会很大。

3. 计数误差控制　为获得一个可接受的低取样误差，每份样本至少重复评估 200 个精子（即精子分析数量不少于 400 个）。重复计数时，湿片需要重新制备。仅评估完整精子的活动力（完整精子定义为有头部和尾部），因为评估精子浓度只计数完整的精子，不计数活动的大头针状精子。

（四）参考区间

精子前向运动（PR）率（a+b）≥30%（下限的第 5 个百分位数，95% 可信区间为 29%～31%）；精子总活动（PR+NP）率（a+b+c）≥42%（下限的第 5 个百分位数，95% 可信区间为 40%～43%）（《世界卫生组织人类精液检查与处理实验室手册（第 6 版）》）。

五、精子存活率

精子的存活率是通过检测精子膜的完整性来评价，可以常规检测所有标本的存活率，但对于活动精子少于 42% 的精液标本特别重要。

通过染料拒染法或低渗膨胀试验来鉴别细胞膜完整的精子，从而得出活精子的百分率。染料拒染法是基于死亡细胞损伤的细胞膜允许非渗透性染料进入膜内染色。低渗膨胀试验则是只有细胞膜完整的细胞（活细胞）能够在低渗溶液中发生膨胀。鉴别不活动精子是活精子还是死精子有重要的临床意义。同一份精液标本的存活率结果应该和活动力结果一起评价。活的但不活动的精子占比高提示精子鞭毛可能有结构缺陷；高百分率的不活动精子和死精子（死精症）提示附睾可能有病理改变。

常用的精子存活试验有以下两种方法。

（一）伊红-苯胺黑法（eosin-nigrosin）

使用苯胺黑一步染色技术，可以提高背景和与精子头之间的对比度，使精子头更易辨别。也可以保存载玻片用于再次评估和作为质量控制用途。

1. 试剂准备

（1）伊红 Y：将 0.67g 伊红 Y 和 0.9g NaCl 溶解在 100ml 纯水中，稍微加热。

（2）伊红-苯胺黑：将 10g 苯胺黑加入 100ml 伊红 Y 溶液中。

（3）将悬液煮沸，然后冷却至室温。

（4）用滤纸（如 90g/m²）过滤溶液，除去残渣和凝胶状沉淀物，储存在暗色的密封玻璃瓶中。

2. 步骤

（1）充分混匀精液标本。

（2）取 50μl 精液，与等体积的伊红-苯胺黑悬液混匀，如在一块瓷制点样板的凹井内或在试管中混匀，等待 30s。

（3）用悬液在载玻片上制成涂片，空气中干燥。

（4）干燥后立即检查，或使用非水性永久封固液封片后，以后再观察。

（5）用亮视野显微镜在 1000× 油镜下观察。

（6）借助实验室计数器，计数染色精子（死精子）和非染色精子（活精子）。

（7）每个样本重复评估 200 个精子，以达到可接受的低取样误差。

（8）分别计算重复载玻片的活精子百分率的平均值和差异。

3. 观察与评定

（1）苯胺黑形成了黑色背景，使淡染的精子更易分辨。

（2）用亮视野显微镜观察，活精子头部呈白色，死精子头部呈红色或暗粉红色（图 8-3）。头部呈淡粉红色的精子认为是活精子。

（3）如果染色只限于颈部区域，头部的其余区域未染色，这种情况考虑是"颈部膜渗漏"，这不是精子死亡和整个细胞膜破裂的征象信号。这些精子应被评估为活精子。

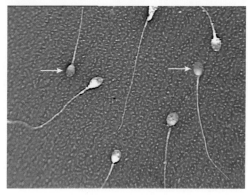

图 8-3　在亮视野显微镜下观察伊红-苯胺黑涂片（400×）

精子头部染成红色或暗粉红色（→）的是死精子（膜损伤），而精子头部呈白色或浅粉红色的是活精子（膜完整）

（二）低渗膨胀试验（hypoosmotic swelling test，HOS）

当必须避免精子染色的时候，如为卵胞质内单精子显微注射技术（ICSI）选择精子时，HOS 有助于评估精子的存活率。膜完整的精子在低渗溶液中 5min 内发生膨胀，在 30min 之内所有尾部的形状是稳定的。因此作为常规的诊断，孵育 30min；但是当用于治疗用途时，孵育 5min。

1. 试剂准备

（1）用于诊断目的的膨胀液：0.735g 枸橼酸钠和 1.351g D-果糖溶于 100ml 纯水中。将溶液以 1ml 分装，冻存于 −20℃。

（2）用于治疗用途的膨胀液：按 1 份培养液加 1 份灭菌纯水，即 1∶2 的比例稀释溶液。

2. 步骤

（1）将 1ml 膨胀液置于温度 37℃充分预温。

（2）充分混匀精液标本。

（3）取 100μl 精液，加入膨胀液中，混匀。

（4）在温度 37℃下精确孵育 30min 或 5min（如上所述），然后取 10μl 加到洁净载玻片上，覆盖 22mm×22mm 盖玻片。

（5）使用相差显微镜，在 200× 或 400× 视野下观察结果。

（6）借助实验室计数器，计数未膨胀（死的）和膨胀（活的）精子。

（7）每份样本重复评估 200 个精子，以达到可接受的低取样误差。

3. 观察与评定 发生膨胀的精子通过精子形状的改变来辨别，如显示尾部卷曲（图 8-4）。通过精子尾部卷曲来辨别活精子；所有尾部膨胀的精子均评定为活精子。

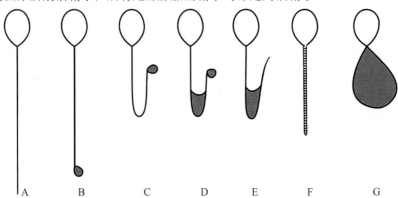

图 8-4 人精子在低渗透压作用下的特征性形态变化示意图
（图片引自《世界卫生组织人类精液检查与处理实验室手册（第 6 版）》）
A. 未发生改变（死精）；B～G. 尾部变化的不同类型（活精）。灰色区域表示尾部膨胀

（三）质量控制

精液标本一旦液化应该立即检测精子存活率，最好在 30min 内，在任何情况下不能超过 1h，以防止脱水或温度变化对精子存活率的影响。精子存活试验能够核查活动力评估的准确性，因为死精子的百分数不应超过不活动精子的百分数。正常情况下活精子百分率是超过活动精子百分率的。

（四）参考区间

精子存活率（膜完整的精子）≥54%（下限的第 5 个百分位数，95% 可信区间为 50%～56%）（《世界卫生组织人类精液检查与处理实验室手册（第 6 版）》）。

六、精子数量

精子浓度、每次射精的精子总数与妊娠时间和妊娠率存在联系，并且可以预测受孕。精子总数与生殖结局相关的更多数据已被认可。精液的精子总数可以通过测定精子浓度来计算。对于正常射精，当男性输精管道是畅通的且禁欲时间短的时候，精液中精子总数与睾丸体积相关，因此精子总数可以衡量睾丸产生精子的能力和男性输精管道畅通的程度。精液中精子浓度与受精率和妊娠率相关，精子浓度受精囊腺和前列腺分泌液量的影响，不是衡量睾丸功能的特异性指标。

精子浓度指每单位体积精液中的精子数目，是一个与射出精子数目与稀释精液体积有关的函数。精子总数指一次完整射精的精液中的精子总数，由精子浓度乘以精液体积得出。

（一）计数板类型

常用的精子浓度检测计数板有带网格的 Makler 计数板和改良纽鲍尔血细胞计数板。WHO 推荐使用改良纽鲍尔血细胞计数三线板。不带网格的 Makler 计数板和一次性计数板可用于计算机辅助精子分析。一次性计数板的浅池是借助毛细作用填充液体，但液体流动可能使精子分布不均匀。其他类型计数池在使用前，须与改良的纽鲍尔血细胞计数板方法的结果加以比较，来确定这些替代计数池的有效性。

（二）精子浓度检测

改良纽鲍尔血细胞计数板有两个独立的计数池，池深 100μm。每个计数区域划分为 9 个 1mm×1mm 的网格（图 8-5A）。每个大网格的面积为 1.0mm^2，容积为 0.1mm^3（μl）。中央（5 号）大网格含有 5×5 个中方格，每个中方格容积是 4nl；每个中方格又分为 16 个小方格（图 8-5B）。

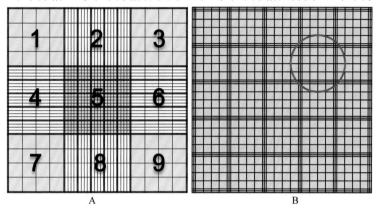

图 8-5 改良纽鲍尔血细胞计数板计数网格

1. 改良纽鲍尔血细胞计数板精子计数方法

（1）仅计数完整的精子（带有头部和尾部）。

（2）是否计数为一个精子由精子头部的位置决定；精子尾部的摆放位置不重要。方格的边界由 3 条线的中间线表示。因此，如果精子头大部分位于两条内侧线中间，计数这条精子，但如果精子头大部分位于两条外侧线中间，则不计数这条精子（图 8-6A）。

（3）为避免在相邻的方格里计数同一个精子，精子的头部位于分隔两个相邻方格的线上，仅当此线是两条互成直角的分界线的其中一条时，才应被计数。例如，如果精子头部大部分位于下侧分界线或左角分界线，且这两条线形成一个 L 形时（图 8-6B），应该计数这条精子，但如果精子位于上侧分界线或右角分界线时，则不计数（图 8-6C）。

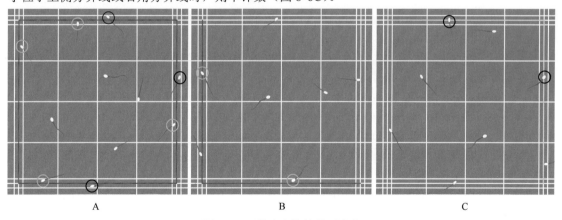

图 8-6 网格中方格的精子计数

三条线的中间线为方格的边界（红线，A 图）。计数中央方格中的所有精子，也计数头部在两条内侧线之间的精子（绿圈），但不计数头位于两条外侧线之间的精子（黑圈）。如果精子头大部分位于中间线，只有在这条中间线是方格的下侧线或左侧线（B 图，蓝线、绿圈）时，才计数精子。如果精子头大部分位于方格的上侧线或右侧线时，则不计数精子（C 图，黄线、黑圈）

2. 常规计数程序

（1）稀释精液的固定液：①将 50g NaHCO$_3$ 和 10ml 35%（V/V）甲醛溶液加入 1000ml 纯水中。②如果需要，添加 0.25g 锥虫蓝（又称台盼蓝）或 5ml 饱和（＞4mg/ml）龙胆紫加深背景显示出精子头部。③4℃保存。如果溶液中形成结晶，使用前，用0.45μm过滤器过滤。

（2）确定精液所需的稀释倍数：通过评估未稀释精液标本，可以获得能准确检测精子浓度的精液标本稀释倍数。按照前文"制备湿片"描述的方法制备湿片，观察1张制备好的湿片，计数每高倍镜视野的精子数目（200×或400×）。然后用固定液按表8-2稀释精液并计数。

表8-2　精液标本所需的稀释倍数、稀释方法、使用的计数板和可能评估的区域

每400倍视野下精子数目（个）	每200倍视野下精子数目（个）	需稀释倍数	精液量（μl）	固定液（μl）	改良纽鲍尔血细胞计数板计数区域
>101	>404	1∶20（1+19）	50	950	第5、4、6网格
16～100	64～400	1∶5（1+4）	50	200	第5、4、6网格
2～15	8～60	1∶2（1+1）	50	50	第5、4、6网格
<2	<8	1∶2（1+1）	50	50	所有9个网格

（3）精液样本稀释与计数板充池：①向血细胞计数板上吹气，使其表面达到轻微湿润状态。②将盖玻片紧压向计数池的支柱，确保盖玻片紧贴计数池。③在小管内加入适量的固定液和精液标本（表8-2），充分混匀。④混匀后立即吸出适量的精液标本，使精子没有在悬浮液里沉降的时间。⑤将移液器吸头小心地接触其中一个计数池"V"形槽的下缘。缓慢按下移液器的活塞，利用毛细作用使精液填满计数池。在填充过程中，不应使盖玻片移动，计数池不能填充得太满（太满时，可见盖玻片移动），也不能使计数池填充不足（填充不足时，空气占据计数池的一部分区域）。⑥室温下，将血细胞计数板水平放在湿盒内至少4 min，以防止干燥（如准备一个带盖的培养皿，皿内放一张浸透水的滤纸，计数板放在滤纸上面）。在此时间内，已制动的精子会沉降到网格上。

（4）评估计数池内的精子数目：①在200×或400×的相差显微镜下，检测血细胞计数板。②评估改良纽鲍尔血细胞计数板计数池的中央网格（图8-5A，第5号网格），逐排计数精子。③继续计数，直到至少计数到200个精子，并且必须计数完整的一排（图8-5A第5号网格中的5个中方格为"一排"，5号网格共有5排）。如果在中央网格的5排中计数不到200个精子，继续计数两个相邻网格中每排内的精子（图8-5A第4号或第6号网格中的4个中方格为"一排"）。④记录计数精子的数目。

（5）计算精液中精子浓度：精液中精子浓度是精子数目（N）除以相对应的体积，即每个重复样本所计数总排数（n）的体积（第4、5和6号网格每排各为20nl）乘以稀释倍数，即$C=N/n×（1/20）×$稀释倍数。如稀释倍数是1∶20（1+19），在中央网格4排内观察到219个精子。稀释倍数1∶20（1+19）的精子浓度是$C=N/n×（1/20）×20$精子/nl，即（219/4）×1.0 = 54.75精子/nl，或者54.75×10^6精子/ml。

（6）计算每次射精的精子总数：精子总数（10^6/1次射精）= 一次完整射精的精子浓度（10^6/ml）×精液体积（ml）。

3. 参考区间　精子浓度参考值≥16×10^6/ml（下限的第5个百分位数，95%可信区间为15×10^6～18×10^6/ml）；精子总数参考值≥39×10^6/1次射精（下限的第5个百分位数，95%可信区间为35×10^6～40×10^6）（《世界卫生组织人类精液检查与处理实验室手册（第6版）》）。

（三）隐匿精子症和无精子症检测

隐匿精子症是指新鲜精液制片中没有精子，但在精液离心沉淀团中可观察到极少量精子。无精子症是指精液中无精子。当任一湿片中都没有观察到精子时，应该离心精液标本，以确定是否在更大标本量中可发现精子。方法如下：

1. 充分混匀精液标本。如果精液标本较黏稠，需降低精液黏稠度。

2. 取出 1ml 精液，以 3000g 离心 15min。

3. 弃去大部分上清液，并在剩下的大约 50μl 精浆里重新混匀沉淀物。

4. 在两张载玻片上，各加入 10μl 沉淀团悬液，覆盖 22mm×22mm 盖玻片。制成两张 20μm 深的湿片。

5. 在 200× 或 250× 的相差显微镜下，检查两张玻片。

6. 依次逐个视野观察整个盖玻片区域。

7. 在任一重复样本中观察到精子，则提示隐匿精子症。

8. 如果两张重复载玻片中均未观察到精子，则提示无精子症。

离心后沉淀物内能否发现精子取决于离心时间和速度以及所检查的沉淀物的量。以 3000g 离心 15min 不能把标本内所有精子离心形成沉淀团。离心后精子可能丧失活动力，并且精子浓度会被低估。

七、精子形态

由于人精子形态的多样性，造成精子形态评估困难。但是，通过观察从女性生殖道，特别是性交后宫颈黏液回收的精子，或者从卵子透明带表面回收的精子，有助于定义具备潜在受精能力精子的外观（形态学正常）。经临床验证，严格使用精子形态学标准进行精子形态学评估，对于判断男性生育力、精子受精能力、胚胎发育状况是有价值的。

（一）精液涂片的制备

如果用原始精液制片，则需要预先降低液化迟缓和高黏稠度标本的黏度（处理方法见前文"精液液化"和"精液黏稠度"）。对于碎片多或黏稠的精液标本，以及为减少染色背景对计算机辅助精子形态分析的干扰，可以洗涤精液。洗涤步骤如下。

1. 在室温下，将少量精液（0.2～0.5ml，取决于精子浓度），加入到 10ml 生理盐水中稀释。

2. 以 800g 离心 10min。

3. 吸出大部分上清液。

4. 通过用移液器轻轻吹打，使精子团重新混悬于剩余的上清液中（20～40μl）。

5. 在载玻片上加 5～10μl 精子混悬液，用推片均匀涂片（图 8-7）。

6. 用相差显微镜，在 400 倍镜下检查涂片，确认涂片上精子均匀分布。

7. 每 400 倍视野下，至少检查 40 个精子，没有精子聚集成团或相互重叠。

8. 涂片空气干燥，待染色。

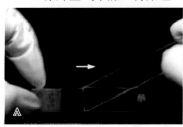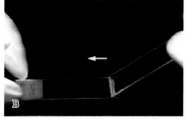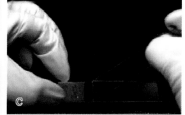

图 8-7 精液涂片制备

（图片引自《世界卫生组织人类精液检查与处理实验室手册（第 6 版）》）

以 45°角放置拉片，移动并接触精液滴（A）；沿着载玻片的边缘移动（B）；沿着载玻片的长轴，

缓慢拖回拉片（约 1s），制成一张涂片（C）

（二）涂片染色

精液涂片一旦空气干燥后，应立即固定并染色，以突出精子细节。推荐使用的染色方法有巴氏染色法、Shorr 染色法或 Diff-Quik 染色法。经巴氏染色后，在光学显微镜亮视野下观察，精

子头部的顶体区染成淡蓝色，顶体后区染成深蓝色，中段可能染成略呈红色，尾部染成蓝色或淡红色。通常位于头部下部或围绕中段的过量残留胞质染成粉红色、红色（巴氏染色）或者橘红色（Shorr 染色）。Diff-Quik 染色后精子顶体染成浅紫红色，顶体后区染成深紫蓝色，中段和尾部染成浅紫蓝色。

（三）结果观察

1. 正常精子形态标准 精子包括头、颈、中段、主段和尾。由于通过光学显微镜很难观察到精子尾，因此可以认为精子是由头（颈）和尾（中段和主段）组成。只有头和尾都正常的精子才认为是正常的。所有处于临界形态的精子应该认为是异常。

精子头外形上应该是光滑、轮廓规则，大体上呈椭圆形。顶体区可清晰分辨，占头部的40%～70%。顶体区没有大空泡，并且不超过 2 个小空泡，空泡大小不超过头部的 20%。顶体后区不含任何空泡。

中段应该细长、规则，大约与头部长度相等。中段主轴应与头部长轴成一条直线。残留胞质只有在过量时才被认为是异常的，即胞质超过了精子头大小的 1/3 时被认为过量残留胞质。

主段应该比中段细，均一，其长约 45μm（约为头部长度的 10 倍）。尾部应没有鞭毛折断的锐利折角。主段可以自身卷曲成环状。

2. 异常精子形态分类 人类精液标本中含有各种各样畸形的精子。精子异常发生和附睾的病理改变常常与畸形精子百分率升高有关联。精子的形态缺陷通常是多重的。畸形精子一般都会导致较低的受精潜能，这取决于畸形的类型，也可能有异常的 DNA。形态缺陷常伴有 DNA 碎片的增加、染色体结构异常、不成熟染色质和非整倍体。虽然也考虑精子尾（中段和主段），但是头部的形状更为重要。

应注意下列精子缺陷的类型（图 8-8）。

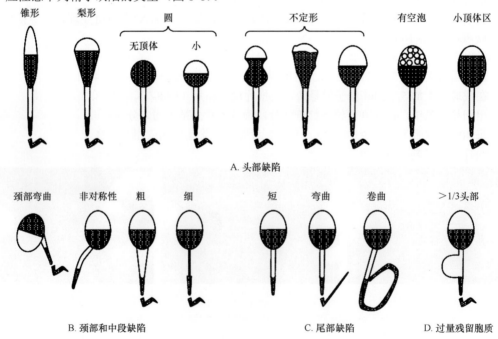

图 8-8　人精子异常形态示意图

（图片引自《世界卫生组织人类精液检查与处理实验室手册（第 6 版）》）

（1）头部缺陷：大头、小头、锥形头、梨形头、圆头、不定形头、有空泡的头（超过 2 个空泡，或者未染色的空泡区域占头部的 20% 以上）、顶体后区有空泡、顶体区过小或过大（小于头部的40%，或大于头部的 70%）、双头，或上述缺陷的任何组合。

（2）颈部和中段的缺陷：中段非对称地接在头部、增粗或不规则、锐角弯曲、异常细的中段，或上述缺陷的任何组合。

（3）尾段缺陷：短尾、多尾、断尾、发卡形平滑弯曲、锐角弯曲、宽度不规则、卷曲，或上述缺陷的任何组合。

（4）过量残留胞质（ERC）：这是精子异常发生过程产生的异常精子所伴有的。这类异常精子的特征是含有大量不规则已染色的细胞质，胞质的大小超过精子头部的1/3，通常同时有中段缺陷。

3. 精子形态涂片分析　确定正常精子的比例可能已足够。不需要区分出所有的精子头部大小、形状，以及中段和主段的变异。

（1）有顺序地选择涂片的几个区域，对每个可评估的精子进行形态分析。以防止有偏差地选择特殊的精子。

（2）用亮视野，在1000倍油镜下观察涂片（Diff-Quik染色法染色后的精子形态见图8-9）。

（3）从一个视野移到另一个视野，评估每个视野中所有的精子。

（4）在每张涂片至少评估200个精子，以达到可接受的低抽样误差。

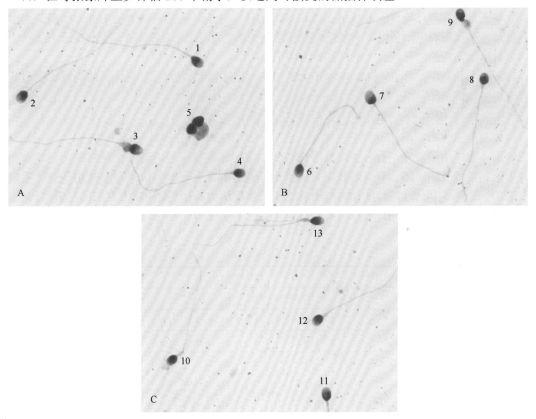

图 8-9　精子形态学评估（Diff-Quik 法染色）（1000×）

1. 异常精子（空泡异常）；2. 正常精子；3. 异常精子（头部形状异常 +ERC）；4. 正常精子；5. 精子细胞；6. 异常精子（尾部卷曲）；7、8. 异常精子（头部形状异常 + 尾部卷曲）；9. 异常精子（小顶体区 +ERC）；10. 异常精子（中段增粗与锐角弯曲）；11. 异常精子（顶体后区有空泡 + 中段增粗）；12. 异常精子（中段非对称地接在头部）；13. 异常精子（双尾）

（5）借助实验室计数器，记录正常和异常精子的数目。

（6）同一份标本，最好重复制备两张涂片，但是也可选择同一张涂片，重复评估至少200个精子。

4. 特定精子缺陷的评估　在某些情况下，很多精子呈现一种特定的结构性缺陷，如顶体发育异常，导致"小圆头缺陷"或者"圆头精子症"。在精子排放阶段，如果基底板不能与顶体对侧极的核附着时，头部被吸收，在精液中仅见到精子尾部（大头针状缺陷）。游离尾部（大头针状）或者仅有头部不能作为精子计数,因此也不能认为是异常精子。当一男性所有精子都显示为这些缺陷中的一种时,通常是不育的,这种情况较为少见。报告存在特定精子缺陷,如无尾精子头、大头针状精子(游离尾部)、头部无顶体,如果有很多这样的特定缺陷,可以计算出它们相对于精子的发生率。

(四)多重精子缺陷指数及计算方法

一个形态异常的精子可能会存在头部缺陷、中段缺陷、主段缺陷或过量残留胞质,或这些缺陷的组合。各种形态学异常发生率的详细检测可能比单一评估正常形态精子百分率更有用,尤其在研究人类精子发生损伤程度方面。记录形态学正常的精子,或者有头部、中段和主段缺陷的精子,用多重精子缺陷指数给出所检测的每个精子的缺陷平均数。常用的多重精子缺陷指数的检测与计算方法如下:

1. 畸形精子指数(teratozoospermia index,TZI) 记录每个异常精子的头部、中段、主段的缺陷以及过量残留胞质。任何一个部位出现异常则计数为1,每个异常精子缺陷的最大值是4。用缺陷总数除以分析的异常精子总数。

2. 精子畸形指数(sperm deformity index,SDI) 记录每个异常精子的头部、中段、主段的缺陷以及过量残留胞质。任何一个部位出现异常则计数为1,每个异常精子缺陷的最大值是4。用缺陷总数除以分析的精子总数(不只是异常精子)。

TZI 与体内生育力相关,SDI 与体外受精相关。这些指数对评估某些暴露或病理状况也是有用的。

(五)精子形态分析数据记录方法及检验报告内容

建议使用三位数、五按键细胞计数器,记录被检测标本的分析精子总个数、正常精子个数、头部缺陷个数、中段缺陷个数、主段缺陷个数和过量残留胞质个数。若某个异常精子同时存在头部、中段和主段 3 种缺陷,需同时按下机械细胞计数器的"头部缺陷"、"中段缺陷"和"主段缺陷"这 3 个按键,则所按键同时增加 1 个计数、精子总数增加 1 个计数(操作方法见视频 8-1 演示)。一般情况下,进行精子形态评估时,每份标本不少于计数 200 个精子。精子形态学分析检验报告内容如图 8-10 所示。

*** 医院检验报告

姓名:**	患者 ID 号:***	申请单号:*********	标本状态:合格
性别:男	科别:** 科	申请医生:**	标本类型:精液
年龄:32 岁	床号:**	临床诊断:*********	检验项目:精子形态分析

项目名称	结果	提示	单位	参考区间
分析精子总数	205		个	
正常形态精子数	6		个	
正常形态精子百分率	2.9	↓	%	≥4
异常形态精子数	199		个	
精子头部缺陷数	191		个	
精子中段缺陷数	84		个	
精子主段缺陷数	72		个	
过量残留胞质数	16		个	
精子头部缺陷百分率	93.2		%	
精子中段缺陷百分率	41.0		%	
精子主段缺陷百分率	35.1		%	

续表

过量残留胞质百分率	7.8	%	
精子缺陷总数	363	个	
畸形精子指数（TZI）	1.82	↑	＜1.6
精子畸形指数（SDI）	1.77	↑	＜1.6
备注：			

采集时间：*****	接收时间：*****	报告时间：*****
检验者：**	批准者：**	检验仪器/方法：Diff-Quik 染色法

注：由于每种缺陷是被单独计数，并且有些精子具有多种类型缺陷，所以这些种类的缺陷相加不等于 100%。上例中，TZI＝（191+84+72+16）/199＝1.82；SDI＝（191+84+72+16）/205＝1.77。

图 8-10　精子形态分析检验报告

（六）参考区间

正常形态精子≥4%（下限的第 5 个百分位数，95% 可信区间为 3.9%～4.0%）（《世界卫生组织人类精液检查与处理实验室手册（第 6 版）》）。

八、精液白细胞的评估

大多数人精液中存在白细胞，主要是多形核白细胞（中性粒细胞）。可以通过巴氏染色法，将白细胞与精液涂片的精子细胞和精母细胞区分开来。由于过氧化物酶阳性的粒细胞是精液中主要类型的白细胞，可通过邻甲苯胺法实现白细胞内过氧化物酶染色（图 8-11）。过氧化物酶染色快速、价廉，是一种实用的粒细胞初筛方法。但已经激活并释放其颗粒的多形核白细胞，以及不含过氧化物酶的其他种类白细胞如淋巴细胞、巨噬细胞或单核细胞，不能用过氧化物酶染色方法来检测。免疫细胞化学染色是一种更灵敏的精液白细胞检测方法。由于人白细胞具有特异性抗原 CD45，运用单克隆抗体 CD45 便可检测不同类型的白细胞（如巨噬细胞、单核细胞、中性粒细胞、B 细胞或 T 细胞）。但该方法操作复杂、耗时且成本较高。

精液白细胞参考区间：＜$1.0×10^6$/ml（《世界卫生组织人类精液检查与处理实验室手册（第 6 版）》）。

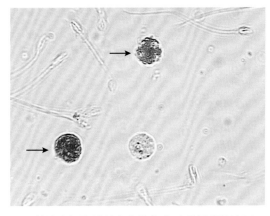

图 8-11　精液白细胞过氧化物酶染色（邻甲苯胺法）（400×）
箭头所指为阳性细胞

九、精子包被抗体的检测

如果精子出现凝集（如活动精子以头-头、尾-尾或混合的形式相互黏附），精子包被抗体的存在可能是其原因。精子包被抗体的直接检测方法有混合抗球蛋白反应（mixed antiglobulin reaction，MAR）和免疫珠试验（immunobead test，IBT）。

MAR 采用的是 Coomb 试验原理。以 MAR IgG 检测为例，抗 IgG 抗血清既可与精子表面存在的 IgG 抗体结合，又可与交联在胶乳微珠上的 IgG 结合，从而形成精子表面 IgG 抗体-抗 IgG-IgG 交联胶乳微珠复合物，胶乳颗粒附着在精子表面随精子一起泳动。镜下观测到游动的精子表面附着有胶乳颗粒（尾尖除外）便被判定为该精子存在 IgG 类型的包被抗体。记录黏附有微珠的活动精子的百分率。

IBT 则是直接将抗 IgG 或抗 IgA 或抗 IgM 交联到胶乳微珠表面，若精子存在某种类型的包被抗体（如 IgG），则形成相应的精子抗体-抗抗体胶乳微珠复合物（如精子 IgG-抗 IgG 交联微珠）。结果的观察与判断同 MAR。

如果检测体液（如精浆、血清、溶解的宫颈黏液）中的精子抗体，则需采用 MAR 或 IBT 间接法。在这些试验中，将怀疑含有抗精子抗体、已灭活和稀释的体液，与没有抗体、洗涤去除了精浆的供者精子相孵育。在可疑体液中的任何抗精子抗体会特异地结合到供者精子上，然后采用上述介绍的直接试验来检测精子。

MAR 通常检测的是新鲜的原始精液标本，而 IBT 检测的是洗涤后的活动精子。这两种试验的结果并不总是一致，但 IBT 的结果与检测血清抗体的制动试验的结果相关性很好。

男性血睾屏障受损、生殖道感染是精子抗体产生的最主要原因。活动精子包被抗体异常增高，一方面影响精子穿透宫颈黏液，另一方面影响精卵识别和结合，从而明显抑制体内受精成功率。但若致敏微珠与精子的结合仅限于尾尖，则与生育力降低无关，有生育力的男性中也存在这种情况。精液中的抗精子抗体几乎都是 IgA 和 IgG 类型的免疫球蛋白。IgM 抗体由于其分子量较大，在精液中极少发现。IgA 抗体可能比 IgG 抗体更具临床意义。

目前尚没有来自有生育力男性精液的包被抗体精子的参考区间。WHO 暂时以＜50% 活动精子黏附颗粒作为参考值。

知识拓展 8-2

1. 镜下怎样对精子凝集程度进行分级？

2. 在检测精子浓度时，如果遇到非均质的精液标本，往往需要进行重复性分析，如何判断两次检测的数据能否报告平均值？

3. 同一份精液标本重复分析精子活动力，每次计数 200 个精子。分别记录前向运动（a+b）精子 76 个和 64 个，可否报告该标本前向运动率为 35%？

4. 男性精子抗体产生的原因？外周血中精子抗体检测是否可用于男性免疫性不育诊断？精子包被抗体检测的优点？

二维码知识聚焦 8-3	视频 8-1 精子活动力分级	视频 8-2 形态分析计数器使用	二维码知识拓展 8-2	视频 8-3 精子凝集分级

问题导航 8-4

1. 案例中前两次精液生化项目检查的目的是什么？

2. 为何精液生化指标要以"量/1 次射精"的报告方式来评价附性腺功能？

3. 精浆果糖的常用检测方法及方法学优缺点有哪些？

4. 哪些精液生化指标可用于评价前列腺、精囊腺和附睾的分泌功能？

第四节　精液化学检验

睾丸生精功能异常、附睾环境受损、附性腺分泌物排放异常均可导致精液质量降低。精液化学分析的对象分为精浆和精子两大类。精液化学检验主要用途：①通过量化精浆中附性腺的特异性分泌物质来评价其功能是否受损。例如，检测精浆中锌的分泌量，可用于评估前列腺炎患者前列腺功能的受损情况；精囊炎症时，精囊腺分泌果糖的能力降低，精浆中果糖的总量减少。②分析判断输精管道的通畅性，帮助梗阻性无精子症进行梗阻定位诊断，如精浆果糖含量为零，则提示射精管梗阻或精囊腺发育不良。③帮助寻找精子质量不佳的病因，如精子数量正常、活动力较弱的患者，若检测到精浆中附睾分泌的中性 α-葡糖苷酶含量减少，则提示精子活动力差可能与附睾功能障碍有关。④生殖道感染检测。

以"量/1 次射精"的报告方式来评估附性腺功能，即精浆中被检测腺体分泌物的浓度 × 一次完整射精量。例如，精浆果糖（μmol/1 次射精）= 精浆果糖浓度（mmol/L）× 一次完整射精量（ml）。

一、精浆锌

精液中锌、柠檬酸、酸性磷酸酶和 γ-谷氨酰转移酶可反映前列腺功能，是检测前列腺分泌功能的可靠指标，而且这些标志物之间存在良好的相关性。长期前列腺炎可导致前列腺腺体分泌功能受损，标志物的分泌量降低。因此可通过检测精液中锌、柠檬酸、酸性磷酸酶的分泌量来评估前列腺的损伤状况。

（一）检测方法及原理

5-Br-PAPS 法：化合物 2-（5-溴-2-吡啶）-5-（N-丙基-N-硫代丙氨基）-酚（5-溴-PAPS）[2-(5-bromo-2-pyridylazo)-5-(N-propyl-N-sulfopropylamino)-phenol（5-Br-PAPS）]与锌结合，产生颜色变化，如下：

$$5\text{-Br-PAPS} + Zn^{2+} \rightarrow 5\text{-Br-PAPS-Zn 复合物}$$

其吸收光波长为 560nm。

（二）方法学评价

除了 5-Br-PAPS 方法之外，4-(2-吡啶偶氮) 间苯二酚（PAR）、1-(2-吡啶偶氮)-2-萘酚（PAN）也可用于锌的检测。但 5-Br-PAPS 法在检测灵敏度和回收率方面性能更优，是 WHO 推荐的精浆标本检测方法。

（三）质量控制

要注意严密防范外源性锌对检测的影响（假阳性）。精液标本收集容器、检测过程中所用的器具与耗材均不得含有锌离子。检测时注意设置空白对照。

（四）参考区间

精浆锌≥2.4μmol/1 次射精（《世界卫生组织人类精液检查与处理实验室手册（第 6 版）》）。

（五）临床意义

锌是前列腺腺体功能评价指标，与抗细菌感染有关。病原微生物感染可引起男性前列腺炎，常表现为精液液化迟缓和精浆锌含量降低。精子生成、成熟、激活和获能过程需要锌的参与。精浆锌缺乏可导致精子活动力降低；锌与精子核染色质解聚功能有关；维持精液中正常量的锌离子，有利于精子免除男女生殖道对其潜在的损伤；锌也是超氧化物歧化酶（SOD）中金属之一，SOD可清除精浆中自由基，从而抑制细胞膜发生脂质过氧化反应，保证精子的形态结构和功能免受损伤。长期缺锌会直接影响垂体的反馈机制，致使睾丸发育不良、性腺功能减退。锌还参与调节雄激素代谢，锌含量降低时可促进睾酮转变为双氢睾酮。

二、精浆果糖

精液中果糖和前列腺素可反映精囊腺的功能，其中果糖是最常用的精囊腺体功能评价指标。

（一）检测方法及原理

1. 吲哚法　在 50℃热温和低 pH 条件下，果糖与吲哚形成有色复合物，在 470nm 处有吸收峰，通过对比标准曲线即可测得果糖的含量。

2. 己糖激酶法　果糖在己糖激酶的作用下与 ATP 反应生成果糖-6-磷酸，后者在磷酸葡萄糖异构酶的作用下生成葡萄糖-6-磷酸，葡萄糖-6-磷酸脱氢酶催化葡萄糖-6-磷酸和 NAD^+ 生成 NADH，通过监测 340nm 波长处 NADH 的吸光度的变化，可检测出标本中果糖的浓度。

（二）方法学评价

吲哚法的优点是检测成本低。缺点：①特异性不佳，大多数酮糖可与吲哚发生反应；②反应条件（50℃+强酸）不够温和，难以实现自动化检测；③反应需用到浓盐酸，生物安全性差。己糖激酶法的优点是方法学特异性好，反应条件温和，可以自动化检测，但试剂成本较吲哚法高。

（三）质量控制

禁欲时间不规范、精液排射和收集不完整，均可显著影响检测数据的可靠性。精浆蛋白质会影响果糖检测的可靠性，须在反应前预先对精浆标本进行去蛋白处理。吲哚法所用浓盐酸易挥发，挥发后将明显降低显色的强度；己糖激酶法试剂活性物质较多，需正确操作与储存以防止快速失活。注意做好室内质量控制工作。

（四）参考区间

精浆果糖≥13μmol/1 次射精（《世界卫生组织人类精液检查与处理实验室手册（第 6 版）》）。

（五）临床意义

双侧射精管梗阻、先天性精囊缺如或发育不良，精浆果糖测定为阴性。精囊炎、不完全射精或射精过频时，精浆果糖含量降低。果糖结合其他检测指标（如精浆中性 α-葡糖苷酶），可对梗阻性无精子症患者的梗阻部位进行定位。睾酮的水平影响精囊果糖的分泌，雄激素不足可造成果糖含量降低。精囊分泌功能降低可导致精液量降低。精囊分泌的果糖是精子能量的主要来源。

三、精浆中性 α-葡糖苷酶

游离左旋肉毒碱、甘油磷酸胆碱和中性 α-葡糖苷酶是临床使用的附睾标志物。在反映附睾病变方面，中性 α-葡糖苷酶比游离左旋肉毒碱、甘油磷酸胆碱更具特异性和敏感性。α-葡糖苷酶在精浆中有两种异构体：仅源自附睾的中性 α-葡糖苷酶和少量源自前列腺的酸性 α-葡糖苷酶。后者可以被十二烷基硫酸钠（SDS）选择性抑制，从而可以测定反映附睾功能的中性 α-葡糖苷酶。

（一）检测方法及原理

Cooper 法：通过 SDS 对精浆酸性 α-葡糖苷酶的抑制，保留中性 α-葡糖苷酶活性，后者分解底物对硝基苯酚-α-吡喃葡糖苷生成黄色的终产物为对硝基酚，对硝基酚在 405nm 波长有最大吸收波长，吸光度与单位时间内精浆中性 α-葡糖苷酶活性成正比。

（二）方法学评价

Cooper 法是 WHO 推荐的精浆中性 α-葡糖苷酶检测方法。该方法用 castanospermine（栗精胺）抑制剂阻断非葡糖苷酶的相关底物，同时使得测试更加敏感。

（三）质量控制

禁欲时间不规范、精液排射和收集不完整，均可显著影响检测数据的可靠性。为了消除非葡糖苷酶对检测结果的影响，每标本必须设置空白对照，即以加入 castanospermine 的反应孔作为空白值，每个精浆标本反应管活性减去空白对照管活性，得到校正的中性 α-葡糖苷酶活性。

（四）参考区间

精浆中性 α-葡糖苷酶≥20mU/1 次射精（《世界卫生组织人类精液检查与处理实验室手册（第 6 版）》）。

（五）临床意义

精浆中性 α-葡糖苷酶作为附睾分泌功能评价指标，可用于①梗阻性无精子症的定位诊断。②精子活动力或质量降低病因分析。③附睾炎或附睾管先天发育不良的辅助诊断。双侧射精管梗阻、先天性精囊缺如或发育不良，精浆中性 α-葡糖苷酶含量极低。精浆中性 α-葡糖苷酶结合其他检测指标（如精浆果糖），可对梗阻性无精子症患者的梗阻部位进行定位。附睾炎、不完全射精或射精过频时，精浆中性 α-葡糖苷酶含量降低。

　　附睾是精子成熟的场所。在输精管道畅通的前提下，附睾所分泌的精浆中性 α-葡糖苷酶分泌量降低，提示附睾的功能异常，将对精子的活动力与功能产生不良影响。

知识拓展 8-3

　　1. 无精子症的病因分类？如何通过精液生化指标检测来实现梗阻性无精子症的无创定位诊断？

　　2. 精浆锌、柠檬酸、酸性磷酸酶在前列腺疾病诊疗中的意义是什么？在前列腺功能评价方面，精液生化指标较传统的前列腺液常规方法有何优势？

　　3. 男性附性腺功能异常对精液质量有哪些影响？

二维码知识聚焦 8-4

二维码知识拓展 8-3

问题导航 8-5

　　1. 案例中最后一次精液检测结果是正常的，是否可以肯定不育与男方无关？为何？

　　2. 精子顶体形态、顶体酶、顶体反应三者之间是什么样的关系？

　　3. 精子活性氧有哪些检测方法？化学发光法的优缺点有哪些？

　　4. 女方不怀孕，男方应做哪些精子功能检测？若受孕后复发性流产，又可能与男方哪些精子因素有关？

第五节　精子功能检验

　　精子在体内与卵子实现自然受精，需要经历比较复杂的生理反应过程：精子穿透宫颈黏液进入宫腔→精卵识别、精子与卵子结合→精子发生顶体反应→顶体内蛋白酶释放、溶解卵透明带→精子穿透卵透明带到达卵黄膜→精卵融合形成生殖核（图 8-12）。其中任何一个环节中断，自然受精将会失败。即使受精，若精子成熟障碍，精子 DNA 断裂或父源性遗传物质被损伤，则都可能影响胚胎的正常发育导致流产。精子功能评估意义重大，可用于：①不育症病因分析；②辅助生殖技术（assisted reproductive technology，ART）受精方式的合理选择；③体外受精-胚胎移植结局预测；④精子因素导致流产的防治。

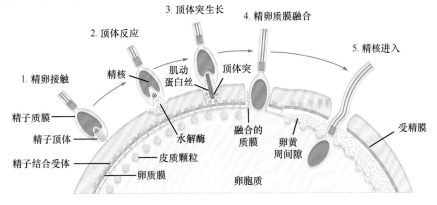

图 8-12　精卵受精过程

<h1 style="text-align:center">一、精子顶体反应</h1>

顶体反应（acrosome reaction，AR）是指获能的精子到达卵细胞附近与卵透明带结合后所发生的一系列的变化，包括精子头部的顶体外膜与卵子细胞膜融合、破裂，形成许多小孔，精子顶体小囊释放出蛋白酶，使卵子外围的放射冠及透明带溶解等。顶体反应是自然受精的必要环节。对精子顶体反应的检测是了解男性生育能力的重要手段，精子顶体反应发生率的高低与精子受精能力的强弱密切相关。

（一）检测方法及原理

钙离子载体体外诱导。钙离子流入精子体内可启动精子发生顶体反应。精子体外获能后，利用钙离子载体 A23187 诱导钙离子流入精子内部，使其发生顶体反应；由于精子顶体外膜表面含有能与凝集素特异性结合的糖蛋白，通过凝集素荧光探针 [如豌豆凝集素-异硫氰酸荧光素（PSA -FITC）] 来观察精子顶体区的变化，从而判定顶体反应的发生状况（图 8-13）。

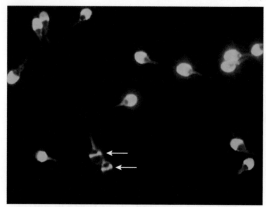

图 8-13　人精子顶体 PSA-FITC 荧光染色（1000×）
箭头所示为发生顶体反应的精子（顶体外膜丢失，仅头部赤道板发荧光），其余精子均未发生顶体反应
（PSA-FITC 与完整的顶体外膜结合）

（二）方法学评价

1.诱导剂　体外诱导精子顶体反应的诱导剂种类繁多，如人卵透明带（ZP）或者溶解的人卵透明带糖蛋白、黄体酮、钙离子载体 A23187、卵泡液、γ-氨基丁胺等。不同的诱导剂诱导效果差异较大。其中人卵透明带诱导精子顶体反应与 IVF 受精结果对应性最好，但实验材料来源困难，难以推广。WHO 推荐的诱导剂是钙离子载体 A23187，对于钙离子内流缺陷患者的检测效果较好，反应快速，但同时也使大量精子迅速死亡。

2.顶体检测　诱发顶体反应后的顶体状态检测可用荧光标记的凝集素（如豌豆凝集素、花生凝集素）或顶体抗原 CD46 的单克隆抗体。采用抗体检测的优点在于不必对精子进行固定和渗透处理，而且可以联合活或死细胞荧光探针 [如碘化丙啶（PI）]，对精子死活进行分类鉴定，在此基础上计数和报告活精子的顶体反应能力，使得检测数据更具价值。

3.结果判读　有荧光显微镜和流式细胞仪两种检测方式。流式细胞仪的检测优势明显：高通量、快速分析、可结合活或死细胞荧光染剂对精子顶体状态进行分类鉴定。

（三）质量控制

精子在诱导顶体反应之前，需要先对原始精液进行优化分离，以获取活动力好的精子用于测试。精子优化分离的质量将直接影响检测结果的价值（分离不佳将导致顶体反应水平假性降低），若分离后的活动精子占比较低或在提取过程中出现操作失误，则需要重新优化精子。每个标本均须设置诱导剂空白对照，标本顶体反应率＝诱导管已发生顶体反应的精子百分率－对照管已发生顶体反应的精子百分率。诱导剂钙离子载体具有光敏性，应避光操作。每次试验必须有阳性对照的质控标本。在更换试剂批次前，有必要用已知阳性反应的质控精子进行对比试验。

（四）参考区间（钙离子载体诱导）

正常：顶体反应率≥15%。

异常：顶体反应率<10%。

可能异常：顶体反应率为10%～15%。

过早自发顶体反应：对照管顶体反应率>15%。

（五）临床意义

顶体反应发生在精子与卵母细胞透明带结合之后，精子穿透卵母细胞膜受精之前。精子顶体反应检测主要用于两方面：一是不育症病因分析，特别是当精液常规参数检测正常时，深入评价精子受精能力是必要的；二是为辅助生殖助孕方案的选择提供决策依据。顶体反应正常者优先考虑采用常规IVF（即第一代试管婴儿）受精，避免过度使用高风险的卵胞质内单精子注射技术（ICSI）（即第二代试管婴儿）受精，从而降低ART生殖风险，保障子代健康。

二、精子顶体酶

精子头部顶体内膜与赤道膜之间含有多种蛋白酶，统称为顶体酶。正常情况下，精子与卵母细胞结合后，精子头部发生顶体反应，顶体外膜破裂，内膜中的顶体酶原被激活为顶体酶得以释放；顶体酶水解卵透明带，帮助精子顺利突破卵透明带与卵细胞融合完成受精。顶体酶含量或活性降低影响精子穿透透明带，导致受精完全失败或受精率低下。

（一）检测方法及原理

1. BAPNA法 精子顶体内存在精氨酸酰胺酶，其活性可反映顶体酶的活性，精氨酸酰胺酶以Na-苯甲酰-DL-精氨酸-p-硝酰基苯胺（BAPNA）为底物，分解产生有色产物为硝酰基苯胺，通过测定该产物量可推算出精氨酸酰胺酶的活性。

2. 明胶法 顶体酶含有多种蛋白酶。精子在明胶制成的薄膜上孵育后，引起顶体的裂解，释放顶体酶，将明胶溶解成亮环。顶体酶活性的大小可根据形成亮环直径的大小来判读。

（二）方法学评价

BAPNA法较明胶法更为常用，以"$\mu IU/10^6$精子"的报告形式定量评价顶体酶活性。BAPNA法检测结果的可靠性已得到IVF临床的验证。精子数量较少的患者，可用明胶法检测顶体酶状态，但是该方法检测时间长，且需通过显微镜观察形态，检测效率低，难以精准表达群体精子的顶体酶活性。

（三）质量控制

新鲜精液标本液化后应尽快进行检测。若标本液化迟缓或黏度高，可通过机械吹打或酶消法来处理。标本室温放置不要超过3h，可将待测标本置于2～8℃中暂存，但不得冷冻保存，以免顶体酶失活。精浆可干扰顶体酶检测，需要先将精子洗涤离心后才能用于检测。检测优化分离后精子的顶体酶活性较检测原始精液对IVF更有价值。

（四）参考区间

≥$48\mu IU/10^6$精子（BAPNA法）。

（五）临床意义

精子顶体酶可用于：①辅助生殖助孕方式的决策。一方面，精子顶体酶活性降低提示精子受精功能缺陷，难以穿透卵母细胞完成受精，为避免受精率过低或完全不受精，不宜采用IVF方式受精，而应优选ICSI受精。另一方面，即使精子顶体酶活性正常，也并不能确定精子受精功能就不存在问题，还需确认其他受精环节是否正常（如精卵识别、顶体反应等）。②不育症男科诊断与治疗。精子顶体酶是男性生育力的评价指标之一，可用于不育症病因分析和疗效监测。除精子自身质量之外，严重的生殖系统感染也可造成精子顶体酶活性降低。

三、精子 DNA 碎片

精子 DNA 损伤可定义为 DNA 正常结构的任何化学变化。在这些变化中，精子 DNA 碎片是以单链或双链断裂的形式影响遗传物质是最常见的干扰之一。精子 DNA 碎片可能由不同的过程触发，包括精子发生过程中 DNA 包装缺陷，以及可能与多种病理和环境条件相关的细胞死亡和氧化应激过程。精子 DNA 碎片化指数（DNA fragmentation index，DFI）作为精子 DNA 损伤评价参数，独立于精液常规参数，是精子质量检测的重要补充。DFI 还可预测自然妊娠和体外受精的结局。

（一）检测方法及原理

1. 精子染色质扩散法（sperm chromatin dispersion，SCD） 一种光学显微镜检查方法评估精子 DNA 对酸变性的敏感性。完整的 DNA 环在核蛋白变性和提取后会在凝胶中扩散，围绕精子头部形成晕环；而当 DNA 断裂时则不扩散或者扩散很小（图 8-14A）。该方法依赖于精子染色质在暴露于酸和溶解液后形成晕环的能力；而晕环与精子在去除核蛋白后附着在残余核结构上的松弛的 DNA 环相关；断裂的 DNA 容易变性，难以扩散形成晕环。该方法包括三个主要步骤：①将精子包埋在琼脂糖基质中；②在酸性 DNA 解旋溶液中孵育、溶解、去除核蛋白；③洗涤、脱水、染色。

2. 吖啶橙流式细胞术法 又称精子染色质结构分析法（sperm chromatin structure assay，SCSA）。该方法基于吖啶橙（AO）独特的发光特性，当它插入双链 DNA 之间时发出绿色荧光，当它与单链 DNA 结合时发出红色荧光，主要步骤：①用低 pH 洗涤剂溶液处理精子，使染色质变性；②精子被 AO 溶液染色；③通过流式细胞仪收集红色和绿色荧光的数据，并通过数据转换来确定精子群体中红色荧光的程度，即 DFI（图 8-14B）。

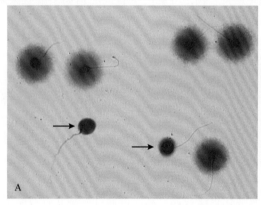
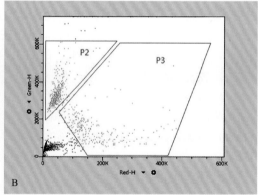

图 8-14 人精子 DNA 碎片检测

A. 精子染色质扩散法（SCD）（400×），→为 DNA 碎片精子；B. 精子染色质结构分析法（SCSA）流式细胞术，P2 框内粒子为 DNA 完整精子，P3 框内粒子为 DNA 碎片精子

（二）方法学评价

精子 DNA 碎片检测方法很多，除了 SCD 和 SCSA 法，还有末端脱氧核苷酸转移酶（TdT）介导的原位末端转移酶标记法（TUNEL）、彗星试验（comet assay）等。其中 SCD 和 SCSA 法在临床最为常用。SCD 法不需要特殊仪器设备，普通显微镜即可观察结果，易于推广，但检测数据易受人为操作影响，操作不慎易导致假性结果。SCSA 法检测通量大，可短时间内快速分析数千甚至上万个精子，重复性好，结果稳定，但需要使用昂贵的流式细胞仪。

（三）质量控制

影响 SCD 法检测可靠性的因素：①凝胶玻片包被不佳、标本-凝胶制片不当（如过早凝固）可导致 DFI 假性增高；②标本-凝胶在酸性液中放置时间过久可导致 DNA 完整性假性降低；③精子头部与尾部分离后，可导致形态上与脱落细胞及杂质间的识别困难。操作 SCSA 法时，注意准确控制精子的酸化变性时间，时间过长将导致 DFI 假性增高，时间过短则是假性降低。此外需要正确设置流式细胞仪分析参数和粒子设门。

（四）参考区间

尚无统一的参考标准，不同检测方法检测数据存在较大差异。推荐以精子 DNA 碎片率＜30%作为 SCSA 法的参考值。

（五）临床意义

生殖道炎症、睾丸过热、药物、吸烟、环境毒素、精索静脉曲张及激素因素等，均可造成精子 DNA 损伤。精子 DNA 碎片在精液参数异常的男性中普遍存在，DFI 增高可能影响自然受孕和辅助生殖人群的胚胎发育、着床和受孕。

四、精子核蛋白

精子核是精子的重要细胞器，包含父方的遗传物质。精子发生过程中，各期生精细胞核内 DNA 的含量发生规律性变化，与核 DNA 结合的核蛋白也发生组型转换，即从组蛋白经过渡蛋白转化为鱼精蛋白。成熟的精子核内 DNA 与鱼精蛋白紧密结合，高度浓缩，抑制了基因的表达，使遗传物质保持稳定。精子核成熟度直接影响着精子受精能力和受精后原核的形成及胚胎的着床。

（一）检测方法及原理

1. 苯胺蓝染色法　成熟精子的核蛋白成分为鱼精蛋白，富含精氨酸和胱氨酸残基。不成熟精子的核蛋白成分为组蛋白，富含赖氨酸残基。在酸性条件下，苯胺蓝与赖氨酸残基结合生成深蓝色化合物，从而指示不成熟核蛋白的存在（图 8-15）。

2. 精子核染色质抗解聚试验　成熟精子核由于大量二硫键的存在而高度浓缩，使 DNA 处于高度稳定状态。乙二胺四乙酸-十二烷基硫酸钠（EDTA-SDS）溶液能打开鱼精蛋白分子中的二硫键。当精子核内组蛋白含量过多时，阻碍了鱼精蛋白与 DNA 的紧密结合，使核的结构较

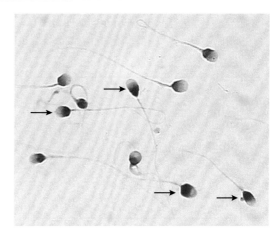

图 8-15　人精子核蛋白苯胺蓝染色（伊红背景染色，1000×）
头部染蓝紫色（→）为核蛋白不成熟精子，核蛋白成熟精子头部为粉红色

为松散，稳定性降低。经 EDTA-SDS 溶液作用后，核出现膨胀，呈解聚状态。精子核抗解聚能力反映了精子核的成熟度。

（二）方法学评价

苯胺蓝染色法、核染色质抗解聚试验均可反映精子核的成熟度。苯胺蓝染色法因操作简单而成为临床首选方法。此外色霉素 A3（CMA3）荧光染色法，利用 CMA3 与人精子鱼精蛋白竞争性地结合精子链富含 G-C 的区域，可间接反映精子鱼精蛋白的缺失情况。

（三）质量控制

可以选取适当的精液标本作为室内质控品，混匀、分装、-20℃保存。每次随批检测该质控品。

在规定的禁欲时间内采集精液标本，标本采集与收集均要完整。若精液标本黏稠度高（或液化迟缓），需要预先降低精液黏度或促进精液完全液化后，才能用于检测。严格把控苯胺蓝染色法的脱色时间，脱色不足将导致假阳性，过度脱色易造成假阴性。

（四）参考区间

苯胺蓝阳性精子≤30%，精子核未解聚的精子百分率＞70%。

（五）临床意义

精子核成熟度检测可反映精子的质量，精子核成熟度越低，精子受精能力越差。有研究显示精子成熟度障碍可导致女方孕早期自发性流产和胚胎停育。

五、精子活性氧类物质

活性氧类物质（reactive oxygen species，ROS）是氧的代谢物，包括超氧阴离子、过氧化氢、氢氧基、过氧羟自由基、氧化亚氮等。过高浓度的活性氧可以诱导细胞的脂类、蛋白质和 DNA 氧化损伤，从而启动病理变化。大部分的细胞具有抵抗活性氧作用的系统，包括酶抗氧化系统（超氧化物歧化酶、谷胱甘肽过氧化酶、过氧化氢酶）和非酶抗氧化系统（尿酸、抗坏血酸、维生素E），当精液中的抗氧化系统被破坏，精子功能就会受损。人精液中的活性氧由精子和白细胞产生。精浆中含有自由基的抗氧化清除物和抗氧化酶，而有些男性则缺乏这些物质。故在辅助生殖技术中精子制备时，去除精浆会使精子更容易遭受氧化损伤。过多的活性氧产生导致精子氧化损伤、功能受损、核和线粒体 DNA 损伤。

（一）检测方法及原理

1. 化学发光法　甲酰-甲硫氨酰-亮氨酰-苯丙氨酸，（formyl-methionyl-leucyl-phenylalanine，FMLP）作为白细胞的探针，可以刺激白细胞中的 NADPH 氧化酶系统产生氧自由基；而佛波醇12-十四酸酯 13-乙酸酯（phorbol 12-myristate 13-acetate，PMA）可以进入细胞（包括精子和白细胞），刺激细胞产生氧化应激。氧自由基与鲁米诺反应，在辣根过氧化物酶的催化下释放光子，通过化学发光仪检测产生的光强度，可推算氧自由基的量（图 8-16）。

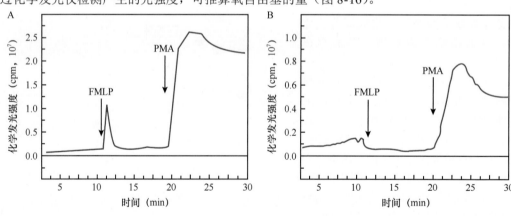

图 8-16　精悬液中白细胞和精子活性氧检测（化学发光法）
（图片引自《世界卫生组织人类精液检查与处理实验室手册（第 5 版）》）
A. 在有白细胞污染时，加入白细胞特异性探针 FMLP 后，产生一个尖锐的活性氧信号峰。再加入 PMA，精子和白细胞群产生一个持久的强化学发光信号峰；B. 在没有白细胞污染时，FMLP 反应则消失，而 PMA 引发一个由精子产生的显著化学发光信号峰

2. 流式细胞术　某些类型的荧光探针，可进入精子质膜内，与细胞内的活性氧靶向结合而发荧光，利用流式细胞仪对发光物质进行鉴别，从而实现对活性氧的分类检测。例如：① 2′, 7′-二氯荧光素二乙酸酯（DCFH-DA）探针进入精子细胞膜后，可以被细胞内的酯酶水解生成 2′, 7′-二氯二氢荧光素（DCFH$_2$），DCFH 不能通过细胞膜被标记到细胞内；在过氧化氢存在的条件下，

DCFH 被氧化生成荧光物质 2′, 7′-二氯荧光素（DCF），经 488nm 激光激发呈绿色荧光（发射波长 500～530nm）；②二氢乙锭（DHE）可以自由透过活精子细胞膜并进入细胞内，被细胞内的超氧阴离子氧化，形成氧化乙锭，经 488nm 激光激发产生红色荧光（发射光波长 525～625nm）。

（二）方法学评价

ROS 的检测方法分为检测精子 ROS 物质的直接法和检测精子氧化损伤效应的间接法两大类。直接法包括化学发光、流式细胞术、NBT 化学法等；间接法有氧化还原电位、硫代巴比妥酸（TBA）、微量丙二醛（MDA）、8-羟基脱氧鸟苷（8-OHdG）法等。即便是同一类型的检测方法，检测物质、检测位点、灵敏度、特异性均差异较大。化学发光、氧化还原电位法，以发光强度或电位作为最终评价数据，由于缺乏 ROS 标准物质，检测数据与所用仪器分析灵敏度密切相关，故难以实现标准化检测。

（三）质量控制

精液标本射出体外后，精子与空气接触易遭受氧化损伤，且精子在空气中暴露时间越久受损越严重，故精液标本采集后应密封保存并尽量减少容器内空气的占比。应在精液射出人体后 1h 内尽快完成 ROS 检测。检测前尽量避免或减少对精子进行洗涤、离心等有损操作，以免促进氧化损伤。实验室需建立 ROS 检测室内质控体系。

（四）参考区间

目前尚无公认的参考值。

（五）临床意义

精子产生的少量 ROS 是维持精子正常功能所必需的，对精子的形成、发育起着重要作用，与精子活动力、获能、顶体反应密切相关。正常情况下，生殖系统内的抗氧化系统，使得活性氧的产生和清除处于一种平衡状态。如果 ROS 的产生和抗氧化活性的平衡受到干扰，高水平的游离氧自由基会积聚起来，引起氧化应激。这会导致精子受损，从而影响生育能力。

活性氧会导致精子活动力下降，形态变差，数量减少。即使精子常规参数正常，精子 ROS 水平也可能增高。高活性氧水平可导致精子 DNA 断裂。高活性氧水平与自然怀孕时间延长有关。高活性氧水平损害受精，影响胚泡发育，降低体外受精后的妊娠率。精子 ROS 病理性增高来源于：①内源性因素，如男性生殖道白细胞增高、精索静脉曲张、不成熟精子增多等。②外源性因素，如吸烟、饮酒、热暴露、接触有害物质等。精子 ROS 检测可用于：①不育症病因分析。②辅助生殖预后评估。③精索静脉曲张对生育影响评估。④抗氧化治疗监测。⑤生活习惯与环境因素对生育力影响评估。

知识拓展 8-4

1. 简述流式细胞术用于精子功能检测的技术优势性。
2. 影响精子功能指标临床应用效能的因素有哪些？

二维码知识聚焦 8-5

二维码知识拓展 8-4

问题导航 8-6

1. 案例中精子浓度和活动力检测可能涉及精子分析仪，CASA 的精子识别原理有哪些？各有何优缺点？
2. CASA 可以检测精子的哪些参数？
3. CASA 的质量控制内容有哪些？

第六节 精液分析仪

精液分析是男性生育能力评估最基本和最重要的方法。人工方法进行精液分析在客观性和标准化方面可能会存在一定不足，工作效率也不高。在我国，计算机辅助精子分析（computer-assisted sperm analysis，CASA）正逐步取代人工操作，以满足标准化和快速检测的需求。CASA 是将计算机技术、图像处理技术和自动化控制技术相结合，借助显微摄像和人工智能软件快速识别精子、追踪运行轨迹、计算精子的浓度、活动力等多项参数。

CASA 由硬件系统和软件系统组成。基本硬件系统包括显微摄像系统、图像采集系统、恒温系统、计算机处理系统四部分构成。显微摄像系统：由显微镜及电荷耦合器件（CCD）组成。可以将标本信号通过显微放大由 CCD 传输到计算机。图像采集系统：由图像卡构成，其功能是对 CCD 信号进行抓拍、识别、预处理后，将信号输送到计算机。恒温系统：由加温和保温设备组成，提供稳定、可靠的检查环境。计算机处理系统：对图像信号进行全面系统的加工处理，对获得的数据进行输出和存储。全自动 CASA 是在基本硬件配置基础上，增加了自动对焦与扫描系统和其他辅助系统。自动对焦与扫描系统：电动载物台、调焦控制器与 CCD 配合，通过 X、Y、Z 三维移动实现微米或纳米自动调焦，并在此基础上根据程控指令驱动电动载物台位移，实现对待测标本的逐视野连续扫描。其他辅助系统：包括物镜与相差片转换、镜油滴加等自动化装置。

软件系统采用专用的精子质量分析软件，利用计算机识别和图像处理技术，对精子的动静态特征进行全面的量化分析。此外，还有一些特殊的图像识别软件可用于精子形态、精子 DNA 碎片（SCD）等项目分析。

一、检测方法及原理

精子在计数池内薄层分布后，通过显微镜放大并结合高分辨率的摄影技术，用图像采集系统获取精子动、静态图像。根据软件设定的分析程序对抓捕的图像进行精子识别、运动轨迹跟踪与测量，获取精子的检测数量和动力学参数，最后通过计算得到精子浓度、活动力、运动特征等多项检测数据。

根据精子识别原理不同，分为灰度识别、相差识别、荧光识别和光电识别 4 种类型（图 8-17）。

1. 灰度识别 以普通明场物镜观测精子，精子头部灰度成像。

2. 相差识别 以相差显微镜观测精子，标本细节的反差被加大。精子头部明亮而背景暗色（明相差），或精子头部暗色而背景较亮（暗相差）。

3. 荧光识别 以精子质膜荧光染剂 [如 SYBR® 14/碘化丙啶（PI）] 对精子活体染色，再利用荧光特性来检测精子。例如，SYBR® 14 染料能够标记活精子发绿色荧光，而 PI 则可标记死亡精子发红色荧光。

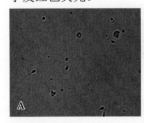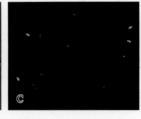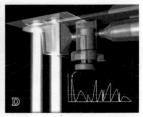

图 8-17 CASA 不同识别原理的精子成像效果

A. 灰度识别（100×）；B. 相差识别（明相差，100×）；C. 荧光识别（SYBR®14/PI 染色，红色为死精，绿色为活精，100×）；D. 光电识别

4. 光电识别 在近红外波长（800～900nm）条件下，检测精子的光密度，参照朗伯-比尔定律及固体物质散射基本原理经统计学处理后计算精子浓度；LED光束通过精液样本，精子运动产生光信号的变化，将此变化通过对比处理得到精子活动参数。

二、方法学评价

精液分析仪检测结果的可靠性主要取决于仪器对精子的识别能力和软件核心算法技术。前者不仅与仪器采用的识别系统、CCD、图像采集卡等硬件性能有关，还与软件对分析目标切割与分析的准确性密切相关。不同原理的精子识别系统，其方法学差异较大。

1. 灰度识别 优点是光学系统成本相对较低；但精液中的精子与杂质颗粒呈现相似的成像灰度，在成像面积相似的情况下，无法将杂质区分开，软件系统易将杂质误判断为精子。

2. 相差识别 可通过相差成像后的明暗对比，将精液中的精子与其他杂质区分清楚，过滤掉大部分干扰成分，从而提高了精子识别的准确性；缺点是光学系统成本相对较高。

3. 荧光识别 较其他识别系统对精子的识别更为准确，可以将精子与其他杂质或细胞完全分开，不仅可以检测精子活动力，还可以检测精子的存活率，这是其独有的优势性；不足之处在于需要荧光显微镜，需要在检测标本中添加荧光剂，这将增加检测成本，荧光剂的添加有可能降低部分标本的精子活动力。

4. 光电识别 操作简单、检测自动化程度高；但精子浓度和活动力的检测均是基于经验公式计算，质量异常的精液标本可能并不遵循此数据规律而出现较大的检测误差；检测通常需要专用耗材，增加了成本。

三、检测参数与结果

（一）精子动力学检测参数（图8-18）

1. 被检精子总个数、精子浓度、精子总数、前向精子浓度、前向精子总数、活动精子浓度、活动精子总数。

2. 快速前向运动精子百分率（a级）、慢速前向运动精子百分率（b级）、非前向运动精子百分率（c级）、不活动精子百分率（d级）、精子活动率（a+b+c）。

3. 平均路径速率（average path velocity，VAP）（μm/s） 精子头沿其平均路径移动的时均速率。平均路径是根据CASA仪器的算法将实际的曲线轨迹平滑化后计算出来的，算法因仪器不同而有差异。

4. 曲线速率（curvilinear velocity，VCL）（μm/s） 精子头沿其实际曲线，即在显微镜下见到二维方式运动轨迹的时均速率，反映精子活动能力。

5. 直线速率［straight-line（rectilinear）velocity，VSL］（μm/s） 精子头在开始检测时的位置与最后所处位置之间的直线运动的时均速率。

6. 侧摆幅度（amplitude of lateral head displacement，ALH）（μm） 精子头关于其平均路径的侧向位移幅度，以侧摆的最大值或平均值表示。不同的CASA仪可能会采用不同的算法。

7. 平均角位移（mean angular displacement，MAD）（°） 精子头沿其曲线轨迹瞬时转折角度的时均绝对值。

8. 直线性（linearity，LIN） 曲线路径的直线性，VSL/VCL。

9. 前向性（straightness，STR） 平均路径的直线性，即VSL/VAP。

10. 摆动性（wobble，WOB） 实际的曲线路径关于平均路径的摆动值，即VAP/VCL。

11. 鞭打频率（beat-cross frequency，BCF）（Hz） 精子曲线路径跨越其平均路径的平均频率。

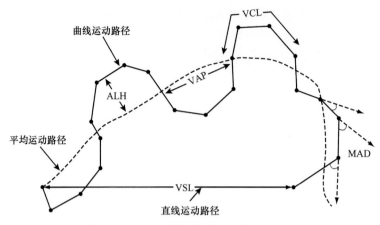

图 8-18 CASA 系统检测参数的标准术语
（图片引自《世界卫生组织人类精液检查与处理实验室手册（第 5 版）》）

（二）精子形态学检测参数（仅限部分形态学分析软件，标本染色后检测）

1. 形态分析精子个数、正常形态精子个数、正常形态精子百分率、异常形态精子个数、异常形态精子百分率、异常形态精子缺陷总数。

2. 多重异常指数（MAI）、畸形精子指数（TZI）、精子畸形指数（SDI）。

3. 头部异常精子个数、头部异常精子百分率、中段异常精子个数、中段异常精子百分率、主段异常精子个数、主段异常精子百分率、过量残留胞质个数、过量残留胞质百分率。

4. 头部异常分类项目　大头精子、小头精子、锥形头精子、梨形头精子、圆头精子、不定形头精子、空泡头精子、顶体过小或过大精子、顶体后区空泡精子、双头精子。

5. 中段异常分类项目　锐角弯曲精子、非对称性插入精子、中段粗或不规则精子、中段过细精子。

6. 主段异常分类项目　锐角弯曲尾精子、卷曲尾精子、多尾精子、短尾精子。

四、CASA 精液常规检验报告内容

传统的精液常规检验报告包括精液理学、精子数量与活动力分级三部分内容。CASA 仪应用于临床后，丰富了报告的内容，增加了精子动力学检测数据和图文报告（包括精子图像、精子活动力分级统计图表）。CASA 仪精液常规检验报告单内容如图 8-19 所示。

*** 医院检验报告

姓名：**	患者 ID 号：***	申请单号：*********	标本状态：合格
性别：男	科别：** 科	申请医生：**	标本类型：精液
年龄：32 岁	床号：**	临床诊断：*********	检验项目：精液常规分析

项目名称	结果	提示	单位	参考区间
采集地点	医院内			
采精方式	手淫			
禁欲时间	4		天	2～7
精液量	2.6		ml	≥1.4
精液颜色	淡黄			
精液 pH	7.5			≥7.2
液化时间	＞60	↑	min	≤60

黏稠度	异常	↑	正常	
液化状态	液化迟缓	↑	完全液化	
圆细胞浓度	1.2		$\times 10^6$/ml	< 5
红细胞	阴性（−）		阴性	
标本稀释倍数	2			
被测精子总个数	498		个	
精子浓度	62.3		$\times 10^6$/ml	≥16
精子总数	162.0		$\times 10^6$	≥39
精子快速前向运动（a）率	20.5		%	
精子慢速前向运动（b）率	5.4		%	
精子非前向运动（c）率	11.2		%	
精子不活动（d）率	62.9		%	
精子前向运动（a+b）率	25.9	↓	%	≥30
精子总活动（a+b+c）率	37.1	↓	%	≥42
快速前向运动（a）精子浓度	12.8		$\times 10^6$/ml	
慢速前向运动（b）精子浓度	3.4		$\times 10^6$/ml	
非前向运动（c）精子浓度	7.0		$\times 10^6$/ml	
不活动（d）精子浓度	39.2		$\times 10^6$/ml	
前向运动（a+b）精子浓度	16.1		$\times 10^6$/ml	
总活动（a+b+c）精子浓度	23.1		$\times 10^6$/ml	
快速前向运动（a）精子总数	33.2		$\times 10^6$	
慢速前向运动（b）精子总数	8.8		$\times 10^6$	
非前向运动（c）精子总数	18.2		$\times 10^6$	
不活动（d）精子总数	101.8		$\times 10^6$	
前向运动（a+b）精子总数	42.0		$\times 10^6$	
总活动（a+b+c）精子总数	60.2		$\times 10^6$	
快速前向运动（a）精子被检个数	102		个	
慢速前向运动（b）精子被检个数	27		个	
非前向运动（c）精子被检个数	56		个	
不活动（d）精子被检个数	313		个	
平均路径速率（VAP）	15.1		μm/s	
曲线速率（VCL）	32.2		μm/s	
直线速率（VSL）	10.8		μm/s	
侧摆幅度（ALH）	2.1		μm	
角位移（MAD）	10.9		°	
直线性（LIN）	33.5		%	
前向性（STR）	71.5		%	
摆动性（WOB）	46.8		%	
鞭打频率（BCF）	7.5		Hz	

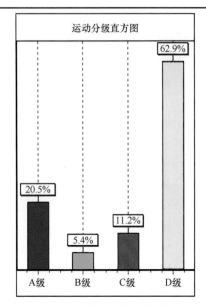

CASA 检验报告直方图

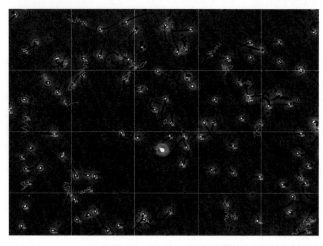

CASA 检验报告活力图

备注：

采集时间：*****	接收时间：*****	报告时间：*****
检验者：**	批准者：**	检验仪器/方法：*** 计算机辅助精子分析仪

图 8-19　CASA 仪精液常规检验报告单

五、质量控制

CASA 仪的质量控制包括内部质控和外部质控。内部质控主要是确保实验室使用 CASA 仪出具报告的重复性，除了确保 CASA 仪于正常的工作状态，还要确保操作人员的操作全过程达到标准要求。外部质控用于检验各实验室工作质量的准确性。

（一）标本制备

由于精子的运动对温度敏感，在进行 CASA 分析时精液标本应全程保持 37℃ 恒温。可以用未稀释的精液检测精子运动特征和浓度。精子浓度范围在 $2 \times 10^6 \sim 50 \times 10^6$/ml 的标本，适宜检测精子活动力。精子浓度高的标本（$>50 \times 10^6$/ml）可能会出现高频度精子碰撞，由此可能产生活动力检测误差，应进行稀释，并且最好使用该标本的精浆稀释。取出一定量精液样本离心（16 000g，6min），以获得无精子的精浆。用无精子的精浆稀释最初的精液标本，使精子浓度低于 50×10^6/ml。使用 20μm 深的一次性计数池可获得可靠的结果。必须检测几个有代表性的视野，至少需检测 400 个精子。

（二）制定标准化的日常操作程序

标准化的日常操作程序应该包括：

1. 指导患者正确留取标本并评估标本的采集状况。
2. 标本接收后对精液进行保温液化并确定液化的时间。
3. 计数池加样细节要求（标本混合、加样充池，重复加样要求）。
4. CASA 仪操作规程。
5. CASA 仪的结果审核：包括动力学分析中杂质删除、形态自动分类识别后的审核纠正。
6. CASA 仪质控标本分析及是否受控的确认。

（三）操作人员的技能水平及质量意识培养

1. 培训操作人员按照标准流程操作的意识、习惯。

2. 定期自制质量控制样本对操作人员进行针对 CASA 分析操作及结果审核的操作考核，强化操作标准的执行，提高结果审核的能力。

（四）CASA 仪工作稳定性和可靠性保证

1. 精子浓度质控 自制或商品化的精子浓度质控品与标本一起进行分析，如果质控结果受控，则说明 CASA 仪工作状态正常，同批次标本分析过程可信。

2. 精子活动力质控 实验室可使用处于正常工作状态下的 CASA 仪，录制数段精子活动力分析视频作为"数字"质控品，由多位资深检验师共同确认精子活动力结果，用于不同人员间的活动力质控。当 CASA 仪故障维护、软件参数修改或仪器被更换时，使用此质控视频可验证仪器的可靠性。

3. 95% 可信区间重复性分析 必要时对同一标本进行重复性检测，可进一步降低误差、提高结果的可靠性。

知识拓展 8-5

1. 精液标本采集后，各精液检查项目的时间分析节点是什么？
2. 计算机辅助精子形态分析（CASMA）的原理、技术现状与临床价值有哪些？

二维码知识聚焦 8-6

二维码知识拓展 8-5

案例分析 8-1

该案例的精液分析结果差异显著，如何分析原因并吸取经验教训？

人类精子从发生到成熟大约需要 76 天。该男性在不到 1 个月的时间内，精子浓度从 65.2×10^6/ml 骤降到 0，应不是生精功能衰退所致。从疾病的角度考虑，理论上存在短期内突发双侧射精管梗阻的小概率事件；第 2、3 次精液的理学和生化检验数据似乎也符合射精管梗阻的表现。然而当遇到这种巨大数据反差时，实验室首先应当怀疑精液标本来源的可靠性。从第 4、5 次精液检查数据可知，第 2~3 次精液分析的数据显然是不可信的。

该实验室工作中存在的问题：①不关注精液标本采集的质量状况。精液标本采集完整是精液分析的基础，如果没有这个质量保障，后续检测过程再准确也无法反映受检者的真实情况，甚至可能误导临床。在排射出体外之前，精液在生殖管腔各区段内呈半凝固或凝固状态，精子及精浆内各种化学物质均分布不匀；若不能将精液完全排射出并全部收集，则所获得的标本和数据将是片面的。案例中第 2、3 次精液采集体积明显小于第 1 次，这已经提示标本采集存在问题了，第 2、3 次采集到的主要是不含精子的前列腺液和尿道球腺液。即便是精液参数正常的男性，若标本采集不完整，也可能出现无精、少精、弱精等各种状况。假如没有第 1 次精液检测数据的提示，这个患者则可能会因第 2、3 次的检测数据而被误诊为无精子症。②没有及时沟通并指引患者用适宜的方式采集标本。手淫取精是最常用的精液采集方式，但对于个体而言，并不一定是最好的方法，若其性兴奋性不够高，则会导致精液射出量减少，从而影响后续分析结果的可靠性。实验室工作人员应当询问受检者的精液采集状况，对于取精困难或采集不完整者，要指引其采用其他的方法采集标本（如用特制安全套性交取精）。本案例中男性手淫方式采集的标本完整性差，当受检者改用性交方式取精时，实验室没有指导患者采用特制无毒安全套，以致第 4、5 次精液分析虽然时间上仅间隔 2 周，但精子前向运动率波动很大（已排除影响精子活动力的病理因素）。③对于不合格或采集不完整的精液标本没有劝退患者放弃检测。这可能也与实验室工作人员的认知不到位有关。④不排除实验室在精子活动力检测质量管理方面存在缺陷，如精液容器有毒、精子活动力检测程序和室内质控不够完善。

　　精液标本采集质量受患者主观控制，是影响精液分析的关键因素，需要实验室严格做好质量管理工作。①在标本采集前，需要让受检者对精液标本采集注意事项充分知情，重点强调如何采集标本及标本采集完整的重要性，并为受检者提供良好的取精环境。②标本采集后，实验室要仔细询问受检者精液的采集状况、精液有无遗漏或明显减少。不建议检测不合格的标本，如受检者执意要求，则需在报告中注明标本采集状况及建议复查，并注意指引患者采用适宜的方式取精。③分析中做好室内质控工作。④提高分析后数据的审核能力，加强实验室与临床的沟通。

（刘　瑜）

第九章　前列腺液检查

前列腺液（prostatic fluid）是由前列腺分泌的不透明的淡乳白色液体，是精液的重要组成部分，占精液的15%～30%。前列腺液成分较复杂，主要包括：①酶：如纤溶酶、β-葡萄糖苷酶、酸性磷酸酶、碱性磷酸酶、乳酸脱氢酶等。②电解质：如钾、钠、钙、锌、氯等。③脂类：如磷脂、胆固醇等。④免疫系统成分：如免疫球蛋白、补体等。⑤有形成分：如淀粉样小体、卵磷脂小体、前列腺颗粒细胞、生精细胞、精子、白细胞及上皮细胞等。⑥其他：如前列腺特异性抗原（prostate specific antigen，PSA）、精胺、亚精胺、柠檬酸、维生素C等。前列腺液具有维持精液的pH、抑制细菌生长和促进精液液化等作用，其检查主要用于前列腺炎、前列腺结核、前列腺癌等疾病的辅助诊断和疗效观察，也可用于性传播疾病的诊断。

案例 9-1

老年男性，因尿频、尿急、尿痛3天入院，患者3天前无诱因出现尿频、尿急、尿痛伴排尿困难和发热，自诉排出尿液为黄色浑浊，有前列腺增生病史，否认不洁性交史。查体：直肠指检触及增大前列腺，压痛明显；余无异常。主诊医师开具前列腺液检查，检验结果如下：

*** 医院检验报告

姓名：**	患者 ID 号：***	申请单号：*********	标本状态：合格
性别：男	科别：** 科	申请医生：**	标本类型：前列腺液
年龄：65 岁	床号：**	临床诊断：*********	检验项目：前列腺液检查

项目名称	结果	提示	单位	参考区间/参考值
量	0.3		ml	数滴至 2.0ml
pH	7.0	↑		6.3～6.5
颜色	黄色			淡乳白色
透明度	脓性黏稠			稀薄、不透明
白细胞	阳性（++++）	↑	个/HP	<10
红细胞	阳性（+）	↑	个/HP	<5
卵磷脂小体	阳性（+）	↓		多量
淀粉样小体	阴性（−）			随着年龄增长而增多
结晶	阴性（−）			阴性
其他	阴性（−）			阴性

备注：

采集时间：*****	接收时间：*****	报告时间：*****
检验者：**	批准者：**	检验仪器/方法：手工方法

问题：

1. 如何采集前列腺液进行检测？
2. 上述的前列腺液检验报告如何审核？
3. 如何解读该患者的前列腺液检验报告？

二维码知识导图 9-1 前列腺液检验

问题导航 9-1

1. 案例中的患者需要进行前列腺液实验室检查，检验人员可以直接采集标本吗？

2. 采集后的前列腺液样本需要立即处理吗？

3. 前列腺液采集过程存在影响检测的因素吗？具体有哪些影响因素？

第一节　前列腺液标本采集和处理

标本的采集、存放与运送对前列腺液的检验结果有着直接的影响，标本采集容器建议使用一次性无吸水性、防渗漏、带盖的干净容器，微生物培养的标本容器应无菌，根据不同的检验项目要求采取不同的采集方法，采集标本后应及时送检。

一、标 本 采 集

前列腺液标本应由临床医生行前列腺按摩术后采集。标本量少时可直接涂在载玻片上，量多时弃去第 1 滴前列腺液后，收集于洁净干燥的试管或刻度量筒中。若标本用于微生物培养，应无菌操作将标本收集在灭菌的容器内并立即送检。

二、标 本 处 理

已涂在载玻片上的前列腺液标本可直接加盖玻片进行镜检，然后根据需要进行瑞特、革兰氏或巴氏等染色镜检。收集于试管中的前列腺液标本可进行理学、直接镜检和染色镜检。检测后的前列腺液标本不保存，直接将涂有标本的载玻片或盛有标本的试管放入含氯消毒剂中浸泡 2h 以上，废液倒入下水道排入废水处理系统，玻片和试管如要反复使用，需要洗涤、冲洗、晾干或烘干后备用。

三、标 本 采 集 和 处 理 的 质 量 控 制

1. 患者准备　患者检查前要禁欲 3 天以上，避免出现白细胞假性增多。若一次采集失败或检查结果为阴性但临床指征明确者，可于 3～5 天后复查。

2. 标本采集　检查前应掌握前列腺按摩禁忌证，如疑有前列腺肿瘤、结核、脓肿或急性炎症且有明显压痛者，应谨慎或禁止采集前列腺液标本。前列腺按摩时用力要均匀适当，并按一定方向进行，避免因反复强力按压造成不必要的损伤。

二维码知识聚焦 9-1

3. 标本处理　应及时送检新鲜采集的前列腺液标本，以免标本干涸。若标本需要进行运送，为防止载玻片上的前列腺液在运输途中干燥，可在培养皿内放一张湿润的滤纸，将加盖片后的载玻片置于滤纸表面，盖上皿盖后尽快送检。

问题导航 9-2

1. 案例中的前列腺液检查报告哪些项目是理学检查？

2. 前列腺液的颜色对于疾病诊断有哪些作用？

3. 前列腺液的透明度对于疾病诊断有哪些提示作用？

第二节 前列腺液检验

一、理 学 检 验

(一) 量

1. 检验方法 采用刻度量筒法或移液管法测定。将前列腺液直接收集到刻度量筒中，直接读取数值；也可采用移液管吸取前列腺液，将其移入刻度量筒中测定其量。

2. 质量控制 标本采集过程中防止标本丢失，并将全部标本送检。送检应及时，以免标本干涸。量的测定要准确到 0.1ml。

3. 方法学评价 刻度量筒法测定结果可靠，但使用不方便。移液管法可造成前列腺液丢失。

4. 参考区间/参考值 具体见表 9-1。

表 9-1 前列腺液检验项目参考区间/参考值

项目	参考区间/参考值
量	数滴至 2.0ml
颜色和透明度	淡乳白色、稀薄、不透明而有光泽液体
酸碱度	pH6.3～6.5，75 岁以后可略增高
卵磷脂小体	多量，均匀分布视野
红细胞	偶见，<5 个/HP
白细胞	<10 个/HP
前列腺颗粒细胞	<1 个/HP
淀粉样小体	随着年龄增长而增多
精子	可偶见
滴虫	无
细菌	无
结晶	偶见

5. 临床意义 前列腺液量减少常见于前列腺炎。当合并前列腺炎性纤维化或性功能低下时，前列腺分泌功能严重不足，前列腺液可减少甚至采集不到，多次按摩亦无前列腺液排出。前列腺液量增多常见于前列腺慢性充血或过度兴奋等。

(二) 颜色和透明度

1. 检验方法 采用肉眼观察法检查。直接用肉眼观察前列腺液的颜色与透明度。颜色以乳白色、黄色或红色等类型报告；透明度以稀薄、浑浊、黏稠或脓性黏稠等类型报告。

2. 质量控制 标本采集过程中防止标本丢失，并将全部标本送检。送检应及时，以免标本干涸。观察时可用白纸作为背景，应避免颜色背景物的干扰。必要时可摇动试管或用吸管搅动来观察其性状。

3. 方法学评价 肉眼观察法误差较大。

4. 参考区间/参考值 具体见表 9-1。

5. 临床意义 红色提示出血，常见于精囊炎、前列腺炎、前列腺结核、结石及恶性肿瘤等，也可见于按摩用力过重时。黄色浑浊、脓性黏稠提示化脓性感染，常见于化脓性前列腺炎或精囊炎等。

(三) 酸碱度

1. 检验方法 采用 pH 试纸或 pH 计测定。① pH 试纸法：用玻璃棒蘸取前列腺液，滴在 pH

试纸上，30s 后观察颜色变化，并与标准 pH 色谱比较后记录 pH。② pH 计方法：根据 pH 计的操作说明直接测定前列腺液的 pH。

2. 质量控制　送检应及时，以免标本干涸。前列腺液量较少时只能用 pH 试纸测定 pH。采用 pH 试纸法可反复检测几次，达到一定时间后再与标准 pH 色谱进行比较。

3. 方法学评价　pH 试纸法操作简便，而 pH 计法测定结果更准确。

二维码知识聚焦 9-2

4. 参考区间/参考值　具体见表 9-1。

5. 临床意义　pH 增高常见于细菌性前列腺炎或前列腺液中混入较多精囊液时。

---- **问题导航 9-3** ----

1. 案例中的前列腺液检查报告哪些项目属于显微镜检查？

2. 前列腺液的显微镜检查具体有哪些项目？这些项目有什么临床意义？

3. 案例中的患者检验报告显示白细胞（++++），红细胞（+），有什么提示作用？

4. 患者的前列腺液需要做细菌培养吗？如果需要该怎么做？

二、显微镜检查

（一）检验方法

采用直接涂片法或染色法进行检查。涂片染色法包括瑞特、HE、巴氏或革兰氏、抗酸等染色法，前三种染色方法可用于细胞形态学检查，后两种方法可用于病原学检查。

1. 直接涂片法　将 1 滴新鲜前列腺液滴于载玻片上，将盖玻片盖于载玻片上，先低倍镜观察全片，再用高倍镜观察 10 个视野内的有形成分的种类、形态和数量。

（1）卵磷脂小体：又称为磷脂酰胆碱小体，主要成分为磷脂酰胆碱，呈圆形或卵圆形，大小不均，多大于血小板而小于红细胞，折光性强，形似脂滴。经瑞-吉染色后，可以看到内部有沟回状结构，淡染、粉红色，形态不一。卵磷脂小体在前列腺液涂片中均匀分布，布满视野（图 9-1）。

（2）红细胞：呈草黄色、圆盘状（图 9-1）。

（3）白细胞：呈圆球形，分散存在，可见细胞核，胞体明显小于前列腺颗粒细胞。

（4）前列腺颗粒细胞：胞体较大，多为白细胞的 3～5 倍，含卵磷脂较多时，可能是吞噬了卵磷脂颗粒的巨噬细胞。瑞-吉染色可见核呈圆形或椭圆形，核内有空泡，胞质内也有较多空泡和吞噬残余物。

（5）淀粉样小体：实际为前列腺结石，由脂肪、核蛋白、晶体嘌呤、胆固醇等包绕脱落的上皮细胞而形成，其体积较大，约为白细胞的 10 倍，呈圆形或卵圆形，形态似淀粉样颗粒。小体中央常含有碳酸钙沉淀物，具有同心圆线纹样的层状结构，呈褐色或微黄色（图 9-1）。

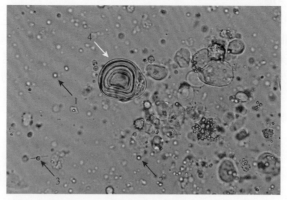

图 9-1　前列腺液直接涂片观察结果

1、2 为卵磷脂小体；3 为红细胞；4 为淀粉样小体

（6）其他有形成分：前列腺液中有时还可见到精子、滴虫、细菌和结晶等有形成分。

2. 涂片染色法　常规制备前列腺液涂片，湿固定 10min，自然干燥。根据不同的目的做不同的染色（图 9-2，图 9-3），同直接涂片法一样先低倍镜观察全片，再用高倍镜观察 10 个视野内的有形成分。

（1）当直接涂片法检查见到畸形、巨大细胞或疑似肿瘤细胞时，应进行巴氏染色或 HE 染色，有助于前列腺炎和前列腺肿瘤的鉴别。

（2）如果瑞特染色发现嗜酸性粒细胞增多，有助于变态反应性或过敏性前列腺炎的诊断。

（3）用前列腺液制作涂片进行革兰氏染色或抗酸染色来查找病原体。革兰氏染色可检查前列腺和精囊感染的病原菌，抗酸染色有助于慢性前列腺炎与结核的鉴别诊断。

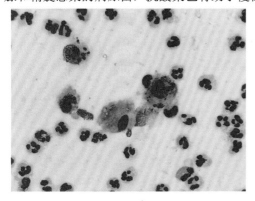

图 9-2　前列腺液瑞-吉复合染色观察结果

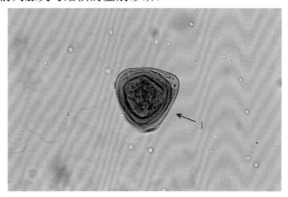

图 9-3　前列腺液碘染色观察结果

1 为淀粉样小体

（二）质量控制

1. 检验人员要熟练掌握前列腺液有形成分的特点，提高结果准确性和阳性检出率。

2. 检查前要注意标本采集，检查中要注意前列腺液涂片和显微镜检查，检查后要注意报告审核，复核无误后才发出报告。具体质量控制要求见表 9-2。

表 9-2　前列腺液检验的具体质量控制要求

过程	质量控制要求
标本采集	严格按照相关要求采集前列腺液标本
标本运送	前列腺液标本采集后立即送检，避免干涸
标本涂片	厚薄要适宜，染色检查的涂片要薄
显微镜检查	①用低倍镜观察全片，然后用高倍镜观察 10 个以上视野并记录结果
	②标本量较少或有形成分较少的标本，应增加观察视野
	③检查结果无法确定时，应及时请上级技术人员复核，以保证结果准确
	④直接涂片发现较大、形态异常细胞时，应进行染色检查
报告方式	①高倍镜下卵磷脂小体布满视野可报告为 "++++"
	②高倍镜下卵磷脂小体占视野的 3/4 可报告为 "+++"
	③高倍镜下卵磷脂小体占视野的 1/2 可报告为 "++"
	④高倍镜下卵磷脂小体数量显著减少，分布不均占视野的 1/4 可报告为 "+"
注意复检	1 次采集标本失败或检验结果阴性，而临床症状明显，可隔 3～5 天再次取材送检

（三）方法学评价

1. 直接涂片　方法简便、快速、易行，临床较为常用，为前列腺炎、前列腺肿瘤的筛检方法；但该方法阳性率较低，重复性较差。

2. 巴氏或 HF 染色　可辨别细胞结构，适用于细胞学检查，有助于前列腺炎和恶性肿瘤的鉴别诊断。

3. 革兰氏抗酸染色　可查找病原体，有助于结核分枝杆菌等细菌感染的诊断。但涂片染色检查细菌阳性率较低，且不易确定细菌种属，必要时需做微生物培养及鉴定。

（四）参考区间/参考值

具体见表 9-1。

（五）临床意义

前列腺的功能状态及器质性病变均可影响前列腺液的性状及组成，前列腺液常见有形成分的临床意义见表 9-3，通过前列腺液检查可以获得前列腺功能、结构变化及外来感染的有关信息，其临床应用主要包括以下两个方面：

1. 前列腺炎的诊断与鉴别诊断　前列腺炎包括非特异性炎症和病原体引起的特异性炎症，两者主要通过前列腺液涂片染色镜检和微生物培养鉴定来进行鉴别。前列腺液显微镜检查发现滴虫，可确定为滴虫性前列腺炎；涂片革兰氏染色寻找淋病奈瑟菌并做细菌培养鉴定，结合患者临床症状可协助诊断淋病；前列腺液涂片抗酸染色阳性有助于诊断前列腺结核。除对前列腺液进行支原体和衣原体培养外，还可以通过酶联免疫吸附试验、分子生物学等方法检测支原体和衣原体等病原体，以协助诊断特异性前列腺炎。

2. 前列腺肿瘤的诊断与鉴别诊断　前列腺液检查是前列腺炎、前列腺肿瘤的鉴别诊断方法。前列腺炎时，前列腺液常呈黄色浑浊、脓性黏稠，前列腺颗粒细胞及白细胞明显增多，并伴有大量脓细胞，卵磷脂小体明显减少。另外，通过检查前列腺特异性抗原，有助于鉴别前列腺肿瘤与前列腺炎。

表 9-3　前列腺液常见有形成分的临床意义

有形成分	临床意义
卵磷脂小体	前列腺炎时可见卵磷脂小体减少、聚集成堆或分布不均；炎症较严重时卵磷脂小体被吞噬细胞吞噬而消失
红细胞	增多见于前列腺炎、前列腺结石、前列腺结核或前列腺癌等；若前列腺按摩过度，也可出现数量不等的新鲜红细胞
白细胞	增多见于急、慢性前列腺炎；增多并成簇是慢性前列腺炎的特征之一
前列腺颗粒细胞	增多见于前列腺炎（可增加数倍至 10 倍，伴大量脓细胞）或老年人等
淀粉样小体	正常前列腺液中可见，随着年龄增长而数量增多，一般无临床意义
精子	因精囊受挤压而排出，无临床意义
滴虫	见于滴虫性前列腺炎
细菌	见于细菌性前列腺炎。葡萄球菌最常见，其次为链球菌和革兰氏阴性杆菌（常为大肠埃希菌），也可见革兰氏阴性球菌（常为淋病奈瑟菌），另外结核分枝杆菌可引起结核性前列腺炎
结晶	偶见，无临床意义

二维码知识聚焦 9-3

案例分析 9-1

　　该案例的检验报告到底可否审核？

　　可以审核。首先看理学检查指标，该患者前列腺液的量无异常，但pH偏高、颜色性状异常；黄色、脓性黏稠前列腺液提示化脓性感染，常见于化脓性前列腺炎或精囊炎等。接着看显微镜下观察的指标，该患者前列腺液的白细胞明显增多，红细胞增多，卵磷脂小体明显减少，进一步提示该患者可能患有化脓性前列腺炎。最后看其他形态学指标，没有阳性结果提示，因此该患者最可能是患有化脓性前列腺炎。为确定是何种病原体引起的感染，需通过细菌学培养或酶联免疫吸附试验、分子生物学等方法来协助诊断。

（尹小毛）

第十章 脑脊液检验

脑脊液（cerebrospinal fluid，CSF）是充满在各脑室、蛛网膜下腔和脊髓中央管内的一种无色透明液体，主要由脑室脉络丛通过主动分泌和超滤作用产生，含有与血浆相等或稍少的化学成分。在正常情况下，脑脊液处于不断产生、循环和回流的平衡状态中，可保护脑和脊髓免受外力震荡损伤，调节颅内压，维持神经组织的内环境，维持 pH 的稳定性，参与神经内分泌的调节；同时它也是一种动力学的介质，为中枢神经系统提供营养物质，运走代谢产物。当中枢神经系统发生器质性病变时，血-脑脊液屏障通透性增加，一些正常情况不易透过血-脑脊液屏障的物质也可以进入脑脊液，使脑脊液成分发生改变。因此，检测脑脊液相关指标的变化，可作为中枢神经系统疾病诊断、鉴别诊断和疗效观察的重要依据。

案例 10-1

患者，男，32 岁。主诉反复头痛、头晕伴呕吐 2 月余，再发并加重 1 天入院。2 个月前无明显诱因反复出现头痛，阵发性反复发作，程度重时伴呕吐，感头晕，无天旋地转感，无发热及肢体抽搐，当地医院行头颅 CT 及 MRI 提示右侧顶叶占位性病变，考虑血管畸形。入院后行头颅 CTA、MRI 示：①右侧中央旁小叶异常信号，考虑海绵状血管瘤（合并出血）可能性大；②蛛网膜下腔少量出血。主诊医师开具脑脊液检验，结果如下：脑脊液生化示蛋白质 1.0g/L，葡萄糖 2.1mmol/L，氯化物 113.8mmol/L，乳酸脱氢酶 33.0U/L，乳酸 5.99mmol/L；病毒（包括巨细胞病毒、风疹病毒、单纯疱疹病毒、EB 病毒等）及寄生虫（包括弓形虫、裂头蚴、脑囊虫、广州管圆线虫等）抗体阴性；肿瘤标志物（包括 NSE、AFP、CEA、β-hCG 等）阴性；脑脊液常规＋细胞学结果如下：

*** 医院检验报告

姓名：**	患者 ID 号：***	申请单号：*********	标本状态：合格
性别：男	科别：** 科	申请医生：**	标本类型：脑脊液
年龄：32 岁	床号：**	临床诊断：*********	检验项目：脑脊液常规＋细胞学

项目名称	结果	提示	单位	参考区间/参考值
颜色	淡红色			无色
透明度	浑浊			透明
球蛋白定性	1+			阴性～弱阳性
细胞总数	5280		$\times 10^6$/L	
有核细胞数	11		$\times 10^6$/L	0～5
红细胞数	5269		$\times 10^6$/L	0
白细胞分类				
淋巴细胞	10		%	
单核细胞	8		%	
中性粒细胞	82		%	
异形细胞	发现			
细菌/真菌	未发现			

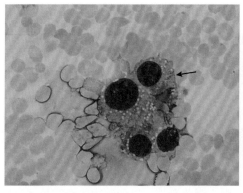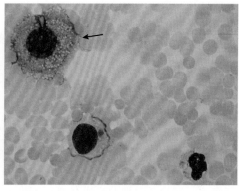

异形细胞（1000×）

实验室提示：异常脑脊液细胞学。细胞学呈中性粒细胞为主的混合细胞反应，可见多个异形细胞（箭头示），该类细胞胞体明显增大，胞膜瘤状突起，核仁明显，部分胞质内可见大量黑色颗粒，可见多个空泡，背景可见大量红细胞，考虑黑色素瘤细胞的可能，请结合临床考虑。

采集时间：*****	接收时间：*****	审核报告时间：*****
检验者：**	批准者：**	检验仪器/方法：显微镜检

问题：

1. 患者为何要进行脑脊液检验？
2. 上述的脑脊液检验报告应该如何审核？
3. 如何解读该患者的脑脊液检验报告？

二维码知识导图 10-1 脑脊液检验

问题导航 10-1

1. 案例中患者需要进行脑脊液实验室检查，作为检验人员如何指导临床采集和送检脑脊液？
2. 脑脊液标本接收和处理过程注意事项有哪些？

第一节 脑脊液标本采集和处理

脑脊液标本大部分通过腰椎穿刺术获得，也有部分通过脑室引流管或腰大池引流管获得。正确的脑脊液标本留取和送检是保证脑脊液检验质量的前提和基础。

一、标本采集

1. **标本采集** 要求使用一次性、无菌、带盖的塑料试管盛放脑脊液并送检。不建议采用干燥管、促凝管及痰杯等容器送检，原因是此类容器非无菌且管内杂质较多，可导致细胞被破坏而影响检验结果。

2. 不同检验目的，要求脑脊液最低送检量不同，临床医生可根据腰穿时患者状况和拟送检项目作适当的增减。用作病原学和形态学检查的标本量可适当增加，这样有利于提高阳性检出率或满足复检需要。

（1）脑脊液常规＋细胞学检测≥2ml。

（2）生化检测标本量≥1ml。

（3）免疫学检测标本量≥1ml。

（4）涂片找细菌、真菌（革兰氏染色）标本量≥1ml，推荐采用细胞玻片离心法制片。

（5）隐球菌墨汁染色标本量≥1ml。

（6）抗酸染色标本量≥1ml，推荐采用细胞玻片离心法制片。

（7）细菌培养标本量≥1ml。

（8）结核分枝杆菌培养标本量≥1ml。

（9）隐球菌培养标本量≥1ml。

3.为避免腰椎穿刺时将皮肤毛囊中细菌带入脑脊液而干扰细菌培养结果或腰椎穿刺损伤出血对有核细胞计数和分类的影响，推荐第一管用于化学或免疫学检测，第二管用于病原微生物学检测，第三管用于一般性状检查和显微镜检查。

4.标本采样前，操作者应认真核对患者信息，标本采集后应在试管上准确标记患者信息和试管的先后顺序。试管条码粘贴应遵从靠上不靠下原则，避免遮挡，以便观察脑脊液外观及性状。

5.原则上，脑脊液标本采集后应立即送检，如标本不能及时送检，可置4～8℃冰箱中暂时保存，1h内送检。标本放置过久，细胞会出现自溶破坏，葡萄糖被分解致含量降低（如化脓性或结核性标本），部分细菌（如脑膜炎双球菌）也发生自溶而影响细菌检出。

6.一般情况下，常温下及时送检即可，送检时注意试管要加塞密封，防止脑脊液渗漏。

二、标本处理

1.标本送达检验科后，工作人员应核对标本相关信息，检查采集容器是否符合要求，是否有渗漏，标本量是否足够等。标本接收后应及时进行检验，1h内完成细胞计数及制片。

2.标本的采集、运送必须符合生物安全要求，防止溢出。标本接收和处理过程如发生标本溢出，应立即对污染的环境和设备进行消毒处理。

3.检验人员在处理标本时，须做好个人防护，严格执行生物安全管理程序，对有明确传染性的标本按级别进行防护。废弃标本及其他相关的废弃物，严格执行医疗废物处理流程。

三、质量控制

1.标本采集容器对检验结果的影响极大，特别是对细胞学检验和细菌培养，所以必须重视标本容器的选择。如用干燥管或促凝管送检，可导致细胞学检查时细胞溶解及背景出现大量杂质，影响分析。

2.由于脑脊液标本送检量有限，应根据检验目的合理分配。适当增加病原学和细胞学检查的标本量，有利于提高阳性检出率，还可满足复检需要。

二维码知识聚焦 10-1

3.应重视标本送检和标本处理的及时性，避免因标本放置时间过长而导致细胞自溶或细菌滋生。

4.重视标本送检和处理过程的标本保护、个人防护，避免发生职业暴露。

知识拓展 10-1

1.采用注射器或干燥管送检脑脊液标本，是否符合要求？

2.脑脊液标本量少，不能完成所有送检项目时我们应如何进行处理？

3.脑脊液标本送检或检测不及时，可能会对哪些结果造成影响？

问题导航 10-2

1.案例中的脑脊液报告哪些项目是理学检查内容？

2.脑脊液颜色、透明度变化对疾病诊断有何意义？

3.脑脊液的凝固性检验对于疾病诊断有哪些提示作用？

第二节　脑脊液理学检验

脑脊液理学检验包括脑脊液颜色、透明度、凝固性等。不同的理学检验结果对疾病的诊断有一定的参考价值。

一、颜　　色

肉眼观察脑脊液颜色变化，可分为无色、乳白色、黄色、红色或棕褐色、绿色、黑色等。正常脑脊液呈无色。当中枢神经系统有炎症、出血或肿瘤性病变时，血-脑脊液屏障受损，脑脊液成分发生改变，其颜色也会发生改变（表 10-1）。

表 10-1　脑脊液不同颜色的临床意义

颜色	临床意义
无色	除见于正常脑脊液外，也可见于病毒性脑炎、隐球菌性脑膜炎、神经梅毒性脑炎、自身免疫性脑炎、早期结核性脑膜炎及一些肿瘤性脑病等
乳白色	多为白细胞数显著增多所致，多见于化脓性（细菌性）脑膜炎，如颅脑术后感染、流行性脑膜炎等。也可见于脑脊液污染，天气炎热时，出现大量细菌滋生
黄色	可见于颅内感染、陈旧性出血、椎管梗阻、脑积水、颅脑术后修复期等，颜色越深，蛋白质含量往往越高
红色或棕褐色	提示出血，常见于穿刺损伤出血、脑室或蛛网膜下腔出血、颅脑术后等。新鲜出血且出血量较少时，离心后上清液多无色透明，出血量多时，上清液也可呈淡黄色。细胞少，但上清液呈黄色或褐色改变时，常提示陈旧性出血
绿色	见于铜绿假单胞菌、肺炎双球菌、甲型链球菌等引起的中枢神经系统感染
黑色	较罕见，提示黑色素瘤侵犯中枢神经系统可能性大，细胞学找到典型黑色素瘤细胞即可明确诊断

二、透　明　度

肉眼观察脑脊液透明度包括透明、微浑、浑浊等。

正常脑脊液清晰透明。脑脊液的透明度与其所含的细胞和细菌数量有关。化脓性脑膜炎时，脑脊液中白细胞数常 $\geqslant 1000 \times 10^6/L$，脑脊液呈米汤样或乳白色浑浊；结核性脑膜炎时白细胞数显著增加，脑脊液呈磨砂玻璃样浑浊；脑室或蛛网膜下腔出血时，脑脊液中含大量红细胞，呈红色浑浊（图 10-1）。

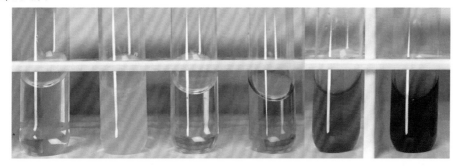

图 10-1　脑脊液常见颜色及透明度

三、凝　固　性

肉眼观察脑脊液凝固性，包括是否有沉淀、凝块或薄膜。

正常脑脊液无沉淀、凝块或薄膜形成。脑脊液形成凝块或薄膜与其所含的蛋白质尤其是纤维蛋白原的量有关。观察脑脊液放置 12～24h 后无薄膜、凝块或沉淀形成，对疾病的诊断和鉴别诊断有一定的参考价值。

化脓性脑膜炎的脑脊液静置 1～2h 内即可出现凝固或沉淀物；结核性脑膜炎的脑脊液静置 12～24h，可见液面有纤细的薄膜形成；神经梅毒的脑脊液可有小絮状凝块；蛛网膜下腔梗阻的脑脊液呈黄色胶样凝固。脑脊液同时存在胶样凝固、黄变症和蛋白-细胞分离（蛋白质明显增高，细胞正常或轻度增高），称为 Froin-Nonne 综合征，这是蛛网膜下腔梗阻的脑脊液特点。

二维码知识聚焦 10-2

知识拓展 10-2

1. 脑脊液为什么会变红色？
2. 如何区分病理性出血和非病理性出血？
3. 脑脊液无色透明能说明就是正常的脑脊液吗？

----- 问题导航 10-3

1. 案例中的脑脊液常规＋细胞学检查报告，显微镜检查包括哪些内容？
2. 细胞计数包括哪些内容，白细胞计数与有核细胞计数表达是否合理？
3. 如何有效识别脑脊液中的肿瘤细胞？
4. 临床上常用的病原检测项目有哪些？

第三节　脑脊液显微镜检验

脑脊液显微镜检验又称脑脊液细胞学检验。采用细胞离心涂片机对脑脊液有形成分进行有效收集，通过瑞-吉染色，可对脑脊液中有形成分进行准确识别。完整的脑脊液显微镜检验可分为细胞计数、有核细胞分类和病原学检查三部分。

一、细　胞　计　数

细胞计数包括红细胞计数和有核细胞计数。有核细胞包括白细胞和非白细胞，非白细胞有可能是肿瘤细胞、吞噬细胞或腔室脱落细胞等，因此有核细胞计数不等同于白细胞计数。既往脑脊液常规检验中的"白细胞计数"表达欠严谨，应更正为"有核细胞计数"。

1. 细胞总数

（1）直接计数法：用于清亮、微浑的脑脊液细胞计数。操作方法：用滴管吸取混匀后的脑脊液标本，直接进行细胞计数板充池，静置 2～3min 后，低倍镜下计数 2 个池内的四角和中央大格共 10 个大方格内的细胞数，即为 1μl 脑脊液中的细胞总数。报告时换算成每升脑脊液中的细胞总数。

（2）稀释计数法：用于明显浑浊、细胞数过多的脑脊液细胞计数。操作方法：用红细胞稀释液或生理盐水稀释后再计数，计数结果应乘以稀释倍数，最后换算成每升脑脊液中的细胞总数。

2. 有核细胞计数

（1）直接计数法：用于清亮、微浑的脑脊液细胞计数。操作方法：用吸管吸取冰醋酸后全部吹出，使管壁紧附着少许冰醋酸，然后用同一吸管吸取少量混匀的脑脊液标本，充入计数池内计数。

（2）稀释计数法：用于明显浑浊、细胞数过多的脑脊液细胞计数。操作方法：如有核细胞过多，可用白细胞稀释液稀释后再计数，计数结果应乘以稀释倍数，最后换算成每升脑脊液中的细胞总数。

3. 红细胞计数　红细胞计数＝细胞总数−有核细胞计数，单位：$\times 10^6/L$。

二、有核细胞分类

在未染色的状态下，脑脊液有核细胞分类只能根据显微镜下细胞核的形态分为单个核细胞和多个核细胞，不能准确辨别细胞种类，存在局限性，参考价值不大，容易造成误诊或漏诊。要对有核细胞进行准确识别和分类，需对脑脊液细胞进行有效的收集和染色镜检。

1. 细胞制片方法　脑脊液细胞及有形成分的有效收集是保证脑脊液细胞学检查质量的前提和基础。推荐采用细胞离心涂片机（甩片法）进行细胞及有形成分的收集。传统的试管离心沉淀后取沉淀物涂片方法（涂片法）存在明显的缺陷，使细胞易破碎和丢失，不适用于脑脊液细胞学检查。

细胞离心涂片机主要由离心机、沉淀管、玻片、打孔滤纸等组成。将脑脊液或其他体液标本加入离心管中，在离心力的作用下，液体中的有形成分被甩到玻片上，水分则被滤纸吸干，有形成分均匀黏附在玻片上，且不易脱落，从而起到浓缩收集效果。

2. 合格的细胞学涂片　有效收集细胞和有形成分不仅数量上有要求，而且质量上要有保证。否则，极容易造成误诊和漏诊。一张合格的细胞学涂片应满足以下六要素：细胞收集率高；细胞分布均匀；细胞充分展开；细胞结构完整；细胞着色良好；涂片背景清晰、无污染。

3. 特殊标本处理　特殊标本主要是指标本细胞数过多（血性或脓性标本）、细胞数过少、蛋白质含量过高等情况。针对不同的特殊标本，标本离心前应作适当的处理，以保证细胞收集的效果。

（1）细胞数过高的标本（血性或脓性标本）：可适当减少标本离心用量或用生理盐水对标本作适当稀释，避免因细胞密度太大，着色不良，细胞不能充分展开，影响细胞识别。

（2）有核细胞计数低的标本：可先用试管离心法对标本进行预处理（试管必须带盖离心，否则离心过程会混入大量杂质），吸去部分上清液，剩下约 500μl 标本混匀后再用细胞玻片离心法进行处理。

（3）蛋白质含量过高的标本：由于液体黏稠度太大，反复离心可导致细胞破坏或染色时脱落，可行脑脊液-盐水置换，即标本先行低速离心后吸出上清液，再用适量的生理盐水进行稀释以降低标本黏稠度，保证细胞收集效果。

4. 常规染色方法　脑脊液细胞学检查的常规染色方法为瑞-吉复合染色。瑞特染料是由酸性染料伊红和碱性染料亚甲蓝组成的复合染料，血红蛋白、嗜酸性颗粒为碱性蛋白质，与酸性染料伊红结合，染成粉红色。细胞核蛋白为酸性蛋白，与碱性染料亚甲蓝结合，染成紫蓝色。中性颗粒呈等电状态与伊红和亚甲蓝均可结合，染成淡紫红色。吉姆萨染色液由天青和伊红组成，染色原理与瑞特染色法基本相同。吉姆萨染色液对胞质着色力更强，能较好地显示胞质的成分，着色清晰，但对胞核着色偏深，核结构显示较差。为兼顾二者之长，选用复合染色法，即瑞-吉复合染色。

5. 脑脊液中常见细胞　脑脊液中常见的细胞包括红细胞、中性粒细胞、淋巴细胞、单核细胞、嗜酸性粒细胞、嗜碱性粒细胞、浆细胞及吞噬细胞；脱落细胞包括脉络丛细胞、室管膜细胞、蛛网膜细胞、血管内皮细胞、软骨细胞及破骨细胞；白血病细胞及肿瘤细胞等。

（1）脉络丛室管膜细胞（图 10-2）：脑室中的室管膜细胞、脉络丛细胞及蛛网膜下腔中的蛛网膜细胞可脱落到脑脊液中，一般无诊断价值，但容易被初学者误认为肿瘤细胞。由于室管膜细胞、脉络丛细胞两种细胞形态、大小相似，难以通过镜下形态特点进行识别，因此一般不作严格区分，习惯将两者统称为"脉络丛室管膜细胞"。

（2）蛛网膜细胞（图 10-3）：常成片状脱落，相对脉络丛室管膜细胞，它的核较长，呈梭形，胞质极丰富，灰红，呈云雾状。

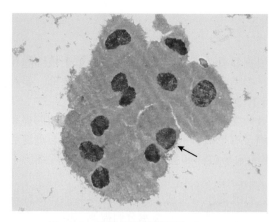

图 10-2　脉络丛室管膜细胞（1000×）

成片脱落，胞质丰富，呈嗜酸性，着色偏红

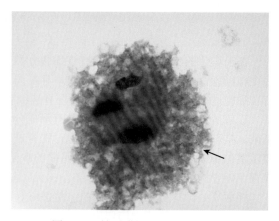

图 10-3　蛛网膜细胞（1000×）

可见 3 个细胞核，胞质丰富，云雾状

（3）血管内皮细胞（图 10-4）：各种原因致毛细血管内皮损伤，内皮细胞脱落至脑脊液中时可被发现。

（4）软骨细胞（图 10-5）：多由于腰椎穿刺损伤带入，一般无临床意义。

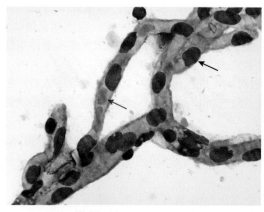

图 10-4　血管内皮细胞（1000×）

毛细血管呈条索状，可见梭形内皮细胞核（黑箭），
胞质丰富，可见红细胞（红箭）

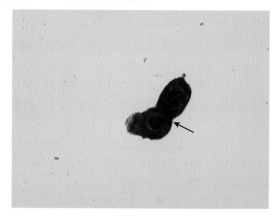

图 10-5　软骨细胞（箭头，1000×）

脊椎骨样排列，胞质较丰富，胞核清晰，核周有淡染区，
胞质偏嗜酸性，着色偏红

（5）破骨细胞（图 10-6）：各种原因引起的颅骨损伤，如颅脑手术后、去骨瓣减压术后等，

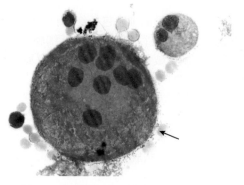

图 10-6　破骨细胞（箭头，1000×）

由多核巨细胞组成，核仁大而明显；胞质丰富、强嗜碱性

修复过程中部分破骨细胞有可能释放入脑脊液而被发现。

6. 肿瘤细胞的特点

（1）"三大"（图10-7）：即胞体大、胞核大、核质比高。阅片时，可将同一视野中红细胞或有核细胞作为对照细胞与肿瘤细胞进行比较。

（2）成团聚集，边界不清（图10-8）：多个细胞聚集在一起，细胞间紧密连接，甚至相互融合，有时可见明显的立体感（细胞分布不在同一层面，需不断调整焦距才能看清不同层面的细胞形态和结构）。

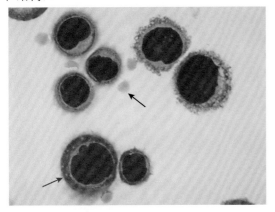

图 10-7　瘤细胞"三大"特点（1000×）

有核细胞均为肿瘤细胞（红箭），胞体较红细胞（黑箭）

显著增大，胞核大、核质比例大，核仁隐约可见

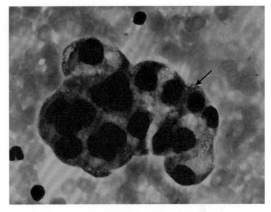

图 10-8　瘤细胞成团聚集，边界不清（箭头，1000×）

（3）胞质呈强嗜碱性（图10-9）：表现为胞质染色偏蓝或深蓝，颗粒增粗，这与肿瘤细胞的胞质合成功能亢进，分泌功能明显增强，胞质成分和碱性染料（亚甲蓝）结合增多相关。不同肿瘤细胞，胞质量或多或少，但多数呈强嗜碱性，着色偏蓝，这是肿瘤细胞的普遍特点，也是作为鉴别细胞良恶性的重要参考依据。

（4）形态多变（图10-10）：大小不一；单个核或多个核，胞核形态多变，可见核分裂象；核仁单个、多个或不明显；核染色质粗糙或细致；胞体边缘不规整，呈瘤状或伪足样突起；部分胞质可见明显空泡或分泌泡；肿瘤细胞可呈腺腔样排列，也可单个散在或成团出现；个别细胞核偏向一侧，呈"印戒样"改变；部分肿瘤细胞胞膜可见红色微绒毛样结构，多见于肺腺癌和乳腺癌。

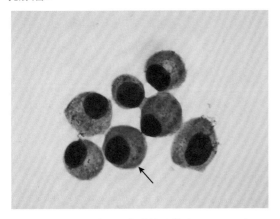

图 10-9　胞质呈强嗜碱性（箭头，1000×）

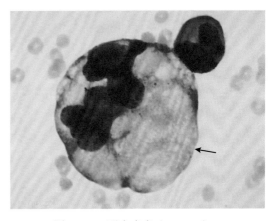

图 10-10　形态多变（1000×）

可见 2 个肿瘤细胞，一大一小，多个核，核质粗糙疏松，

体积较大的肿瘤细胞胞质可见明显空泡，呈云雾状（箭头）

（5）特殊结构或成分：肿瘤细胞胞质内可见数量不等的黑色颗粒，是诊断黑色素瘤的重要特征（图 10-11）。在部分生殖细胞瘤病例中也可找到一些特征：如胞质显苍白（空泡融合而成），核周有一蓝色的半月形深染区域等，这对诊断颅内生殖细胞瘤有良好的参考价值。

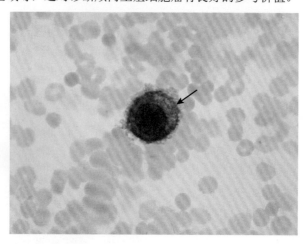

图 10-11　黑色素瘤细胞（箭头，1000×）

7. 常见细胞学反应模式及相关临床意义

（1）正常脑脊液细胞学：外观呈无色透明，有核细胞计数不高于 $5×10^6/L$，由淋巴细胞和单核细胞组成，以淋巴细胞为主，两者比例常为 7∶3 或 6∶4，细胞形态规整，无明显的细胞激活现象。

（2）淋巴细胞反应（图 10-12）：有核细胞计数可正常或显著升高，镜下可见淋巴细胞比例明显增多，可偶见浆细胞、单核细胞和中性粒细胞等。淋巴细胞反应常见于病毒性脑膜炎，但无诊断特异性。

（3）中性粒细胞反应（图 10-13）：有核细胞数中度至显著升高，镜下可见大量的中性粒细胞，可伴少量淋巴细胞、单核细胞或浆细胞，有时可见病原菌。中性粒细胞反应提示急性炎性反应，多见于细菌性脑膜炎、结核性脑膜炎渗出期、脑出血或颅脑手术后等。

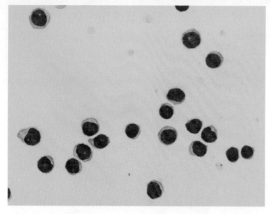

图 10-12　淋巴细胞反应（1000×）

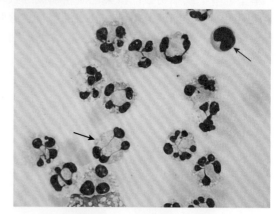

图 10-13　中性粒细胞反应（1000×）
可见多个中性粒细胞（黑箭）及一个淋巴细胞（红箭）

（4）嗜酸性粒细胞-浆细胞反应（图 10-14）：有核细胞数可正常或轻中度升高，镜下可见嗜酸性粒细胞和浆细胞比例明显升高，常伴少量淋巴细胞和单核细胞等。嗜酸性粒细胞增多与脑寄生虫感染密切相关，但其诊断无特异性。如高度怀疑寄生虫感染，需结合病史、影像学改变和实验室相关检查结果（包括血常规、寄生虫抗体检测、脑脊液生化、抗酸染色等）综合分析。

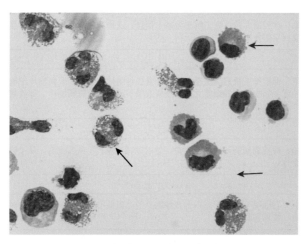

图 10-14　嗜酸性粒细胞-浆细胞反应（1000×）
可见多个嗜酸性粒细胞（黑箭）及 2 个浆细胞（红箭）

（5）淋巴-中性粒细胞反应（图 10-15）：有核细胞数中度至显著升高，镜下可见中性粒细胞及淋巴细胞明显增多，偶见单核细胞或浆细胞等。淋巴-中性粒细胞反应提示存在炎性反应。多见于中枢神经系统细菌感染治疗后、结核性脑膜炎、真菌感染和颅脑术后等，需结合病史、患者临床症状及体征和实验室相关检查结果等综合考虑。

（6）混合细胞反应（图 10-16）：有核细胞数中度至显著升高，镜下可见中性粒细胞、淋巴细胞、单核细胞等多种细胞同时存在，以中性粒细胞和淋巴细胞为主，也可伴少量浆细胞、嗜酸性粒细胞的出现。混合细胞反应提示存在炎性反应，与淋巴-中性粒细胞反应临床意义基本一致，多见于中枢神经系统细菌感染治疗后、结核性脑膜炎、真菌感染和颅脑术后等，需结合病史、患者临床症状及体征和实验室相关检查结果等综合考虑。

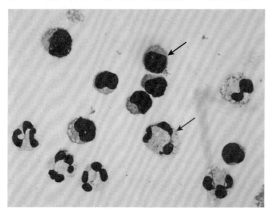

图 10-15　淋巴-中性粒细胞反应（1000×）
可见淋巴细胞（黑箭）及中性粒细胞（红箭）

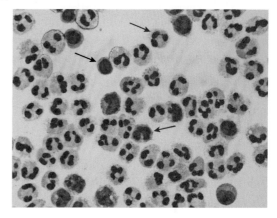

图 10-16　混合细胞反应（1000×）
可见大量有核细胞，以中性粒细胞为主（红箭），
可见淋巴细胞（黑箭）及单核细胞（蓝箭）

8. 细胞学阅片和报告程序　应遵循一定的步骤和方法（图 10-17）。

9. 脑脊液细胞学报告内容　目前部分实验室脑脊液细胞学报告只提供细胞分类和图片信息，缺少脑脊液常规部分，不利于细胞学检查结果的综合分析，应予完善。报告应含有以下主要内容：

（1）基本信息：包括姓名、性别、年龄、所在科室、ID 号、临床诊断、标本类型、送检医生、送检时间、报告时间、检测/审核者等。

初步印象：拿到涂片后，先了解患者基本信息、送检目的，脑脊液常规、生化结果等，建立初步印象。

制片质量：低倍镜下快速浏览全片，结合常规细胞计数结果，判断涂片细胞收集效果是否满意。如收集到的细胞太少，收集效果不满意，应重新制片。如收集效果满意，则往下继续进行。

低倍镜检：先找到细胞涂片的左上角，然后以"城垛式"从左到右，从上到下的顺序浏览全片。

油镜识别：在油镜下进行形态识别及细胞分类。当低倍镜下发现可疑成分时，应转油镜下进一步识别和确认。

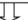

综合分析：调阅患者相关资料（包括患者病程记录，了解其主要的临床表现、症状及体征，影像学诊断和实验室检查结果）进行综合分析，形成是感染性的还是非感染性的判断。

细胞学诊断：作出正常或异常脑脊液细胞学的判断，并对细胞学镜下表现作客观描述。提出细胞学诊断意见或建议，必要时主动与送检医生进行电话沟通。

图 10-17　细胞学阅片和报告程序

（2）脑脊液常规部分：包括颜色、透明度、球蛋白定性、红细胞计数、有核细胞计数、细胞分类等。

（3）细胞学图片：建议提供 2～4 张有代表性的彩色细胞学图片。图片作为细胞学报告的客观依据，要求选择的图像一定要清晰、有代表性，色彩与镜下保持一致，显示的细胞及种类应尽可能与分类保持一致。

（4）实验室提示：这是脑脊液细胞学报告的核心和灵魂所在，是报告者综合脑脊液细胞学表现、患者临床表现、影像学表现和实验室其他检查结果，进行分析后给出的诊断性意见或建议，具有重要的参考价值。

<h1 style="text-align:center">三、病原学检查</h1>

临床上常用的病原体检测项目有：涂片墨汁染色找隐球菌、涂片革兰氏染色找细菌和真菌、涂片抗酸染色找抗酸杆菌、隐球菌荚膜抗原检测、隐球菌培养＋药敏、一般细菌培养＋药敏、结核分枝杆菌培养、各类感染性病原微生物抗体检测等，其中前三项为显微镜检验项目。

1. 涂片墨汁染色找隐球菌　找到隐球菌，可明确诊断隐球菌性脑膜炎。离心力 1600g，5～10min 为宜。墨汁量要适当，太多导致背景太黑，对菌量少、体积细小的隐球菌易漏诊；墨汁量太少，背景太浅，也不利于观察荚膜形态，容易漏诊。

2. 涂片革兰氏染色找细菌和真菌　找到细菌或真菌，提示细菌感染或真菌感染。注意识别污染菌，找到被中性粒细胞吞噬的胞内菌是感染的重要依据。未找到胞内菌时应结合脑脊液常规白细胞计数、生化结果综合分析，排除污染的可能。

3. 涂片抗酸染色找抗酸杆菌　找到抗酸杆菌，提示结核分枝杆菌感染的可能。推荐使用细胞玻片离心机进行制片。找到抗酸杆菌不等于找到结核分枝杆菌，还可能是麻风分枝杆菌、奴卡菌等非结核类抗酸杆菌感染。

4. 隐球菌荚膜抗原检测　敏感性和特异性高，可作为诊断隐球菌感染的重要检测手段。荚膜抗原阳性时，提示隐球菌感染的可能性极大，如同时墨汁染色呈阳性，可确诊。如墨汁染色呈阴性，应加强复检工作，可加大标本量、提高离心速度或延长离心时间，必要时多次送检，同时进行隐球菌培养。

5. 隐球菌培养＋药敏　诊断隐球菌感染，指导临床用药。隐球菌在真菌增菌肉汤中呈沉淀生长，观察结果时应注意培养管底部是否有沉淀物，而不是看肉汤是否浑浊。

6. 一般细菌培养＋药敏　诊断细菌感染，指导临床用药。操作过程中注意无菌操作，阳性结果应结合临床和脑脊液常规细胞计数、分类及生化结果进行分析，排除假阳性的可能。

二维码知识聚焦 10-3

7. 结核分枝杆菌培养　结核分枝杆菌生长缓慢，17～19h 分裂一次，观察周期长，一般需要 2～4 周才能看到菌落。看到菌落生长后，取部分菌体进行抗酸染色，抗酸染色阳性可诊断为结核性脑膜炎。

知识拓展 10-3

1. 脑脊液常规检验的报告内容及不足之处？
2. 脑脊液白细胞计数与脑脊液有核细胞计数有什么差异？
3. 血性脑脊液白细胞校正计数公式的应用条件是什么？
4. 脑脊液白细胞计数小于 30×10^6/L 就进行分类，是否存在漏诊风险？
5. 如何才能提高细胞的识别能力和检出能力？

问题导航 10-4

1. 案例中脑脊液生化检测项目包括哪些，有何临床意义？
2. 脑脊液常用寄生虫抗体检测项目有哪些，有何临床意义？
3. 脑脊液常规肿瘤标志物检测项目有哪些，有何临床意义？

第四节　脑脊液生化免疫学检验

脑脊液生化免疫检验项目众多，包括生化检测、抗体检测及肿瘤标志物检测等，以下就临床常用的检测项目作简单介绍。

一、蛋　白　质

1. 检测方法　脑脊液蛋白测定分为定性检测和定量检测两种。定性检测常用方法为潘迪试验（Pandy 试验）；定量检测常用方法为双缩脲法，采用全自动生化分析仪检测。

2. 参考区间/参考值　正常脑脊液蛋白质定性为阴性或弱阳性，蛋白质定量为 0.15～0.45g/L（腰椎穿刺）。

3. 临床意义　蛋白质水平与血-脑脊液屏障完整性相关，蛋白质升高，提示血脑屏障受损。升高见于中枢神经系统炎症、肿瘤、脑积水、吉兰-巴雷综合征、椎管梗阻、脑及蛛网膜下腔出血等。

二、葡　萄　糖

1. 检测方法　多采用葡萄糖氧化酶法和己糖激酶法，采用全自动生化分析仪检测。

2. 参考区间　2.5～4.5mmol/L（腰椎穿刺）。

3. 临床意义

（1）脑脊液葡萄糖受血糖浓度、血脑屏障通透性、糖酵解程度和膜转运系统功能等影响。正常脑脊液葡萄糖浓度是外周血糖的 50%～80%。血糖水平较高时，脑脊液葡萄糖浓度约为外周血糖的 50%。血糖水平较低时，脑脊液葡萄糖浓度与外周血糖比例可高至 80%。

（2）升高见于高血糖、糖尿病、补液、血性脑脊液、病毒性脑炎等。

（3）降低见于化脓性脑膜炎、结核性脑膜炎、隐球菌性脑膜炎、脑寄生虫病、脑膜癌病和低血糖状态等。

（4）在血糖水平较高的情况下，脑脊液葡萄糖可表现为正常或偏高，但有可能是相对偏低的，需结合腰椎穿刺同步血糖测定进行分析。

三、氯 化 物

1. 检测方法　氯化物定量检测方法与血清氯化物测定方法相同，临床常用离子选择性电极法。

2. 参考区间　120～130mmol/L。

3. 临床意义

（1）正常情况下，由于脑脊液蛋白质含量较少，为了维持脑脊液和血浆渗透压的平衡（Donnan 平衡），氯化物含量为血浆的 1.2～1.3 倍。

（2）脑脊液氯化物浓度除受 Donnan 平衡影响外，还受血氯浓度、脑脊液 pH、脑膜炎性渗出粘连等因素影响。

1）低氯血症→氯化物下降。

2）颅内感染（细菌或真菌）→乳酸水平升高→ pH 下降→氯化物下降。

3）脑膜、颅底炎性渗出粘连→氯化物附着→氯化物下降。

4）高氯血症、碱中毒→氯化物升高。

四、乳 酸

1. 检测方法　乳酸（lactic acid，LAC）定量检测方法与血乳酸测定方法相同。

2. 参考区间　1.33～1.78mmol/L。

3. 临床意义　LAC 是糖酵解的最终产物。脑脊液 LAC 升高来源于神经系统本身病变，与外周血乳酸无明显相关性。化脓性脑膜炎、结核性脑膜炎、隐球菌性脑膜炎、脑膜癌、脑出血、颅脑损伤等脑脊液 LAC 常明显升高，而病毒性脑膜炎 LAC 正常或轻度升高，这一特点有助于病毒性脑膜炎与其他脑膜炎的鉴别诊断。

五、酶

健康者脑脊液中有 20 多种酶，临床检测常用的有天冬氨酸转氨酶（aspartate transaminase，AST）、乳酸脱氢酶（lactate dehydrogenase，LDH）、腺苷脱氨酶（adenosine deaminase，ADA）、肌酸激酶（creatine kinase，CK）、溶菌酶（lysozyme，LZM）等。

1. 检测方法　溶菌酶多采用比浊法进行测定，其他酶多用酶速率法。

2. 参考区间（表 10-2）

表 10-2　脑脊液中酶含量的参考区间

酶	参考区间
AST	＜20U/L
LDH	＜40U/L
ADA	0～8U/L
CK	0.5～2U/L
LZM	无或含量甚微

3. 临床意义

（1）正常脑脊液中的酶有多种，但由于正常血-脑脊液屏障的作用，其含量远比血清低。

（2）当脑组织损伤、颅内高压、脑肿瘤时，脑脊液中各种细胞的解体、脑细胞内酶的释放、血-脑脊液屏障通透性增加等情况下，即可引起脑脊液中各种酶含量增加。

六、寄生虫抗体

寄生虫中枢神经系统感染后，由于抗原的刺激，机体产生细胞免疫和体液免疫反应，此时脑脊液细胞学可表现为嗜酸性粒细胞、浆细胞及反应性淋巴细胞数量及比例明显增加，脑脊液中可出现相应抗体。通过检测血液及脑脊液中寄生虫抗体，协助诊断寄生虫感染。常见脑寄生虫感染抗体检测及临床意义如下：

1. 包虫抗体检测 协助诊断脑包虫病。该病为人畜共患病，狗为终宿主，羊、牛为中间宿主，人因误食虫卵成为中间宿主而患包虫病。患者常来自牧区或有牧区接触史。

2. 囊虫抗体检测 协助诊断脑囊虫病。该病多由于误服被猪带绦虫卵污染的生菜、生肉（未煮熟的米猪肉）而感染。

3. 肺吸虫抗体检测 协助诊断脑肺吸虫病。该病多由于生食或半生食溪蟹、蝲蛄及其制品而获得感染。

4. 裂头蚴抗体检测 协助诊断脑裂头蚴病。该病多由于人生食或半生食裂头蚴感染的蛙、蛇等，或饮用生水或游泳时误吞湖水，使受感染的剑水蚤有机会进入人体，造成感染。

5. 广州管圆线虫抗体检测 协助诊断广州管圆线虫病。该病是人畜共患的寄生虫病，多因进食了含有广州管圆线虫幼虫的生或半生的螺肉而感染。

6. 弓形虫抗体检测 协助诊断弓形虫感染。该病是由刚地弓形虫所引起的人畜共患病，弓形虫广泛寄生在人和动物的有核细胞内，在人体多为隐性感染，常见于肿瘤、免疫缺陷等患者。

值得注意的是，目前寄生虫相关抗体检测方法为酶联免疫吸附试验（ELISA），灵敏度和特异性较高，但存在一定的假阳性。阳性结果不能作为确诊的唯一依据，需结合临床和脑脊液细胞学检测结果综合分析，当检测结果与临床不符时，应加强复核。

七、肿瘤标志物

目前尚无可参考的正常脑脊液肿瘤标志物参考区间，但由于血脑屏障的存在，理论上外周血肿瘤标志物难以透过血脑屏障进入脑脊液中，因此脑脊液中肿瘤标志物含量应低于外周血的参考区间。换言之，当脑脊液中肿瘤标志物高于外周血的参考区间时，我们可视为异常升高。

肿瘤标志物检测在脑膜癌诊断、肿瘤原发灶的提示及疗效观察、预后评估等方面有重要的参考价值。常用肿瘤标志物及检测意义如下：

1. 甲胎蛋白（α-fetoprotein，AFP）升高 有助于协助诊断颅内生殖细胞肿瘤，但正常者不能排除。

2. β-人绒毛膜促性腺激素（β-human chorionic gonadotropin，β-hCG）升高 有助于协助诊断颅内生殖细胞肿瘤，但正常者不能排除。

3. 癌胚抗原（carcinoembryonic antigen，CEA）升高 有助于协助诊断肺癌（最常见）、胃肠道肿瘤继发脑或脑膜转移。

4. 糖类抗原 19-9（carbohydrate antigen 19-9，CA19-9）升高 有助于协助诊断直肠癌、胆囊癌、胰腺癌继发脑或脑膜转移。

5. 糖类抗原 15-3（carbohydrate antigen 15-3，CA15-3）升高 有助于协助诊断乳腺癌继发脑或脑膜转移。

知识拓展 10-4

1. 脑脊液蛋白异常升高的机制是什么？
2. 影响脑脊液葡萄糖含量的因素有哪些？
3. 脑脊液乳酸对中枢神经系统感染性疾病的鉴别诊断有什么参考价值？
4. 脑脊液常用寄生虫抗体检测项目有哪些？
5. 怀疑发生肺癌脑转移患者，脑脊液肿瘤标志物检查可做哪些项目？

第五节　脑脊液检验临床意义

问题导航 10-5

1. 脑脊液检验的临床应用范围有哪些？
2. 不同中枢神经系统感染性疾病脑脊液检查有什么特点？
3. 脑膜癌病脑脊液检查有什么特点？

　　脑脊液检验，特别是细胞学检验对中枢神经系统感染性疾病、出血性疾病、脑膜癌病等的诊断和鉴别诊断有重要的参考价值。除神经科外，脑脊液检验在儿科、血液科、呼吸科、消化科及肿瘤科等多个学科均有广泛开展。颅脑疾病脑脊液检查表现多样，缺乏诊断特异性，需对各项指标进行综合分析。

一、病毒性脑炎

　　病毒性脑炎是一组由病毒侵犯脑实质和（或）脑膜引起的中枢神系统感染性疾病。常见的病毒有肠道病毒、单纯疱疹病毒、水痘-带状疱疹病毒、EB 病毒、巨细胞病毒、乙脑病毒和腺病毒等。如果炎症病变主要在脑膜，则表现为病毒性脑膜炎；如炎症主要累及大脑实质，则以病毒性脑炎的临床表现为主要特征。大多患者具有病程自限性，预后较好。

　　脑脊液检查特点：

　　1. 脑脊液常规　外观多呈无色透明，球蛋白定性 ± ～1+，有核细胞数轻、中度升高。

　　2. 脑脊液生化　蛋白质含量正常或轻度升高，葡萄糖、氯化物和乳酸正常或轻度升高。值得注意的是，单纯疱疹病毒性脑炎常合并出血，脑脊液外观可呈微黄或微红色，葡萄糖水平可一过性偏低，乳酸水平可明显升高。

　　3. 脑脊液细胞学　多呈淋巴细胞反应，可见激活淋巴细胞、少量单核细胞、浆细胞和中性粒细胞。

　　4. 脑脊液寡克隆蛋白电泳　可呈阳性。阳性提示鞘内免疫球蛋白合成，此时细胞学往往可见浆细胞。

　　5. 综合分析　脑脊液细胞学呈淋巴细胞反应对诊断病毒性脑炎有一定的参考价值。但细胞学诊断需结合临床表现（如是否有头痛发热、呼吸道或消化道感染等前驱症状、精神行为异常、意识障碍及脑膜刺激征等）、影像学检查、脑脊液生化等综合考虑。少数病例可见短暂的一过性中性粒细胞升高，不能因一次送检发现中性粒细胞比例明显升高就急于排除病毒性脑膜炎，需综合脑脊液常规、生化、相关抗体或病毒核酸检测进行分析，动态观察。

二、化脓性脑膜炎

细菌性脑膜炎又称化脓性脑膜炎，是一种由细菌侵犯中枢神经系统引起的严重的中枢神经系统感染性疾病。常见的病原菌有革兰氏阳性球菌和革兰氏阴性杆菌，如肺炎球菌、表皮葡萄球菌、金黄色葡萄球菌、肠球菌、不动杆菌、肺炎克雷伯菌、流感嗜血杆菌、大肠埃希菌等。常继发于严重肺部感染、耳鼻源性感染、血流感染、颅脑创伤和术后感染等。

脑脊液检查特点：

1. 脑脊液常规　脑脊液外观多呈米汤样浑浊或脓性改变，球蛋白定性 2+～4+，有核细胞数显著升高。

2. 脑脊液生化　蛋白质含量明显升高，葡萄糖、氯化物下降，乳酸明显升高。

3. 脑脊液细胞学　多呈中性粒细胞反应，可见中性粒细胞吞噬细菌现象。

4. 涂片革兰氏染色和细菌培养有助于进一步明确病原体和指导临床用药。

5. 综合分析　化脓性脑膜炎诊断相对容易，原因是患者常有明确的感染、手术及创伤史（如颅底骨折），或有免疫力低下表现（如糖尿病患者、免疫抑制治疗患者）。当出现突发性头痛发热、恶心呕吐、意识障碍及脑膜刺激征等体征时，应考虑继发细菌感染可能。细菌涂片找到细菌或细菌培养阳性（排除假阳性）是诊断化脓性脑膜炎的"金标准"，但临床上并非所有化脓性脑膜炎病例能找到病原体，因此找不到细菌或培养阴性并不能排除化脓性脑膜炎。反复细菌涂片及培养均阴性，这可能与抗生素的使用抑制了细菌生长相关，也可能与感染细菌载量少，中性粒细胞和单核细胞吞噬清除细菌相关，此时脑脊液细胞学发现中性粒细胞吞噬细菌可作为诊断化脓性脑膜炎的"金标准"。

三、结核性脑膜炎

结核性脑膜炎是由于全身其他器官感染结核分枝杆菌，结核分枝杆菌经血行或淋巴播散至中枢神经系统，引起的非化脓性脑膜炎。临床表现以头痛、发热最常见，可伴盗汗、肢体乏力、视物不清、恶心呕吐、意识障碍、脑膜刺激征阳性及颅内压明显增高等。影像学改变可见脑膜明显强化、梗阻性脑积水等。

脑脊液检查特点：

1. 脑脊液常规　脑脊液外观多呈黄（微黄）色微浑，球蛋白定性 2+～4+ 不等，有核细胞计数多显著升高。

2. 脑脊液生化　蛋白质含量高、葡萄糖水平常偏低或明显下降，氯化物水平常下降，乳酸水平明显升高。

3. 脑脊液细胞学　细胞学表现模式多样，可呈中性粒细胞反应、混合细胞反应或淋巴细胞反应。其中以混合细胞反应最常见和最具特征性，抗结核治疗后，中性粒细胞下降缓慢且不容易消失，这有别于化脓性脑膜炎，后者经抗生素有效治疗后可短期内明显下降或消失。部分病例早期临床表现和脑脊液细胞学改变均不典型，极易误诊、漏诊，因此不能单纯凭一次细胞学检查做出结核性脑膜炎的诊断或排除诊断，需建立动态分析思维，同时结合影像学和相关实验室检查结果综合分析。

4. 综合分析　当细胞学检查结果提示结核性脑膜炎的可能时，应询问患者有无结核接触史，胸部 CT 检查是否提示异常，建议加做脑脊液涂片找抗酸菌、结核基因检测（GeneXpert 检查）和结核分枝杆菌培养等。

四、隐球菌性脑膜炎

隐球菌性脑膜炎是由隐球菌感染脑膜和（或）脑实质所致的中枢神经系统感染性疾病。隐球菌广泛存在于自然环境中，病原体多从呼吸道吸入，在肺部形成病灶后经血行播散至脑或脑膜而致病。多见于免疫力低下的人群，如艾滋病患者、过度疲劳、放化疗、结核病、糖尿病、长期大量应用广谱抗生素及免疫抑制药的患者，临床表现为头痛、发热、恶心及呕吐、脑膜刺激征阳性等非特异性症状，容易误诊、漏诊。

脑脊液检查特点：

1. 脑脊液常规　外观多呈无色透明，球蛋白定性阳性（多为 1+～2+），有核细胞计数多正常或轻、中度升高。

2. 脑脊液生化　蛋白质含量升高、葡萄糖水平下降、氯化物水平正常或偏低、乳酸水平升高。

3. 脑脊液细胞学　细胞学发现隐球菌，即可明确诊断。但并非所有隐球菌性脑膜炎首次脑脊液细胞学都能发现典型的隐球菌，这与脑脊液中隐球菌数量、菌体大小、形态完整性和检测经验等有关，这时需要多种方法联合检测，以提高阳性检出率。

4. 脑脊液细胞学＋生化检查＋墨汁染色＋荚膜抗原检测　是诊断隐球菌性脑膜炎的最佳组套检查。

5. 综合分析　当患者以剧烈头痛、发热、恶心呕吐为首发症状，腰椎穿刺压力高（常大于 300mmH$_2$O），脑脊液外观无色透明时，应想到隐球菌性脑膜炎的可能。临床上容易与结核性脑膜炎混淆，通过临床症状、体征及脑脊液变化（同样表现为蛋白质高、糖低、氯化物低）无法鉴别，需依赖脑脊液病原检测结果以明确诊断。

五、脑寄生虫病

脑寄生虫病是由寄生虫虫体、幼虫或虫卵侵入人体脑组织，通过移行、寄居造成脑组织机械性损伤及免疫病理反应，引起过敏炎症、肉芽肿形成、脑血管或脑脊液循环阻塞的脑病。临床表现可为急性脑膜脑炎，或为继发性癫痫发作或伴有定位体征的颅内高压症，亦可有智力衰退或精神障碍。脑寄生虫病的临床表现主要取决于虫体的寄生位置、范围、数量，周围组织反应及血液循环及脑脊液循环障碍的程度。临床上常见的脑寄虫病有：裂头蚴脑病、脑囊虫病、广州管圆线虫脑病、脑弓形虫病、阿米巴脑膜脑炎等，临床表现复杂多样，易于误诊、误治，必须注意与其他因素引起的脑部疾病相鉴别。

脑脊液检查特点：

1. 脑脊液常规　脑裂头蚴病、脑囊虫病、脑广州管圆线虫病及脑弓形虫病等外观多呈无色透明，球蛋白定性阳性，有核细胞计数多中度或显著升高。阿米巴脑膜脑炎脑脊液外观多呈脓性或血性浑浊，有核细胞计数明显增高。

2. 脑脊液生化　蛋白质含量升高、葡萄糖水平正常或偏低、氯化物水平正常或偏低、乳酸水平升高。

3. 脑脊液细胞学　脑裂头蚴病、脑囊虫病、脑广州管圆线虫病及脑弓形虫病等可见嗜酸性粒细胞显著升高，可见浆细胞。阿米巴脑膜脑炎脑脊液细胞学表现为中性粒细胞反应，伴较多的红细胞出现。

4. 寄生虫抗体　血和（或）脑脊液中广州管圆线虫抗体阳性，有助于协助诊断。

5. 综合分析　患者有脑膜炎的症状及体征，影像学检查提示脑膜炎改变，综合脑脊液细胞学表现和寄生虫抗体检测结果可明确诊断。

六、神经梅毒

神经梅毒是由苍白密螺旋体侵犯神经系统出现脑膜、大脑、血管或脊髓等受损的一组临床综合征，可发生于梅毒病程的各个阶段，常为晚期（Ⅲ期）梅毒全身性损害的重要表现。约 10% 未经治疗的早期梅毒患者最终发展为神经梅毒。临床上，患者常因继发痴呆或脑梗死而到医院就诊，最终被诊断为神经梅毒。

脑脊液检查特点：

1. 脑脊液常规 外观多呈无色透明，球蛋白定性阳性（多不超过 1+），有核细胞计数多正常或轻度升高。

2. 脑脊液生化 蛋白正常或轻度升高，葡萄糖和氯化物多正常，乳酸正常或轻度升高。

3. 脑脊液细胞学 表现为淋巴细胞反应，出现浆细胞及淋巴细胞激活现象，有一定的诊断价值。

4. 血清学检查 临床上常用的血清学检查有梅毒螺旋体颗粒凝集试验（*Treponema pallidum particle agglutination test*，TPPA）和甲苯胺红不加热血清试验（toluidine red unheated serum test，TRUST）。血及脑脊液 TPPA、TRUST 同时阳性，对诊断神经梅毒有重要价值。

5. 脑脊液寡克隆蛋白电泳 电泳出现特征性条带为阳性结果，提示存在鞘内合成免疫球蛋白。

6. 综合分析 神经梅毒诊断主要根据梅毒感染史、症状体征、影像学检查、脑脊液检查和血清学检查等综合考虑。脑脊液细胞学异常改变和寡克隆蛋白电泳阳性可作为神经梅毒的重要参考依据。

七、脑血管病

脑血管病泛指脑部血管的各种疾病，按病理改变可分为缺血性和出血性脑血管病两大类。前者包括脑动脉粥样硬化、脑梗死、静脉窦血栓形成、脑动脉瘤、颅内血管畸形等，后者包括脑实质出血、蛛网膜下腔出血等，其共同特点是引起脑组织的缺血、坏死或出血性意外，可导致患者的重度残疾甚至死亡。

（一）缺血性脑脊液检查特点

1. 脑脊液常规 外观无色透明，球蛋白定性可正常或阳性，细胞数正常或轻度升高。

2. 脑脊液生化 蛋白质、葡萄糖和氯化物多正常，乳酸可轻度升高。

3. 脑脊液细胞学 红细胞数量以及镜下是否发现吞噬红细胞的吞噬细胞、含铁血黄素细胞或胆红素结晶吞噬细胞可作为缺血性和出血性脑血管病的鉴别依据。

4. 综合分析 诊断和鉴别诊断需结合患者病史、症状、体征、影像学检查和脑脊液检查进行综合分析。

（二）出血性脑脊液检查特点

1. 脑脊液常规 脑脊液外观多变，与出血量、出血时间及病变位置相关：当脑实质出血少，出血未破入脑室或蛛网膜下腔时，脑脊液外观可呈无色透明；当脑实质出血量较多，出血破入脑室或蛛网膜下腔，提示出血量较多，可呈红色浑浊；当出血量较多、时间又较短时，可呈红色浑浊；出血量较多且时间较长时，可呈黄褐色或暗红色浑浊。红细胞数明显增多，有核细胞数轻中度升高。球蛋白定性阳性，有核细胞数轻中度升高。

2. 脑脊液生化 蛋白质含量轻度或明显升高（与出血量及时间相关，也与是否合并梗阻性脑积水相关），葡萄糖及氯化物多正常，乳酸、乳酸脱氢酶水平明显增高。

3. 脑脊液细胞学 根据细胞学红细胞的形态特点、细胞学反应类型和吞噬细胞的种类等，可对出血时间长短、出血是否停止及有无再出血等进行判断。

4. 综合分析 诊断主要依靠病史、症状、体征、影像学检查和脑脊液检查等综合分析。脑脊液细胞学对于出血量少，颅脑 CT 或 MRI 阴性的蛛网膜下腔出血有确诊意义。

八、脑膜癌病

脑膜癌病指各种恶性肿瘤细胞播散至脑脊膜、脑脊液及蛛网膜下腔，呈多灶性或弥漫性生长，造成复杂多样神经系统功能障碍的一类疾病。一般脑和脊髓内并无肿块，是癌症患者晚期严重的中枢神经系统并发症。脑膜癌病好发于中、老年，多呈亚急性起病，临床进展快，临床表现复杂多样，缺乏典型的症状体征，主要表现为颅脑、脑神经和脊髓受损的症状。头痛、恶心呕吐和脑膜刺激征是最常见的首发症状，容易误诊为脑膜炎。原发灶可来自中枢神经系统原发恶性肿瘤，如髓母细胞瘤、原始神经外胚叶肿瘤等；也可来自中枢神经系统以外实体肿瘤，如肺癌、乳腺癌、胃癌、恶性黑色素瘤、结肠癌、卵巢癌等，其中以肺腺癌最常见；也可来自血液系统恶性肿瘤，如恶性淋巴瘤、白血病等。

（一）临床诊断思路

1. 凡中年以上，有恶性肿瘤病史，出现了颅脑症状、脑神经和（或）脊神经损害症状，而颅脑 CT 或 MRI 又未见颅内占位性病变者，应首先考虑该病。

2. 有恶性肿瘤病史，出现原因不明的脑积水或颅脑症状，诊断尚不明确且抗感染治疗无效时，应想到脑膜癌病的可能。

3. 中老年患者，无明显诱因出现头痛表现且一般止痛药不能缓解疼痛，体格检查脑膜刺激征阳性者，应高度怀疑脑膜癌病的可能。

4. 脑脊液细胞学检查是脑膜癌病诊断的"金标准"，对早期诊断脑膜癌病有重要意义。

5. 当只发生脑实质转移而脑脊膜、蛛网膜下腔未受累时，脑脊液常规、生化、细胞学检查等变化可不明显；当脑脊膜受累时，上述指标可发生明显异常，脑脊液细胞学发现异形细胞概率明显升高，可帮助临床快速明确诊断。

（二）脑脊液检查特点

1. 脑脊液常规　外观多呈无色透明，球蛋白定性可阴性或阳性，有核细胞计数正常或轻度升高。

2. 脑脊液生化　蛋白质含量可正常或升高，葡萄糖、氯化物水平正常或下降，乳酸水平多明显升高。

3. 脑脊液细胞学表现　细胞学呈淋巴-单核细胞反应，激活单核细胞易见，可见肿瘤细胞。不同来源、不同性质的肿瘤细胞形态特点有一定的差异。

4. 肿瘤标志物　脑脊液 CEA 水平升高多见于肺腺癌及胃肠道肿瘤脑转移，AFP、β-hCG 升高可见于生殖细胞肿瘤。

二维码知识聚焦 10-5

5. 综合分析　患者多有明确的肿瘤病史，出现相应的颅脑症状时，需考虑继发脑膜癌病的可能；结合病史、临床表现、影像学检查（头颅 MRI、胸部 CT 等）、肿瘤标志物检测、细胞学表现和组织病理（非必要条件）等可明确诊断。

知识拓展 10-5

1. 脑脊液检测技术有哪些新进展？
2. 目前大部分医院仅常规开展脑脊液常规及生化检验，是否鼓励常规开展细胞学检验？
3. 如何才能发挥脑脊液细胞学检验的最大价值？

案例分析 10-1

　　该案例的检验报告到底可否审核？

　　正常的脑脊液是一种无色透明的液体，当血-脑脊液屏障由于颅脑疾病受到破坏时，脑脊液的颜色、细胞及化学成分将会发生改变。案例中患者脑脊液呈淡红色、浑浊，红细胞计数高达 $5269×10^6/L$，提示有出血，与影像学检查提示"蛛网膜下腔出血"是一致的。患者脑脊液为血性脑脊液，有核细胞数为 $11×10^6/L$，轻度升高，白细胞分类以中性粒细胞为主，伴少量淋巴细胞及单核细胞，未见嗜酸性粒细胞和浆细胞，病毒及寄生虫抗体检测均为阴性，结合影像学表现，可初步排除细菌感染、病毒感染和寄生虫感染的可能。然而，患者脑脊液生化表现为蛋白质含量高、葡萄糖水平低、乳酸水平明显升高，是什么原因导致的呢？血性脑脊液、蛛网膜下腔出血可以解释脑脊液蛋白质升高和乳酸升高的原因，但不能解释葡萄糖为何偏低。脑脊液葡萄糖低多见于中枢神经系统感染，如结核性脑膜炎、隐球菌性脑膜炎和化脓性脑膜炎等，此外也可见于脑膜癌病。通过前面的分析，可排除中枢神经系统感染导致葡萄糖低的可能，需排除脑膜癌病的可能。患者脑脊液细胞学检查镜下可见多个明显异形细胞，胞体明显增大，胞膜瘤状突起，核仁明显，胞质内可见大量黑色颗粒，背景可见大量红细胞，符合中枢神经系统黑色素瘤的细胞学特点，考虑黑色素瘤细胞的可能性大。结合患者病史、影像学检查和脑脊液检查结果综合分析，中枢神经系统恶性黑色素瘤诊断明确，报告可正常审核。

（许绍强）

第十一章 浆膜腔积液检验

浆膜腔积液（serous effusion）是指在病理情况下，胸膜腔、腹膜腔、心包膜腔及鞘膜腔内存积的液体。在正常情况下，浆膜腔内只有少量液体，起润滑和调节腔内负压的作用。浆膜腔积液常规细胞形态学检验与影像学、病理等技术一样有着重要的临床意义，能为临床提供及时、有效和全面的诊疗依据，受到临床医生广泛重视。浆膜腔积液分为漏出液与渗出液，其形成机制和常见原因见表 11-1。

表 11-1 漏出液与渗出液的形成机制和常见原因

类型	发生机制	常见原因
漏出液	毛细血管流体静脉压增高，血浆胶体渗透压减低，淋巴回流受阻，水钠潴留	各种原因引起的静脉回流受阻、充血性心力衰竭和晚期肝硬化，血浆蛋白明显减低所致的各种疾病，如肾病综合征等
渗出液	微生物毒素、缺氧、炎性介质或血管活性物质增高，癌细胞浸润、外伤及化学物质刺激等	结核性或细菌性感染，各类转移性癌、淋巴瘤浸润，血液及胆汁、胰液等肠道消化液的渗入和刺激，创伤及手术引流液等

案例 11-1

患者，女性，88 岁，入住老年科，临床诊断冠状动脉粥样硬化性心脏病，胸腔积液。胸部CT 平扫：左肺上叶结节灶，与前片相似，建议随访，两侧胸腔积液，左侧斜裂包裹性胸腔积液，两肺散在纤维、增殖灶，两侧胸膜增厚，纵隔淋巴结及两肺门处显示淋巴结钙化，未提及肿瘤可能，提示随访观察。同期病理液基检查报告提示"未找到癌细胞"。主诊医师开具血清肿瘤标志物及胸腔积液检验，结果如下：癌胚抗原 12.1μg/L，胃泌素释放肽前体 109.1pg/ml，糖类抗原 125 179.7U/ml，细胞角蛋白 195.0ng/ml；胸腔积液细胞图文报告如下。

*** 医院检验报告

姓名：**	患者 ID 号：***	申请单号：*********		标本状态：合格
性别：女	科别：**科	申请医生：**		标本类型：胸腔积液
年龄：88 岁	床号：41	临床诊断：冠状动脉粥样硬化性心脏病		检验项目：胸腔积液常规图文
项目名称	结果	提示	单位	参考区间/参考值
颜色	红色			
透明度	浑浊			
李凡他试验	阳性（+）	↑		阴性
细胞总数	7440		$\times 10^6$/L	
有核细胞数	90		$\times 10^6$/L	
红细胞数	7350		$\times 10^6$/L	
有核细胞分类				
淋巴细胞	77		%	
巨噬细胞	13		%	
中性粒细胞	2		%	
间皮细胞	8		%	
异形细胞	发现			
细菌/真菌	未发现			

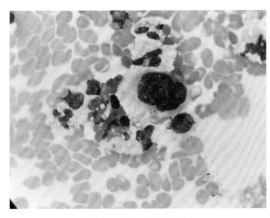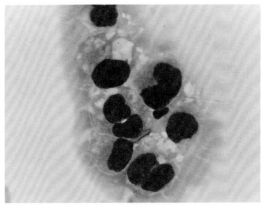

一个多核不规则肿瘤细胞　　　　　　　　　　成堆肿瘤细胞核质和胞质畸形

实验室提示：涂片有核细胞量中等伴大量红细胞，有核细胞以淋巴细胞为主，可见少量间皮细胞和巨噬细胞。涂片可见散在或成堆的异常细胞，该细胞大小不一，胞质量较少，着色偏蓝，核大、畸形，染色质疏松，着色深紫红色，核仁明显，数目1～3个。考虑腺癌细胞合并出血可能，请结合临床和其他检查。

采集时间：*****	接收时间：*****	审核报告时间：*****
检验者：**	批准者：**	检验仪器/方法：显微镜检

问题：

1. 上面的积液里有核细胞少于 $100 \times 10^6/L$，如果不制片、不分类是否会导致肿瘤细胞漏检？

2. 检验科选用推片法制片有什么优势？为什么不建议涂圈法制片？

3. 寻找浆膜腔积液中的异常细胞是否属于检验内容？阳性标本是否应及时提示临床？

二维码知识导图 11-1 浆膜腔积液检验

问题导航 11-1

1. 案例中的患者需要浆膜腔积液细胞制片，其推片易携带有上一个标本的阳性成分，还可用作下一个标本的载玻片吗？

2. 浆膜腔积液涂片制作要注意哪些问题？

3. 哪些标本处理不及时会影响检验结果？

4. 保证足够的送检量有什么好处？一般至少要送检多少毫升浆膜腔积液？

第一节　浆膜腔积液标本的采集和处理

标本的采集、存放与运送对浆膜腔积液的检验结果有一定影响。用于细胞学检查的标本建议使用洁净、干燥、带盖、有干粉抗凝剂的一次性专用抗凝管留取，送检量不少于 10ml；用于微生物培养的标本应采用无菌管留取；用于生化、免疫检查标本推荐使用专用抗凝管留取。

一、标 本 采 集

1. 标本采集 　浆膜腔积液由临床医生采集，穿刺前对皮肤充分消毒。使用标本专用管（带盖、有 EDTA-K$_2$ 抗凝剂），采集后加盖，颠倒混匀 5 次，避免积液凝固。标本及时送检，不能及时送检者可置于 2～8℃冰箱中保存。

2. 标本量　各类检查均应保证标本留取量至少 10ml，有形成分较少时可增加标本留取量，也可同时多管送检，供生化、免疫、流式细胞术及基因等项目检测。

3. 标本标识　标本留取后需要做唯一标识（推荐使用条码标签），至少包括患者姓名、住院号或门诊号及标本类型等信息。

二、标 本 处 理

1. 及时送检　标本采集后 2h 内由专人送检，对于急性胰腺炎患者的标本或其他脓性标本应及时送检，及时离心和制片，以免细胞快速溶解及微生物形态改变，导致无法精准辨认和报告。

2. 生物安全　标本转运必须保证安全，避免标本溢出。如果标本溢出，应立即采用 0.2% 过氧乙酸溶液或 75% 乙醇溶液进行消毒。

三、质 量 控 制

1. 标本由检验科工作人员接收，核对标本信息、标本种类、标本留取时间，观察标本量是否符合要求，观察标本颜色、性状，以及是否满足其他特殊要求。对于不合格标本，执行标本拒收程序或让步检验程序。

2. 生化、免疫标本也应及时离心，以免细胞溶解后影响生化免疫项目的测定。

3. 接收后的标本要及时处理，避免细胞及其他有形成分破坏，400g 相对离心力，离心时间为 5～10min。对于离心效果不理想的标本，可以先用吸管吸出大部分上清液后再次离心，以达到高度浓缩的目的；对于血性标本，离心后可以吸取"白膜"层制片或混匀后再次离心制片；未能及时处理的标本应放在 2～8℃冰箱中储存，时间不超过 48h。

二维码知识聚焦 11-1

4. 操作结束后要盖上盖子，避免生物污染。标本可保留一周，以备查询。废弃标本管可浸入 5% 甲酚皂溶液中 24h 或浸入 0.1% 过氧乙酸溶液中 12h 后再按照医疗废物进行处理。

知识拓展 11-1

1. 使用附着有干粉抗凝剂的标本管有何好处？
2. 浆膜腔积液细胞相关检验项目有哪些？
3. 如果标本量太少，穿刺又比较困难，是否要及时退回？

问题导航 11-2

1. 该标本为何变为淡红色？
2. 浆膜腔积液透明度受哪些因素影响？
3. 该标本没有形成凝块的原因是什么？标本凝固对检验结果会产生什么影响？

第二节　浆膜腔积液理学检验

一、量

健康人浆膜腔内有少量的液体。病理情况下液体量明显增多，一次抽取量可达数百毫升至上千毫升，所以有足够的标本量用于临床检测。

二、颜　色

健康人浆膜腔液体为淡黄色，渗出液的颜色因疾病而不同，漏出液的颜色一般较浅。浆膜腔积液的常见颜色和临床意义见表 11-2。

表 11-2　浆膜腔积液常见颜色变化及临床意义

颜色	临床意义
黄色	与血浆成分渗入有关，也见于各种原因引起的黄疸
红色	常与出血有关，可见于恶性肿瘤、结核病急性期、风湿性疾病等
乳白色	可见于化脓性胸膜炎、各种原因引起的淋巴管损伤等
咖啡色	可见于陈旧性出血及囊肿液穿刺损伤等
黑色	可见于曲霉菌、厌氧菌感染，黑色素瘤转移，胆汁渗入等，较少见
绿色	可见于铜绿假单胞菌感染，极少见

三、透　明　度

可用透明、微浑、浑浊报告。浆膜腔积液透明度常与其所含的细胞及细菌数量等有关。

四、凝　固　性

渗出液因含有较多纤维蛋白原和凝血酶等物质，抽出体外后极易激活促使纤维蛋白形成凝块，所以标本需要抗凝，才能确保细胞计数准确及避免异常细胞被凝块包裹而影响检出。

五、比　　重

浆膜腔积液比重高低与其所含的溶质有关。漏出液因含细胞和蛋白质较少，比重 < 1.015；渗出液因含细胞、蛋白质较多，比重常 > 1.018。比重的评价非常粗糙，临床上已经很少使用。

二维码知识聚焦 11-2

知识拓展 11-2

1. 如何判定陈旧性出血？为什么铁染色可以反映是否有陈旧性出血？
2. 引起积液凝固有哪些因素？为什么说没有必要报告积液的凝固性？
3. 积液比重与哪些因素有关？淘汰比重检验项目对细胞数量评价有意义吗？

问题导航 11-3

1. 有核细胞计数与白细胞计数有何区别？谁的数值更大些？
2. 直接分类中的多个核细胞包括哪些细胞？
3. 红细胞计数对评价出血有何临床意义？
4. 出血携带引起的中性粒细胞假性升高对临床诊断有何干扰？

第三节　浆膜腔积液显微镜检查

一、细　胞　计　数

1. 检测原理　与脑脊液细胞计数法相同，应计数全部有核细胞（包括间皮细胞），还应该同时计数红细胞。

2. 操作步骤　手工操作参见"脑脊液细胞计数"。也可使用血液分析仪的体液通道模块完成计数。

3. 注意事项与有核细胞校正

（1）标本必须经 EDTA-K$_2$ 抗凝，混匀后及时送检，防止浆膜腔积液凝固或细胞破坏，影响细胞计数、细胞分类和结果分析。

（2）因穿刺损伤引起的血性浆膜腔积液，有核细胞计数结果应该校正，以排除有核细胞的出血携带。

校正公式：

$$有核细胞计数(校正) = 有核细胞计数(未校正) - \frac{RBC计数(浆膜腔积液) \times WBC计数(外周血)}{RBC(外周血)}$$

4. 有核细胞参考区间　漏出液＜100×10^6/L；渗出液＞500×10^6/L。

5. 临床意义　浆膜腔积液出现少量红细胞，多因穿刺损伤所致，少量红细胞对渗出液和漏出液的鉴别意义不大；浆膜腔积液出现大量红细胞，提示为血性渗出液，可来自恶性肿瘤、肺栓塞、结核病等。大量红细胞会干扰结核性积液和感染性积液的诊断，也会造成肿瘤细胞的稀释和假阴性。

二、有核细胞分类计数

（一）检测原理

1. 直接分类法　此方法比较传统和粗糙，已逐步被淘汰。在高倍镜下根据细胞核的形态分别计数单个核细胞（包括淋巴细胞、巨噬细胞及间皮细胞）与多个核细胞（含中性分叶粒细胞、嗜酸性粒细胞及退化后的分叶淋巴细胞），计数 100 个有核细胞，以百分率表示。目前一些体液细胞计数仪器仍在沿用此方法。

2. 制片　浆膜腔积液离心后，吸尽多余水分，取混匀后沉淀物制备涂片，推片为首选方法，要求片膜的头、体、尾层次清晰，薄厚适度。有核细胞数量较少时，可浓缩后，取最后沉渣约 0.5ml，用细胞离心涂片机制片。

3. 染色　自然干燥后，行瑞特或瑞-吉复合染色，一般染色 5～10min 后，保持与水龙头垂直且远离薄膜位置，细水缓慢冲洗染料残渣 1min，涂片头部向下，立放染色架子，使涂片自然干燥。

4. 细胞分类　低倍镜下观察细胞分布情况、染色效果、体积巨大细胞、成堆细胞、大结晶等，油镜下证实并分类计数 100 个有核细胞。如有不能分类的细胞、肿瘤细胞、微生物及结晶等成分，应做提示性报告，及时通知临床。

（二）质量控制

离心速度不能过快，否则影响细胞形态；细胞少时，建议采用细胞离心涂片机，细胞采集效果会更好。特别强调低倍镜下"海岸线"观察和全片观察的重要性。分类计数的同时，观察有核细胞形态变化，如中性粒细胞是否有毒性改变或吞噬物；淋巴细胞是否有刺激改变、核仁是否明显等。有条件的实验室推荐图文报告。

（三）临床意义

1. 中性粒细胞增高，常见于急性炎症、化脓性渗出液（细胞总数常超过 1×10^9/L）、结核性早期渗出液等。

2. 淋巴细胞增高，主要见于结核、梅毒、肿瘤或结缔组织病所致渗出液，也见于慢性淋巴细胞白血病、乳糜胸膜腔积液等。

3. 嗜酸性粒细胞增高，常见于变态反应和寄生虫病所致渗出液，也易见于多次反复穿刺、人工气胸、术后积液、结核性渗出液吸收期、系统性红斑狼疮、充血性心力衰竭、肺梗死、霍奇金病、间皮瘤等。

4. 巨噬细胞增高，常见非特异性慢性炎症或炎症恢复期，也可见一些肿瘤或结核患者。

5. 间皮细胞增多，提示间皮非特异性损伤、间皮缺氧、营养不良等。

6. 浆细胞增高，可能是免疫异常或骨髓瘤细胞质膜侵犯。

7. 肿瘤细胞，多数提示肿瘤细胞浆膜腔转移，少数为原发性间皮细胞肿瘤。

三、寄生虫检验

乳糜样积液离心后沉淀物中可检查有无微丝蚴；包虫病患者胸膜腔积液可检查有无棘球蚴头节和小钩；阿米巴积液可检查有无阿米巴滋养体，但较少见。

四、其 他

胆固醇结晶（cholesterol crysta）可见于陈旧性、包裹性、囊肿性积液及胆固醇性胸膜炎积液；含铁血黄素颗粒可见于陈旧性浆膜腔出血。

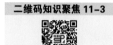
二维码知识聚焦 11-3

知识拓展 11-3

1. 制片方法为什么首选推片？制片时要注意什么问题？

2. 浓缩制片和细胞涂片离心机制片各有什么优缺点？

3. 常规检验的染色方法是什么？有何优势？

4. 积液中含铁血黄素细胞有什么临床意义？

5. 图文报告适合哪些检验项目？图文报告的开展有何优点？

6. 你认为浆膜腔积液肿瘤细胞以什么癌细胞为主？腺癌细胞有哪些重要特点？

问题导航 11-4

1. 浆膜腔积液蛋白质检测的主要目的是什么？

2. 浆膜腔积液葡萄糖减低是否与炎症细胞、肿瘤细胞、微生物等消耗有关？

3. 乳糜性与非乳糜性积液的最佳检测方法是什么？还有哪些方法？

4. 浆膜腔积液肿瘤标志物临床常用项目有哪些，分别有何临床意义？

第四节　浆膜腔积液的化学检验

一、蛋 白 质

（一）检测原理

浆膜腔积液蛋白质检测的方法有黏蛋白定性检查[里瓦尔塔（Rivalta）试验]、蛋白质定量检测和蛋白电泳等，其原理见表 11-3。

表 11-3　浆膜腔积液蛋白质检测原理

方法	检测原理
Rivalta 试验	黏蛋白是一种酸性糖蛋白，浆膜间皮细胞受炎症刺激时分泌增加，其等电点为 pH 3～5，在稀乙酸溶液中（pH 3～5）产生白色雾状沉淀
蛋白质定量	采用与血清蛋白质相同的检测方法，如双缩脲法
蛋白电泳	通过电泳法可对蛋白质组分进行分层分析

（二）Rivalta 试验操作步骤

取 100ml 量筒，加蒸馏水 100ml，滴入冰醋酸 0.1ml，充分混匀，静止数分钟后，将积液靠近量筒液面逐滴轻轻滴下，在黑色背景下观察白色雾状沉淀的发生及其下降速度。

（三）方法学评价

1. Rivalta 试验是一种简易的黏蛋白筛检试验，可粗略区分炎性积液和非炎性积液。

2. 蛋白质定量检测可以测定白蛋白、球蛋白、纤维蛋白原等总含量。

3. 蛋白电泳可对蛋白组分进行分层分析。

（四）参考区间/参考值

1. Rivalta 试验的非炎性积液或漏出液为阴性；炎性积液或渗出液为阳性。

2. 蛋白质定量漏出液＜25g/L；渗出液＞30g/L。

（五）临床意义

综合分析浆膜腔积液蛋白质的变化对鉴别渗出液和漏出液以及积液形成的原因有一定意义，见表 11-4。

表 11-4　漏出液和渗出液蛋白质的鉴别

方法	漏出液	渗出液
Rivalta 试验	阴性	阳性
蛋白质定量（g/L）	＜25	＞30
蛋白电泳	α、γ-球蛋白低于血浆，白蛋白相对较高	与血浆相近

二、葡　萄　糖

（1）检测原理：测定方法同生化检验，均为葡萄糖氧化酶法或己糖激酶法。

（2）参考区间：3.6～5.5mmol/L。

（3）临床意义：漏出液葡萄糖含量与血清相似或稍低；渗出液葡萄糖较血糖明显减低。浆膜腔积液葡萄糖减低与阳性成分（如肿瘤细胞、细菌等）消耗有关，一般见于化脓性积液、恶性积液、结核性积液、消化管破裂继发的积液等。因此，葡萄糖定量测定对积液性质的鉴别具有一定参考价值。

三、脂　　类

（1）检测原理：胆固醇、三酰甘油均采用酶法测定。

（2）临床意义：腹膜腔积液胆固醇＞1.6mmol/L 时多为恶性积液，而胆固醇＜1.6mmol/L 时多为肝硬化性积液，胆固醇增高的积液中有时可见胆固醇结晶。 三酰甘油含量＞1.26mmol/L 提示为乳糜性胸膜腔积液，＜0.57mmol/L 可排除乳糜性胸膜腔积液。真性与假性乳糜性积液的鉴别见表 11-5。

表 11-5　真性与假性乳糜性积液的鉴别

鉴别点	真性乳糜性积液	假性乳糜性积液
病因	胸导管阻塞或梗阻	慢性胸膜炎症所致积液
外观	乳糜性	乳糜性
乙醚试验	变清	无变化
脂蛋白电泳	乳糜微粒区带明显	乳糜微粒区带不明显或缺如
胆固醇	低于血清	高于血清
三酰甘油（mmol/L）	＞1.26	＜0.57
脂肪	大量，苏丹Ⅲ染色阳性	少量，有较多脂肪变性细胞

四、酶　　类

（一）乳酸脱氢酶（lactate dehydrogenase，LDH）

1. **检测原理**　采用酶速率法测定。

2. **参考区间**　漏出液：LDH<200U/L，积液 LDH/血清 LDH<0.6；渗出液：LDH>200U/L，积液 LDH/血清 LDH>0.6。

3. **临床意义**　积液 LDH 检测主要用于鉴别积液性质，渗出液 LDH 含量，在化脓性感染积液中活性最高，其均值可达正常血清的 30 倍，其次为恶性积液，结核性积液略高于血清。恶性胸膜腔积液 LDH 含量约为自身血清含量的 3.5 倍，而良性积液约为自身血清含量的 2.5 倍。

（二）腺苷脱氨酶（adenosine deaminase，ADA）

1. **检测原理**　采用比色法或紫外分光光度法。

2. **方法学评价**　比色法适用于血标本和胸膜腔积液标本的检查。紫外分光光度法灵敏度高，但需要较好的设备。

3. **参考区间**　0～45U/L。

4. **临床意义**　浆膜腔积液 ADA 检测主要用于鉴别结核性与恶性积液，结核性积液 ADA 显著增高，>40U/L 应考虑为结核性，对结核性胸膜腔积液诊断的特异性高达 99%，优于结核菌素试验、细菌学和活组织检查等方法。抗结核药物治疗有效时 ADA 下降，故也可作为抗结核治疗效果的良好观察指标。

（三）淀粉酶（amylase，AMY）

1. **检测原理**　与血清及尿液 AMY 检测方法相同。

2. **参考区间**　0～300U/L。

3. **临床意义**　AMY 检测主要用于判断胰源性腹膜腔积液和食管穿孔所致的胸膜腔积液，以协助诊断胰源性疾病和食管穿孔等。胰腺炎、胰腺肿瘤或胰腺损伤时腹膜腔积液 AMY 可高于血清数倍甚至数十倍。胸膜腔积液 AMY 增高主要见于食管穿孔及胰腺创伤合并的胸膜腔积液。

五、肿瘤标志物及其他指标

浆膜腔积液肿瘤标志物主要的临床意义见表 11-6。其他炎症指标有干扰素（INF）、肿瘤坏死因子（TNF）、C 反应蛋白（CRP）、类风湿因子（RF）、铁蛋白（SF）、纤维连接蛋白（FN），这些项目均可与炎症、肿瘤相关，但诊断特异性偏低，临床上也较少开展。

表 11-6　浆膜腔积液肿瘤标志物的主要临床意义

肿瘤标志物	临床意义
癌胚抗原（CEA）	参考区间：0～5μg/L（CLIA）；CEA>20μg/L，有助于恶性积液诊断
甲胎蛋白（AFP）	参考区间：0～8.1μg/L（CLIA）；积液 AFP 与血清浓度呈正相关。AFP>300μg/L 时，有助于诊断原发性肝癌
糖类抗原 125（CA125）	各类炎症和肿瘤均可增高，特异性较差，但可作为肿瘤治疗后的评价指标
组织多肽抗原（TPA）	诊断恶性积液的特异性较高；肿瘤治疗后 TPA 又增高，提示有肿瘤复发可能
鳞状细胞癌抗原（SCC）	对诊断鳞状上皮细胞癌有价值，积液中 SCC 浓度增高与宫颈癌侵犯或转移程度有关

二维码知识聚焦 11-4

第五节　浆膜腔积液检查的临床意义

浆膜腔积液检查的目的在于鉴别积液的性质和明确积液的原因。常规检验项目仅限于理学、化学和细胞学检查，鉴别积液性质的符合率较低。随着特异性化学和免疫学检测指标的增加，浆膜腔积液性质诊断的符合率有所提高，但最重要的临床应用不是某些项目的推测，而是找到诊断的直接检验证据。

一、浆膜腔积液检查项目分级

自 20 世纪 90 年代以来，浆膜腔积液检查发展到细胞学、生物化学、微生物学、免疫学、遗传分子学等多项优化组合检查，不仅可以鉴别漏出液与渗出液，还可鉴别积液良恶性、结核性与非结核性、急性与慢性炎症、出血与非出血性积液等。目前，根据诊断需要将积液检查项目分为 3 级，见表 11-7。

表 11-7　浆膜腔积液检查项目的分级

分级	检查项目
一级检查	颜色、透明度、Rivalta 试验、细胞计数及分类，总蛋白、糖、ADA 等生化
二级检查	CRP、LDH、ADA、AMY、肿瘤标志物及微生物学检查等
三级检查	形态学分析与诊断、蛋白质组分分析、质谱分析、基因检测等

原因不明的浆膜腔积液，经检查大致可分为渗出液或漏出液，但有些浆膜腔积液既有渗出液的特点，又有漏出液的特点，这些积液可称为"中间型积液"；又有很多手术引流液无法用渗出液或漏出液去解释。有些积液成因复杂，如有漏出液继发感染，有漏出液长期滞留在浆膜腔，致使积液浓缩，蛋白质含量增高，虽为漏出液，但混有血液等。因此，渗出液或漏出液的评价方法十分粗糙。我们特别强调检验医师技能的开发和重视积液沉渣内涵的分析，结合临床其他检查结果和临床表现，综合分析，才能得出准确的检验结果。

二、寻找积液病因

浆膜腔积液是临床常见的体征，其病因比较复杂。腹膜腔积液主要病因有肝硬化、肿瘤和结核性腹膜炎等，占 90% 以上；胸膜腔积液主要病因为结核性胸膜炎和恶性肿瘤，且恶性肿瘤性积液有上升趋势；心包膜腔积液主要病因有结核性积液、非特异性炎症和肿瘤性积液等，结核性积液仍占首位，但呈逐年下降的趋势，而肿瘤性积液则呈逐年上升趋势。

1. 脓性渗出液（purulent exudate）　黄色浑浊，含大量脓细胞和细菌。常见致病菌为大肠埃希菌、链球菌、葡萄球菌、脆弱拟杆菌属等，约 10% 积液为厌氧菌感染。放线菌性渗出液浓稠恶臭；葡萄球菌性渗出液稠厚呈黄色；链球菌渗出液呈淡黄色，量多而稀薄；铜绿假单胞菌性渗出液呈绿色；消化道瘘引起的化脓性积液可见大量血液脓液，可见上皮细胞和多种微生物。

2. 血性渗出液（sanguineous exudate）　一般穿刺性出血或急性出血呈现红色，且沉渣中看不到含铁血黄素颗粒和吞噬红细胞及红细胞碎片的巨噬细胞。陈旧性出血可见含铁血黄素和吞噬红细胞及红细胞碎片的巨噬细胞，呈暗红色或果酱色，红细胞着色常较深，常见于创伤、恶性肿瘤、结核性积液等。出血会造成固有细胞的稀释，也会干扰积液的诊断和积液结果评价。

3. 浆液性渗出液（serous exudate）　黄色、微浑、半透明黏稠液体，有核细胞多为（200～500）$\times 10^6$/L，蛋白质为 30～50g/L，常见于结核性积液、化脓性积液早期和浆膜转移癌。无菌积液中葡萄糖含量与血清葡萄糖含量相近，而结核性积液葡萄糖减低，可通过检查积液淋巴细胞数量、坏死颗粒及血清中的结核特异性抗体、LDH、ADA 等进行鉴别。

4. 乳糜性渗出液（chylous exudate）　呈乳白色，浑浊，以脂肪为主，因胸导管阻塞、破裂或受压引起。常见于丝虫感染、纵隔肿瘤、淋巴结结核、手术损伤等。涂片检查可见淋巴细胞增多，积液中三酰甘油 >1.26mmol/L。当积液含有大量脂肪变性细胞时，也可呈乳糜样，以类脂（磷脂酰胆碱、胆固醇）为主，此为假性乳糜。

5. 胆固醇性渗出液（cholesterol exudate）　可呈金黄或黄褐色浑浊，强光下可见许多闪光物，显微镜检查可见胆固醇结晶，与包裹性积液有关。

6. 胆汁性渗出液（biliary exudate）　呈黄绿色，胆红素定性检查呈阳性，涂片可见胆色素颗粒，可见大量胆红素结晶及橙色物质。多数炎症细胞溶解或着色不清。多见于术后胆汁漏、胆汁引流液或肠瘘引起的腹膜腔积液等。

浆膜腔积液检验有常规的理学检查，包括积液量、颜色、透明度等，还有细胞学（细胞的数量和种类等）和化学检查（蛋白质、葡萄糖、脂类、酶类和肿瘤标志物等），此外还发展了特异性化学、免疫学、分子学等指标，提高了浆膜腔积液性质诊断的符合率。通过这些检验不只是为了漏出液和渗出液的鉴别，更重要的是可为临床查找产生积液的直接原因和制订治疗对策。

二维码知识聚焦 11-5

知识拓展 11-5

1. 你认为所有浆膜腔积液检查项目中最有实用价值的项目是什么？
2. 肿瘤细胞形态与正常细胞比较，最大的特点是什么？
3. 术后胆汁漏出引起腹膜炎，其涂片特点有哪些改变？
4. 细胞数量的多少与肿瘤细胞阳性是否存在必然的关系？

案例分析 11-1

该案例的检验报告对临床有何价值？

临床浆膜腔积液检查的最终目的不仅是了解积液性质是渗出液还是漏出液，而且是要帮助患者找到疾病最直接的根源。不少专家建议淘汰传统的直接细胞分类、比重、凝固性分析，因这些项目过于粗糙、简化，没有太大的临床意义。检验工作不是项目越多越好，没有实际临床意义的项目只能增加临床和患者负担。新时代要求检验创新，积极开发对临床更有说服力的项目，如细胞图文报告、基因分析、微生物质谱分析等。本例患者传统病理液基检测并没有发现肿瘤细胞，胸部 CT 平扫只提示两侧胸腔积液，左侧斜裂包裹性胸腔积液，两肺散在纤维、增殖灶，两上胸膜增厚，纵隔淋巴结及两肺门淋巴结钙化，也未提及肿瘤转移，最后通过损伤性较大的肺部结节穿刺活检才来验证我们图文报告的准确性。

胸腔积液检查中多项肿瘤标志物阳性，癌胚抗原 12.1μg/L，胃泌素释放肽前体 109.1pg/ml，糖类抗原 125 179.7U/ml，细胞角蛋白 195.0ng/ml，这些检验指标对转移性肿瘤细胞的诊断提供了参考，但并非所有肿瘤患者的肿瘤标志物检测都会出现阳性结果，部分患者肿瘤标志物检查也可全部呈阴性。常规积液细胞学检查在就诊检查的第一时间就能找到典型癌细胞，为临床诊断提供方向。在瑞-吉染色下，肿瘤细胞具有排列紊乱，胞质、核形及核质分布高度畸形等特征，易辨认，只要根据检验人员的水平和资质分级提示临床诊断，不存在报告风险。

各类检验报告均要有质量控制，不应出现漏检现象，常规镜检工作不例外，为患者着想，掌握对任何有形成分的识别能力，培养检验人员形态检验技能。

该患者的浆膜积液报告质量领先其他技术，为患者的及时诊断作出贡献，值得临床推广。

（吴　茅）

第十二章　关节腔积液检验

关节腔是由关节面与滑膜围成的裂隙。在正常情况下，腔内有来自滑膜内血管、毛细淋巴管的过滤液及滑膜细胞分泌的极少量滑膜液（synovial fluid，SY），起着营养、润滑关节面，保护关节、增强关节效能的作用。当关节有炎症、损伤等病变时，液体量增多，此时称为关节腔积液（articular cavity effusion）。关节腔积液检验可为诊断和鉴别诊断关节疾病提供依据。

案例 12-1

患者，女性，72 岁，因左膝肿痛月余，破溃流液 8 天入院。患者 30 余天前出现左膝轻微红肿和持续性隐痛，数日后左膝红肿、疼痛症状加重，无法行走。患者夜间低热，精神、胃纳尚可，睡眠差，大小便正常，体重轻微下降。查体：左膝关节及左小腿红肿，髌骨下缘处有一直径 2mm 窦道，渗出红色脓液；双下肢轻度水肿；余无异常。主诊医师开具关节腔积液检查，检验结果如下：

*** 医院检验报告

姓名：**	患者 ID 号：***	申请单号：*********	标本状态：合格
性别：女	科别：** 科	申请医生：**	标本类型：关节腔积液
年龄：72 岁	床号：**	临床诊断：*********	检验项目：关节腔积液检查

项目名称	结果	提示	单位	参考区间/参考值
量	6.3	↑	ml	0.1～2.0
颜色	红色			无色或淡黄色
透明度	浑浊	↑		清晰透明
黏稠度	黏稠	↓		高度黏稠
凝块形成	重度	↑		阴性
白细胞	$162×10^9$	↑	个/L	$(0.2～0.7)×10^9$
红细胞	$425×10^9$	↑	个/L	0
白细胞分类	中性粒细胞为主			单核吞噬细胞为主
其他成分	阴性（-）			阴性（-）
Rivalta 试验	阴性（-）	↓		阳性（+）
蛋白质	65	↑	g/L	11～30
葡萄糖	0.8	↓	mmol/L	3.3～5.3

备注：

采集时间：*****	接收时间：*****	报告时间：*****
检验者：**	批准者：**	检验仪器/方法：手工法 +*** 分析仪

问题：

1. 如何采集关节腔积液进行检测？

2. 上述的关节腔积液检验报告如何审核？

3. 如何解读该患者的关节腔积液检验报告？

问题导航 12-1

1. 案例中的患者需要进行关节腔积液实验室检查，检验人员可以采集吗？
2. 采集后的关节腔积液样本需要立即处理吗？
3. 关节腔积液采集过程存在影响检测的因素吗？具体有哪些影响因素？

第一节　关节腔积液标本采集和处理

一、标 本 采 集

关节腔积液标本由临床医生通过无菌操作行关节腔穿刺术采集。标本采集时应记录采集量，并根据需要分别置于 3 支无菌试管中。第 1 管用于微生物学检验及一般性状检验，第 2 管肝素抗凝（肝素钠 25U/ml），用于细胞学检验和化学检验，第 3 管不加抗凝剂，用于观察积液有无凝固。抗凝剂不宜选用草酸盐和 EDTA 粉剂，以免影响关节腔积液结晶的检验。

二、标 本 处 理

标本采集后应及时送检，关节腔积液常规及化学检查一般在采集后 2h 内完成。如需保存标本，必须离心去除细胞后再保存，因为细胞内酶释放会改变关节腔积液的成分。在 2～8℃环境下可保存数天；用于补体或酶等检查的标本应置于 −70℃中保存。收集于试管中的关节腔积液标本可进行理学、细胞学、化学及微生物学检验。检测后直接将涂有标本的载玻片或盛有标本的试管放入含氯消毒剂中浸泡 2h 以上，废液倒入下水道排入废水处理系统。

三、标本采集和处理的质量控制

1. 标本采集　避免标本污染。试验性关节腔穿刺为阳性时，可将穿刺针内的血液成分或组织做晶体检验、革兰氏染色及细菌培养。如怀疑关节感染而穿刺结果为阴性时，

可采集关节腔清洗液做细菌培养。
2. 标本处理　应及时送检新鲜采集的关节腔积液标本，以免标本干涸。

问题导航 12-2

1. 案例中的关节腔积液报告哪些是理学检查？
2. 关节腔积液的颜色对于疾病诊断有哪些作用？
3. 关节腔积液的性状对于疾病诊断有哪些提示作用？

第二节　关节腔积液理学检验

一、量

1. 检验方法　采用移液管法测定。用移液管吸取关节腔积液，将其移入刻度量筒中测定其量。
2. 方法学评价　移液管法可造成关节腔积液丢失。当关节腔积液发生凝固时，无法准确测定其量。
3. 质量控制　标本采集过程中防止标本丢失，并将全部标本送检。应及时送检，以免标本干

涸。测定第 1 管的量时应将关节腔积液移入另一支无菌试管中。测定准确到 0.1ml。使用检定合格的移液管。

4. 参考区间 0.1～2.0ml。

5. 临床意义 在关节发生炎症、创伤和化脓性感染时，关节腔积液增多，且增多程度常与疾病严重程度呈正相关。

二、颜 色

1. 检验方法 采用肉眼观察法检查。直接用肉眼观察关节腔积液的颜色。颜色以黄色、红色、褐色或乳白色等类型报告（图 12-1，其中 A 和 B 为黄色，C 为红色）。

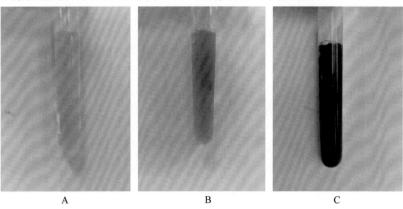

图 12-1 关节腔积液的颜色

A. 淡黄色，B. 金黄色，C. 红色

2. 方法学评价 肉眼观察法误差较大。

3. 质量控制 标本采集过程中防止标本丢失，并将全部标本送检。送检应及时，以免标本干涸。观察时可用白纸作为背景，应避免颜色背景物的干扰。

4. 参考值 无色或淡黄色。

5. 临床意义 病理情况下，关节腔积液可出现不同的颜色变化，具体见表 12-1。

表 12-1 关节腔积液常见颜色变化及临床意义

颜色	临床意义
淡黄色	穿刺损伤出血或轻微炎症
金黄色	积液所含胆固醇增高
脓性黄色	细菌感染性关节炎
黄褐色	陈旧性出血
红色	创伤、全身出血性疾病、恶性肿瘤、关节置换术后及血小板减少症
乳白色	结核性、慢性类风湿关节炎、痛风、系统性红斑狼疮、丝虫病、积液中大量结晶等
绿色	铜绿假单胞菌性关节炎
黑色	褐黄病

三、透 明 度

1. 检验方法 采用肉眼观察法；透明度以透明、微浊和浑浊等类型报告。

2. 方法学评价 肉眼观察法误差较大。

3. 质量控制 必要时可摇动试管或用吸管搅动来观察其透明度。

4. 参考值 清晰透明。

5. 临床意义 关节腔积液的浑浊主要与细胞成分、细菌、蛋白质增多有关。浑浊多见于炎性积液，炎性病变越重，浑浊越明显，甚至呈脓性积液。当积液中含有结晶、脂肪小滴、纤维蛋白或块状退化的滑膜细胞时，也可出现浑浊。

四、黏 稠 度

1. 检验方法 采用玻璃棒法或滴管法检查。①玻璃棒法：将玻璃棒插入关节腔积液标本，提拉玻璃棒，观察拉起的黏丝及其长度。②滴管法：用滴管吸取关节腔积液，然后让积液依靠重力滴落，观察其拉丝长度。黏稠度以不黏稠、黏稠、高度黏稠等类型报告。

2. 方法学评价 玻璃棒法和滴管法误差均较大。

3. 质量控制 提拉玻璃棒时速度不宜过快，滴管滴落时应垂直向下。必要时可摇动试管或用玻璃棒、滴管搅动来观察其黏稠度。

4. 参考值 高度黏稠。

5. 临床意义 在正常情况下，关节腔积液因含有丰富的透明质酸而高度黏稠，拉丝长度可达3～6cm。在关节炎症时，因积液中透明质酸被中性粒细胞释放的酶降解，以及因积液稀释均可使积液黏稠度降低，降低程度常与炎症严重程度呈正相关。重度水肿或创伤性急性关节腔积液，因透明质酸被稀释，即使无炎症，黏稠度也降低。黏稠度增高见于甲状腺功能减退、系统性红斑狼疮、腱鞘囊肿及骨关节炎引起的黏液囊肿等。

五、凝 块 形 成

1. 检验方法 采用肉眼观察法检查。直接用肉眼观察关节腔积液的凝块形成。结果以无凝块、轻度凝块、中度凝块或重度凝块等类型报告。

2. 方法学评价 肉眼观察法误差较大。

3. 质量控制 避免摇动试管或用吸管搅动来观察凝块形成。

4. 参考值 无凝块。

5. 临床意义 在正常情况下，关节腔积液因不含纤维蛋白原和其他凝血因子而不凝固。关节炎症时，血管中凝血因子渗入关节腔积液中可形成凝块，凝块形成的速度、大小常与炎症程度呈正相关。根据凝块占试管中积液体积的比例，一般将凝块形成程度分为3个等级，具体情况见表12-2。

表12-2 关节腔积液凝块形成程度分级及临床意义

程度	判断标准	临床意义
轻度	凝块占试管中积液体积的1/4	系统性红斑狼疮、系统性硬化症、骨关节炎及骨肿瘤等
中度	凝块占试管中积液体积的1/2	类风湿关节炎、晶体性关节炎
重度	凝块占试管中积液体积的2/3	化脓性、结核性、类风湿关节炎

二维码知识聚焦 12-2

---- **问题导航 12-3** -----

1. 案例中的关节腔积液检查报告哪些属于显微镜检查？
2. 关节腔积液的显微镜检查具体有哪些项目？这些项目有什么临床意义？
3. 案例中的患者检验报告显示白细胞（+），红细胞（+），有什么提示作用？
4. 患者的关节腔积液需要做细菌培养吗？如果需要应该怎样做？

第三节 关节腔积液显微镜检验

一、检 验 方 法

(一)细胞计数

1. 直接计数法 清晰透明或微浊关节腔积液可直接充池计数,计数细胞总数和有核细胞数,方法同浆膜腔积液细胞计数。

2. 稀释计数法 外观明显浑浊的关节腔积液标本,用红细胞稀释液稀释后再用计数池进行细胞总数计数,用白细胞稀释液稀释后再用计数池进行有核细胞计数。结果需乘以稀释倍数。

(二)细胞分类计数

1. 直接分类法 若白细胞数低于 0.15×10^6/L,可以不分类计数;若白细胞高于 0.15×10^6/L,则应分类计数,方法同浆膜腔积液细胞分类计数(见第 11 章第 3 节中的"有核细胞分类计数"部分)。有核细胞计数后,将低倍镜转为高倍镜,直接在高倍镜下根据细胞形态和细胞核形态进行分类,共分类计数 100 个有核细胞,分别计数单个核细胞(包括淋巴细胞、单核细胞及间皮细胞)与多个核细胞的百分率。

2. 染色分类法 直接分类难以区分细胞时,可采用染色法进行分类计数。将关节腔积液离心沉淀后,取沉淀物涂片,制成均匀薄膜,也可用细胞离心涂片机收集细胞。玻片在室温下或 37℃ 温箱内尽快干燥,干燥后做瑞特染色或瑞-吉复合染色,再用油镜分类计数 100 个有核细胞,报告各种白细胞所占百分率,以及染色后间皮细胞、嗜酸性粒细胞和吞噬细胞形态。渗出液中细胞种类较多,如有不能分类细胞,应另行描述报告。

(三)特殊细胞检查

关节腔积液涂片采用瑞特染色或瑞-吉染色后显微镜下检查有无特殊细胞,常见特殊细胞的形态特点及其临床意义见表 12-3。

表 12-3 关节腔积液特殊细胞的形态特点及临床意义

特殊细胞	形态特点	临床意义
类风湿细胞	又称"包涵体细胞",是吞噬有抗原抗体复合物的一种带有折射周边的多核白细胞	主要见于类风湿关节炎,尤其是类风湿因子阳性者预后较差;也见于化脓性关节炎等
赖特(Reiter)细胞	是吞噬了退化变性的中性粒细胞的吞噬细胞	多见于 Reiter 综合征,也可见于痛风、幼年型类风湿关节炎
狼疮细胞	在狼疮因子的作用下,受累的白细胞核变成肿胀的"游离均匀体"。吞噬了 1 个或多个淡红色"均匀体"的中性粒细胞即为狼疮细胞,细胞胞质减少,胞核被挤在一边(保持正常染色质结构)	不具特异性。可见于系统性红斑狼疮、药物性狼疮关节炎、类风湿关节炎等

(四)结晶检查

关节腔积液涂片后,在普通光学显微镜或偏振光显微镜下观察判断结晶种类。关节腔积液中常见的结晶有尿酸盐结晶、焦磷酸钙结晶、磷灰石结晶、草酸钙结晶、胆固醇结晶、滑石粉结晶和类固醇结晶等。前五种结晶常见于各种痛风,滑石粉结晶和类固醇结晶为外源性结晶,多见于关节手术中手套滑石粉脱落或注射皮质类固醇形成的结晶,不同类型的结晶可同时存在。

关节腔积液结晶检查主要用于鉴别痛风和假性痛风,痛风患者主要是尿酸盐结晶,而假性痛风主要是焦磷酸钙结晶。常见结晶的特性及其临床意义见表 12-4。

表 12-4　关节腔积液常见结晶的特性及其临床意义

结晶	光强度	形状	大小（μm）	临床意义
尿酸钠	强	细针状或短棒状	5～20	痛风
焦磷酸钙	弱	棒状或菱形	1～20	假性痛风，骨性关节炎
磷灰石	—	六边形，成簇光亮钱币形	1.9～15.6	急性或慢性关节炎，骨性关节炎
草酸钙	弱，不定	四方形，哑铃形	2～10	慢性肾衰竭，草酸盐代谢障碍
胆固醇	弱	片状，少数棒状	5～40	类风湿关节炎，骨性关节炎
滑石粉	强	十字架	5～10	手术残留的滑石粉
类固醇	强	针状、菱形	1～40	注射皮质类固醇

（五）病原微生物检验

关节腔积液的病原微生物检验主要包括涂片染色镜检和微生物培养两个方面。常见的染色方法有革兰氏染色、抗酸染色和真菌特殊染色等。普通细菌培养主要分为需氧培养和厌氧培养，而特殊病原体如分枝杆菌和真菌等需采用专门的培养基进行培养。

二、方法学评价

关节腔积液细胞计数有显微镜计数方法和仪器计数方法，显微镜计数方法操作烦琐。结果准确性和重复性受主观因素影响较大，但可作为校正仪器的参考方法。血细胞分析仪的体液分析模式可自动进行细胞计数和分类计数，计数原理与全血计数相同，分别计数红细胞和白细胞，与显微镜计数方法有着良好的相关性。仪器计数法精密度高、速度快，但对于异常形态细胞识别有偏差，必要时需进行显微镜计数复查。此外，标本如果有凝块形成时，仪器容易出现堵孔故障。因此仪器分析前应认真观察标本状态并保障标本抗凝良好。

关节腔积液有核细胞分类方法有显微镜直接分类、涂片染色分类和仪器分类。其中显微镜直接分类方法相对涂片染色方法操作简单、快速，但是准确性差；尤其是陈旧性标本，细胞容易变形，分类困难，误差较大，建议采用涂片染色方法。涂片染色方法细胞识别率高，结果准确可靠，尤其是可以发现异常细胞，故为首选方法，但该方法操作复杂、费时。仪器分类方法简单、快速，可自动化，但影响因素较多，如组织和细胞碎片、高蛋白质和凝块等，无法识别异常形态细胞。

三、质量控制

（一）分析前

1. 检验人员能力　检验人员应加强专业水平和关节腔积液有形成分的形态学识别能力，有高度的责任心和耐心。

2. 器材试剂　所用的载玻片、盖玻片及涂片用的竹签或玻璃棒等器材要洁净，不含任何消毒剂和化学药物。

3. 及时送检　关节腔积液标本必须使用正确的抗凝剂抗凝并及时送检，防止积液凝固或细胞破坏导致结果不准确。

（二）分析中

1. 标本混匀　标本应充分混匀，否则影响计数结果。

2. 涂片制备　标本离心不能过快，否则影响细胞形态。用细胞离心涂片法收集细胞，可提高有核细胞分类的准确性。涂片固定时间不宜过长，固定温度不能过高。

（三）分析后

因穿刺损伤引起的血性关节腔积液，为排除因出血带来的白细胞，白细胞计数结果必须校正，通过血常规检测结果可得到 $RBC_{血液}$ 和 $WBC_{血液}$ 的数值，通过关节腔积液镜检可以得到 $RBC_{积液}$ 和 $WBC_{未校正}$ 的数值，然后可以计算出校正后白细胞数值，具体校正公式如下：

$$WBC_{校正} = WBC_{未校正} - \frac{WBC_{血液} \times RBC_{积液}}{RBC_{血液}}$$

四、参考区间/参考值

（一）细胞计数

1. 白细胞　$(0.2 \sim 0.7) \times 10^9/L$。
2. 红细胞　无。

（二）细胞分类计数

正常人关节腔积液中的细胞约 65% 为单核吞噬细胞，10% 为淋巴细胞，20% 为中性粒细胞，偶见软骨细胞和组织细胞。

（三）特殊细胞检查

1. 类风湿细胞　无。
2. Reiter 细胞　无。
3. 狼疮细胞　无。

（四）结晶检查

正常人关节腔积液中无结晶。

（五）病原微生物检查

正常人关节腔积液中无病原微生物。

五、临床意义

（一）细胞计数

1. 虽然白细胞计数结果对诊断关节炎无特异性，但可初步区分炎症性和非炎症性积液。
2. 关节炎时白细胞总数增高，化脓性关节炎的细胞总数往往超过 $50 \times 10^9/L$。
3. 急性痛风和风湿性关节炎时白细胞总数可达 $20 \times 10^9/L$。

（二）细胞分类计数

关节腔积液白细胞分类计数增高的临床意义：①中性粒细胞：炎症性积液中的中性粒细胞增高可＞80%；化脓性关节炎的中性粒细胞可高达 95%；风湿性关节炎、痛风、类风湿关节炎时中性粒细胞＞50%；创伤性关节炎、退变性关节炎、肿瘤（非感染性疾病）时中性粒细胞＜30%。②淋巴细胞：增高见于类风湿关节炎早期、慢性感染、结缔组织病等。③单核细胞：增高见于病毒性关节炎、血清病、系统性红斑狼疮等。④嗜酸性粒细胞：增高见于风湿性关节炎、风湿热、寄生虫感染或关节造影术后等。

（三）特殊细胞检查

见表 12-3。

（四）结晶检查

见表 12-4。

（五）病原微生物检查

病原微生物检查是关节腔积液常规检查项目之一。首先革兰氏染色，约 75% 链球菌感染、50% 革兰氏阴性杆菌感染及 25% 的淋病奈瑟菌感染可在关节腔积液中找到相应病原菌，约 30% 细菌性关节炎查不到病原菌，因此需结合细菌培养来提高阳性率；需氧培养阴性时，不能排除感染，建议加做厌氧培养和真菌培养，必要时还需结合分子诊断方法来辅助诊断。如怀疑结核性关节炎时可进行抗酸染色查找抗酸杆菌，但阳性率仅为 20% 左右，可结合细菌培养或核酸检测进一步明确。

二维码知识聚焦 12-3

问题导航 12-4

1. 案例中的关节腔积液报告哪些属于化学检验？
2. 关节腔积液黏蛋白形成试验常用哪种方法进行检测？如何进行检测？
3. 关节腔积液蛋白质测定和葡萄糖测定常用哪种方法进行检测？
4. 关节腔积液的免疫学检验主要包括哪些方面？

第四节　关节腔积液化学检验

一、黏蛋白凝块形成试验（Rivalta 试验）

（一）检验方法

1. 采用酸性沉淀法进行定性检测。关节腔积液中含有大量浆膜黏蛋白时，在酸性条件下可产生白色雾状沉淀，即 Rivalta 试验阳性。

2. 操作步骤　取 100ml 量筒，加蒸馏水 100ml，滴入冰醋酸 0.1ml 并充分混匀，静置数分钟；将关节腔积液贴近量筒液面逐滴轻轻滴下，在黑色背景下观察白色雾状沉淀的发生及其下降速度。

3. 结果判断　阴性：清晰不显雾状；可疑（±）：渐呈白雾状；阳性：（+）呈白雾状，（++）呈白薄云状，（+++）呈白浓云状。

（二）方法学评价

Rivalta 试验只是一种简易的黏蛋白筛检试验，只可粗略区分炎性积液和非炎性积液。

（三）质量控制

1. 在蒸馏水中加入冰醋酸后应充分混匀，加标本后应在黑色背景下观察结果。

2. 加入关节腔积液时应避免速度过快或过慢，以免影响结果观察。

（四）参考值

阳性。

（五）临床意义

1. 健康人滑膜液中含有大量黏蛋白，主要是透明质酸与蛋白质的复合物，在乙酸溶液作用下可形成坚实的黏蛋白凝块，能够反映透明质酸、蛋白质含量和聚合作用情况。

2. 健康人滑膜液的黏蛋白凝块形成良好，凝块形成不良多见于化脓性关节炎、结核性关节炎、类风湿关节炎及痛风等。

二、蛋白质定量试验

（一）检验方法

采用双缩脲法进行测定，同血清总蛋白测定。

（二）方法学评价

蛋白质定量试验可测定白蛋白、球蛋白、纤维蛋白原等蛋白质的含量。

（三）质量控制

标本中有明显凝块时需离心后取上清液进行检查。

（四）参考区间

11 ～30g/L。

（五）临床意义

1. 关节腔积液蛋白质增高主要见于化脓性关节炎，其次是类风湿关节炎和创伤性关节炎。

2. 关节炎时关节腔积液中的总蛋白、白蛋白、球蛋白和纤维蛋白原均增高。

3. 关节腔积液中蛋白质高低可反映关节感染的程度。

三、葡　萄　糖

（一）检验方法

采用葡萄糖氧化酶法或己糖激酶法进行测定，同血清葡萄糖测定。

（二）方法学评价

1. 葡萄糖氧化酶法第 1 步反应有较高的特异性，第 2 步反应易受干扰，其特异性低于己糖激酶法。

2. 己糖激酶法是葡萄糖测定推荐的参考方法。虽然第 1 步反应非特异性，但第 2 步有较高的特异性。

（三）质量控制

1. 关节腔积液葡萄糖应与空腹血糖同时测定，尤其在禁食或低血糖时。

2. 因餐后血糖与积液葡萄糖的平衡较慢，且不易判断，故以空腹积液葡萄糖浓度为准。

3. 标本采集于含氟化物的试管内并立即检查，抑制葡萄糖发生体外酵解转化为乳酸。

（四）参考区间

3.3～5.3mmol/L。

（五）临床意义

1. 健康人滑膜液葡萄糖较血糖稍低，两者差值小于 0.5mmol/L。

2. 化脓性关节炎时，白细胞增多使葡萄糖转化为乳酸，加上细菌消耗葡萄糖，积液葡萄糖含量减低，使血糖与积液葡萄糖差值增大（大于 2.2mmol/L）。

3. 结核性关节炎、类风湿关节炎的积液葡萄糖降低的程度小于化脓性关节炎。

四、关节腔积液其他化学和免疫学检验

关节腔积液其他化学和免疫学检验指标及临床意义见表 12-5。

表 12-5　关节腔积液其他化学和免疫学检验指标及临床意义

检验指标	检验方法	参考区间/参考值	临床意义
乳酸	酶比色法	1.0～1.8mmol/L	①化脓性关节炎关节腔积液细胞对葡萄糖的利用率和需氧量增加，同时局部炎症使血液循环不足及低氧代谢等导致乳酸含量增高
			②类风湿关节炎积液中乳酸轻度增高，而淋病奈瑟菌感染的关节腔积液乳酸含量可正常
			③虽然关节腔积液乳酸的特异性较差，但仍可作为关节感染早期诊断指标之一
类风湿因子	乳胶凝集试验或双抗原夹心 ELISA 法	阴性	①类风湿关节炎患者关节腔积液的类风湿因子阳性率较血清高但不特异。
			②类风湿因子阳性也见于感染性（如结核性）和其他非感染性关节炎

续表

检验指标	检验方法	参考区间/参考值	临床意义
抗核抗体	免疫荧光法等	阴性	①抗核抗体除存在于血清中，也可存在于关节腔积液、胸膜腔液和尿液中 ②70%系统性红斑狼疮和20%类风湿关节炎患者关节腔积液中可查出抗核抗体。因此，系统性红斑狼疮患者有关节炎症状时，可采集关节腔积液标本检查抗核抗体
补体	免疫溶血法或免疫化学法	约为血清补体的10%	①风湿性关节炎患者血清补体多正常，而关节腔积液补体可减少30% ②活动性系统性红斑狼疮患者血清和关节腔积液补体均减低 ③感染性关节炎、痛风、Reiter综合征患者关节腔积液补体可增高，且与关节腔积液蛋白质含量呈正相关

二维码知识聚焦 12-4

问题导航 12-5

1. 关节腔积液检查包括哪些检查项目？
2. 如何选择关节腔积液的特殊检验？
3. 常见关节疾病的积液特征是怎样的？

第五节　关节腔积液检验临床意义

在不同关节疾病时，关节腔积液的变化也各不相同。关节腔积液检验主要用于各种类型关节病变的辅助诊断、疗效观察及预后判断。关节腔积液检验项目的选择见表12-6。临床上常见的关节疾病有损伤性关节炎、骨关节炎、类风湿关节炎、风湿热、痛风、结核性关节炎和化脓性关节炎等。各类型关节疾病的积液理学检验、化学检验及显微镜检验等结果各异。常见关节疾病的积液特征见表12-7。

表 12-6　关节腔积液检验项目的选择

检验类型	检验项目
常规检验	理学检验（颜色、透明度等）、白细胞总数与分类计数、革兰氏染色与细菌培养（包括需氧和厌氧培养）和结晶检查等
特殊检验	真菌染色、抗酸染色和特殊细菌培养，细菌核酸，积液葡萄糖与血清葡萄糖比值，乳酸等有机酸，酶学、补体，抗核抗体等检测

表 12-7　常见关节疾病的积液特征

疾病	外观	黏度	黏蛋白凝块	细胞计数及分类	蛋白质	葡萄糖	结晶	细菌
损伤性关节炎	黄、血色，浑浊	高	良好	增高，淋巴细胞为主	增高	正常	无	无
关节创伤、出血性疾病、过度治疗	红色，浑浊	低	一般	增高，中性粒细胞为主	增高	正常	无	无
骨关节炎	黄，清亮	高	良好	增高，淋巴细胞为主	增高	正常	无	无
类风湿关节炎	黄、浅绿色，浑浊	低	一般或差	中度增高，中性粒细胞为主	增高	正常	胆固醇结晶偶见	无
风湿热	黄，稍浑浊	低	良好或一般	中度增高，中性粒细胞占50%	增高	正常	无	无

续表

疾病	外观	黏度	黏蛋白凝块	细胞计数及分类	蛋白质	葡萄糖	结晶	细菌
痛风	黄、乳白色，稍浑浊	低	一般或差	增高，中性粒细胞为主	增高	正常	尿酸盐结晶	无
结核性关节炎	黄，浑浊	低	差	增高，早期以中性粒细胞为主，后期以淋巴细胞为主	增高	中度减低	无	阳性
化脓性关节炎	浅灰、白色，浑浊，脓样	低	差	明显增高，中性粒细胞为主	明显增高	中度减低	无	阳性

二维码知识聚焦 12-5

案例分析 12-1

　　该案例的检验报告单到底可否审核？

　　可以审核。首先看理学检验指标，该患者关节腔积液的量明显增多，颜色透明度为红色浑浊，黏稠度下降，凝块形成非常明显，提示关节腔内有出血和炎症，考虑可能为创伤、肿瘤或感染等引起。接着看显微镜下观察的指标，该患者关节腔积液的白细胞明显增多，红细胞明显增多，白细胞分类以中性粒细胞为主，进一步提示该患者可能患有化脓性关节炎。最后看其他形态学指标，没有阳性结果提示，化学检查也符合炎症表现，因此该患者非常可能是患有化脓性关节炎。为确定是何种病原体引起的感染，需通过细菌学培养或免疫学、分子生物学等方法来协助诊断。

（尹小毛）

第十三章　其他积液检验

第一节　羊水检验

羊水（amniotic fluid，AF）是妊娠期羊膜腔内的液体，由母体和胎儿共同产生。在妊娠早期，羊水主要是母体血浆成分经胎膜进入羊膜腔的漏出液，也可经未角化的胎儿皮肤及胎盘表面的羊膜产生，其成分与母体组织液相似，但是蛋白质和钠浓度偏低；妊娠中期以后，胎儿的尿液则成为羊水的主要来源，其渗透压逐渐降低，而尿酸、肌酐和尿素含量逐渐增高。

羊水中 98%～99% 是水分，1%～2% 是溶质；50% 溶质是有机物（如葡萄糖、蛋白质等），另外 50% 为无机盐（如电解质），还有极少量来源于胎儿和羊膜的脱落细胞。羊水的成分随着胎儿发育不断变化。

羊水检验被认为是一种安全、可靠的诊断方法。在妊娠不同时期进行羊水检验可诊断或辅助诊断胎儿染色体异常、先天性代谢障碍、神经管缺陷、母婴血型不合和胎儿宫内发育异常及宫内感染等疾病。羊水检验包括羊水理学检验、胎儿成熟度检验、细胞遗传学检验、分子生物学检验和病原生物学检验等。

二维码知识导图 13-1 其他积液检验

问题导航 13-1

1. 羊水标本采集与处理的注意事项有哪些？
2. 羊水标本采集与处理的质量控制有哪些内容？
3. 诊断胎儿是否患有遗传性疾病，应在妊娠第几周进行穿刺？

一、羊水标本采集与处理

（一）标本采集

羊水标本多由临床医师经羊膜腔穿刺获得。穿刺采集羊水有一定风险，采集前应严格掌握其适应证和禁忌证（表 13-1）。羊水检验根据不同的检查目的，可选择不同的穿刺时间。诊断遗传性疾病宜在妊娠第 16～20 周穿刺；诊断母婴血型不合宜在妊娠第 26～36 周穿刺；评估胎儿成熟度宜在妊娠第 35～42 周穿刺。

表 13-1　羊水检验适应证和禁忌证

适应证/禁忌证	内容
适应证	①诊断性：遗传学疾病、高危妊娠、母婴血型不合、评估胎儿成熟度和必要的胎儿性别鉴定等 ②治疗性：羊膜腔内注射治疗性流产、羊水过多症
禁忌证	妊娠＜16 周或＞42 周、先兆流产、稽留流产、宫内感染和盆腔感染者

羊水标本的规范采集影响检验结果准确性。羊水采集注意事项：①标本量一般为 20～30ml，采集后应立即送检，以避免细胞及化学成分受影响，否则应置于 2～8℃冰箱中保存，保存时间不宜超过 24h。②细胞培养和染色体分析标本应置于 37℃中保存，离心取沉淀物作染色体核型分析、脂肪细胞及其他有形成分检查。③细胞学检查标本应避免使用玻璃容器，以免细胞黏附于玻璃。④胆红素检测时应使用棕色容器避光保存。

（二）标本处理

羊水采集后存放于无菌刻度离心管内，1200r/min 离心 5min，无菌条件下分离标本，上清液用于化学和免疫学检查，底层沉淀用于细胞培养和染色体分析，也可用于脂肪细胞和其他有形成分分析。检验后废弃物按感染性废物处理。

（三）标本采集和处理的质量控制

1. 进针位置的确定 采集标本前应对孕妇进行腹部超声检查确定胎儿位置，以明确进针位置。

2. 羊水的采集时机 妊娠 16 周时羊水量为 170～200ml，20 周时可达 500ml，这个妊娠阶段羊水量多，胎儿小，胎儿漂在羊水中，周围有较宽的羊水带，羊膜腔穿刺时不易损伤胎儿，因此一般建议在妊娠第 16～20 周时采集羊水。若第一次穿刺失败，可间隔 7 天后再次穿刺。

3. 标本的采集和处理 标本采集和处理应规范化操作，无菌保存在适宜容器中，并立即送检。检验后标本按感染性废物流程做好处理。

二维码知识聚焦 13-1

4. 羊膜腔穿刺的并发症 羊水采集标本量较少，一般不会引起流产，但也应注意规范化操作，避免导致羊膜炎、胎盘早剥、流产和穿刺损伤等。

问题导航 13-2

1. 羊水量的变化对于疾病诊断有哪些提示作用？
2. 羊水颜色和透明度的变化有哪些意义？当羊水呈金黄色时，提示什么问题？

二、羊水理学检验

正常妊娠时，随着妊娠进展，羊水量逐渐增加，在妊娠第 32～36 周达到高峰，随后逐渐减少。妊娠早期，羊水呈无色或淡黄色，清晰、透明；妊娠晚期因混入胎儿脱落的上皮细胞、胎脂等而略显浑浊，胎粪污染可使羊水变得较为浑浊。羊水理学检验主要包括羊水量、羊水颜色与透明度等内容。

（一）羊水量

1. 检验方法 羊水量的测量方法有 3 种。①直接测量法：破膜后直接留取羊水测定，但此法不能对某些疾病做出早期诊断。②标记法：将已知剂量的对氨马尿酸钠等标记物注入羊膜腔内，根据标记物的稀释度间接算出羊水量。③B 型超声探测法：以测定最大羊水暗区垂直深度和羊水指数表示羊水量。

2. 方法学评价 临床上常用 B 型超声探测法，该法安全、简便和准确性高。

3. 参考区间 妊娠第 36～38 周时达 1000～1500ml，此后逐渐减少；足月妊娠时约为 800ml；过期妊娠时小于 300ml。

4. 临床意义

（1）羊水过多：任何妊娠时期羊水量＞2000ml 为羊水过多，见于胎儿畸形、胎盘脐带病变、糖尿病和多胎妊娠等。

（2）羊水过少：妊娠足月时羊水量＜300ml 为羊水过少，见于胎儿泌尿系统畸形、胎儿宫内发育迟缓、过期妊娠、羊膜病变和胎盘功能减退等。

（二）羊水颜色与透明度

1. 检验方法 采用肉眼观察法检查。直接用肉眼观察羊水的颜色与透明度。

2. 方法学评价 主观性强，误差大。

3. 参考值

（1）妊娠早期：无色或淡黄色，清晰、透明。

（2）妊娠晚期：乳白色，清晰或稍浑浊。

4. 临床意义 羊水的颜色与透明度可在某些病理情况下发生变化，具体见表 13-2。

表 13-2　羊水颜色与透明度变化及临床意义

颜色与透明度	临床意义
深黄色	见于母婴血型不合引起的羊水胆红素过高
金黄色	见于金黄色葡萄球菌感染或羊水胆红素过高
黏稠拉丝、黄色	见于过期妊娠或胎盘功能减退
黄绿色、深绿色	见于胎儿窘迫症，羊水混有胎粪所致
红色、褐色	为新鲜或陈旧性出血，多见于胎盘早剥、先兆流产或胎儿死亡
浑浊脓性、臭味	见于羊膜腔内感染

二维码知识聚焦 13-2

问题导航 13-3

1. 羊水显微镜检验包括哪些内容？
2. 羊水快速贴壁细胞检验有哪些临床意义？

三、羊水显微镜检验

羊水显微镜检验主要通过显微镜观察羊水中的有形成分，包括羊水脂肪细胞计数与快速贴壁细胞检验。

（一）羊水脂肪细胞计数

羊水脂肪细胞是胎儿皮脂腺及汗腺脱落的细胞。随着妊娠进展，胎儿皮脂腺逐渐成熟，羊水中脱落的脂肪细胞含量增多，羊水脂肪细胞计数可反映胎儿皮肤成熟度。

1. 检验方法　将羊水离心后取沉淀物用尼罗蓝水溶液染色，脂肪细胞无核，染成橘黄色，其他细胞染成蓝色。显微镜下计数 200～500 个细胞，计算脂肪细胞百分率。

2. 参考区间　妊娠第 34 周前羊水脂肪细胞≤1%；第 34～38 周为 1%～10%；第 38～40 周为 10%～15%；第 40 周以后＞50%。

3. 临床意义　羊水脂肪细胞＞20% 提示胎儿皮肤成熟；10%～20% 为临界值；＜10% 为皮肤未成熟。

（二）羊水快速贴壁细胞检验

正常羊水细胞需要 4～5 天才能贴壁生长。胎儿畸形（如神经管缺陷及脐疝）时，羊水细胞 20h 就可贴壁生长，此种细胞称为快速贴壁细胞（rapid adhering cell，RAC）。RAC 能快速生长是由于神经管缺陷，暴露于羊水中的细胞为神经组织中的吞噬细胞，具有贴壁快、活细胞贴壁率高的特点。通过 RAC 检查可判断胎儿有无畸形。

1. 检验方法　无菌操作抽取羊水，离心，取沉淀细胞进行细胞培养，通过计算活细胞贴壁率可判断胎儿有无神经管缺陷及脐疝畸形等。

二维码知识聚焦 13-3

2. 参考区间　正常时＜4%。

3. 临床意义　RAC 主要用于胎儿畸形的诊断。脐疝畸形者 RAC 占 9%～12%。无脑儿 RAC 可达 100%。

问题导航 13-4

1. 羊水化学与免疫学检验项目包括哪些，各有什么临床意义？
2. 怀疑胎儿神经管缺陷时，首先检查哪个指标？

四、羊水化学与免疫学检验

随着妊娠进展，羊水成分也在不断地改变。羊水化学与免疫学检验项目较多，有甲胎蛋白（alpha-fetoprotein，AFP）、胆碱酯酶（cholinesterase，ChE）和反式三碘甲腺原氨酸（reverse triiodothyronine，rT3）等，主要用于评估胎儿的生长发育及某些遗传性代谢疾病。临床上常用的检验项目及临床意义见表 13-3。

表 13-3　羊水化学与免疫学检验项目及临床意义

项目	方法	参考区间/参考值	临床意义
AFP	CLIA ELISA	妊娠第 15~20 周：40mg/L 妊娠第 32 周后：25mg/L	产前诊断神经管缺陷（NTD）的特异性指标 ①增高：见于开放性神经管缺陷的胎儿、腹壁缺陷、胎儿畸形、死胎及羊膜穿刺所致的胎血污染等 ②降低：见于葡萄胎、唐氏综合征等
AChE	聚丙烯酰胺凝胶电泳	<10.43U/L	协助 AFP 增高的确认，NTD 的"第 2 标志" ①增高：见于 NTD、腹壁缺陷 ②鉴别胎儿缺陷类型，同时测定羊水 PChE，若 AChE∶PChE＞0.27 应考虑 NTD，若比值≤1.0，考虑开放性腹壁缺陷
rT3	CLIA	2.62~8.31μmol/L	降低：见于甲状腺功能减退，在妊娠晚期及时诊断并采取有效措施予以治疗，对胎儿发育有重要意义
睾酮	CLIA ELISA	男性胎儿：224 ± 11μg/L 女性胎儿：39 ± 2μg/L	结合染色体检查可预测胎儿性别，但妊娠合并糖尿病、母婴 Rh 血型不合和无脑儿等羊水睾酮水平可降低
雌三醇	CLIA ELISA	妊娠末期： 0.8~1.2mg/L	反映胎盘功能，间接反映胎儿在宫内发育情况。降低提示胎儿预后不良，突然下降考虑先兆流产、母婴血型不合和妊娠合并糖尿病等
血型	凝集试验	A 型、B 型、O 型 AB 型、RhD 等	辅助胎儿血型鉴定（分泌型表现凝集抑制，非分泌型用 DNA 技术鉴定血型）以及血型不合的预后评估

注：CLIA，化学发光免疫分析法；ELISA，酶联免疫吸附法；AChE，乙酰胆碱酯酶；PChE，假性胆碱酯酶

二维码知识聚焦 13-4

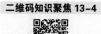

问题导航 13-5

1. 胎儿肺成熟度的检验方法及临床意义有哪些？
2. 胎儿肾成熟度的检验方法及临床意义有哪些？
3. 胎儿肝成熟度的检验方法及临床意义有哪些？

五、胎儿成熟度的羊水检验

临床上，胎儿成熟度检验可作为高危妊娠者选择有利分娩时机和采取措施的参考依据。通过观察羊水中某些指标的变化来评估胎儿肺脏、肾脏、肝脏、皮肤和唾液腺的成熟度，以观察胎儿的生存能力，其中肺成熟度是最能反映胎儿出生后生存能力的。产前胎儿成熟度的评估有胎龄计算法、超声诊断法和羊水穿刺检验法。

（一）胎儿肺成熟度检验

新生儿呼吸窘迫综合征是新生儿死亡的主要原因，一般情况下，妊娠第 35 周时胎儿肺成熟，但某些产前因素可延缓或加速肺成熟的过程。糖尿病、严重胎儿红细胞增多症或孕妇服用苯巴比妥等可延缓胎儿肺的成熟，胎盘功能不全、羊水感染等引起的慢性胎儿窘迫可加速肺成熟。

1. 检验方法

（1）羊水泡沫试验（foam stability test）亦称振荡试验（shake test）：羊水中的肺泡表面活性物质加入抗泡剂乙醇，经振荡后可形成稳定的泡沫层并在室温下保存数小时，而其他非肺泡表面活性物质所形成的泡沫即迅速消除。该试验采用双管法，第 1 支试管按 1：1 比例和第 2 支试管按 1：2 比例分别加入羊水和 95% 乙醇，经过 20s 振荡，静置 15min 后观察结果，若两管液面均有完整泡沫环提示胎儿肺成熟，若第 1 管液面出现泡沫环，为临界值，均无泡沫环提示胎儿肺未成熟。

（2）磷脂酰胆碱（phosphatidylcholine，PC）和鞘磷脂（sphingomyelin，S）比值（PC/S）测定：即薄层层析色谱法，检测羊水中磷脂酰胆碱和鞘磷脂的含量比值变化，可作为判断肺成熟度参考依据。

（3）磷脂酰甘油（phosphatidyl glycerol，PG）测定：可用酶法或快速胶乳凝集试验测定羊水 PG。

（4）羊水吸光度测定：在波长 650nm 处测定羊水吸光度，羊水中磷脂类物质的含量与其浊度成正比，磷脂类物质越多，吸光度越强。

2. 方法学评价 胎儿肺成熟度检验的方法学评价见表 13-4。

表 13-4 胎儿肺成熟度检验的方法学评价

检验方法	评价
羊水泡沫试验	最常用的床边试验，简便、快捷，但灵敏度差，假阴性率高
薄层层析色谱法（PC/S 比值测定）	评估胎儿肺成熟度的参考方法，但费时，需特殊试剂和器材。溶血、胎粪及薄层层析的精密度可影响准确性
磷脂酰甘油测定	操作复杂、费时，但灵敏度、特异度高
羊水吸光度测定	间接估量羊水磷脂的方法，但易受磷脂类物质以外成分浊度的影响

3. 参考区间/参考值

（1）羊水泡沫试验：2 支试管液面均有完整泡沫环为阳性。

（2）薄层层析色谱法：PC/S≥2。

（3）磷脂酰甘油测定：妊娠第 35 周后，能检测出磷脂酰甘油。

（4）羊水吸光度测定：A_{650}≥0.075。

以上指标结果阳性，提示胎儿肺成熟。

4. 临床意义 胎儿肺成熟度检验对于预防新生儿特发性呼吸窘迫综合征有重要意义。

（二）胎儿肾成熟度检验

随着妊娠的进展，胎儿肾脏逐渐成熟，测定羊水肌酐和葡萄糖浓度变化可作为评估胎儿肾成熟度（fetal kidney maturity）的指标。

1. 检验方法 采用苦味酸速率法或酶法测定羊水肌酐；采用葡萄糖氧化酶法测定羊水葡萄糖。

2. 方法学评价

（1）羊水肌酐作为胎儿代谢产物，其排泄反映肾小球成熟度。但其浓度受羊水量、胎儿肌肉发育程度及孕妇血浆肌酐浓度的影响。

（2）羊水葡萄糖浓度可反映胎儿肾脏发育情况。但羊水葡萄糖个体间存在较大差异，其评价肾脏成熟度的价值较肌酐差。

（3）检测时应注意羊水中其他成分（维生素 C、胆红素）对实验的干扰，避免引起实验误差。

3. 参考区间

（1）羊水肌酐＞176.8μmol/L，提示胎儿肾成熟；132.6～176.7μmol/L 为临界值；＜131.7μmol/L 提示胎儿肾未成熟。

（2）羊水葡萄糖＜0.56mmol/L 提示胎儿肾成熟；＞0.80mmol/L 提示胎儿肾未成熟。

4. 临床意义　随着妊娠时间的增加，胎儿肾脏逐渐发育成熟，羊水肌酐浓度逐渐增高，而葡萄糖浓度逐渐降低。因此测定羊水中肌酐和葡萄糖的浓度可反映胎儿肾成熟度。

（三）胎儿肝成熟度检验

羊水中胆红素主要由胎儿肝脏代谢产生，随着胎儿肝脏代谢胆红素能力增强，羊水中胆红素逐渐减少，至妊娠晚期基本消失，因此检测羊水中胆红素浓度可反映胎儿肝成熟度（fetal liver maturity）。

1. 检验方法　用重氮试剂法、胆红素氧化酶法检测羊水中的胆红素。

2. 方法学评价　标本采集时应避免混入血液与胎粪，以免干扰检测。采集后应立即离心取上清液，用棕色容器避光保存及送检，以防止标本受光氧化。

3. 参考区间　羊水胆红素＜1.71μmol/L，提示胎儿肝成熟。

4. 临床意义　用于判断胎儿安危、监测胎儿溶血情况以及评估胎儿肝成熟度。

（四）胎儿皮肤成熟度检验

羊水脂肪细胞随着胎龄的增加而增加，通过计数羊水中脂肪细胞的百分率，可作为评估胎儿皮肤成熟度（fetal skin maturity）的指标。

（五）胎儿唾液腺成熟度检验

羊水中淀粉酶来源于胎儿的唾液腺（S 型）及胰腺（P 型），且不受母体淀粉酶影响。在妊娠第 36 周后，羊水中的 S 型淀粉酶随妊娠时间进展而增加。因此，测定羊水中淀粉酶活性可用于评估胎儿唾液腺成熟度（fetal salivary glands maturity）。

1. 检验方法　采用 Somogyi 法检测羊水中淀粉酶浓度。

2. 方法学评价　羊水淀粉酶测定方法简单、快速，但受母体羊水量的影响。

3. 参考区间　＞120U/L（Somogyi 法）提示胎儿唾液腺成熟。

二维码知识聚焦 13-5

4. 临床意义　测定妊娠第 36 周后的羊水淀粉酶活性是判断胎儿唾液腺成熟度的良好指标。

问题导航 13-6

1. 什么是 TORCH 综合征？

2.TORCH 感染的检验方法及临床意义包括哪些？

六、羊水病原生物学检验

弓形虫（*Toxoplasma gondii*）、风疹病毒（Rubella virus）、巨细胞病毒（Cytomegalovirus）、单纯疱疹病毒（Herpes simplex virus）和其他病原微生物（如梅毒、EB 病毒、水痘-带状疱疹病毒）可通过胎盘垂直传播给胎儿导致流产、早产、畸形、死胎和中枢神经系统发育障碍等。取病原体首个英文字母的组合，称为 TORCH 综合征。通过检测孕妇羊水中一些与疾病相关的标志物以了解孕妇是否感染此类病原体。

1. 检验方法

（1）病原学检测：病原体培养、核酸检测等。

（2）血清学检测：通过化学发光免疫分析法、酶联免疫吸附法等方法检测病原体感染机体后体内出现的特异性抗体。

2. 方法学评价　病原体培养检测成本高、费时和周期长，对实验室及检测人员技术水平要求高，临床应用较少。病毒核酸检测灵敏度高、特异性强，可快速高通量检测，是目前临床病原体检测首选方法。血清学检测结果与个体的免疫功能、感染时间和不同检测仪器的灵敏性及特异性高度相关，因此并不能依靠单个结果来明确诊断。通过高质量的检测试剂盒并联合血清学试验、培养和 PCR 结果可提高诊断效能。

3. 参考值 阴性。

二维码知识聚焦 13-6

4. 临床意义 怀疑 TORCH 感染的高危孕妇可通过采集母血、羊水、胎盘绒毛和脐血等标本进行检测，判断是否感染，同时评估妊娠风险，对预防胎儿畸形、早产和发育迟缓等情况有重要意义。

----- **问题导航 13-7**

1. 简述荧光原位杂交技术在羊水检验中的检测原理和方法学评价。
2. 简述微阵列比较基因组杂交技术在羊水检验中的检测原理和方法学评价。

七、羊水细胞遗传学及分子生物学检验

羊水细胞遗传学及分子生物学检验对胎儿染色体病、遗传性代谢性疾病及先天畸形的产前诊断有重要意义，可弥补羊水常规检查的缺陷。常见细胞遗传学及分子生物学检验的检验原理及方法学评价见表 13-5。

表 13-5 细胞遗传学及分子生物学检验的检验原理及方法学评价

检验方法	检验原理	方法学评价
细胞培养 + 染色体核型分析	通过细胞培养使处于分裂静止或分裂不活跃状态的细胞转化为分裂活跃的细胞，从而获得处于分裂中期的染色体，可判断染色体是否存在数目及结构的异常	①检查染色体数目和结构异常，用于唐氏综合征的诊断结果直观、准确，是诊断染色体异常的"金标准" ②标本要求高，受取材时间限制（16~20 周），细胞培养周期长（10~21 天出结果），技术要求高，对染色体微小异常及多基因病的检测受限
荧光原位杂交技术（FISH）	将荧光标记的核酸分子在变性后与已变性的靶核酸在退火温度下复性，然后通过荧光显微镜观察荧光信号，从而对标本中待测基因定性、定量或相对定位进行分析	①检查染色体数目和结构异常，可检查染色体微小缺失。妊娠 16 周后可直接采取羊水检测，无须细胞培养，1~2 天出结果。结果快速、灵敏和可靠 ②成本、技术水平高，需荧光显微镜，探针种类不足制约了对复杂染色体病的诊断
多重连接探针扩增技术（MLPA）	将核酸杂交和 PCR 链式扩增相结合的一项高通量检测技术，在单一反应管内可同时检测高达 50 种不同基因组 DNA 或 RNA 序列的异常拷贝数量，是一种多重 PCR 技术	①用于染色体片段分析，无须细胞培养，分析周期短（2 天），精确度高，重复性好，操作简便 ②不能查出探针以外的染色体片段异常，不能反映平衡易位和倒位染色体变化，且需要测序仪等特殊设备
微阵列比较基因组杂交技术（microarray-CGH）	分别用不同颜色的荧光标记待测样本与对照样本全基因组 DNA，然后与载体上固定好的微阵列序列杂交，通过计算机软件分析比较待测样本与参照样本上两种信号的荧光强度比率，从而确定待测样本全基因组水平上相应区段拷贝数变化情况	①优点：全基因组芯片，可检测所有染色体位点的异常，大规模、高通量和高分辨率，自动分析结果，客观，省时 ②缺点：无法有效检测出无拷贝数变化的染色体畸变，如平衡易位、倒位和环状染色体等，且设备昂贵，费用高

二维码知识聚焦 13-7

----- **问题导航 13-8**

1. 羊水检验有哪些临床应用？
2. 羊水检验可诊断的遗传性疾病包括哪几种？

八、羊水检验的临床应用

羊水检验对评估胎儿宫内发育状况，筛查各种先天性、遗传性疾病，降低遗传病的发病率，实现优生、优育具有重要的意义。

羊水检验作为一种有创的检查方法，穿刺前必须掌握其检验的适应证和禁忌证。但随着医学技术的发展，这种检查方法已经很安全、可靠。目前羊水常规检查和胎儿成熟度的检查已逐渐被低风险的影像学技术所替代。利用细胞遗传学及分子生物学技术进行羊水细胞染色体核型分析和基因的检测，临床应用更广泛。

（一）产前诊断

产前诊断又称宫内诊断，是指在胎儿出生前，在遗传咨询基础上，通过影像学、生物化学、细胞遗传学和分子生物学等技术观察胎儿的外形、分析胎儿染色体核型、检测羊水生化项目和胎儿细胞基因等，判断胎儿是否患有先天性、遗传性疾病，并对妊娠风险作出评估，继而采取一些必要的措施预防严重遗传病、先天畸形和智力障碍患儿的出生，提高人口素质。

羊水检验可诊断的遗传性疾病包括以下几种：

1. 神经管缺陷性疾病　羊水中甲胎蛋白和乙酰胆碱酯酶的检测，以及羊水快速贴壁细胞的检验可为本病提供诊断依据。

2. 遗传性代谢病　多为单基因突变或变异引起的疾病，绝大部分表现为酶的缺陷。羊水酶学检查、限制性片段长度多态性连续分析具有诊断价值。

3. 染色体病　由染色体数目和结构异常引起的染色体病，可通过羊水检查而作出诊断，该病目前尚无有效的治疗手段，因此一旦明确诊断，即可终止妊娠。

4. 性连锁遗传病　对于无法直接确诊的性连锁遗传病，可通过羊水细胞的性染色体检查来预测胎儿性别，评估其发病率以便取舍胎儿。

（二）TORCH 感染的诊断

TORCH 是一组病原微生物的简称，孕妇感染后可通过胎盘传给胎儿，导致胎儿流产、死胎、早产、胎儿先天畸形等严重后遗症。怀疑 TORCH 感染的高危孕妇可通过采集母血、羊水、胎盘绒毛、脐血等标本进行检测以评估妊娠风险。TORCH 感染检验已成为许多地区孕期检查的常规项目。

（三）其他应用

1. 评估胎儿成熟度　采用生物化学和免疫学等技术检查羊水中某些指标的变化，以评估胎儿肺脏、肝脏、肾脏和皮肤的成熟度，有助于选择有利的分娩时机，降低围产儿死亡率。

二维码知识聚焦 13-8

2. 诊断母婴血型不合　怀疑母婴血型不合导致的溶血症，可通过检测羊水中的血型物质鉴定胎儿血型，并采取合理的治疗措施及预后判断。

知识拓展 13-1

1. 无创 DNA 技术与羊水检验有哪些区别？

2. 哪些孕妇需要做羊水穿刺检查？

3. 30 岁女性患者在妊娠 30 周时做羊膜穿刺。实验室羊水检查结果如下：未查出磷脂酰甘油、肌酐≤131.7μmol/L、胆红素＞1.71μmol/L、羊水脂肪细胞＜10%、唾液腺淀粉酶活性＞120U/L，提示胎儿成熟度处于什么情况？

第二节　胃液检验

胃液（gastric juice）是由胃黏膜细胞分泌的一种无色透明的酸性液体，成分极其复杂，主要有盐酸、各种酶、黏液、内因子、电解质和一些肽类激素等。目前临床上主要采用纤维内镜技术和血清促胃液素定量进行胃的相关疾病诊断。胃液检验的价值逐渐降低，但在胃分泌功能评估、恶性贫血和巨幼细胞贫血的鉴别诊断及肺结核的辅助诊断中仍有重要作用，故不能完全被取代。

案例 13-1

患者，老年女性，约 3h 前被家属发现突然倒地，意识不清，送至院急诊科，患者急性面容，不能言语，被动体位，意识昏睡，无大小便失禁，无呕吐，医生急查脑部 CT，提示脑部多发缺血性病灶；血常规检查结果提示中度贫血。入院后主诊医生开具一系列检查，其中胃液分析结果如下：

*** 医院检验报告

姓名：**	患者 ID 号：***	申请单号：*********		标本状态：合格
性别：女	科别：**科	申请医生：**		标本类型：胃液
年龄：68 岁	床号：**	临床诊断：脑梗死？中度贫血		检验项目：胃液分析

项目名称	结果	提示	单位	参考区间/参考值
量	18		ml	10～100
颜色	棕褐色			无色
透明度	浑浊			清晰透明
黏液	+			少量
酸碱度（pH）	6.0			0.9～1.8
食物残渣	阴性（−）			阴性
红细胞（RBC）	18		/μl	0
白细胞（WBC）	1410		/μl	100～1000
上皮细胞（EC）	1～3		个/HP	0
隐血（OB）	阳性（+）			阴性

备注：

采集时间：*****	接收时间：*****	报告时间：*****
检验者：**	批准者：**	检验仪器/方法：***

问题：

1. 如何采集胃液进行检测？
2. 上述的胃液分析报告如何审核？
3. 如何解读该患者的胃液分析检验报告？

问题导航 13-9

1. 采集胃液前患者应注意哪些情况？
2. 空腹胃液标本如何采集？
3. 胃液标本采集与处理的质量控制有哪些内容？

一、胃液标本采集与处理

（一）标本采集

1. 患者准备　患者应在采集前 24~72h 内停服影响胃液检查结果的药物，如抗胆碱类药物和碱性药物等；检查前一天晚上 8:00 后禁食、禁饮、禁烟，胃排空延迟者需在标本采集前 24~48h 给予流质食物，避免各种精神、情绪刺激。

2. 空腹胃液标本　患者空腹插管，抽取全部空腹胃液并弃去，保留胃管持续抽取 1h 胃液送检，此为空腹胃液标本，计量，以此测定基础胃酸分泌量。

3. 刺激后胃液标本　皮下或肌内注射五肽胃泌素 6μg/kg 体重，将此后每 15min 引流出的胃液单独注入每一个容器，持续引流 1h，共留取 4 份标本分别测定每份标本的胃液量及胃酸量。

（二）标本处理

1. 标本应采集于洁净、干燥和有盖容器中，并立即送检，以免细胞及有形成分被破坏。

2. 检验后废弃物按感染性废物处理。

（三）标本采集与处理的质量控制

1. 患者因素　患者的精神状态、生理节律、烟酒嗜好、体液因素、便秘和药物等均可以影响胃酸的分泌。若患者食管静脉曲张出血或吞咽腐蚀性物质（强酸、强碱等）后，禁忌插管。如有胃扩张、幽门梗阻或胃内含有大量食物时，需用较粗胃管接以负压吸引器抽吸。插管困难时，可在 X 线透视下定位插管。抽取胃液受阻时，可注入适量空气，冲去堵塞物，切不可猛力抽取，以免损伤胃黏膜。

2. 采集方式　抽取胃液时，患者的坐卧位对胃液量影响很大，为抽取全部胃液，患者应采取卧位方式抽取。抽取过程中患者如有痰液或唾液应吐在容器内，切勿咽下，以免影响胃液成分分析。

二维码知识聚焦 13-9

3. 标本的采集和处理　应注意规范化操作，无菌保存在合适容器中，并立即送检。检验后废弃物按感染性废物处理。

问题导航 13-10

1. 案例中的胃液分析报告哪些是理学检验项目？
2. 胃液的基础胃液量变化对疾病诊断有哪些作用？
3. 胃液的颜色变化对疾病诊断有哪些提示作用？

二、胃液理学检验

在空腹不受刺激的情况下，24h 胃液分泌量为 1.2~1.5L，正常空腹 12h 的胃液残余量约为 50ml。在日常膳食刺激下，24h 胃液分泌量为 2.5~3.0L，其中夜间分泌量为 400~500ml。胃液理学检验项目包括胃液量、颜色、透明度、黏液、食物残渣、组织碎片、分层、气味和酸碱度等内容。

（一）检验方法

1. 胃液量　将空腹胃液抽尽并弃去，然后持续抽取空腹胃液 1h，量取总量，即为基础胃液量。

2. 颜色、透明度、黏液、食物残渣、组织碎片和分层　肉眼观察胃液标本的上述理学性状。

3. 气味　采用嗅诊法判断胃液的气味。用手将胃液散发的气味扇向自己的鼻部，然后仔细判断气味的性质和特点。

4. 酸碱度（pH）　采用 pH 试纸或 pH 计测定胃液酸碱度。

（二）方法学评价

外观的判断采用肉眼观察误差大，主观性因素比较多；采用嗅觉判定胃液气味，误差大，临床已较少采用。pH试纸测定酸碱度，误差较大，pH计法准确性相对较高，但也应注意环境温度影响。

（三）临床意义

胃液理学检验项目的临床意义见表13-6。

表 13-6　胃液理学检验项目及临床意义

项目	参考区间/参考值	临床意义
基础胃液量	10~100ml（持续吸引1h所得的胃液总量，（代表标准状态下胃的分泌功能）	增多（>100ml）：见于十二指肠溃疡、胃泌素瘤和胃排空障碍（如幽门梗阻、胃蠕动功能减退、十二指肠液反流等） 减少（<10ml）：见于萎缩性胃炎、胃蠕动功能亢进
颜色、透明度	无色透明液体，不含血液、胆汁，无食物残渣	浑浊或灰白色：为混有大量涎液或黏液所致，前者见于鼻咽部炎症，后者见于胃炎尤其是慢性胃炎 鲜红血丝：多因插胃管时损伤胃黏膜所致 棕褐色：胃内出血与胃酸作用所致，见于胃炎、胃溃疡和胃癌等 咖啡渣样：胃内有大量陈旧性出血，见于胃癌、胃溃疡和糜烂性胃炎等 黄色、黄绿色：混有胆汁，见于插管时恶心、呕吐及幽门闭锁不全和十二指肠狭窄等胆汁反流
黏液	少量、分布均匀	少量黏液可润滑和保护黏膜，中和、缓冲胃酸和抵抗胃蛋白酶消化 增多：见于胃炎，特别是慢性炎症。黏液呈弱碱性，大量增多可影响胃液的酸度
气味	略带酸味，无其他臭味	发酵：见于消化不良、胃液潴留、有机酸（乳酸、氨基酸等）增多、幽门梗阻和胃张力高度缺乏 氨味：尿毒症 恶臭味：晚期胃癌 粪臭味：小肠低位梗阻、胃大肠瘘等
食物残渣	空腹12h后无食物残渣	残渣增多：如胃液中出现大量淀粉颗粒、脂肪小滴、肌肉纤维等，见于胃扩张、胃下垂、幽门溃疡、幽门梗阻和胃蠕动功能减退时，可呈食糜样
组织碎片	无组织碎片	有碎片：见于胃癌、胃溃疡
酸碱度（pH）	正常 pH 0.9~1.8	胃酸减少（pH>1.8）：见于萎缩性胃炎、胃癌、继发性缺铁性贫血、胃扩张和甲状腺功能亢进等 胃酸增多（pH<0.9）：见于十二指肠球部溃疡、胃泌素瘤、幽门梗阻和慢性胆囊炎等
分层	静置后形成不明显两层，上层为少量黏液，下层为无色透明胃液层	静置后分三层，上层为黏液、中间为胃液、下层为食物残渣或坏死组织，可见于胃癌、幽门梗阻等

二维码知识聚焦 13-10

---- **问题导航 13-11**

1. 案例中的胃液分析报告哪些属于化学检验项目？
2. 胃液隐血试验的检验方法及临床意义有哪些？
3. 哪些疾病可导致胃液BAO、PAO和MAO明显增加？

三、胃液化学与免疫学检验

临床上胃液化学与免疫学检验的内容主要包括胃液隐血试验和胃酸含量的测定，还包括乳酸、尿素和胆汁等成分的测定。

（一）胃液隐血试验

正常胃液中不含血液，但在急性胃炎、消化性溃疡和胃癌时，胃内可有不同程度出血。当肉眼和显微镜无法证实胃液出血时，可用化学法和免疫学法检验，即为隐血试验。胃液隐血试验是临床早期发现上消化道出血及肿瘤的一种常见筛查方法，临床应用较多。

1. 检验方法（详见第六章中的"粪便隐血试验"）

（1）化学法：邻联甲苯胺法、氨基比林法和愈创木酯法等。

（2）免疫学法：主要是单克隆抗体免疫胶体金法。

2. 方法学评价

（1）化学法敏感度高特异性差，受食物、药物影响因素大，假阳性率高。

（2）免疫学法灵敏度高，特异性强，测试简便快速，也可用于粪便、尿液和呕吐物等标本的隐血检验，运用较广泛，但多种因素也可导致假阴性结果，免疫学法易受 pH 干扰。

（3）化学法和免疫学法均有一定局限性，因此胃液隐血试验不能作为判断胃内出血和恶性肿瘤的一项客观独立指标。不能对胃肠道出血性病变做出结论性判断。

3. 参考值 阴性。

4. 临床意义 隐血试验阳性见于胃溃疡、胃癌和急性胃炎等，此试验宜多次连续送检。胃溃疡时，隐血试验阳性且多为间歇性；胃癌时，隐血试验阳性多为持续性。

（二）胃酸含量的测定

胃液的盐酸以游离酸和结合酸的形式存在，两者结合即为总酸。胃酸主要的功能是为激活胃蛋白酶原（pepsinogen）提供酸化的条件，同时也可以为水解多肽和多糖起到一定的作用，胃酸还可杀死随食物进入的细菌。胃酸测定分为基础胃酸排量（basic acid output，BAO）、最大胃酸排量（maximum acid output，MAO）和高峰胃酸排量（peak acid output，PAO）等。

1. 检验方法

（1）胃酸浓度：采用酸碱滴定法：取胃液 5ml 滴加酚红指示剂 2 滴，黄色表示胃酸存在。用 0.1mol/L NaOH 溶液滴定至粉红色为终点，记录所用 NaOH 溶液体积（ml），则胃酸浓度（mmol/L）= [所用 0.1mol/L NaOH 溶液体积（ml）×0.1×1000]/5。

（2）BAO：采集无食物和药物刺激 1h 内分泌的全部胃液量，再乘以胃酸浓度即为 BAO。

（3）MAO：注射五肽胃泌素刺激剂，每隔 15min 采集 1 次胃液，分别记录 4 次标本的胃液量并测定胃酸浓度，胃酸浓度之和即为 MAO。

（4）PAO：测定 MAO 中取 2 次最高值之和乘以 2 即得 PAO。

2. 方法学评价 胃酸的分泌受患者自身因素（精神紧张、生理节律、神经反射、烟酒嗜好、药物）、采集方法、刺激剂等因素的影响较大，所以误差大。

3. 参考区间 BAO：2～5mmol/h，MAO：3～23mmol/h，PAO：20.60 ± 8.37mmol/h，女性略低。

4. 临床意义

（1）分泌增多：见于十二指肠球部溃疡，当 BAO＞5mmol/h、PAO＞15mmol/h 时有诊断意义；PAO＞40mmol/h 时则高度提示十二指肠溃疡合并出血及穿孔；BAO＞15mmol/h，MAO＞30mmol/h，BAO/MAO＞0.6 时高度提示胃泌素瘤。

（2）分泌减少：见于胃溃疡、胃癌、慢性萎缩性胃炎、幽门狭窄、恶性贫血、维生素 B_{12} 缺乏症和重症消耗性疾病，某些肝脏、胆道及胰腺疾病等。对恶性贫血与巨幼细胞贫血有鉴别意义，前者为真性胃酸缺乏，维生素 B_{12} 治疗后可纠正贫血，但五肽胃泌素刺激后仍无胃酸分泌。

（三）胃液其他化学检验

正常胃液中含有一定量的乳酸、酶类和尿素，病理状态下会出现胆汁、血液和大量黏液等。胃液其他化学检验项目及临床意义见表 13-7。

表 13-7　胃液其他化学检验项目及临床意义

项目	参考区间/参考值	临床意义
乳酸	<50g/L	增多：见于幽门梗阻、慢性胃扩张、恶性肿瘤等 乳酸含量与胃癌发展及病灶大小呈正相关，可作为胃癌筛检指标，但缺乏特异性，现已少用
尿素	>1mmol/L	减低：见于幽门螺杆菌感染 尿素测定主要用于幽门螺杆菌感染的判断，如果尿素低于1mmol/L，提示幽门螺杆菌感染，胃内无尿素时可确诊幽门螺杆菌感染。灵敏度可达 90%～95%，特异性为98%。本试验对不能做胃镜检查者有一定的实用价值
胆汁	阴性	阳性：见于十二指肠张力增高、幽门闭锁不全、十二指肠乳头下梗阻。如果抽取胃液时发生恶心、呕吐，此时胃液中胆汁可能是十二指肠液反流的结果，意义不大
唾液酸	（0.053 ± 0.042）mmol/L	升高：见于胃溃疡、浅表性胃炎和慢性萎缩性胃炎等，胃癌时可见明显升高

二维码知识聚焦 13-11

---- **问题导航 13-12** ----

1. 案例中的胃液分析报告哪些属于显微镜检验项目？

2. 胃液显微镜检验具体有哪些项目？这些项目有哪些临床意义？

3. 案例中的患者胃液分析报告显示白细胞 1410/μl，红细胞 18/μl，有什么提示作用？

四、胃液显微镜检验

胃液显微镜检验主要检查胃液中有无病理成分，如红细胞、白细胞、肿瘤细胞和细菌等，有助于消化系统疾病的诊断与鉴别诊断。

1. 细胞学检验

（1）红细胞：正常胃液内无红细胞，插管损伤食管或胃黏膜时可出现红细胞。若大量出现则提示溃疡、糜烂、炎症或肿瘤等。

（2）白细胞：正常胃液内白细胞为（100～1000）×10^6/L，常因胃酸消化呈裸核状态。当白细胞 >1000×10^6/L 时，多见于慢性胃炎或化脓性感染；若咽下鼻咽部及呼吸道分泌物，则可见成堆的白细胞及鳞状上皮细胞。

（3）上皮细胞：柱状上皮细胞提示有胃炎等病变。

（4）肿瘤细胞：发现有成堆的大小不均、形态不规则、核大或多核、染色质粗糙或可见核仁的细胞时，应高度怀疑是癌细胞，需做巴氏染色进一步检查确诊。

2. 细菌学检验　胃液具有杀菌作用，正常胃液中检测不出致病菌，仅见咽喉部天然寄居菌或酵母菌，常无临床意义。在低酸、无酸或有食物潴留时可以出现一些有意义的细菌。胃液中细菌检验的方法及临床意义见表 13-8。

表 13-8　胃液细菌检验的方法及临床意义

细菌	方法	临床意义
八叠球菌	沉淀物涂片革兰氏染色镜检	消化性溃疡、幽门梗阻
化脓性球菌	沉淀物涂片革兰氏染色镜检	胃黏膜、胆管化脓性感染
幽门螺杆菌	单克隆抗体免疫金标记法	慢性胃炎、消化性溃疡、十二指肠炎、非溃疡性消化不良和胃癌
酵母菌	涂片染色显微镜检查	增多见于幽门梗阻、胃排空减慢
抗酸杆菌	浓缩标本涂片抗酸染色镜检	肺结核，尤其是不会咳痰患儿

知识拓展 13-2

1. 胃液分析镜检未见红细胞，而隐血试验阳性，结果该怎么解释？
2. 胃液隐血试验阴性时表示不存在上消化道出血吗？

案例分析 13-1

该案例的检验报告单可否审核？

该报告单可以审核。胃液分析报告单由胃液理学、化学、显微镜检验三部分组成。胃液的理学检验部分如颜色（棕褐色）、透明度（浑浊）、黏液（阳性）和酸碱度 pH（6.0）等检查结果，提示患者胃部有炎症和出血的可能。显微镜检验部分如红细胞（18/μl）、白细胞（1410/μl）、上皮细胞（1～3 个/HP）和化学检验部分隐血试验（阳性）也提示胃部有出血以及感染的问题，与理学检验部分是相符的。结合患者的临床诊断：脑梗死？中度贫血，提示患者存在失血性贫血的可能。可见该报告是与病情相符合的，因此该检验报告单可以审核。

第三节 十二指肠引流液检验

十二指肠引流液（duodenal fluid drainage）是用十二指肠引流管引流所取得的十二指肠液（D液）、胆总管液（A 液）、胆囊液（B 液）和肝胆管液（C 液）的总称。十二指肠引流液检验包括理学检验、显微镜检验和化学检验等。

随着影像学诊断技术的发展，十二指肠引流液检验对胆管疾病诊断的价值已越来越不明显，但在影像学技术不能确诊的情况下，十二指肠引流液检验在某些胆管疾病诊断上仍有一定价值。

问题导航 13-13

1. 十二指肠引流液检验的适应证有哪些？
2. 十二指肠引流液标本采集与处理的质量控制包括哪些内容？

一、十二指肠引流液标本采集和处理

（一）标本采集

空腹 12h 后，以插入十二指肠引流管的方法采集，应尽量避免胃液的影响。插管成功后分 4 段采集留取，分别置于标记为 D、A、B、C 的 4 支试管内。引流时首先引流出 D 液（十二指肠液），然后给予 330g/L 温硫酸镁刺激奥迪（Oddi）括约肌，使之松弛，再依次引流出 A 液（胆总管液）、B 液（胆囊液）和 C 液（肝胆管液）。

十二指肠引流液检验适应证：①疑有肝胆系统感染而原因未明者。②严重胆管感染而不能耐受手术者，可用此法引流治疗。③进行促胰酶素-促胰液素试验检验胰腺外分泌功能者。④疑有肿瘤行细胞学检验者。⑤低张十二指肠 X 线造影者。⑥伤寒带菌者。

（二）标本处理

标本应采集于洁净、干燥和有盖容器中，并立即送检以免细胞及有形成分被破坏，造成镜检误差。

（三）标本采集与处理的质量控制

1. 患者因素　有插管禁忌证者如食管癌、食管狭窄、心力衰竭、严重高血压、严重颈椎病和脊柱畸形者不宜做此试验。

2. 操作方法　十二指肠引流液应在空腹时采取，尽可能减少胃液的干扰。可在空腹状态下使用双腔管，分别采取胃液和十二指肠引流液，尽可能防止胃液流入十二指肠，影响结果。

二维码知识聚焦 13-13

3. 标本采集和处理　应规范化操作，无菌保存在合适容器中，立即送检。检验后废弃物按感染性废物处理。

问题导航 13-14

病理性十二指肠引流液的临床意义有哪些？

二、十二指肠引流液理学检验

十二指肠引流液理学检验项目包括量、颜色、透明度、黏稠度、pH 和比重等。正常人十二指肠引流液的理学特性见表 13-9。病理情况下十二指肠引流液的性状可发生改变，其临床意义见表 13-10。十二指肠引流液理学检验方法与胃液理学检验方法一致，本节不再赘述。

表 13-9　正常人十二指肠引流液的理学特性

项目	D 液	A 液	B 液	C 液
量（ml）	10～20	10～20	30～60	随引流时间而异
颜色	无色或淡黄色	金黄色	深褐色	柠檬黄色
透明度	透明或微浑	透明	透明	透明
黏稠度	较黏稠	略黏稠	黏稠	略黏稠
pH	7.6	7.0	6.8	7.4
比重	—	1.009～1.013	1.026～1.032	1.007～1.010
团絮状物	少量	无	无	无

表 13-10　病理性十二指肠引流液的临床意义

项目	异常	临床意义
胆汁排出异常	无任何胆汁排出	可因刺激强度不够所致，再次灌入 330g/L 硫酸镁 50ml 至引流管中，10min 后可有胆汁流出；如仍无胆汁流出，见于结石、肿瘤所致的胆总管梗阻
	无胆汁流出	见于胆总管上段、胆囊管梗阻、胆囊收缩不良和胆囊摘除术后
	胆汁流出增多	特别是在未用刺激剂之前已有大量胆汁流出，常因 Oddi 括约肌松弛、胆囊运动过强所致
胆汁黏稠度异常	异常黏稠胆汁	见于胆石症所致的胆囊淤积
	稀薄胆汁	慢性胆囊炎所致的胆汁浓缩不良
胆汁透明度异常	加入 NaOH 后浑浊并有较多团絮状物	胆汁中混入大量胃液时可使胆汁中的胆盐沉淀而使胆汁浑浊，加入 NaOH 后可使沉淀的胆盐溶解而变清，如加入 NaOH 后仍浑浊并有较多团絮状物，可能因十二指肠炎、胆管炎、胆结石、消化性溃疡、胰头癌等使胆汁含有较多的白细胞、上皮细胞及血液所致
沉淀物和胆沙	胆汁出现颗粒状沉淀物或胆沙（暗褐色沙粒状物，有黏土样感觉）	见于胆石症。我国主要以胆固醇结石、胆红素结石和胆红素钙结晶为主。对于胆囊造影不显影或 B 超检查不能确诊的结石，十二指肠引流液检查是唯一的选择，并且可进一步做胆石化学成分分析，以确定胆石的性质

续表

项目	异常	临床意义
沉淀物和胆沙	胆汁出现颗粒状沉淀物或胆沙	见于肝内胆管结石
颜色异常	血丝	多因插管损伤所致
	血性	见于急性十二指肠炎、消化性溃疡、胆囊癌、肝内出血及全身出血性疾病等
	污物、陈旧血块	见于胆囊癌
	白色	因胆囊水肿、胆汁酸显著减少和黏液增多所致
	脓性	化脓性胆囊炎
	绿色或黑褐色	胆管扩张伴感染，或胆石症所致的胆汁淤积

二维码知识聚焦 13-14

问题导航 13-15

1. 促胰酶素-促胰液素试验有什么作用？
2. 十二指肠引流液显微镜检验主要包括哪些内容，各有什么临床意义？

三、十二指肠引流液化学检验

十二指肠引流液化学检验主要检查胰腺外分泌功能，即促胰酶素-促胰液素试验（pancreozymin-secretin test，P-S test），以观察胰液量、碳酸氢盐和淀粉酶含量的变化。

（一）检验方法

促胰酶素-促胰液素试验是检查胰腺外分泌功能的试验，通过刺激胰腺，引起胰腺外分泌活动，采集刺激物前、后的十二指肠引流液，测定胰液量、碳酸氢盐和淀粉酶含量前后的变化。

（二）方法学评价

该试验操作复杂，临床少用。

（三）参考区间

胰液流出量：70～230ml/h；最高碳酸氢盐浓度：70～125mmol/L；淀粉酶排量：800～7400U/kg体重。

（四）临床意义

促胰酶素-促胰液素试验主要用于检查胰腺囊性纤维性变。胰液流出量、最高碳酸氢盐浓度和淀粉酶含量降低常见于慢性胰腺炎、胰腺癌和胰腺囊性纤维性变。

四、十二指肠引流液显微镜检验

十二指肠引流液显微镜检验主要观察有无病理成分，如红细胞、白细胞、肿瘤细胞和寄生虫等，有助于消化系统疾病的诊断与鉴别诊断。

（一）细胞学检验

检查细胞成分无须离心沉淀，直接取团絮状物进行显微镜检验。十二指肠引流液的细胞分类及临床意义见表 13-11。

表 13-11　十二指肠引流液的细胞分类及临床意义

细胞	参考区间/参考值	临床意义
红细胞	无，插管时损伤可少量出现	大量出现见于十二指肠、肝、胆和胰等部位炎症以及消化道溃疡、胆结石或肿瘤等
白细胞	正常<10 个/HP，硫酸镁刺激后<20 个/HP；以中性粒细胞为主	增多见于十二指肠炎和胆道感染，并有吞噬细胞。病毒感染时以淋巴细胞为主
柱状上皮细胞	偶见，淡黄色，常无临床意义 来自十二指肠者为卵圆形单个核细胞，来自胆管的细胞高矮不一、柱状、栅栏状排列、核偏于基底部	增多见于十二指肠炎、胆管炎时，并伴有白细胞增多和黏液
肿瘤细胞	无	见于恶性肿瘤。引流液为血性时，应离心沉淀，作巴氏染色以检查有无肿瘤细胞

（二）其他有形成分检验

1. 结晶　正常引流液中无结晶，胆石症时可出现相应的结晶。常见结晶有胆固醇结晶、胆红素结晶和胆红素钙结晶。若结晶伴有红细胞存在时，则结石可能性大。

2. 寄生虫虫体及寄生虫虫卵　对疑有寄生虫感染而又需确诊时，十二指肠引流液检查常可获得理想的结果。在胆汁中可发现蓝氏贾第鞭毛虫滋养体、华支睾吸虫卵、钩虫卵、蛔虫卵和粪圆线虫幼虫等。肝吸虫患者在胆汁中检查出虫卵的阳性率远比粪便高。

二维码知识聚焦 13-15

3. 细菌学检验　正常胆汁中无细菌，细菌性胆管感染可培养出大肠埃希菌、变形杆菌、克雷伯菌和铜绿假单胞菌等。在胆汁中培养出伤寒杆菌即可诊断为伤寒带菌者。

知识拓展 13-3

容易检查出寄生虫虫体或虫卵的十二指肠引流液是哪一部分？

第四节　痰液检验

痰液（sputum）是气管、支气管或肺泡的分泌物。在生理情况下，支气管黏膜的腺体和杯状细胞分泌少量黏液，使呼吸道黏膜保持湿润。在病理情况下，当呼吸道黏膜受到理化因素、感染等刺激时，黏膜充血、水肿，浆液渗出，黏液分泌增多。

痰液成分比较复杂，由 95% 水分和 5% 灰尘、蛋白质等组成，主要包括：①黏液、浆液。②细胞成分及细胞产物等，如白细胞、红细胞、上皮细胞和吞噬细胞等。③各种蛋白质、酶、免疫球蛋白、补体和电解质。④各种病原生物、坏死组织和异物等。⑤非痰液成分，如唾液、鼻咽部分泌物等。

痰液检验的目的：①确诊某些呼吸系统疾病，如肺结核、肺癌和肺吸虫病等。②辅助诊断如支气管哮喘、支气管扩张和慢性支气管炎等。③观察疗效和预后，如痰量和性状的变化等。

问题导航 13-16

1. 临床上常用的痰液标本采集方法与评价有哪些？
2. 痰液标本采集与处理的质量控制包括哪些内容？

一、痰液标本的采集与处理

（一）标本采集

痰液标本的采集方法根据检验目的和患者情况而定，自然咳痰法是最常用的方法。临床上常用的痰液标本采集方法与评价见表 13-12。

表 13-12　临床上常用的痰液标本采集方法与评价

方法	评价
自然咳痰法	主要方法。以清晨第一口痰为宜，采集前嘱患者用清水漱口数次后，用力咳出气管深部或肺部的痰液，采集于干燥洁净不吸水容器内，避免混入唾液或鼻咽分泌物
雾化蒸气吸入法	操作简单、方便、无痛苦和无毒副作用，易于接受，适用于自然咳痰法采集标本不理想时
一次性吸痰管法	适用于昏迷患者、婴幼儿
气管穿刺吸取法	操作复杂、有一定的痛苦，较少使用
经支气管镜抽取法	操作复杂、有一定的痛苦，较少使用

（二）标本处理

痰液标本采集后应放入专用干燥、洁净和带盖容器中，采集标本时应注意防止痰液污染容器的外壁，采集容器需加盖。采集后立即送检，以免细胞分解、细菌自溶。不能及时送检时，可暂时置于 2～8℃下保存，但不能超过 24h。最好连续送检 3 次，以提高痰液检查的阳性率。细菌检验时，由于污染菌混入机会较多，痰中检出的细菌不一定与疾病有关，有时也可因检查技术或患者已接受药物治疗等原因，使有关细菌受到抑制而检查不出。

检验后废弃物按感染性废物处理。

（三）痰液标本采集与处理的质量控制

痰液标本采集与处理的质量控制见表 13-13.

表 13-13　痰液标本采集与处理的质量控制

项目	检查目的	质量控制
采集时间		
	理学检查	①清晨第一口痰标本最适宜 ②检测 24h 痰量或观察分层情况时，容器内可加少量石炭酸防腐
	细胞学检查	以上午 9～10 时留取深咳的痰液最好，尽量送含血痰液
	病原生物学检查	①采集 12～24h 的痰液，用于漂浮或浓集抗酸杆菌检查 ②无菌采集标本（先用无菌水漱口，以避免口腔内正常菌群的污染），适用于细菌培养 ③经气管穿刺吸取法和经支气管镜抽取法采集标本，适用于厌氧菌培养
采集方法		①采集痰液标本时，先用清水漱口，用力咳出气管深处的痰液，注意勿混入唾液和鼻咽泌物 ②咳痰时最好有医护人员在场，以指导患者正确咳痰
送检时间		及时送检，若不能及时送检，可暂时冷藏保存，但不能超过 24h
标本容器		采用专用容器收集痰液。细菌培养时，需用无菌带盖容器留取痰液及时送检；除普通培养外，厌氧菌和真菌等则需特殊培养基
标本的处理		检验完毕后，标本按照感染性废物流程处理

二维码知识聚焦 13—16

问题导航 13—17

1. 痰液的理学检验包括哪些内容？
2. 痰液颜色的改变对于疾病诊断有哪些作用？
3. 痰液的性状改变对于疾病诊断有哪些作用？

二、痰液理学检验

痰液标本的理学检验包括痰液量、颜色、性状、气味和异物等内容，理学性状的改变具有重要的临床意义。

（一）痰液量

1. 检验方法　痰液量的检验方法分刻度量筒法或移液管法。用刻度量筒或移液管量取送检杯中痰液的体积，读取刻度。

2. 方法学评价　刻度量筒法检测结果可靠，但操作烦琐；移液管法可造成痰液标本丢失，使结果偏低。痰液量以 ml/24h 计，量的检测准确到 0.1ml。

3. 质量控制　标本采集应规范，避免污染。采集过程中防止标本丢失，并全部送检。送检应及时，以免标本干涸。

4. 参考值　健康人无痰液或仅有少量泡沫样或黏液样痰液。

5. 临床意义　呼吸系统疾病患者一般有咳嗽、咳痰等症状，痰液量的多少因病种和病情而异。急性呼吸系统感染往往较慢性炎症者痰液量多，细菌感染往往较病毒感染者痰液量多。痰量增多，常见于慢性支气管炎、支气管扩张、肺脓肿、肺结核、脓胸、肺水肿和肺空洞性病变等，有时痰液量可超过 100ml/24h。在疾病治疗过程中，如痰液量减少，一般提示病情好转；如有支气管阻塞使痰液不能排出时，痰液量减少，反而表明病情加重。肺脓肿向支气管破裂时，痰量可突然增加并呈脓性。

（二）颜色

1. 检验方法　采用肉眼观察法观察痰液标本的颜色。颜色以黄色、红色、铁锈色和砖红色等类型报告。

2. 方法学评价　肉眼观察法误差大。

3. 质量控制　标本采集应规范，避免污染。采集过程中防止标本丢失，并全部送检。送检应及时，以免标本干涸。痰液颜色的改变应注意排除咽喉部、鼻腔和口腔出血混入痰中所致的红色改变。观察时应注意以白色为背景，以免干扰。

4. 参考值　白色或灰白色。

5. 临床意义　病理情况下痰液颜色可发生改变，但缺乏特异性。痰液颜色改变的常见原因及临床意义见表 13-14。

表 13-14　痰液颜色改变的常见原因及临床意义

颜色	常见原因	临床意义
黄色、黄绿色	化脓性感染	肺炎、慢性支气管炎、支气管扩张、肺脓肿和肺结核
红色、棕红色	出血	肺结核、肺癌、支气管扩张和急性肺水肿
铁锈色	血红蛋白变性	大叶性肺炎、急性肺水肿和肺梗死
砖红色	多见于肺炎克雷伯菌感染	肺炎克雷伯菌肺炎
粉红色泡沫样	肺淤血、肺水肿	左心功能不全
烂桃样灰黄色	肺组织坏死	肺吸虫病
棕褐色	红细胞破坏	阿米巴肺脓肿、肺吸虫病
灰色、灰黑色	吸入粉尘、烟雾	矿工、锅炉工和长期吸烟者
无色（大量）	支气管黏液溢出	肺泡细胞癌

（三）性状

1. 检验方法　肉眼观察痰液标本的性状。性状以黏液性、浆液性、脓性和血性等类型报告。

2.**方法学评价**　肉眼观察法误差大。

3.**质量控制**　标本采集应规范，避免污染。采集过程中防止标本丢失，并全部送检。送检应及时，以免标本干涸。痰液性状的改变应注意排除咽喉部、鼻腔和口腔出血混入痰中所致的红色改变。观察时应注意以白色为背景，以免干扰。

4.**参考值**　泡沫状或稍黏稠。

5.**临床意义**　不同疾病可产生不同性状痰液，甚至出现异物，性状改变有助于临床诊断。痰液性状改变的临床意义见表13-15。

表 13-15　痰液性状改变的临床意义

性状	特点	临床意义
黏液性	黏稠	急性支气管炎、支气管哮喘和早期肺炎；白色黏痰、牵拉成丝见于白假丝酵母菌感染
浆液性	稀薄、泡沫	毛细血管内液体渗入肺泡所致。见于肺水肿、肺淤血；稀薄浆液性痰液内含粉皮样物见于棘球蚴病
脓性	脓性、浑浊、有臭味	提示化脓性感染，见于肺脓肿、支气管扩张、脓胸向肺内破溃和活动性肺结核等
黏液脓性	黏液、脓细胞	慢性气管炎发作期、支气管扩张和肺结核
浆液脓性	痰液静置后分4层，上层为泡沫和黏液，中层为浆液，下层为脓细胞，底层为坏死组织	肺脓肿、肺组织坏死和支气管扩张
血性	痰液中带鲜红血丝 血性泡沫样痰、黑色血痰	肺结核、支气管扩张、肺水肿、肺癌、肺梗死和出血性疾病等

（四）气味

1.**检测方法**　采用嗅诊法判断痰液气味。用手将痰液散发的气味扇向自己鼻部，判断气味的性质和特点。

2.**质量控制**　标本采集应规范，避免污染。送检应及时，以免标本干涸。

3.**方法学评价**　主观性强，嗅诊法误差大。

4.**参考值**　健康人的新鲜痰液无特殊气味。

5.**临床意义**　痰液气味检验的临床意义见表13-16。

表 13-16　痰液气味检验的临床意义

痰液气味	临床意义
血腥味	见于肺癌、肺结核等
恶臭味	见于肺脓肿、晚期肺癌、化脓性支气管炎和支气管扩张等
粪臭味	见于膈下脓肿与肺相通时、肠梗阻和腹膜炎等
大蒜味	见于砷中毒、有机磷中毒

（五）异物

1.**检验方法**　采用肉眼观察法或显微镜观察痰液标本中的异物。

2.**质量控制**　标本采集应规范，避免污染。采集过程中防止标本丢失，并全部送检。送检应及时，以免标本干涸。

3.**方法评价**　与检验人员对痰液有形成分的识别能力相关。

4.**参考值**　健康人痰液中无异物。

5. 临床意义 健康人痰液中无异物，某些疾病下可产生异物，痰液中常见异物及临床意义见表 13-17。

表 13-17 痰液中常见异物及临床意义

异物	原因	特点	临床意义
支气管型	纤维蛋白、黏液、白细胞在支气管内凝集而成	灰白或棕红色，刚咳出时卷曲成团	慢性支气管炎、纤维蛋白性支气管炎、大叶性肺炎
干酪样小块	肺组织坏死的崩解产物	豆腐渣或干酪样	肺结核、肺坏疽
硫黄样颗粒	放线菌和菌丝团形成	淡黄、黄色或灰白色，形成硫黄颗粒	肺放线菌病
肺结石	碳酸钙和磷酸钙结石	淡黄或白色小石块，表面不规则	肺结核、异物进入肺内钙化
库什曼螺旋体	小支气管分泌的黏液凝固，受气流的间歇性吹动、滚动、旋转而扭曲成团	淡黄色，灰白色，富有弹性的丝状物	支气管哮喘、喘息性支气管炎
寄生虫	肺吸虫卵、蛔虫蚴、阿米巴滋养体、卡氏肺孢子虫等		肺吸虫病、肺蛔虫病、阿米巴肺脓肿、卡氏肺孢子虫感染

二维码知识聚焦 13-17

问题导航 13-18

1. 怀疑结核杆菌感染时，痰涂片应采用什么染色方法检查？
2. 病理性痰液中有哪些有形成分，分别有什么临床意义？
3. 痰液显微镜检验有什么注意事项？

三、痰液显微镜检验

痰液显微镜检验包括直接涂片镜检及涂片染色镜检，用于检查痰液中有无病理成分，有助于呼吸系统某些特征性疾病的诊断。

（一）检测方法

1. 直接涂片检查 取可疑部分痰液直接涂片或加少量生理盐水混合后制成涂片，加盖玻片轻压后显微镜检查。直接涂片为常规方法，简便快速。

2. 涂片染色检查 主要用于细胞学和病原生物学检查。染色检查可清晰显示痰液中有形成分结构，有利于细胞识别和细菌鉴定。常用的染色方法有巴氏染色或 HE 染色、革兰氏染色或抗酸染色、银染色（silver stain）、铁染色和瑞特（Wright）染色等，其临床意义见表 13-18。

表 13-18 痰液涂片染色方法与临床意义

方法	临床意义
瑞特染色	用于痰液中各种细胞的分类与识别
巴氏染色或 HE 染色	对瑞特染色检查发现巨大或成堆的疑似肿瘤细胞进行确认
银染色	主要用于艾滋病患者等卡氏肺孢子虫感染的检查
铁染色	用普鲁士蓝染色检查痰液中的含铁血黄素，见于慢性肺淤血和特发性肺含铁血黄素沉着症患者
革兰氏染色或抗酸染色	用于细菌检查

（二）质量控制

1. 分析前

（1）专业能力：检验人员应加强专业水平和痰液有形成分的识别能力，强化责任意识，密切结合临床，熟练掌握痰液中正常和异常有形成分的形态特点及数量变化，提高阳性率。

（2）器材试剂：载玻片、盖玻片及涂片所用竹签和玻璃棒应洁净，生理盐水应新鲜，及时更换，避免杂菌生长。当发现当天同批次痰液生理盐水涂片中均有菌丝时，要警惕是否由于生理盐水被污染引起。

（3）标本涂片：选择标本中有脓液、血液等异常部分进行涂片镜检。标本适量，涂片厚薄适宜且均匀。用于染色检查的涂片要薄。

2. 分析中

（1）严格遵守操作规程，统一观察标准和报告方式，严格控制各种主观因素影响。

（2）先用低倍镜观察全片，再用高倍镜或油镜观察，观察 10 个以上视野，客观记录观察结果。

（3）对标本较少或有形成分较少的标本，应扩大检查视野，不能有遗漏；直接涂片法发现较大、形态异常的细胞应进行染色检查，或采用液基细胞学（LBC）技术，可提高阳性率。

（4）对检查结果有疑问时应请上级检验技师（医师）验证，对检查结果进行双重审核。

3. 分析后

发放报告前应仔细核对报告单与送检单是否一致，诊断结果与临床资料等情况是否一致，复核无误后，才可审核报告。检验人员要积极主动与临床沟通，当临床质疑结果或者结果与患者症状体征不符合时，更应该积极查找原因，并做好相关解释等工作。

（三）参考值

无红细胞，可见少量中性粒细胞和少量上皮细胞。

（四）临床意义

病理性痰液可见红细胞、白细胞、寄生虫虫体和虫卵、抗酸杆菌（图 13-1）及其他有形成分，其临床意义见表 13-19。

表 13-19 痰液中常见有形成分及临床意义

有形成分	临床意义
细胞	①红细胞：提示呼吸道出血，见于呼吸道疾病和出血性疾病，如支气管扩张、肺癌和肺结核等，应排除咽喉部、鼻腔和口腔出血引起的污染
	②白细胞：中性粒细胞增多见于化脓性感染；嗜酸性粒细胞增多见于支气管哮喘、过敏性支气管炎、肺吸虫病和嗜酸性粒细胞增多症；淋巴细胞增多见于肺结核患者
	③上皮细胞：少量鳞状上皮细胞、柱状上皮细胞、肺泡上皮细胞无临床意义，大量鳞状上皮细胞见于急性喉炎和咽炎等；较多柱状上皮细胞见于气管和支气管黏膜炎症或癌变；肺泡上皮细胞正常痰液中见不到，痰中出现见于肺部炎性病变；若大量出现，表示肺组织遭到破坏
	④肺泡巨噬细胞：不可见或少量，痰中出现可见于肺炎、肺淤血、肺梗死和肺出血
	⑤肿瘤细胞：肺癌
结晶	①夏科-莱登（Charcot-Leyden）结晶：呈无色透明、两端尖形八面体状结晶，常与嗜酸性粒细胞同时出现，见于支气管哮喘、肺吸虫病
	②胆固醇结晶：慢性肺脓肿、脓胸、慢性肺结核和肺肿瘤
	③胆红素结晶：肺脓肿
病原生物	①寄生虫虫体和虫卵：寄生虫病，如肺吸虫病、阿米巴肺脓肿等
	②抗酸杆菌：肺结核
	③放线菌：放线菌病
弹性纤维	肺脓肿、肺癌

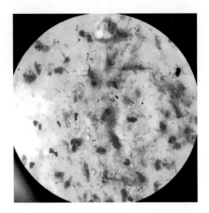

图 13-1　抗酸杆菌阳性

（痰液抗酸染色后分枝杆菌为红色，其他细菌及背景中物质为蓝色）

二维码知识聚焦 13-18

知识拓展 13-4

1. 如何指导患者正确留取痰液标本？
2. 患者咳铁锈色痰液的病因有哪些？
3. 痰液抗酸杆菌染色阳性提示肺结核吗？

（黎毓光　卓惠燕）